U0197082

Graves' Disease
A Comprehensive Guide for Clinicians

格雷夫斯病
——临床实践指南

注　意

医学是一门不断探索的学科。随着新的研究和临床试验不断拓宽我们现有的知识，医学手段和药物治疗也在不断更新。这本书是作者和出版商通过不懈努力、查阅多方资料，为读者提供的完整且符合出版时标准的内容。然而，鉴于难以避免的人为错误或医学科学的多变性，本书作者、出版商或其他参与本书准备和出版的工作人员均无法保证本书的每一方面都是准确和完整的，当然他们对本书中所有错误、纰漏或引用信息所产生的后果也难以承担所有的责任。我们鼓励读者参阅其他资料来验证本书的内容。例如，我们特别建议读者在使用每一种药物时查阅相关产品信息以确保本书内容的信息准确性，确认本书推荐的剂量或使用的禁忌证有无变化，尤其是涉及新的或不常用的药物时。

Graves' Disease
A Comprehensive Guide for Clinicians

格雷夫斯病
——临床实践指南

原著 Rebecca S. Bahn
主审 单忠艳 滕卫平
主译 关海霞 李玉姝

北京大学医学出版社

GELEIFUSIBING——LINCHUANG SHIJIAN ZHINAN

图书在版编目（CIP）数据

格雷夫斯病——临床实践指南/（美）丽贝卡·S.巴恩（Rebecca S. Bahn）原著；关海霞，李玉姝主译. —北京：北京大学医学出版社，2016.8（2017.9 重印）
书名原文：Graves' Disease A Comprehensive Guide for Clinicians
ISBN 978-7-5659-1434-8

Ⅰ. ①格…　Ⅱ. ①丽…②关…③李…　Ⅲ. ①甲状腺肿—诊疗　Ⅳ. ①R581.3

中国版本图书馆 CIP 数据核字（2016）第 181829 号

北京市版权局著作权合同登记号：图字：01-2016-3652

Translation from the English language edition：
Graves' Disease A Comprehensive Guide for Clinicians
edited by Rebecca S. Bahn
Copyright ⓒSpringer New York 2015
Springer New York is a part of Springer Science＋Business Media
All Rights Reserved

Simplified Chinese translation Copyright ⓒ2016 by Peking University Medical Press.
All Rights Reserved.

格雷夫斯病——临床实践指南

主　　译：关海霞　李玉姝
出版发行：北京大学医学出版社
地　　址：(100191) 北京市海淀区学院路 38 号　北京大学医学部院内
电　　话：发行部 010-82802230；图书邮购 010-82802495
网　　址：http://www.pumpress.com.cn
E - mail：booksale@bjmu.edu.cn
印　　刷：北京佳信达欣艺术印刷有限公司
经　　销：新华书店
责任编辑：高　瑾　武翔靓　责任校对：金彤文　责任印制：李　啸
开　　本：787mm×1092mm　1/16　印张：19.5　字数：491 千字
版　　次：2016 年 8 月第 1 版　2017 年 9 月第 3 次印刷
书　　号：ISBN 978-7-5659-1434-8
定　　价：89.00 元
版权所有，违者必究
（凡属质量问题请与本社发行部联系退换）

译 者 名 单

（按姓名汉语拼音顺序排列）

安仕敏（中国医学科学院阜外医院）

关海霞（中国医科大学附属第一医院）

李晨嫣（中国医科大学附属第一医院）

李　静（中国医科大学附属第一医院）

李玉姝（中国医科大学附属第一医院）

柳　卫（南京医科大学第一附属医院、江苏省人民医院）

明　洁（华中科技大学同济医学院附属协和医院）

单忠艳（中国医科大学附属第一医院）

唐熠达（中国医学科学院阜外医院）

滕卫平（中国医科大学附属第一医院）

滕晓春（中国医科大学附属第一医院）

王文尧（中国医学科学院阜外医院）

武晓泓（南京医科大学第一附属医院、江苏省人民医院）

邢　倩（大连医科大学附属第一医院）

徐书杭（江苏省中西医结合医院）

于晓会（中国医科大学附属第一医院）

张　含（中国医科大学附属第一医院）

朱　巍（上海交通大学医学院附属瑞金医院）

原著名单

Rebecca S. Bahn，M. D. Mayo Clinic College of Medicine，Division of Endocrinology and Metabolism，Mayo Clinic，Rochester，MN，USA

Luigi Bartalena，M. D. Endocrine Unit，Ospedale di Circolo，University of Insubria，Viale Borri，Varese，Italy

Bernadette Biondi，M. D. Department of Clinical Medicine and Surgery，University of Naples Federico II，Naples，Italy

Elizabeth A. Bradley，M. D. Department of Ophthalmology，Mayo Clinic College of Medicine，Mayo Clinic，Rochester，MN，USA

Michael Brennan，M. D.，F. R. C. P. I. Division of Endocrinology and Metabolism，Mayo Clinic，Rochester，MN，USA

Juan P. Brito，M. D. Division of Endocrinology，Diabetes，Metabolism and Nutrition，Mayo Clinic，Rochester，MN，USA
Knowledge and Evaluation Research Unit，Mayo Clinic，Rochester，MN，USA
Division of Endocrinology，Department of Medicine，Mayo Clinic，Rochester，MN，USA

Henry B. Burch，M. D. Endocrinology Service，Department of Medicine，Walter Reed National Military Medical Center，Bethesda，MD，USA
Department of Medicine，Uniformed Services University of Health Sciences，Bethesda，MD，USA

M. Regina Castro，M. D. Division of Endocrinology and Metabolism，Mayo Clinic，Rochester，MN，USA

David S. Cooper，M. D. Division of Endocrinology，Diabetes，and Metabolism，The Johns Hopkins University School of Medicine，Baltimore，MD，USA

Peter J. Dolman，M. D.，F. R. C. S. C. Department of Ophthalmology，Eye Care Centre，University of British Columbia，Vancouver，Canada

Anja Eckstein，M. D. Department of Ophthalmology，University Eye Hospital，Essen，Germany
Joachim Esser Department of Ophthalmology，University Eye Hospital，Essen，Germany

Vahab Fatourechi, M.D., F.R.C.P., F.A.C.E. Mayo Clinic, Rochester, MN, USA

Molly L. Fuller, M.D., Ph.D. Department of Ophthalmology, Mayo Clinic College of Medicine, Mayo Clinic, Rochester, MN, USA

James A. Garrity, M.D. Department of Ophthalmology, Mayo Clinic, Rochester, MN, USA

Sara Salehi Hammerstad, M.D., Ph.D. Division of Endocrinology, Department of Medicine, Mount Sinai School of Medicine at Mount Sinai, New York, NY, USA
Division of Pediatric Endocrinology and Diabetes, Oslo University Hospital Ullevål, Oslo, Norway

Peter Laurberg, M.D. Department of Endocrinology, Science and Innovation Center, Aalborg University Hospital, Aalborg, Denmark
Department of Clinical Medicine, Aalborg University, Aalborg, Denmark

Sandra M. McLachlan, Ph.D. Department of Medicine, Cedars-Sinai Medical Center and UCLA, Los Angeles, CA, USA

Victor M. Montori, M.D., M.Sc. Division of Endocrinology, Diabetes, Metabolism and Nutrition, Mayo Clinic, Rochester, MN, USA
Knowledge and Evaluation Research Unit, Mayo Clinic, Rochester, MN, USA
Division of Endocrinology, Department of Medicine, Mayo Clinic, Rochester, MN, USA

Maarten P. Mourits, M.D., Ph.D. Department of Ophthalmology, Academic Medical Center, University of Amsterdam, Amsterdam, The Netherlands Adwoa Opoku-Boateng, M.D. Department of Surgery, Ochsner Clinic Foundation Hospital, New Orleans, LA, USA

Adwoa Opoku-Boateng, M.D. Department of Surgery, Ochsner Clinic Foundation Hospital, New Orleans, LA, USA

Basil Rapoport, M.D. Department of Medicine, Cedars-Sinai Medical Center and UCLA, Los Angeles, CA, USA

Scott A. Rivkees, M.D. Department of Pediatrics, University of Florida Shands Children 抯 Hospital, University of Florida College of Medicine, Pediatrics Chairman 抯 Offi ce, Gainesville, FL, USA

Douglas S. Ross, M.D. Thyroid Unit WAC 730S, Massachusetts General Hospital, Boston, MA, USA

Mario Salvi, M.D. Graves' Orbitopathy Center, Endocrinology Unit, Fondazione CàGranda, Department of Clinical and Community Sciences, University of Milan, Milan, Italy

Julie Ann Sosa, M. D. , M. A. Department of Surgery, Section of Endocrine Surgery, Endocrine Neoplasia Diseases Group, Duke Cancer Institute and Duke Clinical Research Institute, Duke University, Durham, NC, USA

Alex Stagnaro-Green, M. D. , M. H. P. E. Department of Medicine, Obstetrics & Gynecology, Medical Education, University of Illinois College of Medicine at Rockford, Rockford, IL, USA

Marius N. Stan, M. D. Division of Endocrinology, Diabetes, Metabolism and Nutrition, Mayo Clinic, Rochester, MN, USA

Yaron Tomer, M. D. James J. Peters VA Medical Center, Bronx, NY, USA
Division of Endocrinology, Department of Medicine, Icahn School of Medicine at Mount Sinai, New York, NY, USA

Guia Vannucchi, M. D. , Ph. D. Graves' Orbitopathy Center, Endocrinology Unit, Fondazione CàGranda, Department of Clinical and Community Sciences, University of Milan, Milan, Italy

Tracy S. Wang, M. D. , M. P. H. Department of Surgery, Section of Endocrine Surgery, Medical College of Wisconsin, Milwaukee, WI, USA

Alicia L. Warnock, M. D. Endocrinology Service, Department of Medicine, Walter Reed National Military Medical Center, Bethesda, MD, USA
Department of Medicine, Uniformed Services University of Health Sciences, Bethesda, MD, USA

Wilmar M. Wiersinga, M. D. , Ph. D. Department of Endocrinology & Metabolism, Academic Medical Center, University of Amsterdam, Amsterdam, The Netherlands

译者前言

格雷夫斯病（Graves' disease，GD）是常见的内分泌疾病，由其导致的甲状腺功能亢进症（甲亢）和眼病（Graves' ophthalmopathy，GO）等一系列综合征，严重影响患者的身心健康。为了阐明 GD 的发病机制、改变疾病治疗手段相对匮乏且疗效无法令人满意的现状，一些学者持之以恒地开展着相关研究，为这个领域不断带来新进展。

本书以全面介绍 GD 为目的，内容包括免疫机制、流行病学、遗传因素、实验室和临床评估、治疗方法的循证医学探讨、抗甲状腺药物治疗、放射性碘治疗、甲状腺手术治疗、甲状腺危象的诊断和管理、心血管和骨骼危害、儿童 GD、妊娠 GD、甲状腺相关皮肤改变、GO 发病机制、GO 自然病史和危险因素、GO 的评估、GO 的治疗、中重度 GO 的医学处理、GO 的生活质量和治疗 GD、GO 的新药物进展等 23 个章节，对现阶段本领域的已知和未知内容做了精辟的解读。本书有两个特点尤其值得一提：第一，突出了"职业精神"和"以患者为中心的理念"在甲状腺疾病管理中的作用；第二，充分体现了 GD 诊治中多学科参与的重要性。

原书主编为美国明尼苏达州梅奥诊所内分泌代谢科的 Rebecca S. Bahn 教授。Bahn 教授于梅奥医学院先后完成了医学院、住院医和内分泌专科医生培训，现为梅奥诊所内科学教授、职业发展研究中心副主任、女性健康研究中心主任，曾任美国甲状腺学会（American Thyroid Association，ATA）主席（2007—2008 年度），是国际知名的甲状腺学专家，曾组织编写了 ATA 的甲状腺功能亢进症诊治指南。Bahn 教授多年来致力于 GD、GO 和其他自身免疫性甲状腺疾病的发病机制和临床诊治研究。她所带领的团队在研发治疗甲状腺疾病新药物、新策略方面，也开展了大量工作。Bahn 教授组织进行的利妥昔单抗等新药的临床实验，为难治性 GD 和 GO 患者提供了新希望。原书各章节的编者均为在甲状腺疾病领域中卓有建树的知名专家。他（她）们活跃于临床和科研一线，对 GD 和 GO 有最前沿、最深入的认识，所撰写内容科学、严谨、权威性强，并指出了未来的发展方向。

作为一本不可多得的 GD 专业书籍，本书将有助于医护人员、科研人员和患者及其家属全面了解 GD，并为致力于从事这一疾病研究的专业工作者提供最新资讯和努力方向。因此，我们将此书翻译为中文，希望能把它的精髓传递给更多的中国学者。

关海霞、李玉姝及全体译者
于 2016 年 6 月

原著前言

格雷夫斯病（Graves' disease，GD）是一种累及多系统的综合征，包括甲状腺功能亢进症（简称甲亢）的临床症状和体征、弥漫性甲状腺肿、特征性眼部表现和相对少见的特有皮肤改变。现代医学中关于前三项（三联征）的最早描述可追溯至 Caleb Perry[1]、Robert Graves[2] 和 Carl von Basedow[3] 等的报道和著作。GD 的眼部病变被称为 Graves 眼病或眼眶病（Graves' ophthalmopathy 或 Graves' orbitopathy，GO），也可被称为甲状腺眼病（TED）。

GD 甲亢的发生，源于自身抗体刺激甲状腺细胞上的促甲状腺素受体，引起甲状腺激素生成过多。造成这些免疫异常的具体机制复杂，目前尚未完全明了；这些免疫异常与 GO 发生发展的关系也还有很多未解之谜。当我们对 GD 的发病机制有了更深入的认识时，精确的靶向治疗便指日可待。而在那之前，对于甲亢，我们的治疗方式仅限于利用放射性碘或外科手术对甲状腺进行功能性消除，或是应用药物抑制甲状腺激素合成；对 GO 的治疗手段，也仅能针对其临床表现而非发病机制。

尽管如此，近年来对于 GD 的治疗出现了许多重要的精细修订，包括抗甲状腺药物的新适应证和禁忌证、放射性碘治疗策略的优化、外科手术新技术的发展，以及对联合应用现有治疗手段的更多认识。GO 治疗方面的进展包括根据 GO 的活动度和严重程度分级确定其治疗方案，以及完成和发表了首个随机对照治疗研究。医生在为每位患者选择最佳治疗方案时，需要让患者充分知情，将患者本人的意愿充分纳入考虑范畴。编写这本书的目的，在于提供突出临床实用性和以患者为中心的最新循证医学信息，以有助于医患之间的沟通讨论。我希望，清醒认识 GD 现有治疗手段的局限性，可以激发更多新疾病假说的提出和检验，并最终转化为治疗 GD和 GO 的新方法以及预防 GD 和 GO 的新策略。

本专著汇集了多位国际知名专家的知识与经验，这令我们深感庆幸。对于参与编写本书的每一位作者，我要致以衷心的感谢——感谢他们欣然接受写作任务，也感谢他们为本书贡献出非常专业和精彩的内容。此外，我还要感谢 Springer 出版社的 Michele Aiello 编辑，本书能够顺利出版问世，离不开她的专业帮助。

Rebecca S. Bahn，M. D.

Rochester，MN，USA

关海霞　译

参考文献

［1］ Parry CH. Collections from unpublished medical writings of the late Caleb Parr. London：Underwoods；1825. 2. p. 110.

［2］ Graves RJ. Clinical lectures delivered at theMeath Hospital during the session of 1834-5. Lecture XII. London Med Surg J. 1835；7：513.

［3］ Basedow CA. Exophthalmos durch hyperthrophie des zellgewebes in der augenhohle. Worchenschr Ges Heilk. 1840；6：197-204，220-228.

目　录

第1章
职业精神和以患者为中心的甲状腺学艺术

Professionalism and the Art of Patient-Centric Thyroidology

Michael Brennan　著

关海霞　译

> 医学是一种基于科学的艺术。
>
> ——现代医学之父 William Osler
>
> 医学，既是科学，也是艺术，二者结合方能体现医学之美。
>
> ——梅奥诊所创始人之一 Charles H Mayo

两位医学巨匠早在医学科学的萌芽时期，就提出了如此发人深省的觉悟。当年，Osler 医生和 Mayo 医生完全不可能预料到医学科学在 20 世纪后半段会有如此飞速的发展；然而他们清楚地认识到，要想让患者最大程度地得益于知识的进步，必须把科学和艺术有机结合。内分泌学科一直走在科学进展的前沿，因此现代临床内分泌学实践稳固地建立在科学的基础上。甲状腺学科也不断发展：我们对包括格雷夫斯病（Graves' Disease，又称毒性弥漫性甲状腺肿）在内的甲状腺疾病的遗传学和生物学基础有了新认识；普及应用了可靠并精准的实验室检测和影像检查手段；许多甲状腺疾病的自然进程已被明确；循证实践指南的制订和发表为促进世界各地的临床医生更好地行医和赢得更好的临床结局提供了知识和工具。

医学的艺术性在于医生运用所掌握的科学知识，最大限度地满足每一位患者的合理需求；而要实现这种艺术性，需要了解并努力培养反映医生职业精神的品质和行为，包括正直、优秀、负责、诚实、卓越的沟通能力和对患者权益的尊重。无私奉献——

M. Brennan, M.D., F.R.C.P.I. (✉)
Division of Endocrinology and Metabolism, Mayo Clinic,
Mayo Building East 18 200 1st St. SW, Rochester, MN 55905, USA
e-mail: Brennan.michael@mayo.edu

© Springer Science+Business Media New York 2015
R.S. Bahn (ed.), *Graves' Disease*, DOI 10.1007/978-1-4939-2534-6_1

即置患者的利益于自己的利益之上——是医疗使命的核心信条。正是由于医生始终如一地履行这些责任和义务，促进了社会与医学界间达成协议：通过授予行医执照赋予医生特定的权利和特权[1]。

20 世纪 80 年代初期，对医疗商业化愈演愈烈的担忧引发了再次规范职业价值观和职业行为的倡议[2-3]，并带来了以伦理为基石的现代职业精神运动。由此，医生的职业价值观和职业行为规范得以重塑，而这些规范也被国内外的学术团体认可并采纳[4-5]。美国甲状腺协会（American Thyroid Association，ATA）制定并出版了《甲状腺学临床实践和职业伦理指南》[6]，这篇指南规定了其会员的临床从业标准、科研准则、利益冲突的处理办法、医疗资源的公平应用及管理，以及对违反准则的不端行为进行举报的责任等。全部条款基于已建立的伦理原则上，即尊重、有利、不伤害、公正原则。伦理原则通过职业精神行为实现，二者共同建立起医患之间的信任，这种信任对搭建和维系良好的医患关系至关重要。当今社会中，医生家长主义已经过时，合作型医患关系取而代之，后者改善了临床结局，也明显提高了医患双方对诊疗的满意度。

时间证明，只有通过全面采集临床病史、认真进行体格检查，继以合理选择实验室和影像学检查手段并深入分析其结果，才能实现准确可靠的临床评估，做出最终的治疗决策。医生和患者在首次诊疗过程中的良好互动，能让患者有机会详细描述自己的病史，并有助于建立并维系患者对医生的信任，这对于实现更佳的临床结局至关重要。如果在此过程中，医生频繁打断患者，表现出不耐烦、不专注及缺乏眼神交流，则事倍功半。随着我们对效率的要求越来越高，能够花费在患者身上的时间较前减少，所以，如何充分利用可得到的所有时间使患者受益就变得非常重要。懂得行医艺术的医生不会以强势支配患者，而是为他们提供指导。

实验室对于垂体-甲状腺轴激素水平的高精确度检验，有助于医生正确诊断甲状腺疾病。但是，以患者为中心的行医艺术，却应该更多依赖久经考验的临床评估。实验室检验只能是辅助手段，决不能替代临床评估。甲状腺功能异常患者的症状多种多样，其中一些症状非常不特异，在普通人群中也很常见，比如乏力、体重变化等。这样的患者通常会被建议到内分泌科就诊咨询。尽管医生的本意都很好，但如果初诊前或初诊期间医生就获得了检查结果，则可能导致其对患者的病情过早地做出结论；而这种过早得出的结论，可能会被医生通过交谈或微妙的肢体语言传递给患者。设身处地为患者着想、以患者为中心的医疗行为，应该给患者描述病史的机会，认真进行专科查体，情况允许时进行更细致的查体，然后跟患者充分沟通讨论，解答他们的疑问。在这样的过程中，患者会建立起对医生的信任和信心，接受并愿意考虑令其困扰的症候群是否可能来自于非甲状腺疾病。

主治医师有义务严格遵循上述诊疗过程，起模范带头和拥护作用，这在教学医院中尤为重要。如果医生仅仅复述结果显示为正常的化验单，而对患者的健康问题的确证不闻不问，必然会招致患者的不满，增加他们继续求医、重复检查的可能性，导致有限的、宝贵的医疗资源被浪费，医疗花费被提高。如果这种不正常的怪圈持续存在，更会导致一些患者对整个医疗行业产生不满，驱使他们转而求助于那些在互联网上引人注目，但非传统、不正规、无资质的所谓"医生"。秉承职业精神、兼具科学性和艺术性的诊疗，加上娴熟的医患沟通技巧，可最大程度地避免出现上述我们并不希望看到的情况。医疗机构的领导层必须向有志于实现这种优质诊疗的医生们提供强有力的支持，实现这个机构目标的全方面策略近期已被提倡并发表[7-9]。

众多国际甲状腺协会积极倡导和支持其成员养成职业精神。这种倡导和支持的体现形式之一，是近年来在国际合作的基础上，制定、出版的一系列临床实践指南，这些指南均可在美国甲状腺协会网站（www.thyroid.org）上随时获得。这是一个在临床实践中尊重患者权益的优秀范例。一份高质量指南的出台，需要耗费大量时间，在详尽查阅相关文献的基础上，各国专家进行详细审阅和深入讨论，并达成共识。与广大的医疗群体共享这些凝聚了循证医学和专家见解的临床指南，将在全世界范围内提升医疗质量和改善临床结局。这些举措也反映了众多国际甲状腺协会及其专注于学术的成员们的职业精神。

欧洲 Graves 眼病协作组（European Group on Graves Orbitopathy，EUGOGO）的贡献进一步彰显了专业协作所能取得的成就[10]。这个跨国、跨学科的团队包括了内分泌科医生、眼科医生、基础科学家和神经放射学家。他们的任务是通过基础和临床研究，拓展对 Graves 眼病（Grave's orbitopathy，GO）发病机制的认识，并将新知识转化为对 GO 患者的更有效诊疗。该团队还致力于提高教育和培养 GO 方面专业医疗人才的水平。对于 GO 这种相对少见并需要考虑诸多因素的疾病，要想在其诊治领域中取得进展，必须确立公认的诊断标准和疾病活动度、严重程度的评估方法，开展设计良好的科学研究，并且实现医疗机构之间的知识共享。GO 除了造成眼部疼痛、不适和视力障碍，还可能会因容貌损毁导致情感抑郁、社交孤立等心理问题。EUGOGO 认识到了这一点，并为此制订了由 15 个部分组成的疾病特异性生活质量（quality of life，QOL）问卷。患者在首次就诊前以及后续的历次复诊前均填写这个问卷，该问卷能够很好地评估疾病对患者日常生活、社会交往和其他方面的持续影响。这是一个以患者为中心的优秀范例，这样的做法在医患之间建立了互相信任的伙伴关系，提高了患者对治疗的依从性，从而改善了临床结局——这正是医学的终极目标。

疾病的发生总是令人脆弱，因为患者感觉到了命运的不可控性。而信任是战胜脆弱的重要武器。患者们愿意相信医生，广义而言，整个社会都愿信任医生，否则患者们就不会向医生寻求帮助和指导。更高层次的患者信任建立在认知的基础上，通过对医生能力、人品和仁爱之心，以及对医疗环境的观察而形成。职业精神是医学科学性和艺术性的基石，始终如一地遵循职业精神是医生和医院信誉的来源。当医生觉得工作更有意义、更有使命感，患者也会从中受益。职业精神提升了医生的士气、参与度和整体幸福感，这很好地抗衡着医疗界中极度高发的职业倦怠。医院和医学研究机构有义务提供临床实践、科研和教学的体系和环境，这种体系和环境应有利于培养职业精神，有利于传授以患者为中心的行医艺术[11]。在这种具备职业精神的环境中，医疗机构的团队协作、人才吸引力、人员忠诚度和参与度会提高，患者安全和临床结局会改善，机构的信誉和品牌效应会增强，并由此产生丰厚的回馈[12]。

参考文献

[1] Cruess RL，Cruess SR. Expectations and obligations：professionalism and medicine's social contract with society. Perspect Biol Med. 2008；51；580-98.

[2] Relman AS. The new medical-industrial complex. N Engl J Med. 1980；303（17）：963-70.

[3] Lundberg GD. Countdown to millennium：balancing the professionalism and business of medicine—medicine's rocking horse. JAMA. 1990；263（1）：86-7.

[4] American Board of Internal Medicine (ABIM) Foundation, American College of Physicians-American Society of Internal Medicine (ACP-ASIM) Foundation. Medical professionalism in the new millennium: a physician charter. Ann Int Med. 2002; 36: 243-6.

[5] Royal College of Physicians of London. Doctors in society: medical professionalism in a changing world. Clin Med. 2005; 5 (6 Suppl 1): S5-40.

[6] Rosenthal MS, Angelos P, Cooper DS, Fassler C, Finder SG, Hays MT, et al. Clinical and professional ethics guidelines for the practice of thyroidology. Thyroid. 2013; 23 (10): 1203-10.

[7] Cunningham AT, Bernabeo EC, Wolfson DB, Lesser CS. Organisational strategies to cultivate professional values and behaviours. BMJ Qual Saf. 2011; 20: 351-8. doi: 10. 1136/bmjqs. 2010. 048942.

[8] Egener B, McDonald W, Rosof B, Gullen D. Organizational professionalism: relevant competencies and behaviors. Acad Med. 2012; 87 (5): 668-74.

[9] Lesser CS, Lucey CR, Egener B, Braddock CH, Linas SL, Levinson W. A behavioral and systems view of professionalism. J Am Med Assoc. 2010; 304 (24): 2732-7.

[10] Bartalena L, et al. Consensus statement of the European Group on Graves' orbitopathy (EUGOGO) on management of GO. Eur J Endocrinol. 2008; 158 (3): 273-85.

[11] Shanafelt TD. Enhancing meaning in work: a prescription for preventing physician burnout and promoting patient-centered care. JAMA. 2009; 302 (12): 1338-40.

[12] Brennan MD, Monson V. Professionalism: good for patients and healthcare organizations. Mayo Clin Proc. 2014; 89 (5): 644-52.

第 2 章
格雷夫斯病的免疫发病机制
Immunopathogenesis of Graves' Disease

Basil Rapoport，Sandra M. McLachlan　著
李玉姝　译

格雷夫斯病是一种自身免疫性疾病的证据

1835 年，Robert Graves 对 6 名具有弥漫性甲状腺肿伴甲状腺功能亢进的妊娠妇女进行了描述[1]。基于他的描述，这种疾病状态在英国和美国被称为"格雷夫斯病"（Graves' disease，GD）。直到 1956 年，人们才认为这种甲状腺功能亢进可能归因于垂体，或许跟垂体分泌的促甲状腺激素（thyrotropin，TSH）有关。是年，Adams 和 Purves 报道在 GD 的患者血清中存在一种比促甲状腺素作用时间更长久的甲状腺刺激因子，称之为"长效甲状腺刺激物"（long-acting thyroid stimulator，LATS）[2]。1964 年，人们发现 LATS 的本质是一种免疫球蛋白 G 分子[3-4]，而这个发现也让人们明白自身免疫在刺激靶器官的同时也可以损害靶器官。1966 年[5]，人们发现了促甲状腺激素受体（TSH receptor，TSHR），紧接着分别通过在 1970 和 1974 年对 LATS 的研究发现，如同 TSH 一样，它激活甲状腺细胞的腺苷酸环化酶并且与 TSH 竞争性地结合到 TSHR（见综述[6]）。除了甲状腺刺激抗体（thyroid stimulating autoantibodies，TSAb），还发现一种缺乏激动剂活性但能竞争性地与 TSH 结合的 TSHR 自身抗体，是少部分自身免疫性甲状腺功能减退症的病因（见综述[6]）。

TSHR 抗体在 GD 中发挥的致病作用印证了 Witebsky 和 Rose 推断 GD 是一种自身免疫性疾病的两个假定，即"在体温条件下存在有活性的游离循环抗体的直接证明"和"特异性抗原（针对这种抗体）的识别"[7]。由母体传递的 TSHR 抗体可导致新生儿甲状腺功能亢进症[8]，有力地证明了 TSHR 自身抗体所发挥的作用。由这些著名免疫

B. Rapoport, M.D. (✉) • S.M. McLachlan, Ph.D.
Department of Medicine, Cedars-Sinai Medical Center and UCLA,
Suite B-131, 8700 Beverly Blvd., Los Angeles, CA 90048, USA
e-mail: rapoportb@cshs.org; mclachlans@cshs.org

© Springer Science+Business Media New York 2015
R.S. Bahn (ed.), *Graves' Disease*, DOI 10.1007/978-1-4939-2534-6_2

学家提出的涉及动物免疫的另外两个要求，已证实其很难实现。大多数自身抗原不用提纯就可以直接用于免疫诱导，不同于此，甲状腺中仅存有非常少量的 TSHR 蛋白。随着在 1989 年 TSHR 得到克隆[9-11]，重组 TSHR 蛋白被用来产生针对实验动物身上相同抗原的抗体（见综述[12]）。然而，用传统免疫法诱导产生的 TSHR 抗体不能实现最终的假定，即"实验动物显示与人体内相似的组织变化"。

1996 年，通过向小鼠注射表达促甲状腺素受体的完整真核细胞，诱导小鼠同时产生 TSHR 刺激性抗体（TSAb）及甲状腺功能亢进症（简称甲亢）[13]。基于这种新颖的免疫方法，随后，在活体内表达促甲状腺素受体的质粒和腺病毒载体能诱导小鼠和仓鼠产生 TSAb 并呈现出一种类似于 GD 的甲状腺功能亢进表现（见综述[14-15]）。这些成果有力地补充了对人类格雷夫斯病——这种患病率在 1% 左右[16]、最常见的器官特异性自身免疫性疾病的研究。

为什么会产生促甲状腺素受体抗体？

促甲状腺素受体抗体之所以在具有遗传易感性的人群中产生，是因为 TSHR 自身耐受的破坏，可能也与环境因素有关。自身耐受是一个复杂的过程。此外，TSHR 本身的特性也在甲状腺自身免疫发展过程中发挥作用。

TSHR 的特性：作为类视紫质家族 A 组的一名成员，TSHR 是一种具有七个跨膜区域的 G-蛋白偶联受体。TSHR 胞外蛋白（或称胞外域），是由富含亮氨酸重复序列的结构域组成的，同时通过一个铰链区与跨膜区相连。在合成转运至甲状腺细胞表面以后，促甲状腺素受体的一些单条多肽链在铰链区发生分子内分裂，变为两个或多个部分，从而导致了 C-肽组分的遗失。这种翻译后修饰使其形成两个亚基结构：细胞外的 A-亚基通过二硫键与 B-亚基相连，而 B-亚基包括铰链区的剩余部分与跨膜区相连（图 2.1a，左侧部分）。

近年来，TSHR 不同组分的分子结构或通过 X 射线晶体学被确定，或基于与之相近的已知分子结构的分子模型而推导出。促甲状腺素受体 LRD 的晶体结构显示为以 α 螺旋/β 链状重复的轻微卷曲的、椭圆形管状结构[17]。以相关分子——视紫质[19]的晶体结构为基础，相当准确地构造出跨膜域的结构[18]。直到近期，铰链区的结构依然神秘。然而，与之非常相近的 FSH 受体的整个胞外域（LRD 以及铰链区）的晶体结构被成功构建[20]，从而 TSHR 铰链区的绝大部分也得以构建[21-22]。由于 TSHR 铰链区的一个区域包含与促性腺激素受体相关的由约 50 个氨基酸残基组成的难以描述的"嵌入物"，因此这个区域不能以 FSH 受体结构为基础进行构建。

在促甲状腺素完整受体进行分子内裂解形成由二硫键链接的 A-亚基和 B-亚基时丢失 C-肽区域并不会影响受体的功能，无论是基础状态还是对配体刺激时的应答[23-24]。然而，二硫键的破坏，无论是由特异性的酶造成或是由于分子内裂解引起的连续性蛋白水解，都会导致促甲状腺素受体 A-亚基的脱落。有强大证据显示：促甲状腺素受体的 A-亚基才是诱导病理性自身抗体产生从而导致 GD 甲状腺功能亢进表现的自身抗原（见综述[25]），而不是膜结合的完整受体（图 2.1）。值得注意的是，糖蛋白受体家族的另外两个极其相似的成员——促黄体素受体和促卵泡素受体（分别为 LHR 和 FSHR）不会发生分子内裂解和胞外域的部分脱落。与促甲状腺素受体不同，这些促性激素受

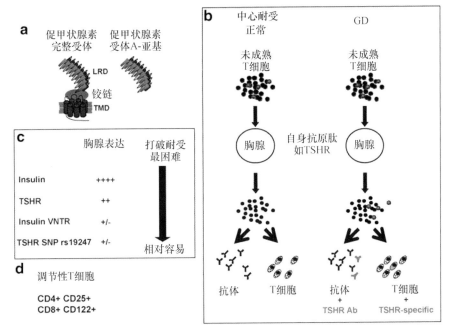

图 2.1（见书后彩图）（a）促甲状腺素完整受体示意图，包括跨膜结构域（左侧）以及促甲状腺素受体 A-亚基（右侧）。（b）比较正常人与 GD 患者的中心耐受。（c）胸腺表达胰岛素和 TSHR（以及其遗传变异）的关系与打破自身耐受的可能性。胰岛素的数目可变串联重复序列[29]；促甲状腺素受体的单核苷酸多态性位点 rs19247[30]。（d）调节性 T 细胞；亚型标志物。LRD：富含亮氨酸重复序列的结构域；TMD：跨膜结构域；GD，格雷夫斯病；TSHR Ab：促甲状腺素受体抗体；TSHR-specific：促甲状腺素受体特异性；Insulin：胰岛素；TSHR：促甲状腺素受体；Insulin VNTR：胰岛素的数目可变串联重复序列；TSHR SNP rs19247：促甲状腺素受体的单核苷酸多态性位点 rs19247；CD4：辅助性 T 细胞标志物；CD8：细胞毒性 T 细胞标志物；CD25：白细胞介素-2 受体 α 链；CD122：白细胞介素-2 受体 β 链

体不会在人体内引起自身免疫性反应。促甲状腺素的 A-亚基是一种分子量约为 60kDa 的广泛糖基化的可溶性蛋白。作为甲状腺三大主要自身抗原，甲状腺球蛋白、甲状腺过氧化物酶以及促甲状腺素受体 A-亚基，A-亚基是其中含量最少的一种，它在 GD 中的中心地位出人意料。

　　中心耐受：中心耐受起源于胸腺中自身反应性 T 细胞的负性选择[26]。未成熟 T 细胞在骨髓中产生，随后进入胸腺进行负选择和正选择（图 2.1b）。间质性胸腺髓质上皮细胞"异位"地表达来自自身抗原的一套肽谱[27]，同时协同树突细胞将它们呈递给未成熟 T 细胞（见综述[28]）。能够高亲和性地识别自身肽的 T 细胞被去除[26]。在这个"教育"过程中，将对其自身肽具有中度亲和性的 T 细胞进行阳性选择，随后进行进一步分化，接着离开胸腺发育为成熟 T 细胞。相反，对促甲状腺素受体具有特异性的 T 细胞和 B 细胞未在体内被去除进而对 GD 产生易感性。

　　自身耐受的程度与胸腺中表达的自身抗体的数量密切相关。例如胰岛素，在胸腺中大量表达（图 2.1c）。人类 1 型糖尿病易感位点由数目可变串联重复序列（variable number of tandem repeats，VNTR）组成，位于胰岛素基因的上游。VNTR 位点控制胸腺内胰岛素的表达水平以维持对胰岛素的耐受，从而避免疾病发生[29]。

促甲状腺素受体单核苷酸多态性（single nucleotide polymorphism，SNP）179247 的纯合子或杂合子个体与 GD 相关，其胸腺 TSHR mRNA 转录水平显著少于具有保护性等位基因的纯合子个体[30]。就像胰岛素 VNTR 位点，胸腺内 TSHR 的表达减少可能降低中心耐受水平。结果导致 TSHR 特异性 T 细胞不能在胸腺中被去除（图 2.1b，右侧）。存留于外周的这些细胞，与 TSHR 特异性 B 细胞一起，提高了在触发因素诱导下激活以及产生 TSHR 抗体的可能性。

自身免疫调节因子（autoimmune regulator，AIRE）：AIRE 调控一系列自身抗原的胸腺内表达，它缺失时自发形成自身免疫（见综述[31]）。当小鼠体内缺失一个或者同时缺失两个 AIRE 等位基因，胰岛素的胸腺表达将会减少或缺失[32-33]，但其他自身抗原例如 1 型糖尿病中存在的谷氨酸脱羧酶和 α-胞衬蛋白却不因 AIRE 的缺失而受影响[34-35]。

具有自身免疫性多内分泌病-念珠菌病-外胚层营养不良综合征（autoimmune poly-endocrinopathy candidiasis-ectodermal dystrophy，APECED）或 1 型自身免疫性多内分泌腺综合征（autoimmune polyendocrine syndrome type 1，APS-1）的患者存在 AIRE 突变。相反，AIRE 突变本身并不是自身免疫性甲状腺病的易感基因（如一些例子[36-37]中所述）。在意大利南部，50% 的 APECED 患者有甲状腺球蛋白抗体和甲状腺过氧化物酶抗体，一些患者还同时合并有甲状腺功能减退症[38]。然而，GD 未曾被报道存在于 APECED/APS-1 患者中。

调节性 T 细胞：由中心耐受引起的自身反应性 T 细胞的去除不可能清除所有的自身反应性细胞。另一种关于自身耐受的有效机制与调节性 T 细胞（regulatory T cells，Treg）有关（图 2.1d）。调节性 T 细胞可能是"天然的"（结构上的）或是诱导产生（参与适应性免疫应答）。天然调节性 T 细胞在胸腺中产生[39]。无论是天然存在还是诱导产生的 Treg 都以表达 CD4、CD25（白细胞介素-2 受体 α 链）以及 Foxp3 转录因子（叉头框蛋白 P3）为特征（见综述[40]）。细胞去除研究提示，天然 $CD4^+$ $CD25^+$ 调节性 T 细胞能够调节 BALB/c 小鼠自身免疫性胃炎的发生[41]。另一些能够表达 CD8 和 CD122（白细胞介素-2 受体 β 链）的调节性 T 细胞亚型也能调控外周中的自身反应性效应 T 细胞[42-43]。

细胞因子参与了调节性 T 细胞的效应机制。例如，肿瘤坏死因子或抗肿瘤坏死因子抗体参与调节非肥胖型糖尿病小鼠的 $CD4^+$ $CD25^+$ T 细胞[44]。此外，表达 CD8、CD122 的调节性 T 细胞产生白细胞介素 10 抑制 γ 干扰素的产生以及 $CD8^+$ T 细胞的增殖[45]。

B 细胞耐受：表达于 B 细胞表面的免疫球蛋白分子，其主要功能是作为一种抗原受体。如果重排的免疫球蛋白可变区基因对某一自身抗原具有特异性，B 细胞将能够"编辑"以及利用不同的抗体基因顺序替代其受体（见综述[46]）。自身抗原特异性 B 细胞可以因其他一些机制产生耐受，例如克隆缺失、无效能（功能性失活），或许还包括竞争 B 细胞生长因子。

因为需要 T 细胞去刺激 B 细胞从而引起 B 细胞的增殖以及分泌 IgG 抗体，B 细胞的耐受机制被视为一种二线的或者称为"故障保险"的机制。然而，随着对 B 细胞作为专职抗原提呈细胞的逐渐认识，人们越来越强调沉默 B 细胞自身反应性的重要性，尽管主要效应者还是 T 细胞。

耐受性树突细胞：浆细胞样树突细胞在对病毒的 RNA 或 DNA 应答时会产生 1 型干扰素。它们的活动是复杂的：一方面，浆细胞样树突细胞具有免疫原性，因为它们

具有呈递抗原及诱导幼稚 T 细胞分化的能力；另一方面，浆细胞样树突细胞能通过诱导 CD8[+] 细胞和 CD4[+] 细胞效应性 T 细胞的去除而具有耐受原性。这些细胞有助于固有免疫及获得性免疫，可被视为对自身免疫的贡献者（见综述[47]）。

TSHR 抗体：GD 的免疫标志

　　TSHR 特异性 T 细胞，具有细胞因子反应性、与 MHC 抗原相关等特性[48-50]。当然，自身抗原特异性 T 细胞特异产生 IgG 类自身抗体。TSHR 抗体作为造成甲状腺功能亢进的直接原因，无疑是 GD 的免疫标志。

　　不像其他能被 ELISA 或蛋白质印迹测定的自身抗原相应的自身抗体，这些方法检测 TSHR 自身抗体缺乏足够的敏感性和特异性，无法用于临床。相反，TSHR 自身抗体的测定可以被分为两种方式：通过与配体竞争性结合到 TSHR 来测定或者通过组织培养完整细胞进行生物测定。从大约 40 年前开始，这两种测定方式都得到巨大改进（表 2.1）。

　　竞争分析法："第一代"的竞争分析检测 TSHR 自身抗体对放射标记的 TSH 与猪甲状腺膜或膜提取物结合的抑制性[51-52]。第二代方法则包括猪 TSHR 或重组人类 TSHR 在固相而非液相中的结合，以及 TSH 配体的利用[53-54]。"第三代"方法则是用标记的人单克隆 TSHR 自身抗体来替代 TSH[55]。无论是第二代还是第三代方法都具有较好的敏感性和特异性[56]。

表 2.1　自 1974 年以来 TSHR 自身抗体测定的发展

配体竞争性结合到 TSHR（TBD）

物种	TSHR 来源	配体	形式	参考文献
猪	膜	TSH	悬浮	[51]
	膜提取物	TSH	悬浮	[52]
猪	膜提取物	TSH	固相	[53]
人	重组体	TSH	固相	[54]
猪	重组体	M22	固相	[55]

TSHR 刺激性抗体（TSAb）的生物合成法

物种	来源/类型	血清/IgG	信号	参考文献
人	甲状腺单层细胞	血清/IgG	cAMP	[57-58]
鼠	甲状腺细胞系	血清/IgG	cAMP	[59]
猪	甲状腺单层细胞	IgG	cAMP	[60]
人	CHO 单层细胞	血清/IgG	cAMP	[61]
		血清	Light[a]	[64]
人–鼠	CHO 单层细胞	血清/IgG	Light[a]	[65]

TSHR-LHR

TSH 阻断抗体（TBAb）的生物合成法

与 TSAb 类似，但伴或不伴低水平的 TSH

[a] cAMP-依赖性的荧光素酶报告基因

CHO，中国仓鼠卵巢细胞

　　生物测定法：TSAb（TSHR stimulating antibodies，TSAb）的生物测定是检测 TSHR 抗体或 TSH 刺激甲状腺单层细胞生成 cAMP 的能力，早期利用的是人类甲状腺细胞[57-58]。后来应用大鼠的甲状腺细胞系[59]、猪甲状腺细胞[60]以及近来应用的能表达重组人 TSHR 的中国仓鼠卵巢（Chinese hamster ovary，CHO）细胞[61]。利用 IgG 或低渗培养基稀释血清[62]以及向培养基中加入聚乙二醇[63]能提高培养甲状腺细胞测定方法的敏感性。在一些测定中，cAMP 可以通过一种发光报道分子进行间接检测[64]。

　　因为无论是 TSH 阻断抗体（TBAb）还是 TSAb，在促甲状腺素结合抑制（TBI）测定中都是阳性，只有生物测定法才能够特异性地检验出前一类型的自身抗体。近来利用表达嵌合型（TSH-LH）重组受体的 CHO 细胞，以生物测定法拟特异性地检测 TSAb、除外 TBAb[65]，然而仍无法区别这两种抗体[66-67]，这也在实践中得到证实[68]。

　　术语：竞争检测法通常被描述为"TSH 结合抑制（TBI）"法。TSH 结合抑制免疫球蛋白（TBII）过于复杂，而促甲状腺素受体抗体（TRAb）（TSHR 抗体）不能区别竞争检测法或是生物测定法。尽管 TSH 已经不再用于一些 TBI 方法中，但 TBI 这个名词仍然可以用于形容 TSHR 自身抗体的竞争。关于生物测定法，TSAb（甲状腺刺激性抗体）能更好地与 TBAb（TSH 阻断抗体）相匹配，而不是更早的术语 TSI（甲状腺刺激性免疫球蛋白）。我们通常所说的术语 TSBAb（TSH 或甲状腺刺激性阻断抗体）如同绕口令一般冗长，因为 TSH 本身就是一种刺激物。

TSHR 抗体的特性

　　能够刺激受体的 TSHR 抗体（TSAb）在血清中呈现出非常低的浓度[69-71]，相反，TSH 阻断抗体所呈现出的浓度相当高[71-72]。TSHR 的免疫学性质在表 2.2 中对抗体免疫特性进行了总结，表中的数据包括了对血清 TSHR 以及人 TSHR 单克隆抗体的观察资料[73-75]。尽管 IgA 类及 IgE 类的 TSHR 抗体也可以通过流式细胞术被观察到，但 TSHR 抗体最主要的类型还是 IgG 类[76]。值得注意的是，血清中的 TSHR 抗体及人单克隆抗体具有极佳的亲和性，是能与 TSH 竞争性结合到它的受体上的抗体。

TSHR 自身抗体的表位

　　TSHR 自身抗体表位的特征：因 TSHR 的复杂性，定位自身抗体与 TSHR 的结合部位（表位）是个相当困难的工作，而最近对人类 TSAb（M22）[17]以及人类 TBAb（K1-70）[77]与 TSHR ECD（见上述）的 LRD 组分形成的络合物之晶体结构的测定，获得突破性进展。这些突破的取得来自对 GD 患者 B 细胞的人类单克隆 TSAb 及 TBAb 的克隆[73-75]。这些信息支持了更早的一些关于 TSH 受体和促黄体素（LH）间的嵌合置换的研究。正如绝大多数抗体会和球蛋白络合一样[78]，人体内的 TSHR 自身抗体无法识别线性表位，却能识别由不连续氨基酸序列形成的构象决定簇[66,79]。与人体 TSHR 自身抗体不同，一些由 TSHR 蛋白免疫小鼠产生的单克隆 TSHR 抗体是能够识

别线性表位的，然而它们却缺乏生物活性。与人体自身抗体一致的是单克隆的鼠 TSAb，例如 KSAb1 和 KSAb2[80]，就不能识别线性表位。

通过 X 线晶体学测定人 TSAb 和 TBAb 与 TSHR LRD 分子间的相互作用，推翻了一种被长期接受的观点，即，TSAb 识别 TSHR ECD 的 N 端、TBAb 识别其 C 端。尽管存在一些来自于嵌合受体研究的反面证据，但此观点曾被广泛接受[66]。实际上，晶体学资料（尽管来自于单一的 TSAb 和 TBAb）揭示 TSAb 和 TBAb 的表位具有大量的重叠，相比于 TSAb，TBAb 表位的位置更加靠近 TSHR 的 N 端。此外，这则信息也证明了一种新的为区分 TSAb 和 TBAb（上文中所提到的）而建立的 TSHR 抗体生物测定法在理论上就是不可行的。当然，来自于单一的人类单克隆 TSAb 和 TBAb 的结构化数据不能排除其他 TSHR 自身抗体具有不恒定表位的可能性。基于实验证据，我们的观点是，TSAb 的表位更限制于受体上的"甜蜜点"，能引起受体的活化，反之，TBAb 的表位则更具有异质性[67]。为了空间占位阻断 TSH 的结合，抗体能与广泛的位点结合，而这些部位只与 TSH 结合位点部分重叠。

表 2.2　人类 TSHR 抗体的特点

血清或 MAb	血清中浓度	亲和性（Kd，mol/L）	IgG 亚型	轻链	参考文献
TSAb（普遍的：GD 的特点）					
血清	$50\sim500$ng/ml	$1.5\times10^{-11}\sim3.3\times10^{-11}$	IgG1，IgG4	κ，λ	[71，95-96]
M22	—	2.0×10^{-11}	IgG1	λ	[73]
K1-18	—	2.5×10^{-11}	IgG1	κ	[75]
TBAb（在少数甲状腺功能减退症患者中）					
血清	$1.7\sim27\mu$g/ml	$1.4\times10^{-11}\sim3.3\times10^{-11}$	IgG1，IgG2，IgG3	κ，λ	[71，97]
5C9	—	2.5×10^{-11}	IgG1	κ	[74]
K1-70	—		IgG1	λ	[75]

值得强调的是，确定了单克隆 TSAb 在 TSHR LRD 上结合位点的精确氨基酸构成，并不能解释 TSAb 如何激活 TSHR。这需要了解完整的 TSHR 三维结构，包括它个体组分的定向，或许还包括它的四级结构。TSHR 被认为是多聚化的[81-82]，但是这个复合物中原聚体的数量和排列顺序却并不清楚。我们都知道 TSAb 与细胞表面的 TSH 完整受体的交互作用有部分的立体阻碍[72,83]。抗体（例如 TSAb）和 TSHR 的高亲和性交互作用很大程度上取决于重链和轻链的补体决定区上抗原驱动亲和性是否成熟（诱变）。然而，TSAb 的其他区域（例如框架区域）可能会影响 TSHR，这种影响不仅存在于晶体结构显露的 LRD 残基，甚至还存在于铰链区的下游区[66,84]。在前文所述信息的基础上，我们推测 TSAb 对 TSHR 的激活是因在受体原聚体或多聚体的其他区域上的原始结合位点上发生了空间位阻。

甲状腺功能亢进与甲状腺功能减退之间的转换

优势 TBAb 转换为 TSAb 的活性（或反过来）可以发生在一些罕见的患者身上，这些患者通常是使用左甲状腺素（L-T$_4$）治疗的甲状腺功能减退症患者或者是使用抗甲状腺药物治疗的 GD 患者。TBAb 诱导的甲状腺功能减退必须与桥本甲状腺炎（甚至比 GD 更常见）相鉴别，在桥本甲状腺炎中存在有大量的淋巴细胞浸润及纤维化，这将对抗由 TSH 驱动的甲状腺再生力[85-86]。

调查这些病例报告方可对这种"转换"的基础提供更深入了解（见综述[87]）（总结在表 2.3 中）。在每一个体中 TSHR 抗体的转换现象与 TSAb 和 TBAb 的浓度、亲和力和（或）效能之差有关。因此，抗甲状腺药物或者妊娠中的免疫抑制/血液稀释使开始时较低水平的 TSAb 进一步降低，导致 TBAb 占据主导地位。相反，经 L-T$_4$ 治疗后出现的 TSAb 将可能足以抵消 TBAb 的抑制作用（如果存在这种抑制的话）。一个有趣现象是，以小鼠的 TSHR-腺病毒免疫 TSHR 敲除鼠而建立 GD 模型，然后将分泌 TSHR 抗体的脾细胞转移到无胸腺小鼠体内，发现了 TSAb 向 TBAb 的转换，此现象与母体"期限限制性地"转移 TSHR 抗体给新生儿的结果相似。

表 2.3 以病例报告为基础的对 **TSAb** 和 **TBAb** 之间的相互转换依据的深入见解（见综述[87]）

可能会影响转换的因素
1. L-T$_4$ 治疗，通常会减少甲状腺自身抗体，但有时也会诱导或升高甲状腺自身抗体的水平
2. 抗甲状腺药物治疗降低甲状腺自身抗体的水平
3. 甲状腺功能亢进症使抗原提呈细胞极化，导致调节性 T 细胞损伤
4. 妊娠中，免疫抑制/血液稀释会降低甲状腺自身抗体，而产后会反弹
5. 母体的 IgG 转移将会短暂地影响新生儿甲状腺功能

为什么要检测 TSHR 抗体？

TBAb 和 TSAb 之间发生转换强调了仔细监控和管理患者的必要性，包括对合适的患者测定 TSHR 抗体。此外，如下所述的一些其他的情况，检测 TSHR 抗体也极为重要。

妊娠：TSHR 抗体能够通过胎盘。在曾使用[131]I 治疗过 GD 的女性患者中，尤其是那些曾有眼病史和皮肤病变史的女性患者，尽管正常情况下妊娠晚期 TSHR 抗体水平会下降，但有的 TSHR 抗体水平可能保持较高水平持续到分娩过程。胎儿的甲状腺会在妊娠早期末发育完整。因此，在前三个月进行一次 TBI 或 TSAb 检测十分有价值。尽管母亲在使用甲状腺素替代治疗后达到正常的甲状腺功能或仍有甲状腺功能减退，但高水平的 TSAb 可能会导致胎儿甲状腺功能亢进症。

如果母亲在妊娠中需要服用抗甲状腺药物治疗甲亢，甲巯咪唑和丙硫氧嘧啶都可以穿过胎盘而对抗 TSAb 对胎儿甲状腺的作用。然而分娩以后，新生儿对这些药物的清除率远远快于对 TSAb 的清除率，TSAb 将会持续存在数周。因此，患有 GD 的女性患者使用抗甲状腺药物治疗时，在妊娠晚期检测母体 TSAb 是有价值的。

即使胎儿正常分娩并从开始就得到家庭护理，传递给胎儿的高 TSHR 抗体将会无拮抗地存在数周，新生儿可能会发展成甲状腺功能亢进[8]。

缓解预测：服用抗甲状腺药物治疗后复发的 GD 患者体内的 TSHR 抗体水平要高于处于缓解期的患者（如一些例子[88]）。预测值并非绝对，但它能为医生和患者提供一些依据，以此来判断用抗甲状腺药物治疗的患者是否存在缓解的机会。与欧洲和亚洲不同，美国并不将这种预测当成重要的依据，因为在美国，放射性碘治疗是首选治疗[89]。然而，随着美国对放射性碘治疗使用的减少[89]以及 1991 年到 2008 年将甲巯咪唑作为处方药物使用的数量大幅增长[90]，这样的形势或许会改变。

对 Graves 眼病和皮肤病的管理指导：正如稍后将讨论到的一样（第 13 章），TSHR 自身抗体与 GD 的甲状腺外表现密切相关。简言之，TSH 受体在眶组织中表达，未经治疗的 GD 患者眼病的患病率与 TSH 受体自身抗体的水平呈正相关[91-92]。经放射性碘治疗后（与手术治疗和抗甲状腺药物治疗不同），Graves 眼病会加重[93]，这种结果与 TSHR 抗体水平增加有关[94]。TBI 水平会在药物治疗或手术治疗后一年半内下降至基线水平，但经放射性碘治疗的患者，其 TBI 水平会在治疗后 5 年持续高于基线水平[94]。经药物或手术治疗的患者大多能够使 TBI 转阴。相反，经放射性碘治疗的患者，三年后仅有 50 ％TBI 转阴[94]。总体而言，TSHR 自身抗体与 Graves 眼病的密切关系为治疗 Graves 眼病最优手段的选择提供了重要依据。

参考文献

[1] Graves RJ. New observed affection of the thyroid gland in females. (Clinical lectures). Lond Med Surg J (Renshaw). 1835；7；516-7.

[2] Adams DD, Purves HD. Abnormal responses in the assay of thyrotropins. Proc Univ Otago Sch Med. 1956；34；11-2.

[3] Meek JC, Jones AE, Lewis UJ, Vanderlaan WP. Characterization of the long-acting thyroid stimulator of Graves' disease. Proc Natl Acad Sci U S A. 1964；52；342-9.

[4] Kriss JP, Pleshakov V, Chien JR. Isolation and identification of the long-acting thyroid stimulator and its relation to hyperthyroidism and circumscribed pretibial myxedema. J Clin Endocrinol Metab. 1964；24；1005-28.

[5] Pastan I, Roth J, Macchia V. Binding of hormone to tissue: the first step in polypeptide hormone action. Proc Natl Acad Sci U S A. 1966；56；1802-9.

[6] Rapoport B, Chazenbalk GD, Jaume JC, McLachlan SM. The thyrotropin receptor: interaction with thyrotropin and autoantibodies. Endocr Rev. 1998；19；673-716.

[7] Witebsky E, Rose NR, Terplan K, Paine K, Egan RW. Chronic thyroiditis and autoimmunization. JAMA. 1957；164；1439-47.

[8] Zakarija M, McKenzie JM, Eidson MS. Transient neonatal hypothyroidism: characterization of maternal antibodies to the thyrotropin receptor. J Clin Endocrinol Metab. 1990；70；1239-46.

[9] Nagayama Y, Kaufman KD, Seto P, Rapoport B. Molecular cloning, sequence and functional expression of the cDNA for the human thyrotropin receptor. Biochem Biophys Res Comm. 1989；165；1184-90.

[10] Libert F, Lefort A, Gerard C, et al. Cloning, sequencing and expression of the human thyrotropin (TSH) receptor: evidence for binding of autoantibodies. Biochem Biophys Res Comm. 1989；

165；1250-5.

[11] Misrahi M，Loosfelt H，Atger M，Sar S，Guiochon-Mantel A，Milgrom E. Cloning，sequencing and expression of human TSH receptor. Biochem Biophys Res Comm. 1990；166：394-403.

[12] McLachlan SM，Nagayama Y，Rapoport B. Insight into Graves' hyperthyroidism from animal models. Endocr Rev. 2005；26：800-32.

[13] Shimojo N，Kohno Y，Yamaguchi K-I，et al. Induction of Graves-like disease in mice by immunization with fibroblasts transfected with the thyrotropin receptor and a class II molecule. Proc Natl Acad Sci U S A. 1996；93：11074-9.

[14] Nagayama Y. Graves' animal models of Graves' hyperthyroidism. Thyroid. 2007；17：981-8.

[15] McLachlan SM，Rapoport B. Breaking tolerance to thyroid antigens：changing concepts in thyroid autoimmunity. Endocr Rev. 2014；35：59-105.

[16] Hollowell JG，Staehling NW，Flanders WD，et al. Serum TSH，T（4），and thyroid antibodies in the United States population（1988 to 1994）：National Health and Nutrition Examination Survey （NHANES III）. J Clin Endocrinol Metab. 2002；87：489-99.

[17] Sanders J，Chirgadze DY，Sanders P，et al. Crystal structure of the TSH receptor in complex with a thyroid-stimulating autoantibody. Thyroid. 2007；17：395-410.

[18] Govaerts C，Lefort A，Costagliola S，et al. A conserved Asn in transmembrane helix 7 is an on/off switch in the activation of the thyrotropin receptor. J Biol Chem. 2001；276：22991-9.

[19] Palczewski K，Kumasaka T，Hori T，et al. Crystal structure of rhodopsin：a G protein-coupled receptor. Science. 2000；289：739-45.

[20] Jiang X，Liu H，Chen X，et al. Structure of follicle-stimulating hormone in complex with the entire ectodomain of its receptor. Proc Natl Acad Sci U S A. 2012；109：12491-6.

[21] Krause G，Kreuchwig A，Kleinau G. Extended and structurally supported insights into extracellular hormone binding，signal transduction and organization of the thyrotropin receptor. PLoS One. 2012；7：e52920.

[22] Jiang X，Fischer D，Chen X，et al. Evidence for follicle-stimulating hormone receptor as a functional trimer. J Biol Chem. 2014；289：14273-82.

[23] Wadsworth HL，Chazenbalk GD，Nagayama Y，Russo D，Rapoport B. An insertion in the human thyrotropin receptor critical for high affinity hormone binding. Science. 1990；249：1423-5.

[24] Chazenbalk GD，Tanaka K，McLachlan SM，Rapoport B. On the functional importance of thyrotropin receptor intramolecular cleavage. Endocrinol. 1999；140：4516-20.

[25] Rapoport B，McLachlan SM. The thyrotropin receptor in Graves' disease. Thyroid. 2007；17：911-22.

[26] Kappler JW，Roehm N，Marrack P. T cell tolerance by clonal elimination in the thymus. Cell. 1987；49：273-80.

[27] Derbinski J，Schulte A，Kyewski B，Klein L. Promiscuous gene expression in medullary thymic epithelial cells mirrors the peripheral self. Nat Immunol. 2001；2：1032-9.

[28] Ferguson BJ，Cooke A，Peterson P，Rich T. Death in the AIRE. Trends Immunol. 2008；29：306-12.

[29] Pugliese A，Zeller M，Fernandez Jr A，et al. The insulin gene is transcribed in the human thymus and transcription levels correlated with allelic variation at the INS VNTR-IDDM2 susceptibility locus for type 1 diabetes. Nat Genet. 1997；15：293-7.

[30] Colobran R，Armengol MP，Faner R，et al. Association of an SNP with intrathymic transcription of TSHR and Graves' disease：a role for defective thymic tolerance. Hum Mol Genet. 2011；20：3415-23.

[31] Mathis D，Benoist C. A decade of AIRE. Nat Rev Immunol. 2007；7：645-50.

[32] Kont V，Laan M，Kisand K，Merits A，Scott HS，Peterson P. Modulation of Aire regulates the expression of tissue-restricted antigens. Mol Immunol. 2008；45：25-33.

[33] Liston A，Gray DH，Lesage S，et al. Gene dosage-limiting role of Aire in thymic expression，clonal deletion，and organ-specific autoimmunity. J Exp Med. 2004；200：1015-26.

[34] Anderson MS，Venanzi ES，Klein L，et al. Projection of an immunological self shadow within the thymus by the aire protein. Science. 2002；298：1395-401.

[35] Niki S, Oshikawa K, Mouri Y, et al. Alteration of intra-pancreatic target-organ specificity by abrogation of Aire in NOD mice. J Clin Invest. 2006; 116: 1292-301.

[36] Nithiyananthan R, Heward JM, Allahabadia A, Barnett AH, Franklyn JA, Gough SC. A heterozygous deletion of the autoimmune regulator (AIRE1) gene, autoimmune thyroid disease, and type 1 diabetes: no evidence for association. J Clin Endocrinol Metab. 2000; 85: 1320-2.

[37] Meyer G, Donner H, Herwig J, Bohles H, Usadel KH, Badenhoop K. Screening for an AIRE-1 mutation in patients with Addison's disease, type 1 diabetes, Graves' disease and Hashimoto's thyroiditis as well as in APECED syndrome. Clin Endocrinol (Oxf). 2001; 54: 335-8.

[38] Perniola R, Filograna O, Greco G, Pellegrino V. High prevalence of thyroid autoimmunity in apulian patients with autoimmune polyglandular syndrome type 1. Thyroid. 2008; 18: 1027-9.

[39] Mouchess ML, Anderson M. Central tolerance induction. Curr Top Microbiol Immunol. 2013; 373: 69-86.

[40] Lourenco EV, La Cava A. Natural regulatory T cells in autoimmunity. Autoimmunity. 2011; 44: 33-42.

[41] Sakaguchi S, Sakaguchi N, Asano M, Itoh M, Toda M. Immunologic self-tolerance maintained by activated T cells expressing IL-2 receptor alpha-chains (CD25). Breakdown of a single mechanism of self-tolerance causes various autoimmune diseases. J Immunol. 1995; 155: 1151-64.

[42] Rifa'I M, Kawamoto Y, Nakashima I, Suzuki H. Essential roles of CD8$^+$CD122$^+$ regulatory T cells in the maintenance of T cell homeostasis. J Exp Med. 2004; 200: 1123-34.

[43] Miyara M, Sakaguchi S. Natural regulatory T cells: mechanisms of suppression. Trends Mol Med. 2007; 13: 108-16.

[44] Wu AJ, Hua H, Munson SH, McDevitt HO. Tumor necrosis factor-alpha regulation of CD4$^+$CD25$^+$ T cell levels in NOD mice. Proc Natl Acad Sci U S A. 2002; 99: 12287-92.

[45] Endharti AT, Rifa'I M, Shi Z, et al. Cutting edge: CD8$^+$CD122$^+$ regulatory T cells produce IL-10 to suppress IFN-gamma production and proliferation of CD8$^+$ T cells. J Immunol. 2005; 175: 7093-7.

[46] Luning Prak ET, Monestier M, Eisenberg RA. B cell receptor editing in tolerance and autoimmunity. Ann N Y Acad Sci. 2011; 1217: 96-121.

[47] Guery L, Hugues S. Tolerogenic and activatory plasmacytoid dendritic cells in autoimmunity. Front Immunol. 2013; 4: 59.

[48] Soliman M, Kaplan E, Yanagawa T, Hidaka Y, Fisfalen ME, DeGroot LJ. T-cells recognize multiple epitopes in the human thyrotropin receptor extracellular domain. J Clin Endocrinol Metab. 1995; 80: 905-14.

[49] Soliman M, Kaplan E, Guimaraes V, Yanagawa T, DeGroot LJ. T-cell recognition of residue 158-176 in thyrotropin receptor confers risk for development of thyroid autoimmunity in siblings in a family with Graves' disease. Thyroid. 1996; 6: 545-51.

[50] Inaba H, Martin W, De Groot AS, Qin S, De Groot LJ. Thyrotropin receptor epitopes and their relation to histocompatibility leukocyte antigen-DR molecules in Graves' disease. J Clin Endocrinol Metab. 2006; 91: 2286-94.

[51] Rees Smith B, Hall R. Thyroid-stimulating immunoglobulins in Graves' disease. Lancet. 1974; 2: 427-31.

[52] Southgate K, Creagh F, Teece M, Kingswood C, Rees SB. A receptor assay for the measurement of TSH receptor antibodies in unextracted serum. Clin Endocrinol (Oxf). 1984; 20: 539-48.

[53] Bolton J, Sanders J, Oda Y, et al. Measurement of thyroid-stimulating hormone receptor autoantibodies by ELISA. Clin Chem. 1999; 45: 2285-7.

[54] Costagliola S, Morgenthaler NG, Hoermann R, et al. Second generation assay for thyrotropin receptor antibodies has superior diagnostic sensitivity for Graves' disease. J Clin Endocrinol Metab. 1999; 84: 90-7.

[55] Smith BR, Bolton J, Young S, et al. A new assay for thyrotropin receptor autoantibodies. Thyroid. 2004; 14: 830-5.

[56] Pedersen IB, Handberg A, Knudsen N, Heickendorff L, Laurberg P. Assays for thyroidstimulating hormone receptor antibodies employing different ligands and ligand partners may have similar

sensitivity and specificity but are not interchangeable. Thyroid. 2010; 20: 127-33.

[57] Toccafondi R, Aterini S, Medici MA, Rotella CM, Tanini A, Zonefrati R. Thyroid-stimulating antibody (TSAb) detected in sera of Graves' patients using human thyroid cell cultures. Clin Exp Immunol. 1980; 40: 532-9.

[58] Hinds WE, Takai N, Rapoport B, Filetti S, Clark OH. Thyroid-stimulating immunoglobulin bioassay using cultured human thyroid cells. J Clin Endocrinol Metab. 1981; 52: 1204-10.

[59] Vitti P, Valente WA, Ambesi-Impiombato FS, Fenzi GF, Pinchera A, Kohn LD. Graves' IgG stimulation of continuously cultured rat thyroid cells: a sensitive and potentially useful clinical assay. J Endocrinol Invest. 1982; 5: 179-82.

[60] Kasagi K, Konishi J, Arai K, et al. A sensitive and practical assay for thyroid-stimulating antibodies using crude immunoglobulin fractions precipitated with polyethylene glycol. J Clin Endocrinol Metab. 1986; 62: 855-62.

[61] Vitti P, Elisei R, Tonacchera M, et al. Detection of thyroid-stimulating antibody using Chinese hamster ovary cells transfected with cloned human thyrotropin receptor. J Clin Endocrinol Metab. 1993; 76: 499-503.

[62] Kasagi K, Konishi J, Iida Y, et al. A new in vitro assay for human thyroid stimulator using cultured thyroid cells: Effect of sodium chloride on adenosine 3′, 5′-monophosphate increase. J Clin Endocrinol Metab. 1982; 54: 108-14.

[63] Ochi Y, Inui T, Kouki T, et al. Clinical usefulness of TSAb assay with high polyethylene glycol concentrations. Horm Res. 1999; 51: 142-9.

[64] Watson PF, Ajjan RA, Phipps J, Metcalfe R, Weetman AP. A new chemiluminescent assay for the rapid detection of thyroid stimulating antibodies in Graves' disease. Clin Endocrinol (Oxf). 1998; 49: 577-81.

[65] Lytton SD, Li Y, Olivo PD, Kohn LD, Kahaly GJ. Novel chimeric thyroid-stimulating hormone-receptor bioassay for thyroid-stimulating immunoglobulins. Clin Exp Immunol. 2010; 162: 438-46.

[66] Nagayama Y, Wadsworth HL, Russo D, Chazenbalk GD, Rapoport B. Binding domains of stimulatory and inhibitory thyrotropin (TSH) receptor autoantibodies determined with chimeric TSH-lutropin/chorionic gonadotropin receptors. J Clin Invest. 1991; 88: 336-40.

[67] Schwarz-Lauer L, Chazenbalk G, McLachlan SM, Ochi Y, Nagayama Y, Rapoport B. Evidence for a simplified view of autoantibody interactions with the TSH receptor. Thyroid. 2002; 12: 115-20.

[68] Li Y, Kim J, Diana T, Klasen R, Olivo PD, Kahaly GJ. A novel bioassay for anti-thyrotrophin receptor autoantibodies detects both thyroid-blocking and stimulating activity. Clin Exp Immunol. 2013; 173: 390-7.

[69] De Forteza R, Smith CU, Amin J, McKenzie JM, Zakarija M. Visualization of the thyrotropin receptor on the cell surface by potent autoantibodies. J Clin Endocrinol Metab. 1994; 78: 1271-3.

[70] Jaume JC, Kakinuma A, Chazenbalk GD, Rapoport B, McLachlan SM. TSH receptor autoantibodies in serum are present at much lower concentrations than thyroid peroxidase autoantibodies: analysis by flow cytometry. J Clin Endocrinol Metab. 1997; 82: 500-7.

[71] Nakatake N, Sanders J, Richards T, et al. Estimation of serum TSH receptor autoantibody concentration and affinity. Thyroid. 2006; 16: 1077-84.

[72] Chazenbalk GD, Pichurin P, Chen CR, et al. Thyroid-stimulating autoantibodies in Graves disease preferentially recognize the free A subunit, not the thyrotropin holoreceptor. J Clin Invest. 2002; 110: 209-17.

[73] Sanders J, Evans M, Premawardhana LD, et al. Human monoclonal thyroid stimulating autoantibody. Lancet. 2003; 362: 126-8.

[74] Sanders J, Evans M, Betterle C, et al. A human monoclonal autoantibody to the thyrotropin receptor with thyroid stimulating blocking activity. Thyroid. 2008; 18: 735-46.

[75] Evans M, Sanders J, Tagami T, et al. Monoclonal autoantibodies to the TSH receptor, one with stimulating activity and one with blocking activity, obtained from the same blood sample. Clin Endocrinol (Oxf). 2010; 73: 404-12.

[76] Metcalfe R, Jordan N, Watson P, et al. Demonstration of immunoglobulin G, A, and E autoantibodies to the human thyrotropin receptor using flow cytometry. J Clin Endocrinol Metab. 2002; 87: 1754-61.

[77] Sanders P, Young S, Sanders J, et al. Crystal structure of the TSH receptor (TSHR) bound to a blocking-type TSHR autoantibody. J Mol Endocrinol. 2011; 46: 81-99.

[78] Davies DR, Padlan EA, Sheriff S. Antibody-antigen complexes. Annu Rev Biochem. 1990; 59: 439-73.

[79] Nagayama Y, Wadsworth HL, Chazenbalk GD, Russo D, Seto P, Rapoport B. Thyrotropin-luteinizing hormone/chorionic gonadotropin receptor extracellular domain chimeras as probes for TSH receptor function. Proc Natl Acad Sci U S A. 1991; 88: 902-5.

[80] Gilbert JA, Gianoukakis AG, Salehi S, et al. Monoclonal pathogenic antibodies to the TSH receptor in Graves' disease with potent thyroid stimulating activity but differential blocking activity activate multiple signaling pathways. J Immunol. 2006; 176: 5084-92.

[81] Latif R, Graves P, Davies TF. Oligomerization of the human thyrotropin receptor. Fluorescent protein-tagged hRSHR reveals post-translational complexes. J Biol Chem. 2001; 276: 45217-24.

[82] Urizar E, Montanelli L, Loy T, et al. Glycoprotein hormone receptors: link between receptor homodimerization and negative cooperativity. EMBO J. 2005; 24: 1954-64.

[83] Mizutori Y, Chen CR, Latrofa F, McLachlan SM, Rapoport B. Evidence that shed TSH receptor A-subunits drive affinity maturation of autoantibodies causing Graves' disease. J Clin Endocrinol Metab. 2009; 94: 927-35.

[84] Latif R, Teixeira A, Michalek K, et al. Antibody protection reveals extended epitopes on the human TSH receptor. PLoS One. 2012; 7: e44669.

[85] Tamai H, Kasagi K, Takaichi Y, et al. Development of spontaneous hypothyroidism in patients with Graves' disease treated with antithyroidal drugs: clinical, immunological, and histological findings in 26 patients. J Clin Endocrinol Metab. 1989; 69: 49-53.

[86] Shigemasa C, Mitani Y, Taniguch T, et al. Three patients who spontaneously developed persistent hypothyroidism during or following treatment with antithyroid drugs for Graves' hyperthyroidism. Arch Int Med. 1990; 150: 1105-9.

[87] McLachlan SM, Rapoport B. Thyrotropin-blocking autoantibodies and thyroid-stimulating autoantibodies: potential mechanisms involved in the pendulum swinging from hypothyroidism to hyperthyroidism or vice versa. Thyroid. 2013; 23: 14-24.

[88] Carella C, Mazziotti G, Sorvillo F, et al. Serum thyrotropin receptor antibodies concentrations in patients with Graves' disease before, at the end of methimazole treatment, and after drug withdrawal: evidence that the activity of thyrotropin receptor antibody and/or thyroid response modify during the observation period. Thyroid. 2006; 16: 295-302.

[89] Burch HB, Burman KD, Cooper DS. A 2011 survey of clinical practice patterns in the management of Graves' disease. J Clin Endocrinol Metab. 2012; 97: 4549-58.

[90] Emiliano AB, Governale L, Parks M, Cooper DS. Shifts in propylthiouracil and methimazole prescribing practices: antithyroid drug use in the United States from 1991 to 2008. J Clin Endocrinol Metab. 2010; 95: 2227-33.

[91] Iyer S, Bahn R. Immunopathogenesis of Graves' ophthalmopathy: the role of the TSH receptor. Best Pract Res Clin Endocrinol Metab. 2012; 26: 281-9.

[92] Vos XG, Smit N, Endert E, Tijssen JG, Wiersinga WM. Frequency and characteristics of TBIIseronegative patients in a population with untreated Graves' hyperthyroidism: a prospective study. Clin Endocrinol (Oxf). 2008; 69: 311-7.

[93] Traisk F, Tallstedt L, Abraham-Nordling M, et al. Thyroid-associated ophthalmopathy after treatment for Graves' hyperthyroidism with antithyroid drugs or iodine-131. J Clin Endocrinol Metab. 2009; 94: 3700-7.

[94] Laurberg P, Wallin G, Tallstedt L, Abraham-Nordling M, Lundell G, Torring O. TSH-receptor autoimmunity in Graves' disease after therapy with anti-thyroid drugs, surgery, or radioiodine: a 5-year prospective randomized study. Eur J Endocrinol. 2008; 158: 69-75.

[95] Weetman AP, Yateman ME, Ealey PA, et al. Thyroid-stimulating antibody activity between dif-

ferent immunoglobulin G subclasses. J Clin Invest. 1990; 86; 723-7.

[96] Latrofa F, Chazenbalk GD, Pichurin P, Chen CR, McLachlan SM, Rapoport B. Affinityenrichment of thyrotropin receptor autoantibodies from Graves' patients and normal individuals provides insight into their properties and possible origin from natural antibodies. J Clin Endocrinol Metab. 2004; 89; 4734-45.

[97] Kraiem Z, Cho BY, Sadeh O, Shong MH, Pickerill P, Weetman AP. The IgG subclass distribution of TSH receptor blocking antibodies in primary hypothyroidism. Clin Endocrinol. 1992; 37; 135-40.

第 3 章
格雷夫斯病和 Graves 眼病的流行病学和遗传因素

Epidemiology and Genetic Factors in Graves' Disease and Graves' Ophthalmopathy

Sara Salehi Hammerstad，Yaron Tomer 著

李玉姝 译

介 绍

    格雷夫斯病（Graves' disease，GD）是一种器官特异性自身免疫性疾病，特点是产生针对促甲状腺素（thyrotropin，TSH）受体的抗体（TRAb），这种抗体结合并激活 TSH 受体[1]导致甲状腺功能亢进的临床表现。Graves 眼病（Graves' ophthalmopathy，GO）是 GD 最严重的并发症之一，是一种影响眼眶和眶后组织的复杂的慢性自身免疫性炎症。GO 是 GD 最常见的甲状腺外表现；GO 显著降低 GD 患者的健康相关生活质量（health-related quality of life，HRQL），在 GD 诊断和治疗后，GO 仍可持续

S.S. Hammerstad, M.D., Ph.D.
Division of Endocrinology, Department of Medicine,
Mount Sinai School of Medicine at Mount Sinai,
One Gustav L. Levy Place, Box 1055, New York, NY 10029, USA

Division of Pediatric Endocrinology and Diabetes, Oslo University
Hospital—Ullevål, Postbox 4950, Oslo 0424, Norway
e-mail: sara.hammerstad@mssm.edu; sara.hammerstad@medisin.uio.no

Y. Tomer, M.D. (✉)
James J. Peters VA Medical Center, Bronx, NY, USA

Division of Endocrinology, Department of Medicine, Icahn School of Medicine
at Mount Sinai, One Gustave L. Levy Place, Box 1055, New York, NY 10029, USA
e-mail: Yaron.Tomer@mssm.edu

© Springer Science+Business Media New York 2015
R.S. Bahn (ed.), *Graves' Disease*, DOI 10.1007/978-1-4939-2534-6_3

很多年[8]。在 GO 病例中，90％合并甲状腺功能亢进；但是，GO 也可发生在甲状腺功能减退和甲状腺功能正常的患者中[9-13]，比较少见。因为 GO 和甲状腺疾病同时发生[14]，所以两者很可能有相同的病因学。

尽管在 GD 的病理生理研究上已经取得了很大进步，但是 GD 的潜在病因尚未完全阐明。GD 是一种复杂疾病，它由遗传因素和环境因素共同导致。GO 仍是甲状腺学中的一个谜，它的治疗方法依然非特异且具有挑战性[15]。在这一章，我们将回顾 GD 和 GO 发展中基因相关的流行病学证据，总结 GD 的病因学中基因研究的最新发现。

GD 和 GO 的流行病学

GD 的流行病学

评估患病率和发病率

甲状腺功能亢进症的患病率在女性中为 0.5％～2.5％，男/女患病比例为 1∶10 至 1∶4[16-20]。GD 患病率可从甲状腺功能亢进症的患病率中推测出，在碘充足的地区，例如在美国，GD 大约占甲状腺功能亢进症的 70％～80％[21]。梅奥诊所的纵向流行病学研究表明，在 1935—1967 年，GD 的平均年发病率在女性和男性中分别为 36.8/10 万和 8.3/10 万[22]。亚组分析显示，这 33 年间 GD 的发病率没有变化。相反，在同样的时间段，桥本甲状腺炎的发病率升高了 10 倍[22]。纵向调查能给出了解基因和环境因素在疾病病因方面重要性的线索；一般来说，恒定的发病率表明基因与疾病的关系更密切，因为环境因素在 20～30 年间一定会有变化。丹麦的一项研究报告了相似的结果，在 1972—1974 这 3 年里，甲状腺毒症的发病率在女性中为 46.5/10 万，在男性中为 8.7/10 万[23]。

在瑞典这一同样碘充足的国家，流行病学研究分析了过去 40 年的趋势。在瑞典的马尔默，GD 的年发病率也相对恒定，1970—1974 年间为 17.7/10 万，1988—1990 年间为 22.3/10 万[24-25]。仅在年龄小于 50 岁的女性中发病率有明显增加[25]。在 2003—2005 年间，同样地区的评估显示发病率增加到 29.6/10 万[26]。但是，不在瑞典出生的年龄上至 69 岁的居民中[26]，年发病率高于普通瑞典居民的 21.5/10 万[27]。相似地，Bodansky 等发现了在亚洲移民的后代中 1 型糖尿病（type 1 diabetes mellitus，T1DM）的发病率是增加的，与原住民的发病率接近[28]。

饮食的碘水平通过多种机制明确地影响甲状腺毒症发病率。在碘缺乏地区，甲状腺功能亢进症的发病率增加，但 GD 的发病率减低，说明碘缺乏使其他形式的甲状腺毒症发病率增加。在碘充足的国家——冰岛，甲状腺毒症的年发病率（1980 年—1982年）为 23/10 万，GD 占 83％[29]。然而，与相关种族的其他国家相比，在某些自身免疫性疾病，如 1 型糖尿病，冰岛的发病率却是最低的[30]。相反，在丹麦低于平均碘摄入量的地区，甲状腺毒症有很高的发病率（47/10 万），但是，在这些地区，GD 的发病率很低（14.8/10 万），低于冰岛[31]。可能轻微的碘缺乏可以避免自身免疫性甲状腺疾病[18]。在其他碘充足的国家，例如新西兰，有相似的发病率（15/10 万）[32]。这些结果显示，除了基因易感性，环境因素在 GD 的发病中也发挥重要作用。

年龄，性别，种族

据报道，GD 的最高发病率发生在 20～39 岁的女性中[22]。其他的研究报道，40～60 岁是 GD 发病风险最高的年龄段[23,33-34]。但是，这些数据应该加以注意，因为大部分流行病学研究只关注甲状腺毒症而不是 GD 的发病率。像很多其他自身免疫性疾病，GD 在女性中高发。据报道，女男比例从 4∶1 到 10∶1[16-20]。GD 发生在各种族人群中，包括高加索人、亚洲人和非洲人。非洲人的患病率最低[35]。一个包括 20～54 岁所有美国现役军人的研究表明，与高加索人相比，黑人和亚洲人或冰岛人的 GD 发病率更高[36]。这个研究证实了亚洲人和黑人桥本甲状腺炎患病率低于高加索人[36]。地理分布显示，城市人 GD 发病率显著高于农村人[23]。但是，在碘充足地区的其他研究没有证实这些观点[32]。

GO 的流行病学

过去 20 年中 GO 的临床分类已经发生演变[9]，评估疾病活动性和严重性的标准化方法已得到更好地规范。根据一个欧洲的基于问卷的调查，大约 50% 的 GD 患者有眼部受累[37]；但是，重度 GO 的频率很低，接近 5%。GO 患病率的确定依赖诊断 GO 的方法。例如，用 CT 扫描去诊断 GO 会造成较高的眼病患病率[38]。

评估 GO 的患病率和发病率

GO 的流行病学数据有限。大部分研究的患者数少，各种不同的 GO 临床表现和诊断标准使报告结果很混乱。种族在眼病的评估中也很重要，因为眼眶的解剖可能不同（例如高加索患者和亚洲患者之间）[39]。有少数报道 GO 发病率有所下降[11]，这可能主要与吸烟率降低有关[33]。但是，该结果需要更多证据。

在美国的纵向研究中，年龄校正后 GO 的年发病率在女性中为 16/10 万，在男性中为 2.7/10 万（Olmsted County，明尼苏达州；1976—1990 年）。发病率在这些年有下降趋势，但该趋势并无统计学意义[9]。1960—1990 年的另外一些临床报告表明 GO 的患病率逐渐下降[40]。Tanda 等报道，用标化的标准评定连续 346 名 GD 患者，其中 20% 患有轻度 GO，6% 患有中到重度 GO，0.3% 患有威胁视力的 GO[40]。丹麦（1992—2009 年）的一项全国研究报告显示 GO 发病率较低，为 16.1/10 万（女性为 26.7，男性为 5.4）；在这个研究中，GO 的发病率大约为 GD 的 1/5[33]。只有 6% 的患者表现为中到重度 GO。另一个人群研究显示为相似的结果[41]。

年龄和性别

通常，GO 可能发生在任何年龄；但是，40～60 岁的患者风险较高[33,42]。发病模式呈双峰，在 40～50 岁和 60～70 岁各有一个高峰，女性和男性高峰年龄段不同（女性为 40～44 岁和 60～64 岁，男性为 45～49 岁和 65～69 岁）[9]。儿童和青少年也能发生 GO，但是，重度 GO 很少见。此外，眼部受累通常为一过性，当甲状腺功能恢复正常后可以消失[43]。

通常，GO 的女/男患病比例与 GD 的相似[9,33,42]。GO 的女/男患病比例在亚洲患者研究中较低[44]。但是，在这个研究中，吸烟男性的百分比相对较高。另外一个日本的研究报道 GO 的女/男患病比例为 1.3[45]。在严重的 GO 中，GO 的女/男患病比例有下降的趋势[42,45]。因此，老年男性更容易发展成重度 GO。这是否与吸烟有关需要进一步调查。

放射性碘治疗甲状腺毒症是使 GO 恶化和加速发展的一个因素[6]。在不同的 GD 患者亚组中，使用放射性碘治疗的频率可能导致 GO 发病率差异。

种族

关于 GO 发病率种族差异的文献很少。一项来自英国的研究报道了 GO 患病率有显著种族差异。高加索 GD 患者中 GO 的患病率高于亚洲 GD 患者（分别为 42% 和 7.7%）[46]。这种差异与吸烟仅有部分关系[46]。但是，另外一组分析没有发现 GO 患病率在几个亚洲人群（中国人、马来西亚人、印度人）存在种族差异。用标准化诊断标准，GO 在 GD 患者中的患病率是 35%，这和高加索 GD 患者中 GO 的患病率相似[44]。GO 的临床表现在亚洲患者和高加索患者中可能不同[47]；但是，需要进一步的研究证据。应该强调的是根据个人和种族的差异去适当地调整眼球突出度的正常值，这对诊断眼眶疾病和处理甲状腺相关眼病非常重要[39]。

GD 的基因易感性

在过去的几十年里，若干个自身免疫性疾病的发病率有一种无法解释的升高趋势。这个趋势表明变化的环境因素可能对其产生影响。有趣的是，这个趋势并未见于 GD，提示遗传因素强烈影响 GD 的发病。家系和双胞胎研究也同样支持遗传对 GD 发病的巨大作用（见综述[48]）。

诊治 GD 的临床医生已经发现并多次报道了自身免疫甲状腺病（autoimmune thyroid diseases，AITD）发病的家族聚集性[49-50]。家族中 GD 明显聚集，同胞患病风险（λs）>10，提示强烈的遗传易感性[51]。遗传因素参与 GD 发展的最强证据来自双胞胎研究。丹麦的双胞胎研究报道，单卵双胞胎中 GD 的一致率明显高于双卵双胞胎（分别为 0.36 和 0）[52]。有趣的是，在青年队列[52]及 25 年后的观察中[53]患病的一致率相似。来自加利福尼亚的研究报道了相似的结果[54]。基于以上研究，AITD 有 75% 的遗传风险[55]。但是，在地中海地区的单卵双胞胎中 GD 缺乏完全一致，又提示出环境和表观遗传因素在 GD 病因中的重要性。

免疫系统基因

人类白细胞抗原（human leukocyte antigen，HLA）

主要组织相容性复合体（major histocompatibility complex，MHC）在 6p21 染色体上，编码 HLA 糖蛋白和各种附加蛋白质，这些蛋白质大部分参与免疫反应[56]。

HLA 分子识别抗原并提呈给 T 细胞。目前模式是 HLA 等位基因制造针对自身抗原肽的不同亲和力的"口袋"（例如，甲状腺蛋白）。一些 HLA 等位基因能够更有效地介导自身抗原与那些逃过耐受的 T 细胞上的自身反应性 T 细胞受体结合[57]。因此，HLA 等位基因制造肽结合"口袋"，结合自身抗原肽并提呈给自身反应性 T 细胞，从而参与自身免疫[58]。

HLA 基因复合体最先被证实与 GD 相关。早期研究显示，在高加索人中，GD 与 HLA-B8 相关[59-60]，后来又发现 GD 与 HLA-DR3 相关性更强，现在证实是与 HLA-DR8 的连锁不平衡。在非高加索 GD 患者的研究中，证实了其他相关 HLA 基因；例如，日本和中国 GD 患者分别与 HLA-B25 和 HLA-Bw46 相关（见综述[2]）。日本 GD 患者也与 HLA-DPB1*0501 和 HLA-A*02 相关[61]。现在，我们能描述出 HLA-DR3 使患者易感 GD 的机制。测序分析表明对 GD 发病发挥关键作用的是位于 HLA-DRβ 链第 74 位的精氨酸（HLA-DRb1-Arg74）[62]。此外，通过分子动力学模拟显示，HLA-DRβ 链第 74 位精氨酸赋予 HLA-DR 肽结合"口袋"一个独特的结构，使致病肽更易提呈，导致疾病的易感性[63]。

CD40

前文已经述及 CD40 基因位点（染色体 20q11）与 GD 相关[4,64]。测序分析证明 GD 与 CD40 基因 5′非翻译区（UTR）的 C/T 多态性相关[4]。相关分析显示与 GD 相关的 C/C 基因型 SNP 为隐性遗传，而存在一个或两个 T 等位基因则具有保护性。这些结果在很多其他来自包括高加索人[65]、日本人[66]、韩国人[67]等在内的不同种族人群的数据中重复出现而得以验证。

CD40 是 TNF 受体超家族的一个成员[68]。CD40 表达在不同细胞表面，包括 B 细胞、巨噬细胞、树突细胞、内皮和上皮细胞，与它的配体，即活化 T 细胞上的 CD40L（CD154）结合，诱导 B 细胞增殖、分泌抗体以及产生记忆细胞。因此，CD40 在先天性和适应性免疫反应中发挥关键作用。与 T 等位基因相比，C 等位基因能引起更多的 CD40 蛋白表达[69]。我们进一步的研究表明，在 GD 小鼠模型中，上调 CD40 会通过激活甲状腺内 IL-6 促进疾病进展[70]。事实上，阻断 IL-6 能完全抑制小鼠的实验性自身免疫性 GD[70]。如果这个机制在人类 GD 中存在，则提示抗 IL-6 治疗可能在人类 GD 中有效。

通常，CD40 高表达促进自身免疫的进展。事实上，CD40 涉及很多自身免疫性疾病的发病机制，例如类风湿关节炎、哮喘、1 型糖尿病、多发性硬化[71-74]。

叉头蛋白框 p3（forkhead box P3 protein，Foxp3）

调节性 T 细胞（regulatory T cells，Treg）在调节 T 细胞反应中发挥重要作用，基本功能是抑制免疫反应[75]。天然调节性 T 细胞（CD4+ CD25+）表达转录因子 FOXP3，它是调节性 T 细胞表达的标志性基因，T 细胞分化成调节性 T 细胞的关键因子[76]。

两个全基因组扫描证实 GD 和公认的 X-染色体基因座 Xq21 和 Xp11 有连锁关系[77-78]。FOXP3 基因位于 Xp11 连锁基因座，鉴于它在调节免疫反应中的基本功能，它显然是合适的 GD 候选基因。而且，敲除 FOXP3 基因引起严重的系统性自身免疫性疾病（见综述[79]）。因此，人们研究 FOXP3 基因与包括 GD 在内的多种自身免疫性疾病的相关性。英国的一项研究报道，FOXP3 单倍型与 GD 相关；但是，这仅是提示相关，因为只有在多个因素校正前，相关才具有显著性[80]。我们也检验了 FOXP3 对 GD 的遗传易感性的贡献，在两个种族的人群中进行了相关分析[81]。这个研究显示 FOXP3 变异体和 GD 在高加索人中相关，而不是在日本人中[81]。但是，这个研究不能排除日本人中存在相关，就像不能除外在该研究中未检测的其他 FOXP3 基因多态性，在其他种族中和 GD 相关。在另一个研究中，我们发现 FOXP3 和 AITD 合并 1 型糖尿病，也称为自身免疫性多腺体综合征 3（autoimmune polyglandular syndrom 3，APS3）的表型有连锁关系[82]。

这些数据表明调节性 T 细胞功能的遗传缺陷是 AITD 发病的主要机制。据报道，FOXP3 和 1 型糖尿病也相关，但是这些结论并不一致，需要进一步证实[83-84]。

其他免疫系统基因

其他免疫调节基因与 GD 的相关性也在研究。最重要的影响 GD 易感性的非 HLA 免疫调节基因是 CTLA-4[85]。与 FOXP3 相似，CTLA-4 是抑制免疫反应的重要基因，和 GD 相关的 CTLA-4 变异体能减弱自身表达或功能[86]。PTPN22[87] 和 CD25[88] 也是与 GD 相关的免疫调节基因，也是很多自身免疫性疾病的重要易感基因。

甲状腺特异基因

GD 的标志是 TSH 受体抗体，因此，逻辑上，TSH 受体应为候选基因。此外，30％～85％的 GD 患者存在甲状腺球蛋白自身抗体（thyroglobulin autoantibodies，TgAb）和（或）甲状腺过氧化物酶自身抗体（thyroid peroxi-dase autoantibodies，TPO Ab）[89-90]。因此，这些蛋白质可能是潜在的自身抗原。

TSHR

我们在既往的一个研究中确定了染色体 14q 上一个位点与 GD 相关[91]。TSHR 基因定位在染色体 14q 上，并与 GD 存在较强的相关性[92]。后来，我们证实了这个 14q 上的与 GD 相关的位点就是 TSHR 基因[93]。有意义的变异被精确地定位在 TSHR 基因内含子 1 的一段相对较窄区域内。既然 TSHR 是 GD 免疫反应的靶点，推断 TSHR 基因变异导致更易发生针对 TSHR 的免疫反应从而与 GD 发病相关。但是，尚缺乏内含子 1 变异的功能研究。

甲状腺球蛋白（thyroglobulin，Tg）

我们定位在染色体 8q24 的位点与 AITD 有关[91,94]。相同的位点，在日本的研究也发现与 AITD 相关[95]。这个位点包含甲状腺球蛋白基因，是自身免疫性甲状腺疾病中一个主要自身抗原[96]。因此，我们及其他研究者都来验证 Tg 基因与 GD 及桥本甲状腺炎（Hashimoto thyroiditis，HT）的相关性。我们的家系连锁分析研究显示 AITD 与 D8S284 及 Tgms2 这 2 个微卫星标记相关[94]。一个英国的研究组发现罕见的 Tgms2 等位基因与 AITD 呈显著相关[97]。但该研究组没有发现英国高加索 GD 患者与 Tg 基因的其他 4 个单核苷酸多态性（single nucleotide polymorphism，SNP）相关[98]。

相反，许多其他研究表明 Tg 变异与 AITD 显著相关。一项日本的病例对照研究显示，所检测的 25 个 Tg 的 SNP 中有 5 个与 GD 显著相关[99]。相关性最强的 2 个 SNPs（rs2256366 和 rs2687836）位于内含子 4[99]。对所有 48 个 Tg 基因外显子的测序分析发现了 14 个外显子 SNP[100]，病例对照研究显示外显子 10～12 SNP 簇和外显子 33 SNP 与 AITD 显著相关[100]。

而且，我们发现 Tg 外显子 33 SNP 和 HLA-DRβ1-Arg74 对 GD 易感性具有协同促进作用[101]。外显子 33 易感基因表型（CC 基因型）和 HLA-DRβ1-Arg74 导致 GD 发生风险的高比值比[100-101]。这些发现提示基因和基因相互作用可能是发生甲状腺自身免疫所必需的。

最近，我们确定了 Tg 启动子中的一个 SNP（−1623A→G）和高加索人 AITD 显著相关[5]。我们进一步证实了此疾病相关等位基因修饰干扰素诱导转录因子（interferon-induced transcription factor，IRF-1）的一个结合部位，这个结合以组蛋白 H_3 的单甲基化赖氨酸 LYS-4 残基的富集为特点，使 Tg 启动子活性增加[5]。此外，干扰素-α 是已知的引起甲状腺自身免疫的一个因素，在疾病易感基因存在时，干扰素-α 通过促进 IRF-1 与 Tg 启动子结合，增加 Tg 启动子的活性[5]。这个研究指出了甲状腺自身免疫中基因与环境相互作用及表观遗传修饰这一新的机制。

Graves 眼病的遗传学

Graves 眼病被认为是对眼眶组织的自身免疫性反应，由 GD 中针对 TSH 受体的免疫反应所诱发。少数家系而非双胞胎研究评估了遗传因素在 GO 中的作用。我们在 114 名重度 GO 患者中进行了家系研究，没有家族分离的证据[51]。在 114 名 GO 患者中，只有 3 名患者有 GO 家族史，且与其 GO 亲属均是二级亲属关系。

GO 的临床症状可以在 GD 之前、之后，或与 GD 同时出现[14]，说明这些疾病可能有共同的病因学。因此，研究者更加关注与 GD 相同的基因。目前为止，大多数 GO 的遗传研究尚无定论。

人们研究 HLA I 和 II 类基因与 GO 的相关性；但是，结论不一。例如，一个早期的研究未能证明 GO 与 HLA-DR3 的相关性[102]，然而 HLA-DR3 和 GD 密切相关[103-104]。而且，HLA-DR3、HLA-DR4 和 HLA-DR7 的 meta 分析研究提示，它们与 GO 没有任何相关性[105]。CTLA-4 与 GD 有很强的相关性，因此，很多研究也在高加索和亚洲人中调查了 CTLA-4 的基因多态性与 GO 的关系。少数研究认为有联系[106]，但是，总体来说，显著相关性并未得到证实[105,107-110]。

体内和体外研究表明，眼眶脂肪细胞表达 TSH 受体[109,111]，可能在 GO 的病因中发挥重要作用。一个研究组报道 TSH 受体在成纤维细胞上表达，提示其在 GO 病因中的作用[112]。因此，TSH 受体可能也是 GO 的靶抗原。有趣的是，Yin 等没能发现 TSHR 基因多态性对 GO 的风险超过 GD[113]。此外，GO 表现型的变化可能与遗传易感性有关，同一研究组探讨了不同程度眼病患者的基因多态性。然而，无论是 GD 合并 GO 与单纯 GD 患者比较，还是重度 GO 与轻度 GO 患者比较，TSHR 基因多态性均无显著差异[113]。这一研究组还报道了另外两个 GD 相关基因，HLA-DR3 和 CTLA-4，也与 GO 无特殊相关性[113]。

细胞因子在 GO 的发生和进展中发挥核心作用（见综述[114]）。几种细胞因子和生长因子在体外能够刺激来自眶后结缔组织或眼外肌的成纤维细胞增殖[115]。IL-1α 对 GO 的成纤维细胞具有特异性[116]。因此，还探讨了 IL-1 基因多态性与 GO 的相关性，主要在亚洲国家。但是，研究结果并不一致[116-119]。此外，这些结果很难比较，因为各研究中诊断 GO 的标准不一致。我们研究组既往研究表明，与对照组相比，IL-23 受体的基因型变异与 GO 具有显著相关[120]。但是，这些结果没有在其他研究组得到再现[113]。另一个有趣的研究表明抗炎细胞因子（IL-4，IL-10 和 TGF-β）基因的多态性与 GO 相关[121]。

TLR-9 基因的两个 SNPs 等位基因与男性 GO 患者显著相关[122]。诊断 GO 的标准在这个研究中没有给出；在吸烟方面，男性和女性也有明显差异。在波兰-日本的队列中，仅在日本 GD 中，NFκβ1 多态性和 GO 严重程度显著相关[123]。英国的研究显示，GD 合并 GO 患者和对照组相比，FOXP3 多态性的等位基因频度没有显著差异[80]。

其他的研究者未能证明 GO 与 CD40[124]、PTPN22[125] 或 IL-13 基因[126] 具有相关性。其他细胞因子和受体与 GO 的相关性也被探讨（见综述[105]）。尽管如此，尚需大规模队列研究进一步分析尚未解决的 GO 遗传学问题。

表观遗传学

很多年来，易感基因和环境因素的相互作用过程并不明确。一个新兴理论认为，在复杂疾病中，基因与环境通过表观遗传修饰相互作用。表观遗传对基因表达有长期的影响（有时是遗传的），不被 DNA 编码。最重要的 DNA 表观遗传修饰包括：①如果 DNA 甲基化发生在基因启动子区，通常下调基因表达；②组蛋白修饰，核小体核心的一组蛋白调节染色质和基因转录活性；③微小 RNA 的调控，短的非编码 RNA 通过与 3′UTR 结合调节编码 RNA 的表达[127]。我们最近发现遗传和表观遗传相互作用上调 Tg 基因表达[5]。Tg 基因表达上调如何诱发 AITD 仍不明确，但是它可能通过翻译后修饰的错误折叠或变化导致 Tg 降解及产生免疫原性肽。

与 AITD 易感基因发生表观遗传性相互作用的环境因素，可能是感染[128]。事实上，越来越多的但非直接的证据表明自身免疫性甲状腺疾病的发生可能与各种感染性疾病有关。但是某个感染性病原体诱发 AITD 的机制仍然未知，一个有吸引力的假说是旁位活化效应。根据这个假说，甲状腺的病毒感染能促发局部炎症，在易感人群中诱发 AITD。事实上，我们研究组已经发现丙型肝炎病毒（hepatitis C virus，HCV）能体外感染人类甲状腺细胞[129]，并且甲状腺细胞表达 HCV 受体 CD81，能结合 HCV 包膜蛋白 E2，诱导细胞因子的产生[130]。肠道病毒也能促发 AITD。一个研究表明，与对照组相比，肠道病毒更容易出现在 GD 患者的甲状腺组织[131]，伴有 MxA1 高表达，MxA1 是原位产生干扰素的标志[89]。其他的感染性病原体也和 AITD 的发生发展有关

（见综述[132-133]）。

总结和展望

　　GD 是一种常见的自身免疫性疾病，其病因学正在被慢慢破解。GD 最严重的并发症是 GO。我们对 GD 的遗传易感性了解较多，但对 GO 的遗传易感性知之甚少。现在认识到，疾病易感的基因变异和环境因素相互作用导致疾病，如感染通过表观遗传修饰致病。表观遗传修饰放大了易感基因的风险，超过阈值导致疾病发生。随着我们更多地了解导致 GD 和 GO 的遗传和表观遗传的相互作用，将会出现新的治疗靶点。

参考文献

［1］ Rapoport B，Chazenbalk GD，Jaume JC，McLachlan SM. The thyrotropin（TSH）receptor：interaction with TSH and autoantibodies. Endocr Rev. 1998；19（6）：673-716.

［2］ Jacobson EM，Huber A，Tomer Y. The HLA gene complex in thyroid autoimmunity：from epidemiology to etiology. J Autoimmun. 2008；30（1-2）：58-62.

［3］ Jacobson EM，Tomer Y. The CD40，CTLA-4，thyroglobulin，TSH receptor，and PTPN22 gene quintet and its contribution to thyroid autoimmunity：back to the future. J Autoimmun. 2007；28：85-98.

［4］ Tomer Y，Concepcion E，Greenberg DA. A C/T single nucleotide polymorphism in the region of the CD40 gene is associated with Graves' disease. Thyroid. 2002；12：1129-35.

［5］ Stefan M，Jacobson EM，Huber AK，Greenberg DA，Li CW，Skrabanek L，et al. Novel variant of thyroglobulin promoter triggers thyroid autoimmunity through an epigenetic interferon alpha-modulated mechanism. J Biol Chem. 2011；286（36）：31168-79.

［6］ Acharya SH，Avenell A，Philip S，Burr J，Bevan JS，Abraham P. Radioiodine therapy（RAI）for Graves' disease（GD）and the effect on ophthalmopathy：a systematic review. Clin Endocrinol（Oxf）. 2008；69（6）：943-50.

［7］ Traisk F，Tallstedt L，Abraham-Nordling M，Andersson T，Berg G，Calissendorff J，et al. Thyroid-associated ophthalmopathy after treatment for Graves' hyperthyroidism with antithyroid drugs or iodine-131. J Clin Endocrinol Metab. 2009；94（10）：3700-7.

［8］ Terwee CB，Dekker FW，Prummel MF，Wiersinga WM. Graves' ophthalmopathy through the eyes of the patient：a state of the art on health-related quality of life assessment. Orbit. 2001；20（4）：281-90.

［9］ Bartley GB. The epidemiologic characteristics and clinical course of ophthalmopathy associated with autoimmune thyroid disease in Olmsted County，Minnesota. Trans Am Ophthalmol Soc. 1994；92：477-588.

［10］ Marcocci C，Bartalena L，Bogazzi F，Panicucci M，Pinchera A. Studies on the occurrence of ophthalmopathy in Graves' disease. Acta Endocrinol（Copenh）. 1989；120（4）：473-8.

［11］ Lazarus JH. Epidemiology of Graves' orbitopathy（GO）and relationship with thyroid disease. Best Pract Res Clin Endocrinol Metab. 2012；26（3）：273-9.

［12］ Burch HB，Wartofsky L. Graves' ophthalmopathy：current concepts regarding pathogenesis and management. Endocr Rev. 1993；14（6）：747-93.

［13］ Yoshihara A，Yoshimura NJ，Nakachi A，Ohye H，Sato S，Sekiya K，et al. Severe thyroidassociated orbitopathy in Hashimoto's thyroiditis. Report of 2 cases. Endocr J. 2011；58（5）：343-8.

［14］ Wiersinga WM，Smit T，van der Gaag R，Koornneef L. Temporal relationship between onset of

Graves' ophthalmopathy and onset of thyroidal Graves' disease. J Endocrinol Invest. 1988; 11 (8); 615-9.

[15] Bartalena L, Baldeschi L, Dickinson AJ, Eckstein A, Kendall-Taylor P, Marcocci C, et al. Consensus statement of the European group on Graves' orbitopathy (EUGOGO) on management of Graves' orbitopathy. Thyroid. 2008; 18 (3); 333-46.

[16] Tunbridge WM, Evered DC, Hall R, Appleton D, Brewis M, Clark F, et al. The spectrum of thyroid disease in a community; the Whickham survey. Clin Endocrinol (Oxf). 1977; 7 (6); 481-93.

[17] Vanderpump MPJ, Tunbridge WMG, French JM, Appleton D, Bates D, Clark F, et al. The incidence of thyroid disorders in the community; a twenty-year follow-up of the Whickham survey. Clin Endocrinol (Oxf). 1995; 43; 55-68.

[18] Laurberg P, Pedersen KM, Hreidarsson A, Sigfusson N, Iversen E, Knudsen PR. Iodine intake and the pattern of thyroid disorders; a comparative epidemiological study of thyroid abnormalities in the elderly in Iceland and in Jutland, Denmark. J Clin Endocrinol Metab. 1998; 83 (3); 765-9.

[19] Bjoro T, Holmen J, Kruger O, Midthjell K, Hunstad K, Schreiner T, et al. Prevalence of thyroid disease, thyroid dysfunction and thyroid peroxidase antibodies in a large, unselected population. The Health Study of Nord-Trondelag (HUNT). Eur J Endocrinol. 2000; 143 (5); 639-47.

[20] Hollowell JG, Staehling NW, Flanders WD, Hannon WH, Gunter EW, Spencer CA, et al. Serum TSH, T (4), and thyroid antibodies in the United States population (1988 to 1994); National Health and Nutrition Examination Survey (NHANES III). J Clin Endocrinol Metab. 2002; 87 (2); 489-99.

[21] Nystrom HF, Jansson S, Berg G. Incidence rate and clinical features of hyperthyroidism in a long-term iodine sufficient area of Sweden (Gothenburg) 2003-2005. Clin Endocrinol (Oxf). 2013; 78 (5); 768-76.

[22] Furszyfer J, Kurland LT, McConahey WM, Elveback LR. Graves' disease in Olmsted County, Minnesota, 1935 through 1967. Mayo Clin Proc. 1970; 45 (9); 636-44.

[23] Mogensen EF, Green A. The epidemiology of thyrotoxicosis in Denmark. Incidence and geographical variation in the Funen region 1972-1974. Acta Med Scand. 1980; 208; 183-6.

[24] Berglund J, Christensen SB, Hallengren B. Total and age-specific incidence of Graves' thyrotoxicosis, toxic nodular goitre and solitary toxic adenoma in Malmo 1970-74. J Intern Med. 1990; 227 (2); 137-41.

[25] Berglund J, Ericsson UB, Hallengren B. Increased incidence of thyrotoxicosis in Malmo during the years 1988-1990 as compared to the years 1970-1974. J Intern Med. 1996; 239; 57-62.

[26] Lantz M, Abraham-Nordling M, Svensson J, Wallin G, Hallengren B. Immigration and the incidence of Graves' thyrotoxicosis, thyrotoxic multinodular goiter and solitary toxic adenoma. Eur J Endocrinol. 2009; 160 (2); 201-6.

[27] Abraham-Nordling M, Bystrom K, Torring O, Lantz M, Berg G, Calissendorff J, et al. Incidence of hyperthyroidism in Sweden. Eur J Endocrinol. 2011; 165 (6); 899-905.

[28] Bodansky HJ, Staines A, Stephenson C, Haigh D, Cartwright R. Evidence for an environmental effect in the aetiology of insulin dependent diabetes in a transmigratory population. BMJ. 1992; 304 (6833); 1020-2.

[29] Haraldsson A, Gudmundsson ST, Larusson G, Sigurdsson G. Thyrotoxicosis in Iceland 1980-1982. An epidemiological survey. Acta Med Scand. 1985; 217 (3); 253-8.

[30] Helgason T, Danielsen R, Thorsson AV. Incidence and prevalence of type 1 (insulin-dependent) diabetes mellitus in Icelandic children 1970-1989. Diabetologia. 1992; 35 (9); 880-3.

[31] Laurberg P, Pedersen KM, Vestergaard H, Sigurdsson G. High incidence of multinodular toxic goitre in the elderly population in a low iodine intake area vs. high incidence of Graves' disease in the young in a high iodine intake area; comparative surveys of thyrotoxicosis epidemiology in East-Jutland Denmark and Iceland. J Intern Med. 1991; 229 (5); 415-20.

[32] Brownlie BE, Welsh JD. The epidemiology of thyrotoxicosis in New Zealand; incidence and geographical distribution in north Canterbury, 1983-1985. Clin Endocrinol (Oxf). 1990; 33; 249-59.

[33] Laurberg P, Berman DC, Bulow PI, Andersen S, Carle A. Incidence and clinical presentation of moderate to severe Graves' orbitopathy in a Danish population before and after iodine fortification of salt. J Clin Endocrinol Metab. 2012; 97 (7): 2325-32.

[34] Jacobson DL, Gange SJ, Rose NR, Graham NM. Epidemiology and estimated population burden of selected autoimmune diseases in the United States. Clin Immunol Immunopathol. 1997; 84: 223-43.

[35] Kalk WJ, Kalk J. Incidence and causes of hyperthyroidism in blacks. S Afr Med J. 1989; 75 (3): 114-7.

[36] McLeod DS, Caturegli P, Cooper DS, Matos PG, Hutfless S. Variation in rates of autoimmune thyroid disease by race/ethnicity in US military personnel. JAMA. 2014; 311 (15): 1563-5.

[37] Weetman AP, Wiersinga WM. Current management of thyroid-associated ophthalmopathy in Europe. Results of an international survey. Clin Endocrinol (Oxf). 1998; 49 (1): 21-8.

[38] Enzmann DR, Donaldson SS, Kriss JP. Appearance of Graves' disease on orbital computed tomography. J Comput Assist Tomogr. 1979; 3 (6): 815-9.

[39] Tsai CC, Kau HC, Kao SC, Hsu WM. Exophthalmos of patients with Graves' disease in Chinese of Taiwan. Eye (Lond). 2006; 20 (5): 569-73.

[40] Tanda ML, Piantanida E, Liparulo L, Veronesi G, Lai A, Sassi L, et al. Prevalence and natural history of Graves' orbitopathy in a large series of patients with newly diagnosed Graves' hyperthyroidism seen at a single center. J Clin Endocrinol Metab. 2013; 98 (4): 1443-9.

[41] Abraham-Nordling M, Torring O, Lantz M, Hallengren B, Ohrling H, Lundell G, et al. Incidence of hyperthyroidism in Stockholm, Sweden, 2003-2005. Eur J Endocrinol. 2008; 158 (6): 823-7.

[42] Perros P, Crombie AL, Matthews JNS, Kendall-Taylor P. Age and gender influence the severity of thyroid-associated ophthalmopathy: a study of 101 patients attending a combined thyroid-eye clinic. Clin Endocrinol (Oxf). 1993; 38: 367-72.

[43] Gruters A. Ocular manifestations in children and adolescents with thyrotoxicosis. Exp Clin Endocrinol Diabetes. 1999; 107 Suppl 5: S172-4.

[44] Lim SL, Lim AK, Mumtaz M, Hussein E, Wan Bebakar WM, Khir AS. Prevalence, risk factors, and clinical features of thyroid-associated ophthalmopathy in multiethnic Malaysian patients with Graves' disease. Thyroid. 2008; 18 (12): 1297-301.

[45] Okamura K, Nakashima T, Ueda K, Inoue K, Omae T, Fujishima M. Thyroid disorders in the general population of Hisayama Japan, with special reference to prevalence and sex differences. Int J Epidemiol. 1987; 16 (4): 545-9.

[46] Tellez M, Cooper J, Edmonds C. Graves' ophthalmopathy in relation to cigarette smoking and ethnic origin. Clin Endocrinol (Oxf). 1992; 36 (3): 291-4.

[47] Chng CL, Seah LL, Khoo DH. Ethnic differences in the clinical presentation of Graves' ophthalmopathy. Best Pract Res Clin Endocrinol Metab. 2012; 26 (3): 249-58.

[48] Huber A, Menconi F, Corathers S, Jacobson EM, Tomer Y. Joint genetic susceptibility to type 1 diabetes and autoimmune thyroiditis: from epidemiology to mechanisms. Endocr Rev. 2008; 29 (6): 697-725.

[49] Bartels ED. Twin examinations: heredity in Graves' disease. Copenhagen: Munksgaad; 1941. p. 32-6.

[50] Martin L. The hereditary and familial aspects of exophthalmic goitre and nodular goitre. Q J Med. 1945; 14: 207-19.

[51] Villanueva R, Greenberg DA, Davies TF, Tomer Y. Sibling recurrence risk in autoimmune thyroid disease. Thyroid. 2003; 13: 761-4.

[52] Brix TH, Christensen K, Holm NV, Harvald B, Hegedus L. A population-based study of Graves' diseases in Danish twins. Clin Endocrinol (Oxf). 1998; 48: 397-400.

[53] Brix TH, Kyvik KO, Christensen K, Hegedus L. Evidence for a major role of heredity in Graves' disease: a population-based study of two Danish twin cohorts. J Clin Endocrinol Metab. 2001; 86 (2): 930-4.

[54] Ringold DA, Nicoloff JT, Kesler M, Davis H, Hamilton A, Mack T. Further evidence for a

strong genetic influence on the development of autoimmune thyroid disease: the California twin study. Thyroid. 2002; 12: 647-53.

[55] Brix TH, Hegedus L. Twin studies as a model for exploring the aetiology of autoimmune thyroid disease. Clin Endocrinol (Oxf). 2012; 76 (4): 457-64.

[56] Campbell RD, Trowsdale J. Map of the human MHC. Immunol Today. 1993; 14 (7): 349-52.

[57] Nelson JL, Hansen JA. Autoimmune diseases and HLA. Crit Rev Immunol. 1990; 10 (4): 307-28.

[58] Faas S, Trucco M. The genes influencing the susceptibility to IDDM in humans. J Endocrinol Invest. 1994; 17 (7): 477-95.

[59] Bech K, Lumholtz B, Nerup J, Thomsen M, Platz P, Ryder LP, et al. HLA antigens in Graves'disease. Acta Endocrinol (Copenh). 1977; 86 (3): 510-6.

[60] Jaffiol C, Seignalet J, Baldet L, Robin M, Lapinski H, Mirouze J. [Study of the HL-A system in Basedow's disease (author's transl)]. Ann Endocrinol (Paris). 1976; 37 (2): 111-2.

[61] Dong RP, Kimura A, Okubo R, Shinagawa H, Tamai H, Nishimura Y, et al. HLA-A and DPB1 loci confer susceptibility to Graves' disease. Hum Immunol. 1992; 35 (3): 165-72.

[62] Ban Y, Davies TF, Greenberg DA, Concepcion ES, Osman R, Oashi T, et al. Arginine at position 74 of the HLA-DRb1 chain is associated with Graves' disease. Genes Immun. 2004; 5: 203-8.

[63] Inaba H, Martin W, Ardito M, De Groot AS, De Groot LJ. The role of glutamic or aspartic acid in position four of the epitope binding motif and thyrotropin receptor-extracellular domain epitope selection in Graves' disease. J Clin Endocrinol Metab. 2010; 95 (6): 2909-16.

[64] Tomer Y, Barbesino G, Greenberg DA, Concepcion ES, Davies TF. A new Graves diseasesusceptibility locus maps to chromosome 20q11. 2. Am J Hum Genet. 1998; 63: 1749-56.

[65] Heward JM, Simmonds MJ, Carr-Smith J, Foxall H, Franklyn JA, Gough SC. A single nucleotide polymorphism in the CD40 gene on chromosome 20q (GD-2) provides no evidence for susceptibility to Graves' disease in UK Caucasians. Clin Endocrinol (Oxf). 2004; 61 (2): 269-72.

[66] Ban Y, Tozaki T, Taniyama M, Tomita M, Ban Y. Association of a C/T single-nucleotide polymorphism in the 5′ untranslated region of the CD40 gene with Graves' disease in Japanese. Thyroid. 2006; 16 (5): 443-6.

[67] Kim TY, Park YJ, Hwang JK, Song JY, Park KS, Cho BY, et al. A C/T polymorphism in the 5′-untranslated region of the CD40 gene is associated with Graves' disease in Koreans. Thyroid. 2003; 13 (10): 919-25.

[68] Paulie S, Ehlin-Henriksson B, Mellstedt H, Koho H, Ben-Aissa H, Perlmann P. A p50 surface antigen restricted to human urinary bladder carcinomas and B lymphocytes. Cancer Immunol Immunother. 1985; 20 (1): 23-8.

[69] Jacobson EM, Concepcion E, Oashi T, Tomer Y. A Graves' disease-associated Kozak sequence single-nucleotide polymorphism enhances the efficiency of CD40 gene translation: a case for translational pathophysiology. Endocrinology. 2005; 146 (6): 2684-91.

[70] Huber AK, Finkelman FD, Li CW, Concepcion E, Smith E, Jacobson E, et al. Genetically driven target tissue overexpression of CD40: a novel mechanism in autoimmune disease. J Immunol. 2012; 189 (6): 3043-53.

[71] Park JH, Chang HS, Park CS, Jang AS, Park BL, Rhim TY, et al. Association analysis of CD40 polymorphisms with asthma and the level of serum total IgE. Am J Respir Crit Care Med. 2007; 175 (8): 775-82.

[72] van der Linden MP, Feitsma AL, le Cessie S, Kern M, Olsson LM, Raychaudhuri S, et al. Association of a single-nucleotide polymorphism in CD40 with the rate of joint destruction in rheumatoid arthritis. Arthritis Rheum. 2009; 60 (8): 2242-7.

[73] Australia and New Zealand Multiple Sclerosis Genetics Consortium (ANZgene). Genomewide association study identifies new multiple sclerosis susceptibility loci on chromosomes 12 and 20. Nat Genet. 2009; 41 (7): 824-8.

[74] Baker RL, Mallevaey T, Gapin L, Haskins K. T cells interact with T cells via CD40-CD154 to promote autoimmunity in type 1 diabetes. Eur J Immunol. 2012; 42 (3): 672-80.

［75］ Maloy KJ，Powrie F． Regulatory T cells in the control of immune pathology． Nat Immunol． 2001；
2 （9）：816-22．

［76］ Sakaguchi S，Ono M，Setoguchi R，Yagi H，Hori S，Fehervari Z，et al． Foxp3$^+$ CD25$^+$ CD4$^+$
natural regulatory T cells in dominant self-tolerance and autoimmune disease． Immunol Rev． 2006；
212：8-27．

［77］ Taylor JC，Gough SC，Hunt P，Brix T，Chatterjee NK，Connell J，et al． A genome-wide screen
in 1119 relative pairs with autoimmune thyroid disease：evidence for distinct susceptibility loci in
Graves' disease and Hashimoto's thyroiditis (abstract)． Thyroid． 2004；14：672．

［78］ Tomer Y，Barbesino G，Greenberg DA，Concepcion ES，Davies TF． Mapping the major suscepti-
bility loci for familial Graves' and Hashimoto's diseases：evidence for genetic heterogeneity and
gene interactions． J Clin Endocrinol Metab． 1999；84：4656-64．

［79］ Bennett CL，Ochs HD． IPEX is a unique X-linked syndrome characterized by immune dysfunction，
polyendocrinopathy，enteropathy，and a variety of autoimmune phenomena． Curr Opin Pediatr．
2001；13 （6）：533-8．

［80］ Owen CJ，Eden JA，Jennings CE，Wilson V，Cheetham TD，Pearce SH． Genetic association stud-
ies of the FOXP3 gene in Graves' disease and autoimmune Addison's disease in the United Kingdom
population． J Mol Endocrinol． 2006；37 （1）：97-104．

［81］ Ban Y，Tozaki T，Tobe T，Ban Y，Jacobson EM，Concepcion ES，et al． The regulatory T cell
gene FOXP3 and genetic susceptibility to thyroid autoimmunity：an association analysis in Cauca-
sian and Japanese cohorts． J Autoimmun． 2007；28：201-7．

［82］ Villano MJ，Huber AK，Greenberg DA，Golden BK，Concepcion E，Tomer Y． Autoimmune thy-
roiditis and diabetes：dissecting the joint genetic susceptibility in a large cohort of multiplex fami-
lies． J Clin Endocrinol Metab． 2009；94 （4）：1458-66．

［83］ Zavattari P，Deidda E，Pitzalis M，Zoa B，Moi L，Lampis R，et al． No association between varia-
tion of the FOXP3 gene and common type 1 diabetes in the Sardinian population． Diabetes． 2004；
53 （7）：1911-4．

［84］ Bassuny WM，Ihara K，Sasaki Y，Kuromaru R，Kohno H，Matsuura N，et al． A functional poly-
morphism in the promoter/enhancer region of the FOXP3/Scurfin gene associated with type 1 dia-
betes． Immunogenetics． 2003；55 （3）：149-56．

［85］ Tomer Y． Unraveling the genetic susceptibility to autoimmune thyroid diseases：CTLA-4 takes the
stage． Thyroid． 2001；11：167-9．

［86］ Ban Y，Davies TF，Greenberg DA，Kissin A，Marder B，Murphy B，et al． Analysis of the CTLA-
4，CD28 and inducible co-stimulator (ICOS) genes in autoimmune thyroid disease． Genes Immun．
2003；4：586-93．

［87］ Velaga MR，Wilson V，Jennings CE，Owen CJ，Herington S，Donaldson PT，et al． The codon
620 tryptophan allele of the lymphoid tyrosine phosphatase (LYP) gene is a major determinant of
Graves' disease． J Clin Endocrinol Metab． 2004；89 （11）：5862-5．

［88］ Brand OJ，Lowe CE，Heward JM，Franklyn JA，Cooper JD，Todd JA，et al． Association of the
interleukin-2 receptor alpha (IL-2Ralpha) /CD25 gene region with Graves' disease using a multilo-
cus test and tag SNPs． Clin Endocrinol (Oxf)． 2007；66 （4）：508-12．

［89］ Hammerstad SS，Jahnsen FL，Tauriainen S，Hyoty H，Paulsen T，Norheim I，et al． Immunolog-
ical changes and increased expression of myxovirus resistance protein a in thyroid tissue of patients
with recent onset and untreated Graves' disease． Thyroid． 2014；24 （3）：537-44．

［90］ Ogawa T，Sakata S，Nakamura S，Takuno H，Matsui I，Sarui H，et al． Thyroid hormone au-
toantibodies in patients with Graves' disease：effect of anti-thyroid drug treatment． Clin Chim Ac-
ta． 1994；228 （2）：113-22．

［91］ Tomer Y，Ban Y，Concepcion E，Barbesino G，Villanueva R，Greenberg DA，et al． Common and
unique susceptibility loci in Graves and Hashimoto diseases：results of whole-genome screening in a
data set of 102 multiplex families． Am J Hum Genet． 2003；73：736-47．

［92］ Brand OJ，Barrett JC，Simmonds MJ，Newby PR，McCabe CJ，Bruce CK，et al． Association of
the thyroid stimulating hormone receptor gene (TSHR) with Graves' disease． Hum Mol Genet．
2009；18 （9）：1704-13．

［93］ Tomer Y，Hasham A，Davies TF，Stefan M，Concepcion E，Keddache M，et al. Fine mapping of loci linked to autoimmune thyroid disease identifies novel susceptibility genes. J Clin Endocrinol Metab. 2013；98（1）；E144-52.

［94］ Tomer Y，Greenberg DA，Concepcion E，Ban Y，Davies TF. Thyroglobulin is a thyroid specific gene for the familial autoimmune thyroid diseases. J Clin Endocrinol Metab. 2002；87（1）；404-7.

［95］ Sakai K，Shirasawa S，Ishikawa N，Ito K，Tamai H，Kuma K，et al. Identification of susceptibility loci for autoimmune thyroid disease to 5q31-q33 and Hashimoto's thyroiditis to 8q23-q24 by multipoint affected sib-pair linkage analysis in Japanese. Hum Mol Genet. 2001；10（13）；1379-86.

［96］ Tomer Y. Anti-thyroglobulin autoantibodies in autoimmune thyroid diseases：cross-reactive or pathogenic? Clin Immunol Immunopathol. 1997；82（1）；3-11.

［97］ Collins JE，Heward JM，Franklyn JA，Gough SCL. Association of a rare thyroglobulin gene microsatellite variant with autoimmune thyroid disease in the UK. Thyroid. 2003；13；719.

［98］ Collins JE，Heward JM，Howson JM，Foxall H，Carr-Smith J，Franklyn JA，et al. Common allelic variants of exons 10，12，and 33 of the thyroglobulin gene are not associated with autoimmune thyroid disease in the United Kingdom. J Clin Endocrinol Metab. 2004；89（12）；6336-9.

［99］ Ban Y，Tozaki T，Taniyama M，Skrabanek L，Nakano Y，Ban Y，et al. Multiple SNPs in intron 41 of thyroglobulin gene are associated with autoimmune thyroid disease in the Japanese population. PLoS One. 2012；7（5）；e37501.

［100］ Ban Y，Greenberg DA，Concepcion E，Skrabanek L，Villanueva R，Tomer Y. Amino acid substitutions in the thyroglobulin gene are associated with susceptibility to human and murine autoimmune thyroid disease. Proc Natl Acad Sci U S A. 2003；100；15119-24.

［101］ Hodge SE，Ban Y，Strug LJ，Greenberg DA，Davies TF，Concepcion ES，et al. Possible interaction between HLA-DRbeta1 and thyroglobulin variants in Graves' disease. Thyroid. 2006；16（4）；351-5.

［102］ Weetman AP，So AK，Warner CA，Foroni L，Fells P，Shine B. Immunogenetics of Graves' ophthalmopathy. Clin Endocrinol（Oxf）. 1988；28（6）；619-28.

［103］ Farid NR，Stone E，Johnson G. Graves' disease and HLA：clinical and epidemiologic associations. Clin Endocrinol（Oxf）. 1980；13；535-44.

［104］ Frecker M，Stenszky V，Balazs C，Kozma L，Kraszits E，Farid NR. Genetic factors in Graves' ophthalmopathy. Clin Endocrinol（Oxf）. 1986；25；479-85.

［105］ Bednarczuk T，Gopinath B，Ploski R，Wall JR. Susceptibility genes in Graves' ophthalmopathy：searching for a needle in a haystack? Clin Endocrinol（Oxf）. 2007；67（1）；3-19.

［106］ Vaidya B，Imrie H，Perros P，Dickinson J，McCarthy MI，Kendall-Taylor P，et al. Cytotoxic T lymphocyte antigen-4（CTLA-4）gene polymorphism confers susceptibility to thyroid associated orbitopathy［letter］. Lancet. 1999；354（9180）；743-4.

［107］ Villanueva RB，Inzerillo AM，Tomer Y，Barbesino G，Meltzer M，Concepcion ES，et al. Limited genetic susceptibility to severe Graves' ophthalmopathy：no role for ctla-4 and evidence for an environmental etiology. Thyroid. 2000；10；791-8.

［108］ Bednarczuk T，Hiromatsu Y，Fukutani T，Jazdzewski K，Miskiewicz P，Osikowska M，et al. Association of cytotoxic T-lymphocyte-associated antigen-4（CTLA-4）gene polymorphism and non-genetic factors with Graves' ophthalmopathy in European and Japanese populations. Eur J Endocrinol. 2003；148（1）；13-8.

［109］ Valyasevi RW，Erickson DZ，Harteneck DA，Dutton CM，Heufelder AE，Jyonouchi SC，et al. Differentiation of human orbital preadipocyte fibroblasts induces expression of functional thyrotropin receptor. J Clin Endocrinol Metab. 1999；84（7）；2557-62.

［110］ Han S，Zhang S，Zhang W，Li R，Li Y，Wang Z，et al. CTLA4 polymorphisms and ophthalmopathy in Graves' disease patients：association study and meta-analysis. Hum Immunol. 2006；67（8）；618-26.

［111］ Starkey KJ，Janezic A，Jones G，Jordan N，Baker G，Ludgate M. Adipose thyrotrophin receptor expression is elevated in Graves' and thyroid eye diseases ex vivo and indicates adipogenesis in progress in vivo. J Mol Endocrinol. 2003; 30 (3); 369-80.

[112] Gillespie EF, Papageorgiou KI, Fernando R, Raychaudhuri N, Cockerham KP, Charara LK, et al. Increased expression of TSH receptor by fibrocytes in thyroid-associated ophthalmopathy leads to chemokine production. J Clin Endocrinol Metab. 2012; 97 (5); E740-6.

[113] Yin X, Latif R, Bahn R, Davies TF. Genetic profiling in Graves' disease; further evidence for lack of a distinct genetic contribution to Graves' ophthalmopathy. Thyroid. 2012; 22 (7); 730-6.

[114] Natt N, Bahn RS. Cytokines in the evolution of Graves' ophthalmopathy. Autoimmunity. 1997; 26 (2); 129-36.

[115] Heufelder AE, Bahn RS. Modulation of Graves' orbital fibroblast proliferation by cytokines and glucocorticoid receptor agonists. Invest Ophthalmol Vis Sci. 1994; 35 (1); 120-7.

[116] Tan GH, Dutton CM, Bahn RS. Interleukin-1 (IL-1) receptor antagonist and soluble IL-1 receptor inhibit IL-1-induced glycosaminoglycan production in cultured human orbital fibroblasts from patients with Graves' ophthalmopathy. J Clin Endocrinol Metab. 1996; 81 (2); 449-52.

[117] Liu N, Li X, Liu C, Zhao Y, Cui B, Ning G. The association of interleukin-1alpha and interleukin-1beta polymorphisms with the risk of Graves' disease in a case-control study and meta-analysis. Hum Immunol. 2010; 71 (4); 397-401.

[118] Liu YH, Chen RH, Wu HH, Liao WL, Chen WC, Tsai Y, et al. Association of interleukin-1beta (IL1B) polymorphisms with Graves' ophthalmopathy in Taiwan Chinese patients. Invest Ophthalmol Vis Sci. 2010; 51 (12); 6238-46.

[119] Lacka K, Paradowska A, Gasinska T, Soszynska J, Wichary H, Kramer L, et al. Interleukin-1beta gene (IL-1beta) polymorphisms (SNP-511 and SNP +3953) in thyroid-associated ophthalmopathy (TAO) among the Polish population. Curr Eye Res. 2009; 34 (3); 215-20.

[120] Huber AK, Jacobson EM, Jazdzewski K, Concepcion ES, Tomer Y. Interleukin (IL) -23 receptor is a major susceptibility gene for Graves' ophthalmopathy; the IL-23/T-helper 17 axis extends to thyroid autoimmunity. J Clin Endocrinol Metab. 2008; 93 (3); 1077-81.

[121] Khalilzadeh O, Anvari M, Esteghamati A, Momen-Heravi F, Rashidi A, Amiri HM, et al. Genetic susceptibility to Graves' ophthalmopathy; the role of polymorphisms in antiinflammatory cytokine genes. Ophthalmic Genet. 2010; 31 (4); 215-20.

[122] Liao WL, Chen RH, Lin HJ, Liu YH, Chen WC, Tsai Y, et al. Toll-like receptor gene polymorphisms are associated with susceptibility to Graves' ophthalmopathy in Taiwan males. BMC Med Genet. 2010; 11; 154.

[123] Kurylowicz A, Hiromatsu Y, Jurecka-Lubieniecka B, Kula D, Kowalska M, Ichimura M, et al. Association of NFKB1-94ins/del ATTG promoter polymorphism with susceptibility to and phenotype of Graves' disease. Genes Immun. 2007; 8 (7); 532-8.

[124] Carayanniotis G, Masters SR, Noelle RJ. Suppression of murine thyroiditis via blockade of the CD40-CD40L interaction. Immunology. 1997; 90 (3); 421-6.

[125] Skorka A, Bednarczuk T, Bar-Andziak E, Nauman J, Ploski R. Lymphoid tyrosine phosphatase (PTPN22/LYP) variant and Graves' disease in a Polish population; association and gene dose-dependent correlation with age of onset. Clin Endocrinol (Oxf). 2005; 62 (6); 679-82.

[126] Hiromatsu Y, Fukutani T, Ichimura M, Mukai T, Kaku H, Nakayama H, et al. Interleukin-13 gene polymorphisms confer the susceptibility of Japanese populations to Graves' disease. J Clin Endocrinol Metab. 2005; 90 (1); 296-301.

[127] Jungel A, Ospelt C, Gay S. What can we learn from epigenetics in the year 2009? Curr Opin Rheumatol. 2010; 22 (3); 284-92.

[128] Tomer Y, Huber A. The etiology of autoimmune thyroid disease; a story of genes and environment. J Autoimmun. 2009; 32 (3-4); 231-9.

[129] Blackard JT, Kong L, Huber AK, Tomer Y. Hepatitis C virus infection of a thyroid cell line; implications for pathogenesis of hepatitis C virus and thyroiditis. Thyroid. 2013; 23 (7); 863-70.

[130] Akeno N, Blackard JT, Tomer Y. HCV E2 protein binds directly to thyroid cells and induces IL-8 production; a new mechanism for HCV induced thyroid autoimmunity. J Autoimmun. 2008;

　　　　　31 (4): 339-44.

[131] Hammerstad SS, Tauriainen S, Hyoty H, Paulsen T, Norheim I, Dahl-Jorgensen K. Detection of enterovirus in the thyroid tissue of patients with Graves' disease. J Med Virol. 2013; 85 (3): 512-8.

[132] Tomer Y, Davies TF. Infection, thyroid disease and autoimmunity. Endocr Rev. 1993; 14: 107-20.

[133] Tomer Y, Davies TF. Infections and autoimmune endocrine disease. Baillière's Clin Endocrinol Metab. 1995; 9: 47-70.

第4章
甲状腺功能亢进症的临床表现和实验室检查

Laboratory and Clinical Assessment of Hyperthyroidism

M. Regina Castro　著

武晓泓　译

临床病例

　　一位 35 岁的女性患者要求评估甲状腺结节和异常的甲状腺功能。分娩 8 个月后，她注意到左侧颈部有一个肿块。与此同时，她还感到越来越疲惫和焦虑。自从孩子出生后，她夜间睡眠就不好。她已停止哺乳。头部或颈部从来没有射线暴露史。体重比较稳定。否认与甲状腺结节相关的压迫性症状，比如吞咽困难或呼吸困难。她的祖母多年前曾因甲状腺癌做过甲状腺切除术，但现在身体很好，甲状腺癌并没有复发。在她首诊医师记录中甲状腺功能测试显示：促甲状腺激素（thyrotropin，TSH）为 0.03mIU/L（正常低限值为 0.5mIU/L），游离甲状腺素为 2.2ng/dl（正常值为 0.8～1.8ng/dl），总三碘甲腺原氨酸（triiodothyronine，T_3）为 264ng/dl（正常值为 80～190ng/dl）。

　　体格检查表明她是一个有些轻微焦虑的妇女，血压为 126/60mmHg，脉搏频率为 110 次 / 分。

　　眼：凝视和瞬目减少，无结膜充血水肿或眼球突出；眼球运动正常。颈部检查：在增大的甲状腺左叶上可触及一枚 3.5cm 质地硬的结节，可随吞咽自由移动；甲状腺

M.R. Castro, M.D. (✉)
Division of Endocrinology and Metabolism, Mayo Clinic,
200 First St. SW, Rochester, MN 55905, USA
e-mail: Castro.regina@mayo.edu

© Springer Science+Business Media New York 2015
R.S. Bahn (ed.), *Graves' Disease*, DOI 10.1007/978-1-4939-2534-6_4

右叶轻度增大，但未触及散在结节；颈部淋巴结未及肿大。手指伸展时有非常轻微的震颤。没有杵状指。深腱反射正常。其余检查都未提供有价值的参考。

为了评估这位患者的不适，下一步最好的措施是什么？

介　绍

"甲状腺功能亢进症"（简称甲亢）和"甲状腺毒症"是两个经常相互替换使用的术语。但是，严格来说，"甲状腺毒症"这个词指的是由血循环中过量的甲状腺激素［如甲状腺素（thyroxine，T_4），T_3 或是二者］所引发的任何状态，不论甲状腺激素来源于何处。而"甲亢"是由甲状腺激素过度合成和分泌造成的，它是引起"甲状腺毒症"最常见的原因，主要由格雷夫斯病（Graves' disease，GD）（自身免疫性甲状腺功能亢进症）引起。因此，尽管大多数甲状腺毒症患者有甲亢，一些患者可能还会有其他的状态，导致甲状腺激素水平的升高，却不是甲状腺激素合成过多造成的。除了血清中甲状腺激素水平升高，甲状腺毒症患者的血清 TSH 浓度还会降低。

病　因

甲状腺毒症可能是由甲亢造成，或是发生在甲状腺激素合成和分泌并未增加的状态。通常来说，大多数引起甲状腺毒症的疾病都伴有放射性碘（RAI）摄取正常或升高。在美国，GD 是造成甲亢最常见的病因（达到甲亢病因的 80%）[1]，估计其患病率为 1.2%[2]，好发于女性（女男比为 5∶1）和碘缺乏地区[2-3]。它的发病高峰在 40～60岁[1,4]。GD 是一种自身免疫性疾病，人体内产生了针对促甲状素（TSH）受体的抗体（TRAb 或 TSI），结合并刺激 TSH 受体导致甲状腺激素（T_4 和 T_3）过量合成和分泌。其他引起甲亢的病因有毒性多结节性甲状腺肿（Plummer 病）或毒性腺瘤自主产生的甲状腺激素，二者均由 TSH 受体的激活性突变所致[5]。结节性甲状腺疾病的患病率随年龄而增加，并且在碘缺乏地区更加常见，在这些地区可占到甲亢病因的 50%[6]。垂体 TSH 腺瘤是甲亢的一种少见病因，它占所有垂体肿瘤的 2% 以下[7]。其他引起甲亢的不常见病因包括人绒毛膜促性腺激素（hCG）分泌肿瘤、妊娠剧吐和罕见的功能转移性甲状腺癌。

不伴有甲状腺激素分泌增多的甲状腺毒症状态通常表现为 RAI 摄入降低。包括：亚急性甲状腺炎，外源性甲状腺毒症（医源性或人为的）和放射性甲状腺炎。此外，某些药物（比如胺碘酮和干扰素-α）能够引起甲状腺毒症，这是因为它们对甲状腺细胞产生了细胞毒性作用，从而引起已合成甲状腺激素的释放。表 4.1 概括了甲状腺功能亢进症的最常见病因。

表 4.1　甲状腺功能亢进症病因的评估

病因学	甲状腺功能检查		放射性碘的摄取/显像	其他有意义的检查	评价
	TSH	FT₄ 和总 T₃			
高摄碘率					
格雷夫斯病	↓↓	↑↑	↑ 或 N，均匀的	TRAb，TSI	常见＋家族史
桥本甲亢	↓	↑↑	↑ 或 N，均匀的	TPO	少见 起初为甲状腺炎，后来表现为甲状腺功能减退症
毒性腺瘤	↓	N 或 ↑	局部摄取↑。腺体的其他部分摄取受到抑制	超声	
毒性多结节性甲状腺肿	↓	N 或 ↑	↑ 或 N，不均匀的	超声，CT 或 MRI	通过 CT 或 MRI 来评估与颈部其他结构的关系
垂体 TSH 腺瘤	N 或 ↓	↑	↑，均匀的	垂体 MRI；α-亚单位	
低摄碘率					
亚急性甲状腺炎，无痛性甲状腺炎，产后甲状腺炎，放射性或胺碘酮引起的甲状腺炎	↓	↑	RAI 摄取↓↓	红细胞沉降率	已合成甲状腺激素的释放，甲状腺球蛋白水平高
甲状腺激素的自行摄入；过度的替代或抑制性治疗	↓	↑	RAI 摄取↓↓	甲状腺球蛋白	甲状腺球蛋白通常水平较低（受到抑制）
碘的诱导（包括Ⅳ染料，胺碘酮）	↓	↑	RAI 摄取↓↓	尿碘的排泄	
卵巢甲状腺肿	↓	↑	（颈部）RAI 摄取↓ （髋部）RAI 摄取↑	全身扫描，髋部超声	疼痛或常见髋部包块

根据摄碘率升高或降低进行区分的甲亢的主要病因。高摄碘率表明甲状腺大量合成新的激素，而低摄碘率表明激素的释放、外源性激素的摄入或甲状腺外激素的合成。TSH，促甲状腺素；FT₄，游离甲状腺素；T₃，三碘甲状腺原氨酸；N，正常；TRAb，促甲状腺素受体抗体；TSI，甲状腺激素受体刺激性免疫球蛋白；CT，计算机断层显像；MRI，磁共振成像；RAI，甲状腺放射性碘。

临床表现

　　甲状腺毒症的临床表现一般与产生过量甲状腺激素的原因无关，包括震颤，（纵使通常食欲增加情况下的）体重减轻，心动过速，紧张或焦虑，失眠，怕热多汗，疲劳乏力，肠蠕动增加，女性月经不调。临床表现的严重程度并不总是与血液中甲状腺激素的量相关，但在一项 25 名 GD 患者的研究中发现其与年龄大小呈负相关[8]。老年甲状腺毒症患者通常表现出更加稳定、轻微的症状（淡漠型甲亢），可能不是很典型，比如疲劳乏力、抑郁或心房颤动（简称房颤）[9-11]。男性患者也可出现性欲减退、乳房发育的症状[12]。其他特点，比如甲状腺触痛，可以出现在特殊类型的甲亢，如亚急性甲状腺炎（也被称为 de Quervain 甲状腺炎）或放射后甲状腺炎。

亚临床甲亢的特点是游离甲状腺素（T_4）和 T_3 正常，但 TSH 降低（<0.5mIU/L）。患者可能没有甲状腺毒症的临床症状，如果出现，症状也较为轻微、没有特异性。常规筛查可以诊断此病。老年亚临床甲亢患者可能出现心动过速或新发房颤[9,13]。

甲状腺危象是甲亢的一种严重表现，可危及生命。患者表现为心动过速（心率>140 次/分）、房颤、充血性心力衰竭、发热、焦躁不安、精神异常或昏迷[4,14]。甲状腺危象通常由一些应激性事件诱发，例如甲状腺功能亢进症患者受外伤、分娩、感染或接受手术后诱发危象，但也可能发生在以前未被诊断的患者[4]。因此，任何患者出现发热和精神状态的改变都应与甲状腺毒症进行鉴别诊断[4]。

体格检查

体格检查的常见结果包括凝视（眼睑退缩）和下落迟缓。患者通常焦躁不安并且语速较快。皮肤通常潮湿温润。心动过速是甲状腺毒症患者最常见的体征之一，有房颤的患者脉搏快且不规则。震颤、反射亢进、近端肌群无力也是甲状腺毒症的常见体征。

甲状腺检查可能发现甲状腺肿，从小到巨大不等。它可以出现在 GD 患者或毒性多结节性甲状腺肿（multinodular goiter，MNG），或更加少见的 TSH 诱导的甲状腺功能亢进症——分泌 TSH 的腺瘤。若发现单个可以触及的结节，则可能为自主性高功能性毒性腺瘤。若触及甲状腺疼痛则表明可能为亚急性（de Quervain）甲状腺炎。小或未增大的甲状腺可能出现在外源性甲亢（医源性或药物性）患者，更少见于卵巢甲状腺肿患者。

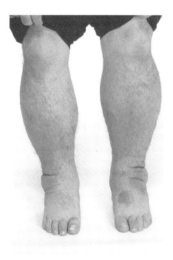

图 4.1（见书后彩图） GD 患者的皮肤病变，胫前黏液性水肿。注意皮肤粗厚、呈结节状隆起、非凹陷性水肿，出现在胫前区和双足

GD 患者通常可见眼病的症状和体征，大约可出现在 50% 的患者。大多数患者眼病的症状较轻，通常包括结膜刺激感或充血，眼睑退缩，眶周软组织轻度肿胀。严重的 Graves 眼病（GO）非常少见，累及 3%～5% 的患者，包括球结膜水肿发炎、角膜溃疡、突眼、眼外肌功能不全可能导致复视和视神经受压引起的视神经病变[15-16]。GD 患者一个更加罕见的体征是胫前黏液水肿或皮肤病变，累及 1%～2% 的患者，表现为非凹陷性水肿的硬结区，通常出现在胫前、双足或其他创伤区域[17]（图 4.1）。杵状指（指端呈杵状）很少见，每 1000 个 GD 患者出现不足 1 例（图 4.2）。

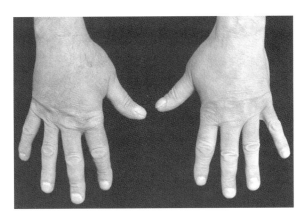

图 4.2（见书后彩图）　杵状指（指端呈杵状）

实验室检查

大多数甲状腺毒症患者血清甲状腺激素，即游离甲状腺素（free thyroxine，FT_4）和三碘甲腺原氨酸（T_3）升高，但促甲状腺素（TSH）水平降低且通常检测不到。血清 TSH 是评估甲状腺激素过量最敏感的指标[18]。轻度（或亚临床）甲亢患者，血清 T_4、FT_4 和 T_3 尚在正常范围内时 TSH 就会被抑制。若为 T_3 型甲状腺毒症患者，则只有 T_3（而没有 FT_4）增高，TSH 水平降低或检测不到（<0.001mIU/L）[19]。

除了罕见的垂体 TSH 腺瘤或甲状腺激素抵抗（都是不常见的疾病），血清 TSH 正常基本上排除甲亢。"甲状腺功能正常型甲亢血症"是一个包括很多疾病的名词，大多数都与甲状腺素结合蛋白疾病有关，血清总（不是游离）T_4 和 T_3 浓度升高，但并没有出现甲亢[20]。这些疾病包括甲状腺素结合球蛋白（thyroxine-binding globulin，TBG）或甲状腺素转运蛋白（transthyretin，TTR）升高，家族性白蛋白异常性高甲状腺素血症（由一种能与 T_4 高度结合的异常白蛋白引起），异常 TTR，以及与妊娠或雌激素治疗、肝炎或药物（比如毒品、胺碘酮[21]、大剂量的普萘洛尔）相关的 TBG 偶尔增高[19]。在排除了"甲状腺功能正常型甲亢"后，若患者 TSH 正常或轻微升高，并且血清甲状腺激素水平（FT_4 和 T_3）升高，尽管非常少见，应考虑为 TSH 甲亢。在这些患者中，若血清 TSH-α 亚单位升高并且 MRI 表明为垂体腺瘤则支持诊断为垂体 TSH 瘤[22-23]。另一方面，甲状腺激素抵抗综合征患者通常有相似实验室检查异常的家族史，其阳性基因检查结果为甲状腺激素受体突变[24]。

促甲状腺素受体抗体（TRAb）出现在超过 90% 的 GD 患者，但很少需要测定这些抗体，因为临床诊断通常很明确，尤其是如果进行了甲状腺核素摄取率测定并发现摄取率升高或高于正常。但是，在怀孕、哺乳期女性或其他一些禁忌或无法进行甲状腺核素摄入、扫描的状况，而根据临床资料甲亢的病因诊断无法明确时，这些抗体的测定有助于鉴别诊断。当前测定这些 TRAb 使用人类重组促甲状腺激素受体，比第一代检测敏感性更高[25]。检测这些抗体也有助于对表现出突眼但没有甲亢生化检查结果的患者进行鉴别诊断，因为有10％的此类患者可能患有GD[4,26]。一些生物检查测定患者血清中抗体刺激培养细胞产生环腺苷酸（cAMP）的能力。用这样方法测定的抗体被称为甲状腺受体刺激性免疫球蛋白（TSI），94％未经治疗的GD患者TSI结果呈阳性[27]。

有助于诊断甲亢的影像学方法

RAI摄取率

甲状腺放射性碘摄取（thyroid radioiodine uptake，RAIU）是一种在摄入放射性碘后的特定时间点，测定放射性碘在甲状腺内的积聚量与给药量比值的检查[28]。当甲亢的病因并不明确时（除外妊娠期间），可以进行此项检测。它有助于对甲状腺正常或高和低摄碘率的甲状腺毒症的病因进行区分[19]。

甲状腺放射性碘摄取反映了碘被运输进入甲状腺滤泡细胞、氧化和有机化、再从甲状腺释放这一系列过程。一般来说，甲状腺激素合成和分泌亢进的疾病［GD，单个毒性腺瘤或毒性多结节性甲状腺肿（TMNG）］，甲状腺放射性碘摄取增加。GD患者的甲状腺放射性碘摄取是弥散性的，而单个毒性腺瘤患者的放射性碘为局灶性摄取，伴有周围和对侧甲状腺组织的碘摄取减少。TMNG患者甲状腺有多个区域的碘摄取增多或减少[29]。相反，RAIU结果在下面这些甲状腺毒症患者中接近于零：无痛性、产后或亚急性甲状腺炎，甲状腺激素人为摄取的患者或近期过量碘摄入患者，以及在服用胺碘酮或近期静脉注射碘造影剂的患者。

核素显像

甲亢和甲状腺结节患者需进行^{99m}Tc或^{123}I甲状腺核素显像检查[19,30]，明确结节是功能亢进的（即摄取示踪剂高于周围正常甲状腺组织），还是功能相近的或"温"结节（即摄取示踪剂与周围甲状腺组织相近）或是无功能的（即摄取比周围甲状腺组织低）[30]。由于功能亢进结节很少为恶性，所以此类结节并不需要细胞学检查[30]。

只要可及，我们更倾向于^{123}I甲状腺核素显像。大多数良性结节和实际上所有的恶性结节都是功能低下的，但是多达5％的甲状腺癌可能浓聚^{99m}Tc，而不是RAI[31]。GD患者也可能伴随无功能的甲状腺结节（图4.3），可以用甲状腺细针穿刺抽吸（thyroid fine-needle aspiration，FNA）活检进行进一步的检查。

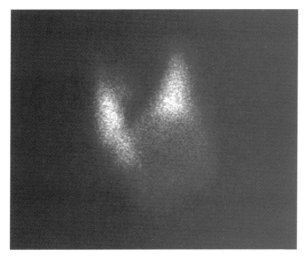

图 4.3　GD 患者的[123]I 显像，为无功能甲状腺结节。左侧甲状腺中、下叶有一块明显的区域摄入减少。这块区域与所触及的甲状腺结节分布一致

超声

对于大多数 GD 患者来说，超声检查并非必需。然而，它在甲亢合并可触及结节患者的诊断中非常重要，特别是当结节在甲状腺核素显像中显示为功能低下时，进一步评估需要超声引导下的 FNA。同时，超声检查评估血流量可能有助于鉴别 Graves 甲亢和无痛性甲状腺炎[32]。

鉴别诊断

几种状态可能会导致甲亢误诊，因为它们可能表现出与甲亢类似的甲状腺功能检查异常。这些状态包括以下几种：

甲状腺功能正常的甲亢血症

有些状态存在这样的情况：血 TSH 浓度正常，血清总甲状腺素（T_4）和三碘甲腺原氨酸（T_3）水平升高，但没有甲亢的症状和体征。这种甲状腺功能检查的异常通常被称为"甲状腺功能正常的甲亢血症"。但是，在这种情况下，游离 T_4 浓度通常是正常的。当一个没有甲亢的临床症状和体征的患者出现这种检查结果时，需要考虑甲状腺结合蛋白异常的各种疾病。这些结合蛋白异常最常见的病因是获得性甲状腺素结合球蛋白（TBG）过多。生理性 TBG 增多可能出现在妊娠期，因为雌激素诱导肝产生过多的 TBG，这也可能出现在外源性雌激素治疗时（例如口服避孕药，绝经后雌激素的替代治疗等等）。在这些患者中，血清总 T_4 和 T_3 浓度成比例增加，但游离 T_4 和 T_3 水

平维持正常。非甲状腺疾病，比如各型肝炎和原发性胆汁性肝硬化也可能因 TBG 过量而造成甲亢[33]。其他可能与此情况相关的药物包括毒品（海洛因和美沙酮）、氯贝丁酯、抗代谢物 5-氟尿嘧啶[33]。

此外，由于遗传性血清甲状腺素结合物异常而造成的甲状腺功能检查相似异常结果的几种疾病已经被证实。家族性白蛋白异常甲亢（FDH）是一种常染色体显性遗传疾病，它有一种异常白蛋白分子与 T_4 的亲和力增加，而不是与 T_3[20,33]。此类患者血清总 T_4 水平升高，但血清 T_3 水平正常，同时血清 TSH 浓度正常，且甲状腺功能正常。同样，甲状腺功能正常的甲亢血症也可能出现在遗传性血清甲状腺素结合前白蛋白（TBPA）水平升高的患者中。在放射性标记 T_4 的情况下，甲状腺结合蛋白电泳可能可以协助进行诊断。

在有些患者中，当放射免疫测定 T_4 时，T_4 结合抗体的存在可以引起血清甲状腺素水平的升高，因为它们与放射性标记的 T_4 结合，而不是和 T_3 结合。但实际上患者甲状腺功能正常，因为充足的血清 T_4 保持未结合状态以维持正常的甲状腺功能。通过向患者血清中注入放射性标记的 T_4 同时加入聚乙二醇沉淀免疫球蛋白组分可以证实这些抗体的存在[34]。

甲状腺功能正常的甲亢血症中另一罕见病因是全身靶组织对甲状腺激素抵抗（GRTH）。它是一种常染色体显性遗传的疾病，因为周围组织对甲状腺激素作用的敏感度降低，所以患者血清 T_4 浓度增高，同时血清 TSH 浓度正常或轻度升高。这些患者通常甲状腺功能正常，但一些可能有甲减或甚至甲亢的临床表现，原因是不同器官受体的缺陷可有变化。

中枢性甲状腺功能减退症

中枢性（下丘脑或垂体）甲状腺功能减退症患者的血清 FT_4 降低或正常低值，血清 TSH 值通常较低，但也可能出现不相称的正常或仅仅轻度升高（达到 10mIU/L）。这些患者出现正常或高浓度的血清 TSH 是因为释放了一种异常的糖基化形式的 TSH，它们生物活性较低，但有正常的免疫反应性[35-36]。这些患者通常有与原发性甲减患者相似而没那么严重的症状（乏力、怕冷、体重增加），但其特征性的是不存在甲状腺肿，同时患者有垂体病史或其他激素缺乏的证据。

甲亢恢复后

经过治疗的和正处于恢复期的甲亢患者，其血清 TSH 浓度可能持续被抑制几个月，甚至当甲状腺激素（FT_4，T_3）水平已经正常时，TSH 仍受抑制。同样，由甲状腺炎引发的甲状腺毒症患者恢复后可能出现相似的甲状腺功能检查结果。

非甲状腺疾病综合征

甲状腺功能正常伴有非甲状腺疾病综合征的住院患者，特别是那些在重症监护治疗室和经大剂量糖皮质激素或多巴胺治疗的患者，血清 TSH 水平可能被抑制，游离

T_4 水平低或正常低值，血清 T_3 浓度非常低。这些异常经常在非甲状腺疾病综合征恢复之后缓解。正因为如此，在非常严重患者中，建议不进行甲状腺功能检查，除非高度怀疑有甲状腺功能异常。在大部分伴有非甲状腺疾病综合征的患者中，TSH 轻度降低，但通常不可测得。低水平的血清 T_4 通常是因为一种或更多的甲状腺素结合蛋白浓度降低或产生了一种异常的糖基化 TBG，与 T_4 结合较差。

本章病例分析

这个患者有甲状腺毒症的证据和一个可触及的甲状腺结节。鉴别诊断应当包括伴有无功能性甲状腺结节的 GD 或是高功能甲状腺结节。因为与治疗相关，鉴别这两种情况至关重要。

在这个病例中，由于出现了甲状腺结节，甲状腺核素摄取和显像可能最有帮助。检查结果显示甲状腺的摄取率在 4.5h 时增加到 45%（在 6h 时正常值为 3%～16%），这与 GD 相符合，同时在甲状腺左下叶有一局部区域摄取率降低，符合 "冷" 结节（图 4.3）。甲状腺超声显示甲状腺左叶的下部有一个 2.2cm×2.9cm×3.7cm 分叶状的实质性团块，并伴有血管增多（图 4.4）。对这个结节进行超声引导下的 FNA 活检，细胞学检查显示 "可疑，细胞学特征提示为滤泡性肿瘤。" 患者进行了甲状腺近全切除术。最终的组织病理学显示轻度浸润的滤泡性癌（6cm×3.5cm×3.5cm），分级为 4 级中的 2 级，有局灶的包膜但没有血管的侵犯。对侧的甲状腺显示为良性甲状腺实质，伴有增生性的改变。

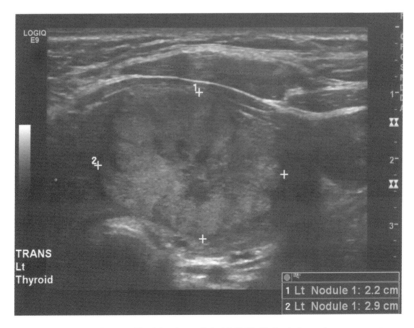

图 4.4　图 4.3 中患者的甲状腺超声显示在甲状腺的左叶有一个 2.2cm×2.9cm×3.7cm 分叶状的实质性团块，与核素显像中出现的无功能区域相符合

参考文献

［1］ Brent GA. Clinical practice. Graves' disease. N Engl J Med. 2008；358（24）：2594-605.

［2］ Hollowell JG et al. Serum TSH，T（4），and thyroid antibodies in the United States population（1988 to 1994）：National Health and Nutrition Examination Survey（NHANES III）. J Clin Endocrinol Metab. 2002；87（2）：489-99.

［3］ Tunbridge WMG et al. The spectrum of thyroid disease in a community：the Wickham survey. Clin Endocrinol（Oxf）. 1977；7（6）：481-93.

［4］ Cooper DS. Hyperthyroidism. Lancet. 2003；362（9382）：459-68.

［5］ Parma J et al. Diversity and prevalence of somatic mutations in the thyrotropin receptor and Gs alpha genes as a cause of toxic thyroid adenomas. J Clin Endocrinol Metab. 1997；82（8）：2695-701.

［6］ Laurberg P et al. Environmental iodine intake affects the type of nonmalignant thyroid disease. Thyroid. 2001；11（5）：457-69.

［7］ Beck-Peccoz P et al. Thyrotropin-secreting pituitary tumors. Endocr Rev. 1996；17（6）：610-38.

［8］ Trzepacz PT et al. Graves' disease：an analysis of thyroid hormone levels and hyperthyroid signs and symptoms. Am J Med. 1989；87（5）：558-61.

［9］ Trivalle C et al. Differences in the signs and symptoms of hyperthyroidism in older and younger patients. J Am Geriatr Soc. 1996；44（1）：50-3.

［10］ Boelaert K et al. Older subjects with hyperthyroidism present with a paucity of symptoms and signs：a large cross-sectional study. J Clin Endocrinol Metab. 2010；95（6）：2715-26.

［11］ Cappola AR et al. Thyroid status，cardiovascular risk，and mortality in older adults. JAMA. 2006；295（9）：1033-41.

［12］ Carlson HE. Gynecomastia. N Engl J Med. 1980；303（14）：795-9.

［13］ Woeber KA. Thyrotoxicosis and the heart. N Engl J Med. 1992；327（2）：94-8.

［14］ Burch HB，Wartofsky L. Life-threatening thyrotoxicosis. Thyroid storm. Endocrinol Metab Clin North Am. 1993；22（2）：263-77.

［15］ Bahn RS. Graves' ophthalmopathy. N Engl J Med. 2010；362（8）：726-38.

［16］ Wiersinga WM，Bartalena L. Epidemiology and prevention of Graves' ophthalmopathy. Thyroid. 2002；12（10）：855-60.

［17］ Schwartz KM et al. Dermopathy of Graves' disease（pretibial myxedema）：long-term outcome. J Clin Endocrinol Metab. 2002；87（2）：438-46.

［18］ Spencer CA et al. Applications of a new chemiluminometric thyrotropin assay to subnormal measurement. J Clin Endocrinol Metab. 1990；70（2）：453-60.

［19］ Bahn RS et al. Hyperthyroidism and other causes of thyrotoxicosis：management guidelines of the American Thyroid Association and American Association of Clinical Endocrinologists. Endocr Pract. 2011；17（3）：456-520.

［20］ Rajatanavin R，Braverman LE. Euthyroid hyperthyroxinemia. J Endocrinol Invest. 1983；6（6）：493-505.

［21］ Cohen-Lehman J et al. Effects of amiodarone therapy on thyroid function. Nat Rev Endocrinol. 2010；6（1）：34-41.

［22］ Socin HV et al. The changing spectrum of TSH-secreting pituitary adenomas：diagnosis and management in 43 patients. Eur J Endocrinol. 2003；148（4）：433-42.

［23］ Clarke MJ et al. Thyroid-stimulating hormone pituitary adenomas. J Neurosurg. 2008；109（1）：17-22.

［24］ Brucker-Davis F et al. Genetic and clinical features of 42 kindreds with resistance to thyroid hormone. The National Institutes of Health Prospective Study. Ann Intern Med. 1995；123（8）：572-83.

［25］ Massart C，Orgiazzi J，Maugendre D. Clinical validity of a new commercial method for detection of TSH-receptor binding antibodies in sera from patients with Graves' disease treated with antithyroid drugs. Clin Chim Acta. 2001；304（1-2）：39-47.

［26］Marcocci C. Thyroid directed antibodies. In：Braverman LE，Utiger RD，editors. Werner's and Ingbar's the thyroid. 9th ed. Philadelphia，PA：Lippincott Williams & Wilkins；2005. p. 361-71.

［27］Seigel SC，Hodak SP. Thyrotoxicosis. Med Clin North Am. 2012；96（2）：175-201.

［28］Becker D et al. Procedure guideline for thyroid scintigraphy：1. 0. Society of Nuclear Medicine. J Nucl Med. 1996；37（7）：1264-6.

［29］Camacho PM，Gharib H，Sizemore GW，editors. Thyroid disorders. Evidence-based endocrinology. 3rd ed. Philadelphia，PA：Lippincott，Williams & Wilkins；2012. p. 412.

［30］Cooper DS et al. Revised American Thyroid Association management guidelines for patients with thyroid nodules and differentiated thyroid cancer. Thyroid. 2009；19（11）：1167-214［Erratum appears in Thyroid. 2010 Jun；20（6）：674-5］.

［31］Reschini E et al. The trapping-only nodules of the thyroid gland：prevalence study. Thyroid. 2006；16（8）：757-62.

［32］Ota H et al. Quantitative measurement of thyroid blood flow for differentiation of painless thyroiditis from Graves' disease. Clin Endocrinol（Oxf）. 2007；67（1）：41-5.

［33］Borst GC，Eil C，Burman KD. Euthyroid hyperthyroxinemia. Ann Intern Med. 1983；98（3）：366-78.

［34］Stockigt JR et al. Specific methods to identify plasma binding abnormalities in euthyroid hyperthyroxinemia. J Clin Endocrinol Metab. 1986；62（1）：230-3.

［35］Persani L. Central hypothyroidism：pathogenic，diagnostic，and therapeutic challenges. J Clin Endocrinol Metabol. 2012；97（9）：3068-78.

［36］Beck-Peccoz P et al. Decreased receptor binding of biologically inactive thyrotropin in central hypothyroidism. Effect of treatment with thyrotropin-releasing hormone. N Engl J Med. 1985；312（17）：1085-90.

第5章
格雷夫斯病治疗方案选择的循证医学探讨

Evidence-Based Discussion of Treatment Options for Graves' Disease

Juan P. Brito，Victor M. Montori　著

武晓泓　译

　　Jessica 是一名半工半读的 24 岁学生。她从 2 个月前开始脱发，并且难以入睡。她变得越来越焦躁、易怒和疲劳。当她来求医时，她的体重已经下降了 20lb（约 9.1kg），并且由于疲劳乏力不得不停止工作。她现在正在一名内分泌科医生处就诊，医生已经确诊她患了格雷夫斯病（Graves' disease，GD）。从循证医学的角度，他们应该如何探讨治疗方案的选择？以患者为中心，他们该如何选择最好的方法，即对于这位患者目前最佳治疗方案是什么？在这一章节，我们将讨论循证医学的原则，并说明它们在制订 GD 患者治疗方案上的应用。

循证医学

　　循证医学（evidence-based medicine，EBM）是一种医学的科学实践方法[1]。EBM的第一大原则是更加可信的医疗决策来源于更好的研究证据。此原则暗含证据质量分级的概念，因为一些证据能够更好地支持决策者为特定患者选择最佳治疗方案[2]。临

J.P. Brito, M.D. (✉) • V.M. Montori, M.D., M.Sc.
Division of Endocrinology, Diabetes, Metabolism and Nutrition, Mayo Clinic,
Rochester, MN 55905, USA

Knowledge and Evaluation Research Unit, Mayo Clinic, Rochester, MN 55905, USA

Division of Endocrinology, Department of Medicine, Mayo Clinic,
200 First Street SW, Rochester, MN 55902, USA
e-mail: brito.juan@mayo.edu; Montori.victor@mayo.edu

© Springer Science+Business Media New York 2015
R.S. Bahn (ed.), *Graves' Disease*, DOI 10.1007/978-1-4939-2534-6_5

床医生在治疗 GD 患者时应明白所有的证据都有其局限性，当运用它们进行决策时，这些局限性会影响证据的可信度。

随机临床试验（randomized clinical trial，RCT）通常位于证据等级的顶峰，由于其随机性，它们可以很好地防止出现一些类型的偏倚，比如是由于选择患者接受某种治疗而不是其他人所造成的错误（选择偏倚），这样一来，我们会将结果归因于治疗方案，但实际上差异在于选择接受此种治疗患者的预后。举例来说，在一项关于比较三种现有 GD 治疗方法的 RCT 中可以找到高度可信的证据[3]。这个研究表明与外科手术或放射性碘治疗相比，服用抗甲状腺药物（antithyroid drug，ATD）患者的复发率更高。随机试验，特别是那些入组患者少并且追踪时间较短的，在对不常见的有益或有害的治疗效果进行评估时，通常提供准确但不精确的评估结果。药物的副作用往往要通过持续非常长时间的大规模的观察研究才得以确定。这样的研究有自身的一些缺点，比如尽管有许多复杂的统计学调整表格，它们控制选择偏倚的能力还是非常有限。

EBM 的第二大重要原则是针对某一特定结果的最佳现有证据并不是仅仅由任何单个研究确认，而是由所有相关研究的证据共同得出[2]。与基于单个研究的证据相比，运用全部研究的证据有非常明显的优势，即便这些单个研究实施得非常好并且质量高[4]。对总体证据而不是单个独立研究进行的评估引发了其他的事项去考虑这一并非在每个研究中都能得出的证据的可信度[5]。例如，当全部研究的证据都得出一个一致的结论时，这个估计的可靠性就较高。当不同研究的估计值进行统计学汇总后，可通过一种同样能提高它们可靠性（减少随机误差）的方法提升其估计的精确性。直接性是指在与我们的患者讨论治疗方案中一个研究直接解决突显问题的程度。在各种有着一致结论的研究中，我们可能会发现一系列的患者、干预措施和结果，让我们更有信心将此证据运用到我们面前的临床难题中。

这些因素（偏倚风险、连贯性、直接性、精确性）将决定根据对患者至关重要的结果估计疗效时临床医生的信心如何。当现有证据是由连贯的、高度可信的与我们的临床难题直接相关的研究组成，并且可以对这些结果产生精确的汇总估计时，临床医生就能够充分信赖这些证据，带来自信的决策。如果估计的信心高，表明进一步的研究不太可能改变效果的评估。当我们对证据的信心较低时，效果的评估应该被认为不确定并且很有可能会降低临床医生在基于此证据做决策时的信心[1]。

直接性的一个重要的方面在于使用"患者重要结局"而不是替代终点。替代终点是用于代替临床终点的疗效标志，且根据流行病学、治疗学、病理生理学或其他科学证据来预测临床效益或损害[6]。替代终点经常在试验中出现，因为它们可以变化很快，并且比患者重要结局的变化幅度大，这样就减少了花费在检测干预效果上所需的时间和成本。但是，替代物并不总能抓住治疗结果的疗效，尤其是疾病过程和治疗机制尚未阐明时。并且，替代标记物与患者重要结局罕有关联[7]。比如说，GD 的一个替代标记物是甲状腺抗体滴度的变化。尽管这个标记物有助于诊断 GD，但在治疗期间追踪抗体滴度不能提供关于 GD 症状或生活质量的解决方法。

对于 GD 来说，唯一比较 GD 治疗效果研究的系统综述（systematic review，SR）总结了 8 项研究，涉及 5 个大洲 1402 名患者[8]。表 5.1 显示了每一种选择疗效的证据表，表 5.2 显示了对其他患者重要结局的评估。包含研究的偏倚风险降低了我们对此证据的信心。在对治疗选择进行比较时，ATD 治疗患者的复发率高于放射性碘治疗

表 5.1 证据总结

结局：复发风险	质量评估					结果的总结							
	偏倚风险	不一致性	不直接性	不精确性	效应大小	患者数量			比值比 (95%CI)	绝对复发风险			质量
						ATD	RAI	外科手术		ATD	RAI	外科手术	
RAI<ATD	(1 RCT, 6 Obs.) 显著的局限性	显著的不一致性 (I²=81%)	无严重的不直接性	中等度的不精确性 (CI 宽)	大，OR >5	393/694	90/846	·	7.22 (3.26~15.98)	100 例中有 52 例	100 例中有 11 例	·	中等质量（基于效应大小）
外科手术<ATD	(1 RCT, 7 Obs.) 显著的局限性	无严重的不一致性	无严重的不直接性	中等度的不精确性 (CI 宽)	大，OR >5	407/776	·	38/247	10.3 (5.2~20.2)	100 例中有 53 例	·	100 例中有 15 例	中等质量（基于效应大小）
外科手术<RAI	(1 RCT, 7 Obs.) 显著的局限性	无严重的不一致性	无严重的不直接性	中等度的不精确性 (CI 宽，包括两种干预措施的益处)	小	·	91/858	41/405	1.66 (0.75~3.67)	·	100 例中有 11 例	100 例中有 10 例	低质量（基于偏倚风险和不精确性）

偏倚风险：指的是研究存在的局限性。对于随机临床试验（RCT）来说，缺乏盲法，没有运用意向性治疗分析，但分组报道是恰当的。对观察性研究（Obs）来说，暴露内容的确定，结局，队列的比较存在局限性。不一致性：可能来源于研究设计，总体，干预因素，对照或结局的不同。它通过 I^2 统计数值进行定量测定。I^2 统计数值越高，则证据内容的不一致性就越多。不直接性：指的是估计总点来源的置信区间（CI）的宽度。一个宽的与好处和害处相关的置信区间降低了我们对估计的可信度。不直接性：指的是被试评估的证据不能直接运用到相关临床方案中的干预因素。效应的大小：效应的大小越大，则代表证据中的干预因素（或对照）和结局之间的关联强度越强，因而证据的可信度越高。

表 5.2　患者重要结局证据的总结

	治愈率	费用	副作用	终身甲状腺激素替代治疗的概率	恢复速度	随访的频率（第一年）	轻微的眼病
ATD	50%~60%	$300~400	1/4 患者因副作用而放弃治疗（恶心、皮疹、瘙痒）	0%	4~8 周	每年 4~8 次	无变化
RAI	90%	$4000~5000	新的眼病（15%） 很低的发生恶性肿瘤的风险 损害男性生殖能力（4~6 个月） 禁止妊娠（6 个月）	90%	12~18 周	每年 2~3 次	可能加重
手术	95%	$30 000~40 000	永久的刀疤（2~5cm） 暂时的声音嘶哑（4%） 永久的声音嘶哑（<1%） 需终身服用钙剂（1%）	100%	立刻	1~2 年	无变化

（RAI）［比值比（odds ratio，OR）＝6.25；95％的置信区间（95％CI，2.40～16.67］
和手术治疗［OR＝9.09；95％CI，4.65～19.23］。这些大的汇总评估可以让我们获得
一个低到中度可信的结论：与 RAI 或手术治疗的患者相比，ATD 治疗的患者至少有 3
倍之高的复发风险；从那些没有正确避免偏倚的研究中获得的众多不精确的结论只能
得出低度可信的评价，即外科手术优于 RAI 治疗。如果我们将这篇 SR 作为 GD 治疗方
案效益比较的全部证据的一个好的代表，例如我们可以这样说，我们有些确信，用
RAI 或手术治疗的患者的复发率（约 100 个患者中有 10 个）低于使用 ATD 治疗的患
者（约 100 个患者中有 50 个）。

   根据此项证据和 EBM 的第一、二大原则，可以推测出所有的患者都应该得到最有
效的治疗，即 RAI 或手术治疗。然而，EBM 的第三大原则常常会被人所忽视，它与
Jessica 这样的患者密切相关。这个 EMB 的原则是说，当做决策时，现有选择的相对好
处和坏处的证据是必需的，但尚不足以做出一个临床决策。EBM 需要将患者对生活和
健康的观点、信念、期望、目标和价值观，以及喜好和背景考虑在内[1]。

治疗选择

   GD 有三种广为认可的治疗方式：抗甲状腺药物（ATD），放射性碘（RAI）消融
和手术治疗。它们在诱导使得甲状腺功能正常的机制以及疗效、安全性、可信性和费
用方面有很大的差异[9]。每一种方式都有着利与弊，没有适用所有患者的最佳选择。
确实，像 Jessica 这样的患者，如果做选择，那么考虑哪一种方式是最好的选择将是所
要面临的艰巨任务：

- ATD 抑制了甲状腺激素的合成。患者每天服用 1～3 片持续 1 或 2 年，并且周
  期性就诊来调整药物的剂量和监控副作用，如肝酶升高、皮肤瘙痒和白细胞计
  数降低。在治疗 2 年后，约半数患者，GD 症状重新出现，并且需要另一种治疗
  方法。
- RAI 在 6～8 周内破坏甲状腺。患者会有甲状腺功能减退症，并且需要终身进行
  甲状腺激素替代治疗。一些患者可能需要第二次治疗。这种治疗可能让患者
  Graves 眼病的症状加重。这种治疗方法的长期安全性还不清楚。
- 手术切除甲状腺腺体，产生一种即刻的和肯定的疗效。需要终身进行甲状腺激
  素替代治疗。2％～10％的患者可能引起严重的手术并发症，如持久的低钙血症
  和声带损伤。

   在与患者就治疗方案的选择进行讨论时，临床医师需要比较和对比三种治疗方法
的利弊。通过仔细运用 EBM 的第一大原则，可能做出决定。但是，正如我们上面所
提，证据的考虑并不够充分。考虑患者的价值观、喜好和背景时需要患者的配合，因
为在这个问题上患者是唯一可信赖的专家。实际上，现有的甲亢指南提倡患者参与治
疗决策。2011 年出版的美国甲状腺协会和美国临床内分泌医师协会的甲亢指南[9]，指
出"一旦诊断明确，主治的医师和患者应该讨论每个治疗方案，包括物力耗费、好处、
所期望的恢复速度、缺陷、潜在的副作用和花费。"

   但是，这种讨论可能不总在临床中出现。三种治疗方案的选择提供了一种特有

的偏爱敏感特征的平衡，以致没有一种方案可作为所有患者的最佳选择。即使我们关注两种方案，证据显示在其中的一个结局（比如复发）上更好（但并不是在对患者重要的其他结局上），我们也还是看到治疗选择的路径是一条不常走的路：60％的美国医生选用 RAI 治疗 GD，不到 1％的医生选用手术治疗 GD[10]。这种不平衡分布的原因尚不清楚，但可能反映出了一种没有被证实的共识，一种治疗的风格或标准（无视知情患者喜好的差异，比如治疗的花费、副作用和随访的频率），或者可能反映出 GD 患者治疗喜好的分布情况。不过后者似乎不太可能，因为观察性研究显示这种模式反映了临床医生的喜好[11]。如果这是真的，这种主导方法的采用会阻止患者获得可能更加合适的治疗方法；如果这是真的，给出的治疗方案可能是错误的治疗，这是一个源于对患者偏好误诊的安全问题[12]。因此，当 GD 患者面临治疗方案选择，就像 Jessica 一样，基于循证的治疗目标是去保证患者和医生做出与全部最佳现有证据（EBM 的第一、第二原则）相一致的知情决策，并且也需要与知情患者的价值观和喜好（EBM 的第三原则）相符合。后者的任务可以通过决策的共享来完成。

如何与患者一起做出循证决定

临床探讨包括两位专家：一位是临床医生（精通医学知识和全部的相关证据），另一位是患者（擅长他们的价值观、偏好和背景）。仅由其中的一方做出的决策并不是一个合格决定，当然与 EBM 的实践也不一致。相反，当内分泌医师和患者相互关联和相互影响，共同做出决定时，一个高质量的决策就出现了[13]，这个过程也被称为共同决策（shared decision making，SDM）。这种方法鼓励向患者提供充足的、易于理解的信息和在慎重考虑治疗的过程中患者和临床医生的合作参与。SDM 会得出与患者的价值观、偏好和背景更相符合的决定，同时反过来提高患者的生活质量，增加了达到健康目标的可能[14]。

我们的观点是 SDM 对 GD 患者的循证治疗很重要。RAI 和手术治疗是肯定的（不可逆转的）和侵入性的，这个事实让治疗决策成为一个重要事件。这些决定需要患者的参与，确保患者了解决策的后果，知道这些后果是不会逆转的。避免误判患者偏好是重要的，因为这会导致选择错误的治疗方案，从而损失治疗的质量。

为了确保 GD 治疗达到高质量和循证 SDM，需要一个结构化的方法。以 GD 为例，SDM 必须包括几个步骤[15]：①不确定性，对患者解释：没有最佳的选择，但仍需做出一个选择。②共享信息，医师向患者提供关于每个选择的好处与坏处的信息，患者与医师共享与他们自己有关的资料。③慎重考虑，根据共享的信息，形成了一个真实的、知情的患者价值观和喜好。④在对于患者来说最好的选择和治疗计划问题上达成一致。在这个过程的最后，患者应该清楚，决策是必要的，同时寻找最佳治疗方案的过程不是一个技术过程，而是一个具有价值取向的过程。患者应当了解有哪些治疗方案，重要的获益与损伤，每种方案的不便之处和它们的相对可能性。这些信息都由决策辅助工具（decision aid，DA）提供，它用来帮助患者在医疗干预中做出具体决策[16]。

　　许多 GD 患者在理解重要的医疗信息并做出明智决定时，会有一些局限性。据估计，美国人的平均阅读水平约为 8 级[17]，其中大约 20% 受过大学教育的人不能确定 1% 和 5% 两个风险哪个更高[18]。因此，当患者获取这样的信息：服用 ATD 的 GD 患者的复发率大约为 60%，他们可能不能用这样的信息来做出一个明智的决定。同样，GD 患者通常被告知例如服用 ATD 的 GD 复发风险高，使用 RAI 治疗的复发风险低。对患者和医生来说，复发风险高和低的含义是完全不同的；比如说，使用 RAI 治疗的复发风险为 10%，这可能对于患者来说较高（对医生来说较低）。因此，DA 通过使用一些象形图来帮助改善医师和患者之间的风险交流。象形图通过图画和文字的形式展现概率信息。

　　在决策制订的过程中，DA 帮助医生引导出患者的价值观、偏好和背景。Cochrane 协作网上的一篇针对 RCT 的系统综述（SR）评估了 DA 的效果[16]。最新的更新涵盖了 115 个临床试验，得出结论：DA 增加了知识、风险认识、对决策的满意度和对决策知情的并且获得与他们价值观相符决策的患者人数。举例来说，一个关于 DA 的临床试验研究他汀类药物的选择[19]，针对面临是否选择服用他汀类药物来降低心血管发病风险的患者，发现 DA 组的患者更多参与并且对决策制订的过程更满意。患者也对信息有着更好的理解力并且对基线风险和使用他汀类药物后降低的风险有着校准的感觉。同样，骨质疏松症选择[20]的临床试验测试了一个 DA，帮助处于骨质疏松性骨折风险的患者和他们的临床医师一起探讨二磷酸盐的治疗。结果表明，它提高了患者对疾病的认识，加强了患者对决策制订过程的参与度，提高了决策的质量，并使患者坚持治疗 6 个月。运用 DA 的患者和医师发现它确实有效。一个为 GD 患者制订的 DA 将会帮助患者做出与他们价值观相一致的治疗决策。举例来说，一个患有 GD 年轻女性，近期结婚，可能不会选择 RAI，因为它可能会引起短期内潜在的生育损害；一个患有 GD 的中年农民，医疗保险有限，他可能想要手术治疗，因为这是需要最低随访频率的治疗；一个依从性差的中年行政人员可能选择 RAI，而不是每天服用 ATD。

　　尽管证据支持 SDM 和 DA，但这些工具很少在临床实践中使用，部分由于临床医师对它们的兴趣有限，缺乏使用的经济动力和对它们在咨询时长方面效果的担忧[21]。它还表明，当患者选择费用较低的干预措施时，知情患者做出的决定可能会对医疗保险机构造成负面的经济影响。此外，在与患者谈话的过程中，可能不总是需要 SDM；有时患者想要医师替他们做出决定。其他患者可能想要自己做出决定，而不需要医师的参与[22]。通常来说，治疗选择包括一个单纯的技术讨论（例如：在心血管介入手术中支架的类型）时并不适合 SDM[13]。尽管注意到这些不足和例外，对于大多数我们的患者来说，SDM 无疑是用来改善以患者为中心和循证治疗的正确途径。一个针对 GD 患者的 DA 正由我们小组制定（图 5.1 描绘了一个对 GD 患者治疗方案选择的决策辅助流程图）。

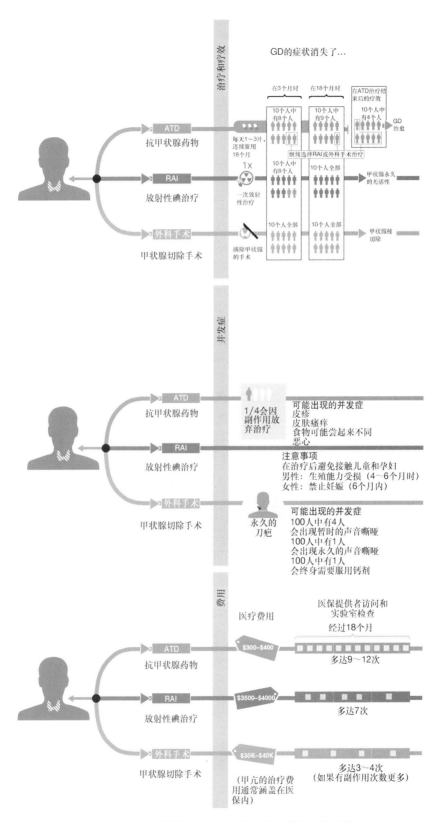

图 5.1　格雷夫斯病患者治疗方案的决策辅助流程图

回到 Jessica

Jessica 的最终治疗取决于临床医生采用哪一种方式。

单向的方式

临床医师与 Jessica 探讨了三种现有的治疗方案。他解释说手术是一种侵入性的手段，所以他并不推荐。此外，ATD 是他已经使用过的治疗方案，但就他的经验而言，有相当数量的患者因副作用转而选择了另一种治疗方式。因而他建议 Jessica 选择 RAI 治疗，因为它是一种疗效肯定并且没有明显副作用的治疗方法。同时，临床医师了解到 Jessica 正准备怀孕，就给她开了口服避孕药。对 Jessica 来说，这听上去像是一个好的选择，所以她同意进行 RAI 治疗。

EBM 验证和共同决策的方式

临床医师解释给 Jessica 说没有十全十美的方法，但仍需做出一个决定。他用 DA 给 Jessica 展现了每种治疗方案不同的特征：失败率、费用、副作用、需要终身甲状腺激素替代治疗的概率、恢复速度、随访的频率和眼病问题。Jessica 说她想了解更多关于失败率和副作用的信息。在听完关于失败率的信息后，Jessica 选择 RAI；随后，临床医师向她描述了副作用，包括在进行 RAI 治疗后的 6 个月时间内，需要避孕。这对于 Jessica 来说十分重要，因为她正在备孕。在与她的医师经过几次慎重讨论后，Jessica 选择了手术治疗。临床医师与手术室预约，并决定在她做完手术后继续进行随访观察。

第一种方式可能更常见，完全不考虑患者的价值观，只考虑医生的投入和经验。在第二种方式中，两位专家，医生（精通科学）和 Jessica（知道自己的需求和价值观），经过慎重的思考，最终共同做出了一个决定。后一种方式是一种高质量的、循证的决策制订过程。

总结：走向循证内分泌学

缺乏高质量的证据阻碍了内分泌学的发展，特别是那些评估患者重要结果的高质量证据。缺乏这些用患者重要结果验证的高质量证据，使内分泌学家和患者面临困难的决定，其中获益和损害之间的权衡并不明确。缺乏这种明确性常常可以通过内分泌学家的临床敏锐性得以解决。尽管这种方法常常有效，但它可能不是最佳的，因为它可能不能准确地考虑患者的价值观、喜好、目标和背景。没有对这些因素的准确考虑，内分泌学就不能称得上做到了以患者为中心或循证内分泌学。

一位循证的内分泌学家应和患者一起处于临床随机试验的第一线，设计评估那些对患者重要的结局。一位循证内分泌学家知道对某一特定结局的最佳现有证据并不是由单个研究得出的，而是由所有相关的研究证据积累而来。最终，一位循证内分泌学家会识别出证据中的不确定性，仔细评估患者的结局，引导出患者的价值观和偏好，并与患者一起做出决定。这个决定是依据临床医生的医学知识和患者的偏好共同得出的。

这些步骤需要对医学教育进行一次重新设计，整合课程中的循证医学以及运用共同决策和实施工具的训练。不久，患有例如 GD 这样的内分泌疾病的患者会要求循证内分泌学家的治疗。我们应该准备好迎接这个奇妙的挑战。

参考文献

［1］ Montori VM，Guyatt GH. Progress in evidence-based medicine. JAMA. 2008；300 (15)：1814-6.

［2］ Guyatt G，Busse J. The philosophy of evidence-based medicine. In：Montori V，editor. Evidence-based endocrinology. Totowa，NJ：Humana Press；2006. p. 25-34.

［3］ Torring O，Tallstedt L，Wallin G，Lundell G，Ljunggren JG，Taube A，et al. Graves' hyperthyroidism：treatment with antithyroid drugs，surgery，or radioiodine—a prospective，randomized study. Thyroid Study Group. J Clin Endocrinol Metab. 1996；81 (8)：2986-93.

［4］ Murad MH，Montori VM. Synthesizing evidence：shifting the focus from individual studies to the body of evidence. JAMA. 2013；309 (21)：2217-8.

［5］ Balshem H，Helfand M，Schunemann HJ，Oxman AD，Kunz R，Brozek J，et al. GRADE guidelines：3. Rating the quality of evidence. J Clin Epidemiol. 2011；64 (4)：401-6.

［6］ Institute of Medicine. Evaluation of biomarkers and surrogate endpoints in chronic disease. 2010. www. iom. edu/Reports/2010/Evaluation-of-Biomarkers-and-Surrogate-Endpoints-in-Chronic-Disease. aspx.

［7］ Yudkin JS，Lipska KJ，Montori VM. The idolatry of the surrogate. BMJ. 2011；343：d7995.

［8］ Sundaresh V，Brito JP，Wang Z，Prokop LJ，Stan MN，Murad MH，et al. Comparative effectiveness of therapies for Graves' hyperthyroidism：a systematic review and network meta-analysis. J Clin Endocrinol Metab. 2013；98 (9)：3671-7.

［9］ Bahn RS，Burch HB，Cooper DS，Garber JR，Greenlee MC，Klein I，et al. Hyperthyroidism and other causes of thyrotoxicosis：management guidelines of the American Thyroid Association and American Association of Clinical Endocrinologists. Endocr Pract. 2011；17 (3)：456-520.

［10］ Burch HB，Burman KD，Cooper DS. A 2011 survey of clinical practice patterns in the management of Graves' disease. J Clin Endocrinol Metab. 2012；97 (12)：4549-58.

［11］ Franklyn JA，Daykin J，Drolc Z，Farmer M，Sheppard MC. Long-term follow-up of treatment of thyrotoxicosis by three different methods. Clin Endocrinol (Oxf). 1991；34 (1)：71-6.

［12］ Mulley AG，Trimble C，Elwyn G. Stop the silent misdiagnosis：patients' preferences matter. BMJ. 2012；345：e6572.

［13］ Stiggelbout AM，Van der Weijden T，Wit MPTD，Frosch D，Légaré F，Montori VM，et al. Shared decision making：really putting patients at the centre of healthcare. BMJ. 2012；344：e256.

［14］ Ting HH，Brito JP，Montori VM. Shared decision making：science and action. Circ Cardiovasc Qual Outcomes. 2014；7 (2)：323-7.

［15］ Coylewright M，Montori V，Ting HH. Patient-centered shared decision-making：a public imperative. Am J Med. 2012；125 (6)：545-7.

［16］ Stacey D，Legare F，Col NF，Bennett CL，Barry MJ，Eden KB，et al. Decision aids for people facing health treatment or screening decisions. Cochrane Database Syst Rev. 2014；1，CD001431.

［17］ Kirsch IS，Jungeblut A，Jenkins L，Kolstad A. Adult literacy in America：a first look at the results of the national adult literacy survey. Washington, DC: National Center for Education Statistics; 1993.

[18] Lipkus IM, Samsa G, Rimer BK. General performance on a numeracy scale among highly educated samples. Med Decis Making. 2001; 21 (1): 37-44.

[19] Weymiller AJ, Montori VM, Jones LA, Gafni A, Guyatt GH, Bryant SC, et al. Helping patients with type 2 diabetes mellitus make treatment decisions: statin choice randomized trial. Arch Intern Med. 2007; 167 (10): 1076-82.

[20] Montori VM, Shah ND, Pencille LJ, Branda ME, Van Houten HK, Swiglo BA, et al. Use of a decision aid to improve treatment decisions in osteoporosis: the osteoporosis choice randomized trial. Am J Med. 2011; 124 (6): 549-56.

[21] Gravel K, Legare F, Graham ID. Barriers and facilitators to implementing shared decisionmaking in clinical practice: a systematic review of health professionals' perceptions. Implement Sci. 2006; 1: 16.

[22] O'Connor AM, Wennberg JE, Legare F, Llewellyn-Thomas HA, Moulton BW, Sepucha KR, et al. Toward the 'tipping point': decision aids and informed patient choice. Health Aff (Millwood). 2007; 26 (3): 716-25.

第 6 章
格雷夫斯病患者的抗甲状腺药物治疗

Antithyroid Drug Therapy in Patients with Graves' Disease

Peter Laurberg，David S. Cooper　著

徐书杭　译

　　甲状腺毒症的诊断一旦确立，最需考虑的便是其病因和治疗选择。其鉴别诊断早已被讨论过[1]。如诊断为格雷夫斯病（Graves' disease，GD），三个经典的治疗方法分别为：12～18 个月甚至更长的抗甲状腺药物（ATD）治疗，放射性碘治疗（部分患者可能在此之前进行一段时间的 ATD 治疗）和甲状腺手术（通常会在 ATD 治疗直至患者甲状腺功能正常后进行）。

　　这三个治疗方法中，患者和医生的选择并不一致，这取决于医疗保险系统、医疗习惯、专家水平和人群的意愿。因此，暴露于放射性物质对世界上部分地区是主要关注点，对其他国家则为次要。放射性碘对甲状腺眼病也可能存在不良反应。手术与潜在的长期并发症有关，并可能增加医疗费用。而初始接受 ATD 治疗的患者中仅有少数人可以得到长期缓解，这取决于多种因素，包括环境碘状况、遗传因素、基础疾病的严重程度、吸烟和其他因素。很显然，目前尚没有对所有患者都十分理想的治疗方法，患者个人的选择至关重要。初始以 ATD 治疗一段时间，已经成为世界上许多诊所的首选，尤其是在欧洲、南美洲和亚洲，近些年在美国也逐渐增加[2]。

P. Laurberg, M.D. (✉)
Department of Endocrinology, Science and Innovation Center,
Aalborg University Hospital, Room 103, Sondre Skovvej 15, Aalborg 9000, Denmark

Department of Clinical Medicine, Aalborg University, Aalborg, Denmark
e-mail: peter.laurberg@rn.dk

D.S. Cooper, M.D.
Division of Endocrinology, Diabetes, and Metabolism, The Johns Hopkins University School
of Medicine, 1830 East Monument Street, Suite 333, Baltimore, MD 21287, USA
e-mail: dscooper@jhmi.edu

© Springer Science+Business Media New York 2015
R.S. Bahn (ed.), *Graves' Disease*, DOI 10.1007/978-1-4939-2534-6_6

在初次就诊时，应与患者讨论 GD 的 ATD、放射性碘和手术治疗。甲巯咪唑（methimazole，MMI）是多数首次出现甲状腺毒症和病情轻至中度患者的经典治疗方案。如出现药物不良反应或停 ATD 后甲亢复发，放射性碘则是经典的推荐，对合并甲状旁腺功能亢进、甲状腺内存在可疑恶性结节、甲状腺体积巨大或选择同位素治疗时可能出现中重度 Graves 眼病的患者，则建议手术。放射性碘治疗和手术的目的是破坏甲状腺，导致患者需要终身服用甲状腺激素替代治疗。进行 ATD 治疗 2 年后，"缓解"（停药后甲状腺功能正常 1 年以上）的总体可能性为 50%，但生化上病情较轻、甲状腺肿较小、基线血清促甲状腺素受体抗体（TSH-receptor autoantibodies，TRAb）未测及的患者缓解率较高（70%～80%），而病情严重、甲状腺肿较大、TRAb 水平很高时缓解率较低。

ATD 治疗的适应证

启用 ATD 治疗的核心适应证是患者存在甲状腺毒症（即异常甲状腺功能并非实验室检查干扰或甲状腺激素抵抗所致），且系甲状腺功能亢进（简称甲亢）引起（即患者的甲状腺过度活跃，而并非甲状腺炎引起的甲状腺激素被动释放或过量摄入甲状腺激素），预计可耐受药物，已然知情并接受该治疗方案。

对于由 GD 引起的临床和生化上明显甲亢患者，通常在完成所有的检查结果之前即启动 ATD 治疗。如患者存在 GD 典型的眼部体征，这通常也足够支持 GD 为甲亢的病因，而显著的弥漫性甲状腺肿伴有高速血流引起的杂音也能支持正确诊断。少数情况下，在所有诊断检查结果完成后，最初 GD 的诊断不得不修正为甲状腺毒症的其他病因，所有治疗方案也因之改变。

ATD 治疗的禁忌证

药物曾经引起过的严重不良反应（讨论见后），是再次使用的绝对禁忌证。此外，因可导致 1/30 的使用者出现出生缺陷，且可能比较严重，甲巯咪唑（MMI）/卡巴咪唑（carbimazole，CMZ）不应在孕早期使用[3]。孕早期使用丙硫氧嘧啶（propylthioura-cil，PTU）亦可能增加出生缺陷风险（约 1/40 患者），但不太严重[4]，故如有可能应限制 PTU 的使用。怀疑非甲状腺自身亢进类型所致甲状腺毒症，如无痛性甲状腺炎，是 ATD 的相对禁忌证，因为此类患者面临发生（有限的）药物不良反应的风险，药物亦无治疗作用。

作用机制

ATD 用于治疗甲亢已半个多世纪。目前，甲巯咪唑（MMI）[或其衍生物卡巴咪唑

（CMZ）〕是首选的药物，因为 PTU 可增加肝毒性和血管炎的风险。PTU 推荐用于一些特殊情况（讨论见后）。

硫代酰胺类 ATD 的基本作用机制在于其可抑制甲状腺过氧化物酶（thyroid peroxidase，TPO）介导的甲状腺球蛋白（thyroglobulin，Tg）碘化及继而抑制甲状腺素（T_4）和三碘甲腺原氨酸（T_3）的合成（图 6.1）。该机制很可能包括 ATD 与正常生物合成途径氧化的碘竞争，进行 TPO 介导的药物自身碘化，而氧化的碘本可与 Tg 上的酪氨酸残基形成碘化酪氨酸。这可解释何以 ATD 在高碘摄入的患者疗效欠佳，特别是甲状腺内碘含量丰富的患者（例如，由 I 型胺碘酮诱导的甲状腺毒症）。同时也有一些证据表明，药物抑制了 TPO 介导的分子内偶联反应，而碘化酪氨酸可借此偶联反应结合形成碘化甲状腺原氨酸 T_4 和 T_3。

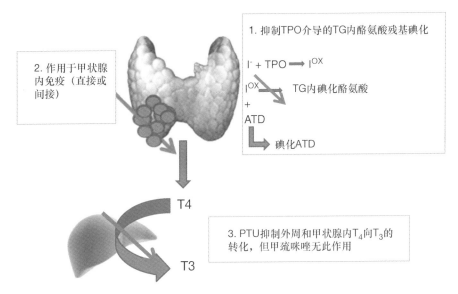

图 6.1 抗甲状腺药物经多途径发挥作用。①经过主动转运进甲状腺后，它们通过正常碘化途径（"有机化"）氧化其自身，改变氧化碘产物（TPO-I^{ox}），从而阻断 TPO 介导的 Tg 内酪氨酸残基碘化。抗甲状腺药物并非体内 TPO 的"抑制剂"。它们也可能抑制碘化酪氨酸之间"耦联"反应以阻止碘化甲腺原氨酸（T_3 和 T_4）的形成，其具体方式仍不明确。②抗甲状腺药物治疗与甲状腺内自身免疫的降低有关，或是由于直接作用于甲状腺内免疫细胞与抗原呈递，或是因恢复患者正常甲状腺功能而干扰功能失常的免疫系统。③PTU 通过抑制 1 型脱碘酶，在外周组织和甲状腺内可抑制 T_4 向 T_3 的转化，而甲巯咪唑无此作用。而在脑和垂体内，PTU 并不抑制 2 型脱碘酶。TPO，甲状腺过氧化物酶；Tg，甲状腺球蛋白；TG，甲状腺；ATD，抗甲状腺药物

除了上述基本的作用机制外，丙硫氧嘧啶（PTU）可通过抑制 1 型脱碘酶[5-6]，减少外周组织和甲状腺中 T_4 向 T_3 的转化，MMI 则无此作用。PTU 的这一作用可能在"甲亢危象"患者治疗中很重要。

最后，ATD 治疗可能有直接或间接的免疫抑制作用。一些专家已推测，甲状腺亢进状态本身可造成免疫系统功能失常，如通过诱导浆细胞分化[7]或影响一个或多个甲状腺激素参与免疫系统平衡的其他机制[8]。在此情况下，通过维持正常的甲状腺功能，免疫系统对"自身"的正常耐受可逐渐修复[9]。另外一方面，也有大量体内体外的研

究证据表明，ATD 对甲状腺内免疫调节细胞具有多种直接作用[10]，包括促进 T 淋巴细胞凋亡的作用[11]和对甲状腺细胞抗原呈递的作用[12]。

不考虑作用机制也显而易见的是，ATD 治疗常与甲状腺特异性自身免疫的降低（循环中 TRAb 降低）有关。而且，放射性碘治疗前的 ATD 预治疗减少了放射性碘治疗后循环中 TRAb 的反弹，后者被认为是放射性碘治疗后数周至数月内甲亢加重的原因。该部分内容将在本章节后面具体讨论。

ATD 的起始剂量

ATD 治疗 GD 的合理起始剂量取决于疾病的生化和临床严重程度。PTU 的药物代谢动力学不够理想且副作用较多，应仅在特殊情况下使用（表 6.1）。考虑到两种药物作用时间上的差异，其相对活性约为 1∶20，或者说每日 1 次、每次 5mg MMI 的疗效约与每日 2 次、每次 50mg PTU 相当。CMZ 是 MMI 的前体药物，10mg CMZ 在体内可转变为 6mg MMI[13]。从这个角度说，这两种药物可以相互转换。

许多研究已经探讨了不同初始剂量的 MMI 和 PTU 恢复 Graves 甲亢患者甲状腺功能的效果。当患者碘摄入量较低时，ATD 可更有效地阻断甲状腺激素合成，但饮食中碘摄入较高时其疗效较低[14]。因此，如果 ATD 剂量未及时根据生化检查调整，低碘摄入、病情较轻的患者可很快变成甲状腺功能减退（简称甲减）。基于这些观察结果，应建议病情活动的 Graves 甲亢患者避免摄入含碘的补充剂。在许多地区，非处方药的维生素和矿物质补充剂非常流行，GD 患者须选择不含碘的补充剂，不应摄入含海藻的补充剂。

欧洲一项纳入 509 例 GD 患者的多中心研究比较了起始剂量分别为每日 10mg 与每日 40mg MMI 的疗效[15]。总体来看，在分别接受每日 10mg 或每日 40mg 治疗 3 周后，甲状腺激素水平恢复正常的患者比例达到 62%，6 周后达到 84%。以每日 40mg MMI 起始治疗具有一定优势，其代价却是更多患者会出现药物不良反应[16]。多变量分析显示，当患者服用每日 40mg MMI、甲状腺肿更小甚至没有、诊断时血清 T_3 水平升高幅度更小、TRAb 未测及、生活在低碘地区时，血清 T_4 恢复正常的时间更短。

在日本[17]，一项随机前瞻性研究比较了每日 1 次 15mg MMI、每日 2 次 15mg MMI 和每日 3 次 100mg PTU 的疗效。结果表明，每日 1 次 15mg MMI 适合于病情轻中度患者（FT_4＜正常范围上限的 4.5 倍；86% 患者 3 个月后 FT_3 已恢复正常），但每日 2 次 15mg MMI 适合于病情更严重的 Graves 甲亢患者。每日 3 次 100mg PTU 的疗效与每日 1 次 15mg MMI 相当。但 PTU 治疗产生的不良反应更多于 MMI，每日 30mg MMI 则更多于每日 15mg MMI。

表 6.1　PTU 的应用指征

患者不耐受 MMI/CMZ；拒绝放射性碘治疗或手术
妊娠早期，以减少严重出生缺陷的风险
甲亢危象，以减少 1 型脱碘酶引起的 T_4 向 T_3 脱碘反应

因此，MMI 作为推荐的初始用药并不意外（表 6.1），其起始剂量必须高到足以在合理时间期限内（4～8 周为宜）使患者甲状腺功能恢复正常；但不超过需要量，以使医源性甲减或药物不良反应的发生风险最小，后者与 MMI 呈剂量相关性。MMI 的起始剂量应基于生化严重程度；如患者甲状腺功能检测结果高于参考范围上限 2～3 倍以上则每日 30mg MMI，如既高于参考范围上限 1.5 倍又低于（或等于）该上限 2 倍，则用每日 20mg MMI，如低于或等于参考范围上限 1.5 倍则用每日 5～10mg MMI。尚无研究明确显示对病情较严重的患者按 MMI 的起始剂量一日内分次服药更佳。一方面，对 TPO 阻断持续时间的研究表明，分次服药可能效果更好（见后）；但另一方面，每日单次服药时患者的依从性更好，以小剂量 MMI 延长治疗时多应予每日单次给药。

抗甲状腺药物的不良反应

绝大部分患者服用 ATD 并无任何问题。但有些不常发生的不良反应，迫使医生更改治疗方式。大部分专家将 ATD 的不良反应分为"轻微"和"严重"两种类型（表 6.2）。轻微的不良反应发生于 2％～5％ 的患者，包括皮肤瘙痒皮疹、胃肠道不适和关节痛。这些反应基本上发生于开始治疗后的数周内。皮肤瘙痒、皮疹暴发可能严重到需停用药物，但一些患者可能在联合使用抗组胺药物 1～2 周后缓解。将 MMI 改为 PTU 也可能改善病情，但少部分患者可能会出现二者的交叉反应。

"严重"的药物不良反应包括粒细胞缺乏、抗中性粒细胞胞质抗体（ANCA）阳性血管炎及肝毒性。目前认为，这些反应普遍经免疫机制介导产生。有趣的是，最近一项研究表明，较之于非免疫所致甲亢（如毒性多结节性甲状腺肿），GD 患者可能更易于产生"过敏"反应，但这一现象仍有待于证实[18]。

表 6.2　抗甲状腺药物不良反应

	丙硫氧嘧啶	甲巯咪唑
轻微不良反应		
发热、皮疹、胃肠道不适	1％～5％	1％～5％（剂量依赖性）
严重不良反应		
粒细胞缺乏	0.2％～0.3％	0.2％～0.3％（剂量依赖性）
ANCA 阳性血管炎	<1％，可在治疗后数年内发生。亚洲人好发	罕见
肝毒性	1％为轻微；0.1％～0.01％可能为危及生命的肝细胞损伤	罕见；以胆汁淤积性为主

粒细胞缺乏

粒细胞缺乏是 ATD 最为常见的严重毒性反应。粒细胞的绝对数量<0.5×10^9/L

时被认为粒细胞缺乏，但大部分患者粒细胞数量极低，甚至接近零。其发生率为 0.2%～0.3%，MMI 与 PTU 的发生率类似[19]。粒细胞缺乏与 PTU 治疗无剂量相关性，但与 MMI 有明显的切点剂量效应，该并发症在每日 5～10mg 的 MMI 剂量时极少见[20]。许多患者的甲状腺毒症可以被小剂量 MMI 轻易控制，故此应为轻至中度甲亢的首选策略。

典型的粒细胞缺乏一般发生在起始药物治疗后的数月内，老年人可能更常见。值得注意的是，粒细胞缺乏也可能发生于第二次用药时，尤其是两次用药间相隔数年，而非数周至数月[20-21]。

一些无症状的 ATD 治疗患者在筛查时被发现白细胞计数偏低，提示对高危患者进行血液学监测可能有用。但尚未显示这一做法划算，特别是考虑到粒细胞缺乏的发生相当难以预料。最典型的临床表现是暴发的口咽部感染伴吞咽痛、颈部淋巴结病、高热和全身不适。也可能有其他的感染，尤其是在老年人群中，包括肺炎、败血症和皮肤感染。骨髓检查可能具有预测价值，因为粒细胞前体细胞的完全缺乏与恢复期更长（如10～14 天）有关。

粒细胞缺乏的治疗相当明确：立即停用 ATD（因可能存在如前所述的交叉反应，不改用其他类型），住院并采用广谱抗生素，以及考虑使用造血生长因子（G-CSF 或 GM-CSF），后者已显示可降低死亡率、缩短血液学恢复时间[22]。预后更差的预测因素包括老龄（>65 岁）、更低粒细胞计数、严重的基础病（如肾衰竭、心肺疾病）。最近的文献显示其死亡率为 5%～10%[23]。

血管炎

抗甲状腺药物治疗的风湿系统不良反应，包括药物诱发的狼疮和 PTU 诱发的血管炎。典型的药物诱发狼疮有更多肌肉骨骼受累、浆膜炎和胃肠道异常，而典型的血管炎则和肾、肺受累相关。这些临床综合征之间存在相当多的重叠，且都和抗中性粒细胞抗体（ANCA）阳性相关[24]；pANCA（环核型 ANCA）在药物诱发的狼疮和 PTU 诱发的血管炎中均有同样发现，而 cANCA（包浆型 ANCA）则常见于血管炎患者。cANCA 亦与韦氏肉芽肿（Wegener's granulomatosis）相关，而 pANCA 抗体可针对各种蛋白质，常见如髓过氧化物酶，还有弹力蛋白酶、乳铁蛋白和组织蛋白酶。横断面研究显示，10%～60% 服用 PTU 患者 pANCA 阳性[25-26]，但几乎不出意料皆为无症状患者，故这一血清学发现的意义仍不明确。且有研究显示，未接受任何一种 ATD 治疗的 GD 患者中接近 67% 为 pANCA 阳性，但该抗体除了针对髓过氧化物酶外，还可针对包括组织蛋白酶在内的蛋白[27]。

尽管原因不详，血管炎更多见于 PTU 治疗，而非 MMI 治疗，亚洲种族似乎是其危险因素。有趣的是，有研究提示，年轻患者更可能发生药物诱发的狼疮，而年老患者可能更易出现药物诱发的血管炎[24]。ATD 相关的血管炎常在治疗后数月发生，也有报道在治疗数年后才发生。

典型的主诉包括发热、多发性关节炎，以及包括耳垂在内的身体肢端部分出现紫癜，如有的血管炎还会存在肾小球肾炎和肺炎（图 6.2）。对于药物诱发的狼疮，在停药后即可逐渐恢复，但一些罹患血管炎的患者需要糖皮质激素或其他包括环磷酰胺和血浆置换等免疫抑制治疗。但一般而言，PTU 相关血管炎的病程比特发性血管炎更为良性[28]。

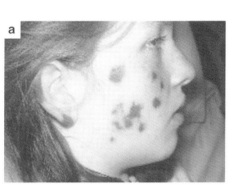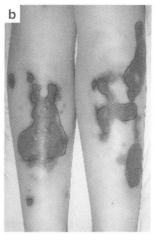

图 6.2（见书后彩图）　（**a**）面部于耳朵多个紫癜病损。（**b**）双侧小腿不规则紫斑。病损在边界外无明显进展，说明其非游走特性（With permission：Chastain MA，Russo GG，Boh EE，Chastain JB，Falabella A，Millikan LE. Propylthiouracil hypersensitivity：report of two patients with vasculitis and review of the literature. J Am Acad Dermatol. 1999；41；757-64[68]）

肝毒性

众所周知，过去 60 多年中，PTU 使用罕见与暴发性肝毒性相关。相反，MMI 罕见与胆汁淤积相关，而非肝细胞性肝功能异常。至于 PTU，需肝移植或致死的肝毒性发生率大概为 1/10 000，而程度较轻的肝毒性可能常发生于 1% 的使用者。最近的一篇文献综述证实，PTU 诱发的肝毒性发生于用药后平均 120 天，呈非剂量相关性[29]。典型的症状包括不适、恶心、黄疸、尿色加深、浅色粪便和嗜睡。尽早识别肝毒性不良反应、停用药物，并转诊至善于处理严重肝衰竭包括可进行肝移植术的中心，这非常重要。

对于 MMI，有一篇综述发现其发生肝毒性的平均时间为用药 36 天[30]；一旦停药，有可能需要许多周才能完全恢复正常的血清胆红素和碱性磷酸酶水平。至今尚无 MMI 相关胆汁淤积引起死亡的报道。甲亢患者合并 ATD 诱发肝毒性的治疗可能包括改用另一种药物，因这两种药物引起肝毒性差别较大。

治疗中 ATD 剂量的调整

随着甲状腺功能的恢复，应逐渐减少药物剂量，尽早采取"每日一次"的服药方式以提高总体的依从性。与 PTU 相比，MMI 的作用时间相当长，在延长治疗时，每日一次服药几乎对所有患者都明确有效。之所以对病情严重的甲亢患者采取每日分次给药，是因为 MMI 每日一次给药时未能在 24h 内全部有效地阻断 TPO。在一项对 MMI 对甲状腺内碘有机化抑制时程的研究中，在单次 5mg 或 20mg MMI 给药 2h 后未能有机化的碘平均比例为 82％和 92％，6h 后为 69％和 84％，13h 后为 22％和 65％，25h 后为 3％和 27％，不同患者之间的差异较大[31]；另一个研究也发现了类似的结果[32]。

为了尽快恢复甲状腺功能、避免甲减发生，需频繁检测甲状腺功能以调整 ATD 的剂量。甲状腺功能检测的频率和 ATD 剂量的调整，一定程度上依赖于当地健康卫生组织和检测的费用。比如，在美国巴尔的摩的约翰霍普金斯医院甲状腺门诊，患者应在 MMI 起始治疗后 4～6 周检测甲状腺功能（FT_4，FT_3 和 TSH），如调整药物剂量后 4～6 周也要检测。该检测可以在医院或各种商业实验室完成。患者通常每 12 周访视医生一次，调整药物剂量可通过电话完成，近来也可利用电子通讯。在 12 周时的第一次随访后，患者在随后 3～6 个月内不会再访视医生，但实验室检测每 4～6 周复查一次，直到甲状腺功能稳定。

在丹麦奥尔堡，所安排的随访中大部分并无患者访视。在 ATD 治疗 2～3 周后，可在中心实验室数据库中进行标准的甲状腺功能（TSH、T_3 和 T_4）检测，然后再根据治疗的反应做决定。可根据患者的意愿，在所在地域内所有的医院或本地全科医师那里完成血液样本测定。对之负责的内分泌专家会看到检测结果，并通过邮件转发给患者，告知患者 ATD 剂量及下一次检查的大概日期。启动治疗后首次随访的访视将被安排 2～6 个月后，具体时间取决于医师在初次就诊时的判断。在巴尔的摩和奥尔堡，如有患者发生不良反应或其他问题，他们都可以联系诊所，并被尽快安排就诊。

在约翰霍普金斯医院和奥尔堡诊所，ATD 治疗的标准疗程为 18～24 个月，但患者如有中重度 Graves 眼病可适当延长低剂量 ATD 治疗[33]。所有患者都被告知治疗可能的不良反应，并给予书面材料，育龄期女性还被告知孕早期 ATD 使用与出生缺陷之间的相关性[34]。

滴定疗法与阻断＋替代疗法

当 ATD 治疗过程中患者甲状腺恢复正常时，常规的建议是应逐渐调整药物剂量至最低剂量，以保证患者甲状腺功能正常（即滴定疗法）[35]。另一种不同的方法是保持初始大剂量 ATD 并加用左甲状腺素（L-T_4）的疗法，以维持患者甲状腺功能处于正常状态（阻断＋替代疗法）[36]。理论上而言，后面这一策略更易于在延长治疗过程中维持患者甲状腺功能正常，因为一旦疾病加重时，大剂量 ATD 可阻止甲状腺激素过度分泌。同时，由于正在给予替代治疗，因过度治疗而引起甲减的风险则更低。但这一方案并不推荐[35]，因为更大剂量的 ATD 会增加不良反应发生的风险。

即使 ATD 的剂量应该被控制在尽可能低的水平，一些医生还是采用了更为谨慎的"部分阻断＋替代疗法"以试图稳定甲状腺功能，预防甲亢和甲减的出现，尤其对于中重度格雷夫斯病患者与 MMI 单独难以控制甲状腺功能而甲亢和甲减又均有发作的患者。这种治疗方式意味着可以将 MMI 剂量减少到每日 5～10mg，然后逐渐加用 L-T$_4$ 保持血清 TSH 至 1mU/L 左右[33]。

ATD 撤药与治疗中 GD 的缓解

经过 12～24 个月的 ATD 治疗，大部分患者经历了自身免疫异常的逐渐缓解。如前所述，目前仍不确定该现象是否由甲状腺功能状态的恢复所致，因为甲亢本身即可引起免疫功能失常，还可能是药物对器官特异性自身免疫损害的直接作用所致。

许多患者通过使用小剂量 MMI（每日 2.5～10mg）可以保持甲状腺功能稳定。从这点可以认为，TRAb 恢复正常后，考虑到无需药物治疗、持久缓解的可能，可停用 ATD。有数个研究观察了治疗疗程与 ATD 停药后复发风险之间的相关性[36]。这些研究显示，1 年以下的短疗程治疗增加复发风险，但无证据表明超过 18 个月以上的长期治疗会降低该风险。显而易见，疗程更长的一个主要优势在于，大部分患者会保持甲状腺功能正常，即使 ATD 剂量很低[33]。因此，部分研究者已建议，对复发风险很高、拒绝接受需甲状腺素终身替代的破坏甲状腺治疗的患者给予延长甚至终身 ATD 治疗[37-38]。

结束 ATD 治疗通常可简单地通过停用药物，但一些临床医生会根据甲状腺功能逐步撤药[39]。在告知患者复发风险后，基于其意愿决定撤药或逐渐减量，复发的风险取决于其他一些因素，如患者治疗的疗程（通常是 12～24 周）和 TRAb 水平（见后）。对于延长 ATD 疗程的患者，应保持药物剂量较低以使 ATD 不良反应发生风险最低。而且，考虑到 ANCA 阳性血管炎在延长治疗中的风险和严重肝衰竭的微小风险，PTU 不适合延长治疗。

ATD 撤药后甲亢的复发

患者复发的风险不同，主要取决于若干因素（表 6.3）。对于初始时无甲状腺肿[40]、无眼征[41]、轻度甲亢[42]和诊断时 TRAb 值非常低或未测及[43]的患者，复发的风险可能低到 10%。另一方面，对于存在活动性中至重度 Graves 眼病的患者，停药 1 年后复发的风险可能高达 90%[44]，而在 TRAb 持续阳性、诊断时甲状腺肿巨大[45]、吸烟[46]和儿童患者[47]中该风险也很高。

尽管已被讨论较多，但最近的研究已显示，治疗中患者 TRAb 转阴具有明确的预测价值。一项瑞典的前瞻性研究得到了典型结果，在该研究中，ATD 使用 18 个月并随访了 3.5 年[48]。在 TRAb 转阴的患者中，29% 出现了甲亢复发，而 ATD 停药时 TRAb 仍阳性的患者复发风险高达 89%[49]。典型的情况是，复发易于在停药后最初 6 个月内发生，但患者可在任何时候复发。产后也是复发十分常见的阶段[50]。

复发后，根据前述讨论的原则可再次启动 ATD 治疗，或患者可能要求放射性碘治疗或手术。如前所述，在恢复曾使用数月乃至数年、并无意外发生的抗甲状腺药物后，患者可发生药物不良反应，包括粒细胞缺乏[21]。因此，无论何时再次开始使用 ATD，需再次对患者进行药物不良反应的教育。

表 6.3　ATD 撤药后增加复发风险的因素

儿童时期

巨大甲状腺肿

诊断时严重的甲状腺功能异常

ATD 疗程短

ATD 撤药时存在活动性眼病

撤药时 TSH 受体抗体存在

主动吸烟者

高碘摄入

产后阶段

持续性甲状腺 Drive 综合征

一小部分接受 ATD 的患者疗效相对欠佳，即使给予大剂量 ATD，甲状腺功能控制依然很难。这种"持续性甲状腺 Drive 综合征"[51]的临床特征早在 20 世纪 80 年代已有描述[52-54]，典型情况下包含甲状腺肿体积增大（伴有血流杂音）、TRAb 水平高、血清 T_3 比血清 FT_4 相对高和临床病情不稳定。

在瑞典的一项前瞻性研究中，71 例患者初始随机接受 ATD 治疗，其中有 4 例发生该综合征并最终接受手术[49]。如在 ATD 治疗过程中，仅测定血清 FT_4 和 TSH，而不测血清 T_3 或 TRAb，可能难以识别此类患者，却可能错误地怀疑是由患者缺乏依从性所致。对此类患者的推荐治疗方式为大剂量 ATD 联合碘化钾治疗后手术切除甲状腺[55]，如患者拒绝手术则选择放射性碘治疗。对病情严重的患者，放射性碘的疗效可能欠佳[56]。

放射性碘治疗前的抗甲状腺药物治疗

理论上，在服用放射性碘之前将甲状腺功能控制正常是较为合理的，尤其是老年人和有心血管疾病的患者。这是因为放射性碘治疗与治疗后数天、数周和数月内甲状腺毒症的加重相关[57-58]，这可能与早期的急性炎症和数周至数月内 TRAb 的增加有关[59]。

一项 meta 分析提示，ATD 的预处理可改善结局，包括心房颤动和致死事件更少，但研究中事件数量非常少[60]。在另一个随机对照研究中，患者或在放射性碘治疗前接受 MMI 治疗控制好甲状腺功能，或简单地给予放射性碘治疗而无 ATD 预处理，预处理组的患者甲状腺功能更稳定和正常，放射性碘治疗后甲状腺激素水平显著升高的趋势更低[61]。在另一个设计类似的研究中，在 MMI 停药后甲状腺激素水平升高，但比未预处理组更低，且在放射性碘治疗后一月内，预处理组患者的症状评分比未预处理组更好[62]。MMI 预处理的患者在放射性碘治疗后甲状腺激素水平更低，这可能与 ATD 预处理预防或降低了放射性碘治疗后 TRAb 水平的升高有关[63]。

有一些证据支持，对有心血管并发症的患者可在服用放射性碘后 7 天时再开始使用 ATD，这是因为在服用放射性碘前后均使用 ATD 时甲状腺激素水平可能会更加稳定[64]。服用放射性碘前约 3 天必须停用 ATD，这是因为其干扰了甲状腺对碘的利用；但不必要停药超过 3 天[65]。

基于该证据，美国甲状腺协会推荐，对于症状极为明显、FT_4 水平超过参考范围上限 2～3 倍、老年、有心血管疾病或其他合并症（如心房颤动、心力衰竭、肺动脉高压、肾衰竭、感染、外伤、糖尿病控制不佳、脑血管或肺部疾病）的患者，在接受放射性碘之前可采用 ATD 预处理[35]。同时，有些研究建议，ATD 可干扰放射性碘治疗的效果，对此 MMI 造成的影响不如 PTU 明显[66-67]，但增加放射性碘剂量 10％～15％ 可能抵消这一影响[60]。

参考文献

[1] Castro MR. Laboratory and clinical assessment of patients with hyperthyroidism. In：Bahn R，editor. Graves' disease：a comprehensive guide for clinicians. New York：Springer Science ＋ Business Media；2014.

[2] Burch HB，Burman KD，Cooper DS. A 2011 survey of clinical practice patterns in the management of Graves' disease. J Clin Endocrinol Metabol. 2012；97：4549-58.

[3] Andersen SL，Olsen J，Wu CS，Laurberg P. Birth defects after early pregnancy use of antithyroid drugs：a Danish nationwide study. J Clin Endocrinol Metabol. 2013；98：4373-81.

[4] Andersen SL，Olsen J，Wu CS，Laurberg P. Severity of birth defects after early pregnancy use of propylthiouracil. Thyroid. 2014；24（10）：1533-40.

[5] Abuid J，Larsen PR. Triiodothyronine and thyroxine in hyperthyroidism. Comparison of the acute changes during therapy with antithyroid agents. J Clin Investig. 1974；54：201-8.

[6] Laurberg P，Vestergaard H，Nielsen S，Christensen SE，Seefeldt T，Helleberg K，Pedersen KM. Sources of circulating 3，5，3'-triiodothyronine in hyperthyroidism estimated after blocking of type 1 and type 2 iodothyronine deiodinases. J Clin Endocrinol Metabol. 2007；92：2149-56.

[7] Bloise FF，Oliveira FL，Nobrega AF，Vasconcellos R，Cordeiro A，Paiva LS，Taub DD，Borojevic R，Pazos-Moura CC，Mello-Coelho V. High levels of circulating triiodothyronine induce plasma cell differentiation. J Endocrinol. 2014；220：305-17.

[8] Montesinos MM，Alamino VA，Mascanfroni ID，Susperreguy S，Gigena N，Masini-Repiso AM，Rabinovich GA，Pellizas CG. Dexamethasone counteracts the immunostimulatory effects of triiodothyronine（T3）on dendritic cells. Steroids. 2012；77：67-76.

[9] Laurberg P. Remission of Graves' disease during anti-thyroid drug therapy. Time to reconsider the mechanism？Eur J Endocrinol. 2006；155：783-6.

[10] Weetman AP，McGregor AM，Hall R. Evidence for an effect of antithyroid drugs on the natural history of Graves' disease. Clin Endocrinol. 1984；21：163-72.

[11] Mitsiades N，Poulaki V，Tseleni-Balafouta S，Chrousos GP，Koutras DA. Fas ligand expression in thyroid follicular cells from patients with thionamide-treated Graves' disease. Thyroid. 2000；10：527-32.

[12] Zantut-Wittmann DE，Tambascia MA，da Silva Trevisan MA，Pinto GA，Vassallo J. Antithyroid drugs inhibit in vivo HLA-DR expression in thyroid follicular cells in Graves' disease. Thyroid. 2001；11：575-80.

[13] Melander A，Hallengren B，Rosendal-Helgesen S，Sjoberg AK，Wahlin-Boll E. Comparative in vitro effects and in vivo kinetics of antithyroid drugs. Eur J Clin Pharmacol. 1980；17：295-9.

[14] Azizi F. Environmental iodine intake affects the response to methimazole in patients with diffuse toxic goiter. J Clin Endocrinol Metabol. 1985；61：374-7.

[15] Benker G，Vitti P，Kahaly G，Raue F，Tegler L，Hirche H，Reinwein D. Response to methimazole in Graves' disease. The European Multicenter Study Group. Clin Endocrinol. 1995；43：257-63.

[16] Reinwein D，Benker G，Lazarus JH，Alexander WD. A prospective randomized trial of antithyroid drug dose in Graves' disease therapy. European Multicenter Study Group on antithyroid drug treatment. J Clin Endocrinol Metabol. 1993；76：1516-21.

[17] Nakamura H，Noh JY，Itoh K，Fukata S，Miyauchi A，Hamada N. Comparison of methimazole and propylthiouracil in patients with hyperthyroidism caused by Graves' disease. J Clin Endocrinol Metabol. 2007；92：2157-62.

[18] Chivu RD，Chivu LI，Ion DA，Barbu C，Fica S. Allergic reactions to antithyroid drugs are associated with autoimmunity a retrospective case-control study. Rev Med Chir Soc Med Nat Iasi. 2006；110：830-2.

[19] Nakamura H，Miyauchi A，Miyawaki N，Imagawa J. Analysis of 754 cases of antithyroid druginduced agranulocytosis over 30 years in Japan. J Clin Endocrinol Metab. 2013；98：4776-83.

[20] Takata K，Kubota S，Fukata S，Kudo T，Nishihara E，Ito M，Amino N，Miyauchi A. Methimazoleinduced agranulocytosis in patients with Graves' disease is more frequent with an initial dose of 30 mg daily than with 15 mg daily. Thyroid. 2009；19：559-63.

[21] Kobayashi S，Noh JY，Mukasa K，Kunii Y，Watanabe N，Matsumoto M，Ohye H，Suzuki M，Yoshihara A，Iwaku K，Sugino K，Ito K. Characteristics of agranulocytosis as an adverse effect of antithyroid drugs in the second or later course of treatment. Thyroid. 2014；24：796-801.

[22] Andres E，Zimmer J，Mecili M，Weitten T，Alt M，Maloisel F. Clinical presentation and management of drug-induced agranulocytosis. Expert Rev Hematol. 2011；4：143-51.

[23] Nakamura H，Miyauchi A，Miyawaki N，Imagawa J. Analysis of 754 cases of antithyroid druginduced agranulocytosis over 30 years in Japan. J Clin Endocrinol Metabol. 2013；98：4776-83.

[24] Aloush V，Litinsky I，Caspi D，Elkayam O. Propylthiouracil-induced autoimmune syndromes：two distinct clinical presentations with different course and management. Semin Arthritis Rheum. 2006；36：4-9.

[25] Sato H，Hattori M，Fujieda M，Sugihara S，Inomata H，Hoshi M，Miyamoto S. High prevalence of antineutrophil cytoplasmic antibody positivity in childhood onset Graves' disease treated with propylthiouracil. J Clin Endocrinol Metabol. 2000；85：4270-3.

[26] Harper L，Chin L，Daykin J，Allahabadia A，Heward J，Gough SC，Savage CO，Franklyn JA. Propylthiouracil and carbimazole associated-antineutrophil cytoplasmic antibodies（ANCA）in patients with Graves' disease. Clin Endocrinol. 2004；60：671-5.

[27] Guma M，Salinas I，Reverter JL，Roca J，Valls-Roc M，Juan M，Olive A. Frequency of antineutrophil cytoplasmic antibody in Graves' disease patients treated with methimazole. J Clin Endocrinol Metabol. 2003；88：2141-6.

[28] Bonaci-Nikolic B，Nikolic MM，Andrejevic S，Zoric S，Bukilica M. Antineutrophil cytoplasmic antibody（ANCA）-associated autoimmune diseases induced by antithyroid drugs：comparison with idiopathic ANCA vasculitides. Arthritis Res Ther. 2005；7：R1072-81.

[29] Cooper DS，Rivkees SA. Putting propylthiouracil in perspective. J Clin Endocrinol Metabol. 2009；94：1881-2.

[30] Woeber KA. Methimazole-induced hepatotoxicity. Endocr Pract. 2002；8：222-4.

[31] McCruden DC，Hilditch TE，Connell JM，McLellan AR，Robertson J，Alexander WD. Duration of antithyroid action of methimazole estimated with an intravenous perchlorate discharge test. Clin Endocrinol. 1987；26：33-9.

[32] Okamura K，Ikenoue H，Shiroozu A，Sato K，Yoshinari M，Fujishima M. Reevaluation of the effects of methylmercaptoimidazole and propylthiouracil in patients with Graves' hyperthyroidism. J Clin Endocrinol Metabol. 1987；65：719-23.

[33] Laurberg P，Berman DC，Andersen S，Bulow Pedersen I. Sustained control of Graves' hyperthyroidism during long-term low-dose antithyroid drug therapy of patients with severe Graves' orbitopathy. Thyroid. 2011；21：951-6.

［34］ Laurberg P, Andersen SL. Antithyroid drug use in early pregnancy and birth defects. Time windows of relative safety and high risk? Eur J Endocrinol. 2014; 171 (1): R13-20.

［35］ Bahn RS, Burch HB, Cooper DS, Garber JR, Greenlee MC, Klein I, Laurberg P, McDougall IR, Montori VM, Rivkees SA, Ross DS, Sosa JA, Stan MN. Hyperthyroidism and other causes of thyrotoxicosis: management guidelines of the american thyroid association and american association of clinical endocrinologists. Thyroid. 2011; 21: 593-646.

［36］ Abraham P, Avenell A, McGeoch SC, Clark LF, Bevan JS. Antithyroid drug regimen for treating Graves' hyperthyroidism. Cochrane Database Syst Rev. 2010; (1): CD003420. doi CD003420.

［37］ Azizi F, Ataie L, Hedayati M, Mehrabi Y, Sheikholeslami F. Effect of long-term continuous methimazole treatment of hyperthyroidism: comparison with radioiodine. Eur J Endocrinol. 2005; 152: 695-701.

［38］ Mazza E, Carlini M, Flecchia D, Blatto A, Zuccarini O, Gamba S, Beninati S, Messina M. Long-term follow-up of patients with hyperthyroidism due to Graves' disease treated with methimazole. Comparison of usual treatment schedule with drug discontinuation vs continuous treatment with low methimazole doses: a retrospective study. J Endocrinol Invest. 2008; 31: 866-72.

［39］ Konishi T, Okamoto Y, Ueda M, Fukuda Y, Harusato I, Tsukamoto Y, Hamada N. Drug discontinuation after treatment with minimum maintenance dose of an antithyroid drug in Graves' disease: a retrospective study on effects of treatment duration with minimum maintenance dose on lasting remission. Endocrine Journal. 2011; 58: 95-100.

［40］ Laurberg P, Buchholtz Hansen PE, Iversen E, Eskjaer Jensen S, Weeke J. Goitre size and outcome of medical treatment of Graves' disease. Acta Endocrinologica. 1986; 111: 39-43.

［41］ Anagnostis P, Adamidou F, Polyzos SA, Katergari S, Karathanasi E, Zouli C, Panagiotou A, Kita M. Predictors of long-term remission in patients with Graves' disease: a single center experience. Endocrine. 2013; 44: 448-53.

［42］ Young ET, Steel NR, Taylor JJ, Stephenson AM, Stratton A, Holcombe M, Kendall-Taylor P. Prediction of remission after antithyroid drug treatment in Graves' disease. Q J Med. 1988; 66: 175-89.

［43］ Kawai K, Tamai H, Matsubayashi S, Mukuta T, Morita T, Kubo C, Kuma K. A study of untreated Graves' patients with undetectable TSH binding inhibitor immunoglobulins and the effect of anti-thyroid drugs. Clin Endocrinol. 1995; 43: 551-6.

［44］ Eckstein AK, Lax H, Losch C, Glowacka D, Plicht M, Mann K, Esser J, Morgenthaler NG. Patients with severe Graves' ophthalmopathy have a higher risk of relapsing hyperthyroidism and are unlikely to remain in remission. Clin Endocrinol. 2007; 67: 607-12.

［45］ Nedrebo BG, Holm PI, Uhlving S, Sorheim JI, Skeie S, Eide GE, Husebye ES, Lien EA, Aanderud S. Predictors of outcome and comparison of different drug regimens for the prevention of relapse in patients with Graves' disease. Eur J Endocrinol. 2002; 147: 583-9.

［46］ Glinoer D, de Nayer P, Bex M & Belgian Collaborative Study Group on Graves' Disease. Effects of l-thyroxine administration, TSH-receptor antibodies and smoking on the risk of recurrence in Graves' hyperthyroidism treated with antithyroid drugs: a double-blind prospective randomized study. Eur J Endocrinol 2001 144 475-483.

［47］ Lippe BM, Landaw EM, Kaplan SA. Hyperthyroidism in children treated with long term medical therapy: twenty-five percent remission every two years. J Clin Endocrinol Metabol. 1987; 64: 1241-5.

［48］ Torring O, Tallstedt L, Wallin G, Lundell G, Ljunggren JG, Taube A, Saaf M, Hamberger B. Graves' hyperthyroidism: treatment with antithyroid drugs, surgery, or radioiodine-a pros pective, randomized study. Thyroid Study Group. J Clin Endocrinol Metabol. 1996; 81: 2986-93.

［49］ Laurberg P, Wallin G, Tallstedt L, Abraham-Nordling M, Lundell G, Torring O. TSH-receptor autoimmunity in Graves' disease after therapy with anti-thyroid drugs, surgery, or radioiodine: a 5-year prospective randomized study. Eur J Endocrinol. 2008; 158: 69-75.

［50］ Rotondi M, Cappelli C, Pirali B, Pirola I, Magri F, Fonte R, Castellano M, Rosei EA, Chiovato L. The effect of pregnancy on subsequent relapse from Graves' disease after a successful course of antithyroid drug therapy. J Clin Endocrinol Metabol. 2008; 93: 3985-8.

［51］ Laurberg P, Andersen S, Karmisholt J. Antithyroid drug therapy of Graves' hyperthyroidism: realistic goals and focus on evidence. Expet Rev Endocrinol Metabol. 2006; 1: 91-102.

[52] Wenzel KW, Lente JR. Syndrome of persisting thyroid stimulating immunoglobulins and growth promotion of goiter combined with low thyroxine and high triiodothyronine serum levels in drug treated Graves' disease. J Endocrinol Invest. 1983; 6: 389-94.

[53] Hegedus L, Hansen JM, Bech K, Kampmann JP, Jensen K, Andersen E, Hansen P, Karstrup S, Bliddal H. Thyroid stimulating immunoglobulins in Graves' disease with goitre growth, low thyroxine and increasing triiodothyronine during PTU treatment. Acta Endocrinol. 1984; 107: 482-8.

[54] Takamatsu J, Sugawara M, Kuma K, Kobayashi A, Matsuzuka F, Mozai T, Hershman JM. Ratio of serum triiodothyronine to thyroxine and the prognosis of triiodothyronine-predominant Graves' disease. Ann Intern Med. 1984; 100: 372-5.

[55] Winsa B, Rastad J, Larsson E, Mandahl A, Westermark K, Johansson H, Juhlin C, Karlsson A, Akerstrom G. Total thyroidectomy in therapy-resistant Graves' disease. Surgery. 1994; 116: 1068-74.

[56] Dora JM, Escouto Machado W, Andrade VA, Scheffel RS, Maia AL. Increasing the radioiodine dose does not improve cure rates in severe Graves' hyperthyroidism: a clinical trial with historical control. J Thyroid Res 2013; 2013. Article ID 958276.

[57] Tamagna EI, Levine GA, Hershman JM. Thyroid-hormone concentrations after radioiodine therapy for hyperthyroidism. J Nucl Med. 1979; 20: 387-91.

[58] Stensvold AD, Jorde R, Sundsfjord J. Late and transient increases in free T4 after radioiodine treatment for Graves' disease. J Endocrinol Invest. 1997; 20: 580-4.

[59] Chiovato L, Fiore E, Vitti P, Rocchi R, Rago T, Dokic D, Latrofa F, Mammoli C, Lippi F, Ceccarelli C, Pinchera A. Outcome of thyroid function in Graves' patients treated with radioiodine: role of thyroid-stimulating and thyrotropin-blocking antibodies and of radioiodineinduced thyroid damage. J Clin Endocrinol Metabol. 1998; 83: 40-6.

[60] Walter MA, Briel M, Christ-Crain M, Bonnema SJ, Connell J, Cooper DS, Bucher HC, Muller-Brand J, Muller B. Effects of antithyroid drugs on radioiodine treatment: systematic review and meta-analysis of randomised controlled trials. BMJ. 2007; 334: 514.

[61] Burch HB, Solomon BL, Cooper DS, Ferguson P, Walpert N, Howard R. The effect of antithyroid drug pretreatment on acute changes in thyroid hormone levels after (131) I ablation for Graves' disease. J Clin Endocrinol Metabol. 2001; 86: 3016-21.

[62] Andrade VA, Gross JL, Maia AL. The effect of methimazole pretreatment on the efficacy of radioactive iodine therapy in Graves' hyperthyroidism: one-year follow-up of a prospective, randomized study. J Clin Endocrinol Metabol. 2001; 86: 3488-93.

[63] Gamstedt A, Wadman B, Karlsson A. Methimazole, but not betamethasone, prevents [131] I treatment-induced rises in thyrotropin receptor autoantibodies in hyperthyroid Graves' disease. J Clin Endocrinol Metabol. 1986; 62: 773-7.

[64] Bonnema SJ, Bennedbaek FN, Gram J, Veje A, Marving J, Hegedus L. Resumption of methimazole after [131] I therapy of hyperthyroid diseases: effect on thyroid function and volume evaluated by a randomized clinical trial. Eur J Endocrinol. 2003; 149: 485-92.

[65] Walter MA, Christ-Crain M, Schindler C, Muller-Brand J, Muller B. Outcome of radioiodine therapy without, on or 3 days off carbimazole: a prospective interventional three-group comparison. Eur J Nucl Med Mol Imag. 2006; 33: 730-7.

[66] Braga M, Walpert N, Burch HB, Solomon BL, Cooper DS. The effect of methimazole on cure rates after radioiodine treatment for Graves' hyperthyroidism: a randomized clinical trial. Thyroid. 2002; 12: 135-9.

[67] Bonnema SJ, Bennedbaek FN, Veje A, Marving J, Hegedus L. Propylthiouracil before [131] I therapy of hyperthyroid diseases: effect on cure rate evaluated by a randomized clinical trial. J Clin Endocrinol Metabol. 2004; 89: 4439-44.

[68] Chastain MA, Russo GG, Boh EE, Chastain JB, Falabella A, Millikan LE. Propylthiouracil hypersensitivity: report of two patients with vasculitis and review of the literature. J Am Acad Dermatol. 1999; 41: 757-64.

第 7 章
放射性碘治疗格雷夫斯病

Radioiodine Treatment in Patients with Graves' Disease

Douglas S. Ross　著

柳　卫　译

放射性碘的历史

关于是谁最早发现和应用放射性碘治疗 Graves 甲亢，一直存在争议[1]。两位麻省总医院（MGH）的内科医生（Saul Hertz 和 J. Howard Means）与两位麻省理工学院的物理学家（Robley Evans 和 Arthur Roberts）首先在动物模型上研究了放射性碘（^{128}I，半衰期 25min）。1939 年，利用加利福尼亚伯克利的加速器，Joseph Hamilton，Mayo Soley 和 Ernest Lawrence 制造了^{130}I（半衰期 12h）和^{131}I（半衰期 8d）并用于人体生理研究。1941 年 3 月间 Hertz 和 Roberts 在波士顿、1941 年 10 月间 Hamilton 和 Lawrence 在伯克利分别使用放射性碘治疗甲亢患者，并且都在 1942 年全美学术会议上报告了他们各自的初步临床结果。由于第二次世界大战，Hertz 中断了研究，Earl Chapman 接任了他在 MGH 的工作。由于非放射性的碘可以减轻 Graves 甲亢的症状，Hertz 在放射性碘治疗后继续使用过饱和的碘化钾（SSKI）进行治疗。而 Chapman 单独使用放射性碘进行治疗以避免其他干扰疗效的因素[2]。战争结束后，Hertz 没有被允许重回 MGH。1946 年 5 月，美国医学会杂志发表了两篇关于放射性碘治疗甲亢的论文，一篇的作者是 Hertz 与 Roberts，另一篇作者是 Chapman 与 Evans。

D.S. Ross, M.D. (✉)
Thyroid Unit WAC 730S, Massachusetts General Hospital, Boston, MA 02114, USA
e-mail: dross@partners.org

© Springer Science+Business Media New York 2015
R.S. Bahn (ed.), *Graves' Disease*, DOI 10.1007/978-1-4939-2534-6_7

作用机制

Na^{131}I 可以制成胶囊或溶液给患者服用。碘-131 服用后被快速吸收入血并进入甲状腺滤泡细胞，与甲状腺球蛋白表面的酪氨酸残基有机化结合。碘-131 发出的 β 粒子，在组织中的射程 1～3mm，导致细胞损伤及坏死[3]。8～16 周后，大部分甲状腺组织被有效消融，不再产生甲状腺激素。

治疗选择

在一项面向内分泌医生（美国甲状腺协会、美国内分泌学会、美国临床内分泌医师学会的会员）的问卷调查中，对于典型的无明显并发症的 Graves 甲亢患者，54％的医生推荐抗甲状腺药物治疗，45％的医生推荐放射性碘治疗，1％的医生推荐手术[4]。与欧洲同行（13％）相比，美国的内分泌医师更倾向于选择放射性碘治疗（60％）。三种治疗方法都是有效的，究竟选择哪一种也要考虑到患者的意愿：比如，有的患者害怕辐射，有的患者害怕手术，还有的可能担心抗甲状腺药物的副作用。关于治疗方案选择的讨论详见第 5 章。

禁忌证

妊娠及哺乳是放射性碘治疗的绝对禁忌证。胎儿甲状腺组织在孕 10～12 周出现，此后胎儿甲状腺就会吸收放射性碘并遭到放射性碘的破坏，从而有可能导致新生儿呆小症或发育异常。指南推荐所有育龄期妇女在接受放射性碘之前都要做妊娠试验[5]。一项对由于各种原因疏忽而导致错误地给予放射性碘的 237 名孕妇（其中 55 例接受了治疗性流产）的跟踪调查，报告了 6 例新生儿甲状腺功能减退症（简称甲减），其中 4 例有脑发育缺陷[6]。为了限制乳腺组织的辐射暴露，放射性碘的使用应该推迟到母乳停止产生以后，通常在断奶 6 周。

在伴有眼病患者中的使用

包括一项随机临床对照试验[7]在内的多项研究表明，与抗甲状腺药物治疗和手术治疗相比，放射性碘治疗更可能与眼病的新发或加重相关。放射性碘治疗后，促甲状腺激素受体抗体的水平暂时性增高可能是导致眼病新发或加重的机制[8]。同时使用糖皮质激素可以预防眼病的加重[9]。在中重度眼病患者中，能否应用放射性碘治疗甲亢没有统一的专家共识。对于伴有眼病的甲亢患者，仅 2％的内分泌医生推荐单独使用放射性碘作为初始治疗，而 17％的专家则推荐放射性碘和糖皮质激素联合治疗[4]。2011

年美国甲状腺协会甲亢治疗指南建议在对轻度眼病及吸烟的患者进行放射性碘治疗时应加用糖皮质激素，而在中重度的眼病患者中不建议使用放射性碘来治疗甲亢[5]。该主题的讨论详见 16 章。

抗甲状腺药物的预治疗

放射性碘治疗作为 Graves 甲亢的初始治疗总体上是安全的。同时使用 β 受体阻滞药有助于控制症状和心动过速。

有些情况下需要在放射性碘治疗前使用抗甲状腺药物进行预治疗。Graves 甲亢患者甲状腺功能指标经甲巯咪唑（他巴唑）治疗平均 5.7 周后恢复正常[10]，97％的患者在 12 周后恢复正常；而放射性碘治疗通常需要 8～16 周时间[11]，约 14％的患者需要再次放射性碘治疗[12]。放射性碘治疗前如使用抗甲状腺药物使患者甲状腺功能指标正常，可以快速改善患者的甲亢症状、减少甲亢并发症（如心房颤动）的风险。

另外，放射性碘治疗后短时间内，甲亢的指标及症状会有加重，预先使用抗甲状腺药物可以预防这一过程的发生[13-15]。也有少数报道，由于放射性碘治疗前长时间没有接受抗甲状腺药物治疗，在放射性碘治疗后很快发生了甲亢危象[16]。

2011 年美国甲状腺协会指南推荐仅在老年、甲亢症状明显且不能耐受的，以及游离 T_4 水平高于正常上限 2～3 倍的患者中使用抗甲状腺药物进行预治疗[5]。在英国，绝大多数患者都使用抗甲状腺药物进行预治疗[17]。

抗甲状腺药物导致的放射性碘抵抗

放射性碘治疗前使用抗甲状腺药物，尤其是丙硫氧嘧啶（PTU），是否降低放射性碘治疗的效果，存在争议。两项回顾性研究发现，放射性碘治疗头 55 天内[18]或 15 天内[19]使用 PTU，与使用甲巯咪唑或者不使用抗甲状腺药物的比较，甲亢的治愈率分别从 61％～66％下降到 24％、73％～78％下降到 32％。仅限于随机试验研究资料（不包括之前提到的回顾性研究）的 meta 分析表明，抗甲状腺药物预治疗增加了放射性碘治疗失败的概率，同时也减少了甲减发生的概率，但是 PTU 和甲巯咪唑之间没有区别[20]。尽管如此，仍可以通过增加放射性碘的剂量来提高治愈率[20]。

放射性碘治疗前停用抗甲状腺药物

抗甲状腺药物阻止碘（包括放射性碘）在甲状腺滤泡细胞内甲状腺球蛋白表面的有机化，在放射性碘治疗前应停用。出乎意料的是，在持续使用抗甲状腺药物的状态下，放射性碘仍然能够起部分作用。在一项研究中，放射性碘治疗的成功率在甲巯咪唑停用 8 天后治疗的患者中为 61％，而在不停用甲巯咪唑的患者中为 44％[21]。对大多数患者来说，放射性碘给药前停用甲巯咪唑的最佳时间为 2～3 天。在一项对没有接受抗甲状腺药物预治疗以及在放射性碘治疗前停用抗甲状腺药物 1～2 天的患者分析结果表明，停用甲巯咪唑 2 天后摄碘率、摄碘率曲线和放射性碘有效半衰期恢复正常，接受放射性碘治疗后 87% 的患者治愈[22]。

如果停药时间超过 2～3 天，可能会违背抗甲状腺药物预治疗的初衷之一，即无法有效避免放射性碘治疗后甲状腺激素水平的升高。一项研究表明，FT_4 水平在停药 7 天后开始放射性碘治疗的患者中增加而停药 2 天后就开始治疗的患者中并没有增加，但是 24h 摄碘率、治疗后 6 个月及 2 年的效果均相当[23]。另一项研究表明，停药 3 天接受放射性碘治疗，治疗后甲状腺激素水平没有增加[21]。

放射性碘治疗后抗甲状腺药物的使用

由于放射性碘治疗的效果一般在治疗后 6～18 周充分显现，通常在放射性碘治疗后的 3～7 天重新开始使用抗甲状腺药物，以避免在放射性碘起效前甲亢症状及指标的加重，当然也有不同意见。在一项研究中，放射性碘治疗 7 天后开始使用抗甲状腺药物的，在治疗后 3 周时其游离 T_4 指数较放射性碘治疗时低 6%，而不用抗甲状腺药物则要高 36%[25]。

放射性碘的剂量与效果

低剂量与高剂量

当放射性碘刚刚开始用于 Graves 甲亢治疗时，人们希望能够找到一种剂量，既能破坏掉足够的甲状腺组织使甲状腺功能正常，又能保留足够的甲状腺组织以避免甲减的发生。即使使用再复杂的公式去计算[26]，这一目标也从未实现过。低剂量，尤其是多次低剂量，会延长患者临床或亚临床甲亢的病程并增加并发症（如骨密度降低和心房颤动）的发生。即使在放射性碘治疗后一开始表现为甲状腺功能正常的患者，也有可能复发甲亢或逐步转为甲减。另外，尤其在儿童患者，残留的受过辐射照射的甲状腺组织有发生肿瘤的可能[27]。因此，大部分专家以及美国甲状腺协会指南都推荐，剂量选择以一次治疗消除几乎全部甲状腺组织并导致永久性甲减为目标，尤其对于儿童患者[5,28]。在大剂量放射性碘治疗后，大部分患者在 3 个月内需要甲状腺激素替代治疗。

固定剂量与计算剂量

许多因素会影响放射性碘治疗的效果，包括甲状腺大小、摄碘率、甲亢的程度（与甲状腺激素和碘的转换率相关并继而影响放射性碘在甲状腺内的滞留时间）、年龄、肾功能、饮食碘摄取量以及之前抗甲状腺药物治疗情况。虽然有人应用复杂的剂量学方法来计算放射性碘的剂量，但是大多数的中心还是应用固定剂量方案或是基于甲状腺大小和摄碘率这两个变量的计算剂量方案。该计算剂量方案应用每克甲状腺组织 100～

200μCi 放射性碘作为计划剂量。比如甲状腺组织 45g，摄碘率为 55％，每克组织取 50μCi：

$$150μCi/g × 45g ÷ 55％ = 12.3mCi$$

在一项研究中，应用 128～155μCi/g 放射性碘治疗 Graves 甲亢，90％的患者治愈，80％的患者转为甲减[12]。

低的固定剂量不如高的固定剂量有效。5mCi 放射性碘治疗的结果是 67％的治愈率和 41％的永久性甲减，而 10mCi 治愈了 85％的患者并导致了 61％的甲减[29]。理论上说，固定剂量方案在摄碘率较低及甲状腺较大的患者中会低估剂量。有研究表明，应用固定剂量方案治疗的成功率取决于甲状腺的大小[30]：所有甲状腺小于 15g 的均成功，而甲状腺大于 75g 的仅有 25％的成功率。根据甲状腺大小调整的固定剂量方案：小甲状腺 5mCi、中等大小甲状腺 10mCi、大的甲状腺 15mCi，其治疗效果与常用的计算剂量方案效果相当[31]。另外，一项随机对照研究发现计算剂量方案并不优于高固定剂量方案（15mCi）[30]。

放射性碘抵抗的 Graves 甲亢：高转换率

一些患者放射性碘治疗失败的原因是碘与甲状腺激素的高转换率。除了放射性碘的给药剂量和甲状腺的大小，放射性碘在甲状腺内滞留的时间也是决定辐射吸收剂量并最终影响疗效的重要因素。4～6h 摄碘率与 24h 摄碘率的比值是放射性碘转换率的标志。一项研究结果表明：该转换率是决定放射性碘疗效的最重要的指标；当上述比值大于 1 时，放射性碘治疗失败率为 48％；上述比值小于或等于 1 的情况下，11％的患者治疗失败[32]。在另一项研究中，5h 与 24h 摄碘率比值大于等于 0.8 时治疗失败率 34％，小于 0.8 时失败率为 16％[33]。研究者在高转换率的患者中应用"双倍剂量"放射性碘（200μCi/g 代替 100μCi/g）后，治疗失败率下降。另外一种方案就是给这样的患者使用锂剂以降低放射性碘的转换率[34]。甲状腺超声检查表现为等回声的患者放射性碘治疗失败率高于甲状腺表现为低回声的患者，放射性碘治疗失败率分别为 22％和 7％[35]。

肾衰竭患者的剂量

放射性碘经肾脏排泄，在肾衰竭患者中使用大剂量放射性碘治疗甲状腺癌是有问题的，因为标准的剂量方案有可能导致致死性的骨髓抑制。幸运的是，治疗甲亢所使用的剂量没有达到骨髓或其他器官最大允许暴露剂量[36]，所以不需要调整。由于碘可以被吸收到透析液中去，在接受血液透析的患者中，放射性碘至少在透析前 10h 给药，通常是在上次透析刚结束就给药，距下次透析约 24～48h。

治疗失败：再次放射性碘治疗

首剂放射性碘治疗后，约 14％的患者既没有达到甲状腺功能正常也没有甲减[12]。

什么时间进行第二次放射性碘治疗没有固定的规则。在一项研究中，使用 11.8mCi 的固定剂量放射性碘进行治疗（并非所有的患者都是 Graves 甲亢），甲减的发生率按时间段分别是：8 周内 16％、8～16 周 46％、16～24 周 24％、24 周后 14％[37]。除了甲状腺激素水平，甲状腺体积的缩小也是治疗成功的标志。例如：某患者在放射性碘治疗 3 个月后甲状腺激素水平仍高于正常、甲状腺体积也没有缩小到正常大小，则可能需要尽早再次放射性碘治疗；如果一个患者在放射性碘治疗 3 月后仍然有轻度甲亢，但甲状腺体积已经缩小到正常大小甚至更小，应该继续观察 4～8 周，因为有可能治疗效果延迟。大部分首次放射性碘治疗失败者，第二次治疗都会有效，很少需要 3 次及以上的治疗。对于治疗失败的患者，（如果应用固定剂量）应该考虑碘摄入或碘暴露情况以及快转换的可能。患者在放射性碘治疗后仍有轻微甲亢的，偶尔也用非放射性碘（比如 SSKI）治疗，以避免再次辐射暴露（具体见下）。

辅助使用 β 肾上腺素受体阻滞药

在未使用抗甲状腺药物预治疗的患者中，放射性碘治疗后 4～8 周或更长一段时间内，甲状腺激素水平和（或）甲亢的症状可能会在好转前短暂性地变得更差。除非存在禁忌证，否则应该使用 β 肾上腺素受体阻滞药以减少症状和预防并发症[38]。

辅助使用锂剂

锂剂可以延长放射性碘在甲状腺内的滞留时间，从理论上说可以增加放射性碘的疗效或者减少放射性碘的使用剂量。在放射性碘治疗前或同时每天使用 800～900mg 锂剂，可以提高治愈率并缩短治愈时间[39-40]。另外，锂剂也可以预防抗甲状腺药物停药后、放射性碘治疗前游离 T_4 的升高[41]。然而，一项大样本的随机对照试验并没有证实锂剂的辅助治疗优势[42]。在接受锂剂治疗的患者中，约 10％的人出现了恶心、呕吐或腹泻的副作用[42]。

辅助使用碘剂

正常甲状腺滤泡细胞对碘的吸收存在自身调节：高的细胞内碘水平会抑制滤泡细胞进一步吸收碘。碘剂通过干预自身吸收以及抑制甲状腺激素释放来改善 Graves 甲亢。在那些应该使用抗甲状腺药物进行预治疗却由于存在禁忌证而无法使用的患者中，放射性碘治疗 1 周后开始使用超饱和碘化钾（supersaturated potassium iodine，SSKI）可以将达到甲状腺功能正常的时长缩短几周[43]。

放射性碘治疗后，碘剂对甲状腺激素合成与释放的抑制作用会加强[44]。在首次放射性碘治疗后，如果患者仍有轻微甲亢，每天 1～2 滴 SSKI 可以缓解甲亢数年，从而有可能避免再次放射性碘治疗带来的辐射暴露。

低碘饮食

在放射性碘治疗甲状腺癌时，要求患者低碘饮食，因为残留甲状腺组织对放射性碘的摄取很少。相反，Graves 甲亢患者的放射性碘摄取率普遍很高，低碘饮食没有必要。从谨慎的角度出发，应该询问患者是否食用了海带或紫菜、服用了含碘的营养补充剂、外用了含碘制剂包括含碘的洗剂，或者最近接受过含碘的造影剂，因为这些或其他高碘暴露会减低放射性碘的摄取率从而导致治疗失败。含碘造影剂会显著降低放射性碘的摄取率长达数周时间。在这样的患者中，计算剂量方案优于固定剂量方案作为首选。

放射性碘治疗后的患者管理

监测

患者在接受放射性碘治疗后，可能会出现下列情形：甲亢可能在短期内加重、通常在 6～18 周后出现甲减、偶尔在甲状腺功能正常或出现甲减后甲亢又复发，也可能甲亢持续存在（治疗失败），所以应该密切监测患者甲状腺功能的变化。通常 4～8 周检查一次，直到指标稳定。

甲亢导致垂体-甲状腺轴的抑制。一旦受到抑制，即使甲状腺激素恢复正常，垂体产生的 TSH 也会持续低于正常长达 2 个月甚至更长时间后才能恢复[45-46]。有些患者游离 T_4 已经低于正常甚至出现了甲减症状，但是 TSH 仍然低于正常。因此在放射性碘治疗后的几周内评价游离 T_4 水平至关重要[46]。在游离 T_4 正常或低下的同时 TSH 也低于正常的患者中，血清 T_3 水平有助于鉴别持续的 T_3 型甲亢和放射性碘治疗后一过性"中枢性甲减"。由于这些患者近期处于甲亢状态，一旦甲减诊断成立，应该全量给予基于体重估算的甲状腺激素替代剂量。当然密切的监测仍然是必需的，因为少数患者会复发甲亢。

远期结果与患者满意度

即便患者在放射性碘治疗后甲状腺功能正常，之后每年仍有 2%～3% 的患者变成甲减[47]。患者在接受某一剂量甲状腺激素替代后，TSH 水平能够保持稳定正常，监测间隔可以增加到 6～12 个月。在一项随机临床研究中，接受不同方法（放射性碘、外科手术或抗甲状腺药物）治疗的 Graves 甲亢患者，在治疗初期直至治疗 14～21 年后，对治疗结果的满意度都相似[48]。

辐射安全措施

患者接受放射性碘后，由于排泄物如唾液、尿液含有放射性碘或者患者体内的放射性碘发出的 γ 射线，会给家人、同事以及公众造成辐射照射。为减少接触者辐射暴露而制订的指导或推荐在各州、各国都不一样。2011 年，美国甲状腺协会依据辐射暴露计算结果以及由美国核管理委员会制订的剂量限值，发布了相关推荐[49]。例如，要求患者在接受 10mCi 放射性碘后 3 天内要与别人分开睡，如果接受了 15mCi 放射性碘则要 6 天；如果接触对象是孕妇或儿童，这一时间分别延长到 15 天和 18 天。患者在接受放射性碘 10mCi 或 15mCi 治疗后与非孕妇的成年人的近距离接触（比如同乘汽车或飞机、同一场所工作）应限制在一定时间以内：服药当天分别为 5.9h、3.9h，治疗后第 1 天分别为 9.2h、6.1h，治疗后第 2 天分别为 13.0h、8.7h。

在欧洲，推荐的辐射剂量限值低于美国标准的 1/10。所以在接受 5、10、15mCi 治疗后，采取辐射安全措施的时间分别推荐为 1、2、3 周[50]，一些国家考虑到公众的辐射安全，要求这样的患者住院治疗。

放射性碘治疗后妊娠

如果仅考虑辐射的影响，放射性碘治疗 4～6 月后才允许怀孕这一推荐是武断的、没有数据支持的，很可能一个月经周期就足以消除辐射对卵细胞的影响。放射性碘治疗后通常需要 4～6 个月时间确认甲亢是否治愈、甲减替代是否足量以及甲状腺激素水平是否稳定且适于妊娠。放射性碘治疗对卵巢的照射量约 3 拉德（rad），类似于子宫输卵管造影或钡灌肠[51]。接受放射性碘治疗的青少年或儿童患者的后代中，先天畸形的比例并未增加[52]。理论上放射性碘治疗导致基因损害的风险为 0.005%，而自发风险为 0.8%[53]。

男性性腺功能

放射性碘治疗后，男性患者血清睾酮水平暂时性下降，FSH 没有变化；甲亢患者原本受损的精子活动性得到改善；没有发现精子浓度或形态学改变[54]。谨慎起见，放射性碘治疗后 3 月内应该避孕，让受到辐射照射的精子尽可能完全更新。

费　用

单剂放射性碘的平均费用为 400～800 美元，核药房场所费用及辐射安全项目费用使总费用明显增加。考虑到实验室检查、门诊、影像以及并发症处理，根据 2007 年

Medicare 报销比例，Graves 甲亢的放射性碘治疗的总费用为 23 610 美元，手术治疗总费用为 33 195 美元[55]。这还不包括因为要遵守辐射安全要求不能工作或看护儿童而带来的经济损失。

副作用

放射性甲状腺炎和甲状腺危象

放射性碘治疗后 1% 或更少的患者可能会发生放射性甲状腺炎，导致患者严重的甲状腺疼痛，可以伴有吞咽困难，最长持续 3 周。暂时性喉返神经功能异常和甲状旁腺功能减退也有报道[53]。使用非甾体消炎药通常足以缓解疼痛，部分患者需要使用糖皮质激素。

放射性甲状腺炎也可以加重甲状腺毒症，尤其是在甲状腺内储存的甲状腺激素没有被抗甲状腺药物预治疗有效耗竭的情况下。泼尼松可以限制甲状腺激素水平的升高。

促甲状腺激素受体抗体的增加

放射性碘治疗后，促甲状腺素受体抗体（TRAb）的水平可能增加，而在手术后或抗甲状腺药物治疗后往往呈下降趋势[56]。TRAb 水平的增高很可能就是放射性碘诱发或加重眼病的机制。母体 TRAb 通过胎盘导致胎儿甲亢较少见，理论上说，在近几个月内接受放射性碘治疗的孕妇中，这种可能性会增加[57]。

心血管事件与死亡率

一些研究结果提示，放射性碘治疗与心血管事件的发生以及死亡率的增加有相关性；但是很难说明这样的不良事件究竟是放射性碘治疗引起的，还是由甲亢本身导致的。来自同一组研究人员的三份研究报告均显示放射性碘治疗后死亡率增加。第 1 项研究报告显示，放射性碘治疗后患者标准化的死亡比（SMR）为 1.1（95% 置信区间 1.1～1.2），大部分增加的死亡发生在治疗后第 1 年[58]。第 2 项研究中，增加的死亡仅发生在没有变成甲减或开始甲状腺激素治疗之前的患者[59]。第 3 项研究的结果，抗甲状腺药物治疗期间 SMR 为 1.30（95% 置信区间 1.05～1.61），甲状腺激素替代治疗前 SMR 为 1.24（95% 置信区间 1.04～1.46），一旦开始甲状腺激素替代治疗，SMR 不再增加[60]。这些数据说明，放射性碘治疗后增加的死亡率与甲亢本身有关。另一项研究发现放射性碘治疗后因为心房颤动、脑血管疾病、高血压、心力衰竭等需住院治疗比例增加，这一现象甚至延长至放射性碘治疗 35 年后[61]。

致癌

在美国，一项名为"甲状腺毒症治疗随访合作研究"的项目随访了来自 26 个中心的 35 539 名患者，平均随访时间 21 年，没有发现总体肿瘤死亡率的增加[62-63]。在因毒性结节性甲状腺肿接受放射性碘治疗的患者中，甲状腺癌的发生率小幅增加。结节性甲状腺肿本身甲状腺癌的风险增加是已知的。上述结果究竟是由于放射性碘导致的还是疾病本身的原因，难以确定。

英国的一项研究结果发现，在 7417 患者中尽管总体肿瘤死亡率没有增加，但是甲状腺癌和小肠癌的发病率有所增加[64]。来自芬兰 2793 例患者的小型研究发现乳腺癌、胃癌及肾癌的风险增加[65]。

在儿童青少年中的应用

青少年 Graves 甲亢患者是否选择放射性碘治疗的考虑与成年患者类似，而儿童患者有特殊考虑。儿童时期接受低剂量辐射有可能在之后的 20 年内发生甲状腺肿瘤[66]。这种风险在甲状腺接受了 $30\mu Ci/g$（甲状腺组织）及以下剂量的放射性碘后最高，而不是在 Graves 甲亢治疗剂量水平时最高[5,67]。在"甲状腺毒症治疗随访合作研究"中，没有发现成年患者在放射性碘治疗后甲状腺肿瘤发病率增高[27]。但是在接受 $50\mu Ci/g$ 的儿童患者中，大约 30% 发生了甲状腺腺瘤；而在接受 $100\sim200\mu Ci/g$ 放射性碘的儿童患者中，肿瘤的风险没有增加[67]。所以，特别重要的是，在儿童患者中应选用更高清除剂量的放射性碘以防未来甲状腺肿瘤的发生。

全身辐射暴露的影响在儿童患者中也要考虑。通过模型估算，放射性碘造成的全身受照辐射量分别为：成年人 0.85 雷姆（rem）/mCi，15 岁的青少年 0.9rem/mCi，10 岁儿童 1.45rem/mCi，5 岁儿童 2.4rem/mCi[5]。接受 15mCi 放射性碘治疗后终身恶性肿瘤风险：成年人 1.02，青少年 1.04，10 岁儿童 1.08，5 岁儿童 1.16。小样本长程随访没有发现儿童患者放射性碘治疗后发生肿瘤的风险增加[68]。但是，基于上述理论考虑，美国甲状腺学会不推荐 5 岁以下的儿童患者接受放射性碘治疗；如果完全清除剂量计算结果在 10mCi 以下，可以用于 5～10 岁之间的儿童患者[5]。在英国，从 1990 年至 2008 年，21 岁以下患者接受放射性碘治疗的比例从 0.2% 增加到了 1.5%[69]。

结　论

放射性碘被成功地用于治疗 Graves 甲亢已有 70 余年。它的安全性是肯定的，但是它的应用在美国有轻度下降，可能的原因是其加重眼病的可能性。辐射安全与儿童看护问题也阻碍了其应用。除非出现新的治疗方法有效逆转 Graves 甲亢的病理生理过程，放射性碘治疗仍然是 Graves 甲亢治疗主流方法之一。治疗 Graves 甲亢目前主流的三种方法都有效，但都不是最理想的治疗方法。

放射性碘治疗甲亢清单

预治疗

　　β 受体阻滞药：大部分患者

　　抗甲状腺药物：甲亢并发症风险增加者、老年、症状严重、FT_4 水平高于上限 2～3 倍

停用抗甲状腺药物：治疗前 2～3 天

适当时进行妊娠试验

非哺乳期

摄碘率测定：近期或持续碘暴露患者

能够遵守辐射安全措施要求

　　询问家中有无小孩或孕妇

　　询问与同事工作时的距离

　　询问有无尿失禁

重新开始抗甲状腺药物：治疗后 3～7 天，适用于大部分预治疗的患者

预防性类固醇激素：伴有眼病患者，尤其吸烟者

监测 FT_4 与 TSH：每 4～8 周一次，直到治愈且指标稳定

　　停用抗甲状腺药物：放射性碘治疗后 8～16 周

　　开始左甲状腺素：FT_4 低于正常（此时 TSH 可能仍低于正常）

　　观察：偶有甲亢复发（暂时性甲状腺功能正常或甲减）

重复治疗：12～18 周后，甲状腺肿大及持续中重度甲亢，测量 6h/24h 摄碘率比值

参考文献

［1］ Sawin CT，Becker DV. Radioiodine and the treatment of hyperthyroidism：the early history. Thyroid. 1997；7：163-76.

［2］ Chapman EM. History of the discovery and early use of radioactive iodine. JAMA. 1983；250：2042-4.

［3］ Dobyns BM，Vickery AL，Maloof F，Chapman EM. Functional and histologic effects of therapeutic doses of radioactive iodine on the thyroid of man. J Clin Endocrinol Metab. 1953；13：548-67.

［4］ Burch HB，Burman KD，Cooper DS. A 2011 survey of clinical practice patterns in the management of Graves' disease. J Clin Endocrinol Metab. 2012；97：4549-58.

［5］ Bahn RS，Burch HB，Cooper DS，Garber JR，Greenlee MC，Klein I，et al. Hyperthyroidism and other causes of thyrotoxicosis：management guidelines of the American Thyroid Association and American Association of Clinical Endocrinologists. Thyroid. 2011；21：593-646.

［6］ Stoffer SS，Hamburger JI. Inadvertent [131] I therapy for hyperthyroidism in the first trimester of pregnancy. J Nucl Med. 1976；17：146-9.

［7］ Tallstedt L，Lundell G，Torring O，Wallin G，Ljungrren JG，Blomgren H，et al．Occurrence of ophthalmopathy after treatment for Graves' hyperthyroidism：The Thyroid Study Group．N Engl J Med．1992；326：1733-8.

［8］ McGregor AM，Petersen MM，Capiferri R，Evered DC，Smith BR，Hall R．Effects of radioiodine on the thyrotropin binding inhibitory immunoglobulin in Graves' disease．Clin Endocrinol（Oxf）．1979；11：437-44.

［9］ Bartalena L，Marcocci C，Bogazzi F，Panicucci M，Lepri A，Pinchera A．Use of corticosteroids to prevent progression of Graves' ophthalmopathy after radioiodine therapy for hyperthyroidism．N Engl J Med．1989；321：1349-52.

［10］ Okamura K，Ikenoue H，Shirouzu A，Sato K，Yoshinari M，Fujishima M．Reevaluation of the effects of methylmercaptoimidazole and propylthiouracil in patients with Graves' hyperthyroidism．J Clin Endocrinol Metab．1987；65：719-23.

［11］ Nakamura H，Noh JY，Itoh K，Fukata S，Miyauchi A，Hamada N．Comparison of methimazole and propylthiouracil in patients with hyperthyroidism caused by Graves' disease．J Clin Endorinol Metab．2007；92：2157-62.

［12］ Alexander EK，Larsen PR．High dose of（131）I therapy for the treatment of hyperthyroidism caused by Graves' disease．J Clin Endocrinol Metab．2002；87：1073-7.

［13］ Shafer RB，Nuttall FQ．Acute changes in thyroid function in patients treated with radioactive iodine．Lancet．1975；2：635-7.

［14］ Stensvold AD，Jorde R，Sundsfjord J．Late and transient increases in free T4 after radioiodine treatment for Graves' disease．J Endocrinol Invest．1997；20：580-4.

［15］ Burch HB，Solomon BL，Cooper DS，Ferguson P，Walpert N，Howard R．The effect of antithyroid drug pretreatment on acute changes in thyroid hormone levels after（131）I ablation for Graves' disease．J Clin Endocrinol Metab．2001；86：3016-21.

［16］ Kadmon PM，Noto RB，Boney CM，Goodwin G，Gruppuso PA．Thyroid storm in a child following radioactive iodine（RAI）therapy：a consequence of RAI versus withdrawal of antithyroid medication．J Clin Endocrinol Metab．2001；86：1865-7.

［17］ Franklin JA，Boelaert K．Thyrotoxicosis．Lancet．2012；379：1155-66.

［18］ Imseis RE，Vanmiddlesworth L，Massie JD，Bush AJ，Vanmiddlesworth NR．Pretreatment with propylthiouracil but not methimazole reduces the therapeutic efficacy of iodine-131 in hyperthyroidism．J Clin Endocrin Metab．1998；83：685-7.

［19］ Santos RB，Romaldini JH，Ward LS．Propylthiouracil reduces the effectiveness of radioiodine treatment in hyperthyroid patients with Graves' disease．Thyroid．2004；14：525-30.

［20］ Walter MA，Briel M，Christ-Crain M，Bonnema SJ，Connell J，Cooper DS，et al．Effects of antithyroid drugs on radioiodine treatment：systematic review and meta-analysis of randomized controlled trials．BMJ．2007；334：514-21.

［21］ Bonnema SJ，Bennedbaek FN，Veje A，Marving J，Hegedus L．Continuous methimazole therapy and its effect on the cure rate of hyperthyroidism using radioactive iodine：an evaluation by a randomized trial．J Clin Endocrinol Metab．2006；91：2946-51.

［22］ Dunkelmann S，Kuenstner H，Nabavi E，Rohde B，Groth P，Schuemichen C．Change in the intrathyroidal kinetics of radioiodine under continued and discontinued antithyroid medication in Graves' disease．Eur J Nucl Med Mol Imaging．2007；34：228-36.

［23］ Kubota S，Ohye H，Yano G，Nishihara E，Kudo T，Ito M，et al．Two-day thionamide withdrawal prior to radioiodine uptake sufficiently increases uptake and does not exacerbate hyperthyroidism compared to 7-day withdrawal in Graves' disease．Endocrinol J．2006；53：603-7.

［24］ Walter MA，Christ-Crain M，Schindler C，Muller-Brand J，Muller B．Outcome of radioiodine therapy without，on or 3 days off carbimazole：a prospective interventional three-group comparison．Eur J Nucl Med Mol Imaging．2006；33：730-7.

［25］ Bonnema SJ，Bennedbaek FN，Gram J，Veje A，Marving J，Hegedus L．Resumption of methimazole after ^{131}I therapy of hyperthyroid diseases：effect on thyroid function and volume evaluated by a randomized clinical trial．Eur J Endocrinol．2003；149：485-92.

［26］ Sridama V，McCormick M，Kaplan EL，Fauchet R，DeGroot LJ．Long-term follow-up study of compensated low-dose ^{131}I therapy for Graves' disease. N Engl J Med. 1984; 311: 426-32.

[27] Dobyns BM, Sheline GE, Workman JB, Tompkins EA, McConahey WM, Becker DV. Malignant and benign neoplasms of the thyroid in patients treated for hyperthyroidism: a report of the Cooperative Thyrotoxicosis Therapy Follow-up Study. J Clin Endocrinol Metab. 1974; 38: 976-98.

[28] Rivkees SA, Dinauer C. An optimal treatment for pediatric Graves' disease is radioiodine. J Clin Endocrinol Metab. 2007; 92: 797-800.

[29] Allahabadia A, Daykin J, Sheppard MC, Gough SC, Franklyn JA. Radioiodine treatment of hyperthyroidism-prognostic factors for outcome. J Clin Endocrinol Metab. 2001; 86: 3611-7.

[30] Peters H, Fischer C, Bogner U, Reiners C, Schleusener H. Radioiodine therapy of Graves' hyperthyroidism: standard vs. calculated 131iodine activity. Results from a prospective, randomized, multicentre study. Eur J Clin Invest. 1995; 25: 186-93.

[31] Jarlov AE, Hegedus L, Kristensen LO, Nygaard B, Hansen JM. Is calculation of the dose in radioiodine therapy of hyperthyroidism worth while? Clin Endocrinol (Oxf). 1995; 43: 325-9.

[32] Aktay R, Rezai K, Seabold JE, Barr RS, Kirchner PT. Four-to twenty-four-hour uptake ratio: an index of rapid iodine-131 turnover in hyperthyroidism. J Nucl Med. 1996; 37: 1815-9.

[33] De Jong JAF, Verkooijen HM, Valk GD, Zelissen PMJ, de Keizer B. High failure rates after ^{131}I therapy in Graves hyperthyroidism patients with large thyroid volumes, high iodine uptake, and high iodine turnover. Clin Nucl Med. 2013; 38: 401-6.

[34] Hoogenberg K, Beentjes JA, Piers DA. Lithium as an adjunct to radioactive iodine in treatmentresistant Graves thyrotoxicosis. Ann Intern Med. 1998; 129: 670.

[35] Markovic V, Eterovic D. Thyroid echogenicity predicts outcome of radioiodine therapy in patients with Graves' disease. J Clin Endocrinol Metab. 2007; 92: 3547-52.

[36] Holst JP, Burman KD, Atkins F, Umans JG, Jonklaas J. Radioiodine therapy for thyroid cancer and hyperthyroidism in patients with end-stage renal disease on hemodialysis. Thyroid. 2005; 15: 1321-31.

[37] Peacey SR, Kumar S, Wright D, King R. The follow-up of radioiodine-treated hyperthyroid patients: should thyroid function be monitored more frequently? J Endocrinol Invest. 2012; 35: 82-6.

[38] Geffner DL, Hershman JM. Beta-adrenergic blockade for the treatment of hyperthyroidism. Am J Med. 1992; 93: 61-8.

[39] Bogazzi F, Giovannetti C, Fessehatsion R, Tanda ML, Campomori A, Compri E, et al. Impact of lithium on efficacy of radioactive iodine therapy for Graves' disease: a cohort study on cure rate, time to cure, and frequency of increased serum thyroxine after antithyroid drug withdrawal. J Clin Endocrinol Metab. 2010; 95: 201-8.

[40] Martin NM, Patel M, Nijher GM, Misra S, Murphy E, Meeran K. Adjuvant lithium improves the efficacy of radioactive iodine treatment in Graves' and toxic nodular disease. Clin Endocrinol (Oxf). 2012; 77: 621-7.

[41] Bogazzi F, Bartalena L, Campomori A, Brogioni S, Traino D, de Martino F, et al. Treatment with lithium prevents serum thyroid hormone increase after thionamide withdrawal and radioiodine therapy in patients with Graves' disease. J Clin Endocrinol Metab. 2002; 87: 4490-5.

[42] Bal CS, Kumar A, Pandey RM. A randomized controlled trial to evaluate the adjuvant effect of lithium on radioiodine treatment of hyperthyroidism. Thyroid. 2002; 12: 399-405.

[43] Ross DS, Daniels GH, de Stefano P, Maloof F, Ridgway EC. Use of adjunctive potassium iodide after radioactive iodine (^{131}I) treatment of Graves' hyperthyroidism. J Clin Endorinol Metab. 1983; 57: 250-3.

[44] Suzuki H, Mashimo K. Significance of the iodide-perchlorate discharge test in patients with ^{131}I-treated and untreated hyperthyroidism. J Clin Endocrinol Metab. 1972; 34: 332-8.

[45] Davies PH, Franklyn JA, Daykin J, Sheppard MC. The significance of TSH values measured in a sensitive assay in the follow-up of hyperthyroid patients treated with radioiodine. J Clin Endocrinol Metab. 1992; 74: 1189-94.

[46] Uy HL, Reasner CA, Samuels MH. Pattern of recovery of the hypothalamic-pituitary-thyroid axis following radioactive iodine therapy in patients with Graves' disease. Am J Med. 1995; 99:

173-9.

[47] Goolden AW, Stewart JS. Long-term results from graded low dose radioactive iodine therapy for thyrotoxicosis. Clin Endocrinol (Oxf). 1986; 24: 217-22.

[48] Abraham-Nordling M, Torring O, Hamberger B, Lundell G, Tallstedt L, Calissendorff J, et al. Graves disease: A long-term quality-of-life follow-up of patients randomized to treatment with anti-thyroid drugs, radioiodine, or surgery. Thyroid. 2005; 15: 1279-86.

[49] American Thyroid Association Taskforce on Radiation Safety, Sisson JC, Freitas J, McDougall IR, Dauer LT, Hurley JR, Brierley JD, et al. Radiation safety in the treatment of patients with thyroid diseases by radioiodine [131]I: practice recommendations of the American Thyroid Association. Thyroid. 2011; 21: 335-46.

[50] Mathieu I, Caussin J, Smeesters P, Wambersie A, Beckers C. Doses in family members after ^{131}I treatment. Lancet. 1997; 350: 1074-5.

[51] Robertson JS, Gorman CA. Gonadal radiation dose and its genetic significance in radioiodine therapy of hyperthyroidism. J Nucl Med. 1976; 17: 826-35.

[52] Safa AM, Schumacher OP, Rodriquez-Antunez A. Long-term follow-up results in children and adolescents treated with radioactive iodine (^{131}I) for hyperthyroidism. N Engl J Med. 1975; 292: 167-71.

[53] Graham GD, Burman KD. Radioiodine treatment of Graves' disease. An assessment of its potential risks. Ann Intern Med. 1986; 105: 900-5.

[54] Ceccarelli C, Canale D, Battisti P, Caglieresi C, Moschini C, Fiore E, et al. Testicular function after ^{131}I therapy for hyperthyroidism. Clin Endocrinol (Oxf). 2006; 65: 446-52.

[55] In H, Pearce E, Wong AK, Burgess JF, McAneny DB, Rosen JE. Treatment options for Graves Disease: a cost-effectiveness analysis. J Am Coll Surg. 2009; 209: 170-9.

[56] Laurberg P, Wallin G, Tallstedt L, Abraham-Nordling M, Lundell G, Torring O. TSH-receptor autoimmunity in Graves' disease after therapy with anti-thyroid drugs, surgery, or radioiodine: a 5-year prospective randomized study. Eur J Endocrinol. 2008; 158: 69-75.

[57] Villagelin D, Santos RB, Romaldini JH. Radioiodine therapy for hyperthyroidism (letter). N Engl J Med. 2011; 364: 1978-9.

[58] Franklyn JA, Maisonneuve P, Sheppard MC, Betteridge J, Boyle P. Mortality after treatment of hyperthyroidism with radioactive iodine. N Engl J Med. 1998; 228: 712-8.

[59] Franklyn JA, Sheppard MC, Maisonneuve P. Thyroid function and mortality in patients treated for hyperthyroidism. JAMA. 2005; 294: 71-80.

[60] Boelaert K, Maisonneuve P, Torlinska B, Franklin JA. Comparison of mortality in hyperthyroidism during periods of treatment with thionamides and after radioiodine. J Clin Endocrinol Metab 2013; 98: 1869-82.

[61] Metso S, Auvinen A, Salmi J, Huhtala H, Jaatinen P. Increased long-term cardiovascular morbidity among patients treated with radioactive iodine for hyperthyroidism. Clin Endocrinol (Oxf). 2008; 68: 450-7.

[62] Saenger EL, Thoma GE, Tompkins EA. Incidence of leukemia following treatment of hyperthyroidism. Preliminary report of the Cooperative Thyrotoxicosis Therapy Follow-up Study. JAMA. 1968; 205: 855-62.

[63] Ron E, Doody MM, Becker DV, Brill AB, Curtis RE, Goldman MD, et al. Cancer mortality following treatment for adult hyperthyroidism. Cooperative Thyrotoxicosis Therapy Follow-up Study. JAMA. 1998; 280: 347-55.

[64] Franklin JA, Maisonneuve P, Sheppard M, Betteridge J, Boyle P. Cancer incidence and mortality after radioiodine treatment for hyperthyroidism: a population-based cohort study. Lancet. 1999; 353: 2111-5.

[65] Metso S, Auvinen A, Huhtala H, Salmi J, Oksala H, Jaatinen P. Increased cancer incidence after radioiodine treatment for hyperthyroidism. Cancer. 2007; 109: 1972-9.

[66] Ron E, Lubin JH, Shore RE, Mabuchi K, Modan B, Pottern LM, et al. Thyroid cancer after exposure to external radiation: a pooled analysis of seven studies. Radiat Res. 1995; 141: 259-77.

[67] Rivkees SA, Sklar C, Freemark M. The management of Graves' disease in children with special

emphasis on radioiodine treatment. J Clin Endocrinol Metab. 1998；83；3767-76.

［68］ Read CH，Tansey MJ，Menda Y. A 36 year retrospective analysis of the efficacy and safety of radioactive iodine in treating young Graves' patients. J Clin Endocrinol Metab. 2004；89；4229-33.

［69］ Turner N，Driver I，Salotti JA，Pearce MS，Cheetham T. Increasing use of radioiodine in young people with thyrotoxicosis in Great Britain. Eur J Endocrinol. 2012；167；715-8.

第 8 章
格雷夫斯病的手术治疗：
甲状腺切除术

Thyroidectomy in Patients with Graves' Disease

Adwoa Opoku-Boateng，Tracy S. Wang，Julie Ann Sosa　著
明　洁　译

简　介

　　甲状腺手术有一个漫长、丰富并色彩斑斓的发展史。最初的手术致死率非常高，随着手术学的发展，包括仪器设备、解剖学、麻醉学、抗菌技术的发展及经验的累积，甲状腺手术已经可以普遍由经验丰富的外科医师安全地开展。甲状腺切除术最早是在 12～13 世纪提出，采用挂线、高温烙铁和腐蚀性粉末等方法，但往往导致致命的风险。一直到 1886 年，美国外科医师 Samuel Gross 仍写道"能否做到在切除甲状腺的同时保住患者的性命？每切一刀都可能导致凶险的出血，没有一个诚实及理智的外科医师愿意尝试"[1]。19 世纪最著名的外科医生 Theodor Billroth 完成的最初 20 例甲状腺切除术的死亡率达 40%，导致其最终放弃开展该手术。但随着手术设施、无菌技术和麻醉技

A. Opoku-Boateng, M.D.
Department of Surgery, Ochsner Clinic Foundation Hospital,
1514 Jefferson Hwy CT-8, New Orleans, LA 70121, USA
e-mail: adwoa.ob1@gmail.com

T.S. Wang, M.D., M.P.H.
Department of Surgery, Section of Endocrine Surgery, Medical College of Wisconsin,
9200 W. Wisconsin Avenue, Milwaukee, WI 53226, USA
e-mail: tswang@mcw.edu

J.A. Sosa, M.D., M.A. (✉)
Department of Surgery, Section of Endocrine Surgery, Endocrine Neoplasia Diseases Group,
Duke Cancer Institute and Duke Clinical Research Institute, Duke University,
DUMC #2945, Durham, NC 27710, USA
e-mail: julie.sosa@duke.edu

© Springer Science+Business Media New York 2015
R.S. Bahn (ed.), *Graves' Disease*, DOI 10.1007/978-1-4939-2534-6_8

术的显著发展，当他再次进行甲状腺手术时，手术死亡率降至 8.3％。从而成为当时全世界最有经验的甲状腺外科医师之一。被誉为"甲状腺手术之父"的 Theodor Kocher 由于其在"甲状腺生理、病理及手术方面"的贡献，成为第一位荣获诺贝尔医学奖的外科医生。他最初所做的 101 例甲状腺切除术的死亡风险为 12.8％，到 1917 年他去世时，共完成约 5000 例甲状腺切除术，报道的手术死亡率仅 0.5％[2]。

美国外科医生 William Stewart Halsted 于 1899 年拜访了瑞士 Bern 诊室的 Kocher，并在返回美国后采用 Kocher 的手术技巧开展甲状腺切除术。到 1907 年 Halsted 已经为 90 位格雷夫斯病（Graves' disease，GD）患者实施了手术，死亡率为 2％。1908 年 Charles Mayo 对自己为 234 例甲状腺功能亢进症（简称甲亢）患者施行的甲状腺切除术进行了报道，和 Halsted 一样，结合采用了 Kocher 的甲状腺切除术相关技术，包括对于严重的甲亢患者，在切除甲状腺腺体前，先结扎一侧或双侧甲状腺上下极血管蒂。并与梅奥诊所甲状腺团队的内分泌学同事 Henry Plummer 合作，采用碘剂对甲亢患者进行术前准备，使手术死亡率降至 1％，并将多次手术的发生率由 50％降至 2％[1]。

除了 Plummer 和 Mayo 在降低多次手术率方面取得的显著成绩，19 世纪末到 20 世纪初，甲状腺手术的切除范围也逐步演进。Billroth 的第一助手 Anton Wolfler 详细报道了手术造成的喉返神经损伤和术后的手足抽搐。1891 年 Eugene Gley 第一个报道了手足抽搐是由于无意中切除了甲状旁腺或损伤了其血供所致。波兰的外科医生 Jan Mikulicz 首次报道了"为了避免对喉返神经的损伤，部分切除甲状腺腺叶"的方法，并写道："对于另一侧腺叶，仅部分切除，保留甲状腺下动脉临近的部分腺体，之所以进行这种尝试，是观察到这种术式不会导致不幸的发生"[1]。Mikulicz 的这种尝试，说明甲状腺部分或次全切除术的技术上的可行性。以上这些甲状腺外科领域的先驱，为现代甲状腺外科以及 GD 的手术治疗奠定了坚实的基础。

GD 的手术指征

GD 的主要治疗方法包括抗甲状腺药物治疗（包括 β 受体阻滞药，用于控制甲状腺功能亢进症造成的心血管症状），放射性碘（radioactive iodine，RAI）治疗和手术（甲状腺切除术）。抗甲状腺的药物如甲巯咪唑、丙硫氧嘧啶或卡比吗唑，是为了缓解自身免疫进程，使甲状腺水平恢复正常或消除甲状腺功能亢进的状况。相反，RAI 和甲状腺切除术的目的是导致甲状腺功能不足，并靠补充甲状腺激素替代甲状腺功能。具体首选哪一种治疗方法，由地理位置、文化传统、患者的倾向性和治疗的可行性（各种方法的风险和获益，包括是否能由经验丰富的外科医生进行手术）等决定[3-6]。例如，对美国甲状腺协会（American Thyroid Association，ATA）、欧洲甲状腺协会（European Thyroid Association，ETA）和日本甲状腺协会（Japan Thyroid Association，JTA）会员的一项调查显示，ATA 69％的受调查者会首选 RAI 治疗，而 ETA 和 JTA 中该比例分别为 22％和 11％。而 77％的 ETA 受调查者和 88％的 JTA 受调查者会首选抗甲状腺药物治疗，而 ATA 中仅 31％首选药物治疗[3]。而最近的一项对内分泌协会（the Endocrine Society，TES）、ATA 和美国临床内分泌学家协会（American Association of Clinical Endocrinologists，AACE）会员的调查显示，对于无并发症的 GD 患者，53.9％的受调查者首选抗甲状腺药物治疗，45.0％的选择 RAI，而仅 0.7％选择甲状腺切除术[4]。

ATA 和 AACE 于 2011 年发布了对于甲状腺功能亢进症和其他类型的甲状腺毒症的处理指南，指出"对于明显的 GD 甲状腺功能亢进患者，可以采用以下任何一种治疗方法：^{131}I 治疗，抗甲状腺药物治疗或甲状腺切除手术治疗（推荐级别分别是强烈推荐、中度质量证据支持）[7]。但有些情况下，相对于抗甲状腺药物治疗或 RAI，手术的确是更好的选择。如果选择手术治疗，指南推荐由甲状腺手术经验丰富的外科医生施行甲状腺切除术[7]。手术的绝对适应证包括：同时伴有可疑恶性或确诊恶性的甲状腺结节，较大的甲状腺肿伴有压迫症状，并存需要手术的甲状旁腺功能亢进，在 4～6 个月内计划怀孕的女性患者，之前采用抗甲状腺药物和（或）RAI 治疗而甲亢仍持续存在的患者。对于需要迅速控制甲亢症状的患者也可以采用手术治疗，其中包括：抗甲状腺药物无效的患者，对抗甲状腺药物有禁忌证的患者，以及无法耐受持续的、长期的高甲状腺功能状态的患者，如伴有严重的心脏并发症的患者[7-8]。

GD 手术治疗的相对适应证包括：明显的甲状腺肿（不伴有明显压迫症状）和（或）伴有细胞学穿刺良性的甲状腺结节，伴有中到重度 Graves 眼病，抗甲状腺药物依从性差的患者或惧怕 RAI 造成的放射性暴露的患者，患有 GD 的儿童。手术的绝对禁忌证包括：具有严重的合并症的患者，如严重的心肺疾病，终末期肿瘤，或导致患者生存预期较短和（或）增加手术并发症和死亡风险的其他疾病[7]。

孕期 GD 的手术治疗

怀孕是手术治疗的相对禁忌证。如果必须要施行手术，最好在孕中期的后半时期进行，这是由于孕早期使用麻醉药可能导致胎儿畸形并可能导致胎儿死亡或流产，而孕晚期手术可能导致早产。然而，对于孕期患者，需要尽快控制甲亢，但抗甲状腺药物无效或不能使用时，需要采用手术治疗[7,9-10]。建议在手术时，检测抗 TSH 受体的抗体滴度，从而预测胎儿甲亢发生的可能性，并且患者需要接受 β 受体阻滞药和碘剂的术前准备[10]。

儿童 GD 的手术治疗

儿童格雷夫斯病占儿童甲状腺疾病的 10％～15％，总发病率为 0.1/10 万～3/10 万，发病高峰在 10～15 岁[11]。儿童 GD 的首选治疗方法仍然是抗甲状腺药物治疗，主要推荐甲巯咪唑。但如果通过 18～24 个月的初始治疗仍无法达到正常甲状腺功能，那么甲亢缓解的可能性较低，而更长的随访观察可能降低患者对药物治疗的依从性。因此，为了达到最终的甲状腺功能减退目标，是选择 RAI 还是手术，成了争论的焦点[11]。采用 RAI 的顾虑主要有：可能导致第二恶性肿瘤（甲状腺和其他部位，如脑、肾、胃和软组织）的潜在的长期风险，甲状旁腺功能亢进的风险，以及 RAI 后甲亢复发的风险比甲状腺全切术更高一些[11-12]。而手术可以迅速地控制甲亢，术后甲亢复发的风险也非常低。但由于儿童的甲状旁腺和喉返神经相对更细小，儿童甲状腺切除术的相关并发症（如喉返神经损伤或持续的甲状旁腺功能减退）的发生率更高些，且这些并发症对患儿的发展和生活质量具有更毁灭性的影响。因此，需要有经验的甲状腺外科医生才能尽量减少这些风险的发生[12-15]。

目前 ATA/AACE 指南推荐，对于接受 1～2 年甲巯咪唑药物治疗仍然无法缓解的儿童 GD 患者可以考虑 RAI 或甲状腺切除手术。对于小于 5 岁的患儿推荐甲状腺切除术，尤其是伴有较大甲状腺肿的患儿则强烈推荐手术治疗。如果选择手术治疗，对于甲状腺手术经验丰富的外科医生，建议行甲状腺全切术，而如果当地没有经验丰富的儿童甲状腺手术专家，则建议转诊到甲状腺手术量较大的中心进行手术[7]。

甲状腺切除术作为 GD 的一线治疗方法

目前，没有一项随机临床试验提示任何一项治疗方法（抗甲状腺药物治疗、RAI 或甲状腺切除术）优于其他方法。相比于抗甲状腺药物和 RAI 需要 6 周到 6 个月的时间纠正高甲状腺激素状态的情况，甲状腺切除术作用迅速（仅 2～4 周），复发风险低，且由经验丰富的甲状腺外科医生施行该手术，手术并发症和死亡风险都很低，因此甲状腺切除术是 GD 的有效治疗手段[12-13,16-23]。

最近的一项单中心回顾性研究分析了 56 例 GD 患者，接受了 58 次甲状腺手术治疗，包括：32 例（55%）甲状腺全切术，24 例（41%）甲状腺次全切除术或甲状腺腺叶切除术，2 例（3%）施行了再次甲状腺切除手术。其中，有 47% 的患者之前接受过药物治疗无法缓解，16% 的患者是 RAI 治疗失败的。甲状腺全切术和次全切除术患者术后的手术并发症发生率无明显差异。其中，有 6 例（11%）患者发生一过性的有症状的低钙血症，仅 1 例（2%）患者的低钙血症持续超过 6 个月。无患者发生永久性的喉返神经损伤。中位随访时间为 9 个月（1～96 个月不等），有 4 例患者甲亢复发，该 4 例（6%）患者都在甲状腺次全切除术组[16]。Phitayakorn 等对单中心 25 年的 GD 手术治疗史进行了综述，共 300 例 GD 患者接受了手术治疗，210 例（70%）甲状腺全切术，其余患者接受了甲状腺次全切除术。与 Liu 等报道的结果类似，两组在手术并发症方面（血肿，再次手术，感染/积液，一过性或持续性的喉返神经损伤或甲状旁腺功能减退）无明显差异[24]。

最近的几项 meta 分析和系统综述对 GD 的几种治疗方法进行了总结对比。Sundaresh 等通过一项系统综述和 meta 分析，纳入来自五大洲的 8 项研究共 1402 例患者，对不同治疗方法的复发率进行了对比[25]。抗甲状腺药物治疗后的中位随访期为 57 个月，RAI 为 64 个月，而手术为 59 个月。尽管在分析时发现了中-高度的统计偏倚，结果显示抗甲状腺药物治疗后的复发率（52.7%；352/667）高于 RAI [15%，46/304；比值比（odds ratio，OR）＝6.25，95% 置信区间（confidence interval，CI）2.40～16.67]和手术（10%，39/387；OR＝9.90，95% CI 4.65～19.23）（图 8.1）。虽然手术组包括甲状腺次全切和甲状腺全切术，但该综述中 RAI 和手术后的 GD 复发风险无差异[25]。

Genovese 等通过对 2001—2011 年的文献进行了一项系统综述，共纳入 14 245 例接受了手术治疗（甲状腺次全切除术或全切术）或 RAI 治疗的 GD 患者。大部分患者接

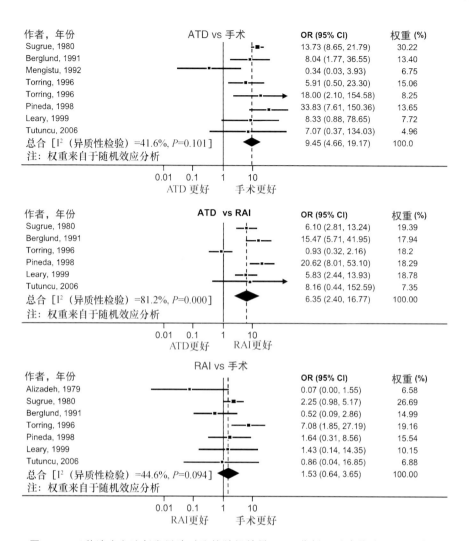

图 8.1 三种治疗方法复发风险对比的随机效果 meta 分析。垂直线表示无风险差异；方形和水平线指每项研究的比值比（OR）和 95% 置信区间；菱形指合并的 OR 值。ATD，抗甲状腺药物；RAI，放射性碘治疗。Reprinted with kind permission from Sundaresh V，Brito JP，Wang Z，et al. Comparative effectiveness of therapies for Graves' hyperthyroidism：a systematic review and network meta-analysis. J Clin Endocrinol Metab. 2013 Sep；98（9）：3671-7

受了 RAI 治疗（9699 例，68%），3158 例（22%）接受了甲状腺次全切除术，1388 例（10%）接受了甲状腺全切术[18]。总体而言，对 GD 患者，甲状腺手术治疗（包括甲状腺次全切除和全切术）的疗效优于 RAI（任何剂量），且甲状腺全切术优于甲状腺次全切除术（OR＝40.37，95% CI 15.03～108.44，P＜0.001）。见图 8.2、图 8.3 和图 8.4。接受单次剂量 RAI 治疗的患者中有 2080 例（21%）发生持续的或复发的甲状腺功能亢进，次全切除术组中的发生率为有 330 例（10%），甲状腺全切术组仅 4 例（0.3%）。两手术组间在一过性或持续性手术并发症（低钙血症或喉返神经损伤）方面无明显差异[18]。

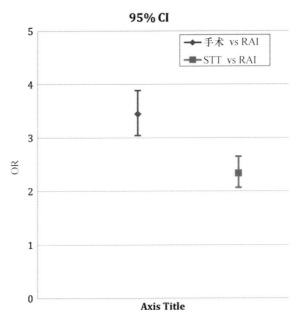

图 8.2　手术与放射性碘治疗（RAI）对比，次全甲状腺切除术（STT）与 RAI 对比的比值比（OR）和 95％置信区间（CI）。Reprinted with kind permission from Springer Science and Business Media；Genovese BM，et al. What is the best definitive treatment for Graves' disease? A systematic review of the existing literature. Ann Surg Oncol 2012；20（2）：660-667

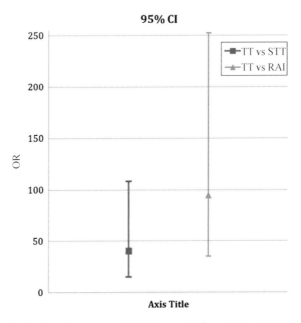

图 8.3　甲状腺全切术（TT）、甲状腺次全切除（STT）和放射性碘治疗（RAI）对比的比值比（OR）和 95％置信区间（CI）。Reprinted with kind permission from Springer Science and Business Media；Genovese BM，et al. What is the best definitive treatment for Graves' disease? A systematic review of the existing literature. Ann Surg Oncol 2012；20（2）：660-667

甲状腺全切术也已被证明是一种具有经济效益的策略。In 等对接受了 18 个月的抗甲状腺药物治疗，但未能达到正常甲状腺功能的患者，采取不同的治疗方案的成本效益进行了 meta 分析[22]。决策模型假设 50％ 的患者在接受了初期治疗后将失败，这些患者随后分配到三个治疗组之一：抗甲状腺药物治疗、RAI 或甲状腺全切术。每个治疗组包括所有相关联的事件、潜在的并发症、复发的概率，以及成本（限于第三方支付的费用，不包括社会成本）。在基本情况下（30 岁的，接受 18 个月治疗无效的无并发症的 GD 患者），甲状腺全切除术是最符合成本效益的选择。以生活质量校正年（quality-adjusted life-year，QALY）评判，虽然 RAI 的费用最低，但其生活质量最差，而甲状腺全切术具有较高的 QALY，其增值的成本效率比（incremental cost-effectiveness ratio，ICER）比 RAI 高 \$7250/QALY。在甲状腺全切术费用低于 \$19 300 时，该治疗的优势一直存在，而当超过该费用后，抗甲状腺药物治疗成为更具成本效益的治疗选择[22]。

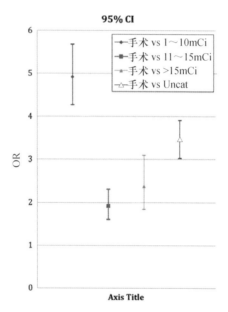

图 8.4 手术与 RAI 对比的比值比（OR）和 95％置信区间。Reprinted with kind permission from Springer Science and Business Media；Genovese BM，et al. What is the best definitive treatment for Graves' disease? A systematic review of the existing literature. Ann Surg Oncol，2012，20（2）：660-667

GD 的手术切除范围

甲状腺紧邻喉下方，并从前外侧环绕气管，因此，被称为 Zuckerkandl 结节的部分甲状腺，可以向喉返神经后方延伸，沿着气管食管沟向上延伸并在甲状腺下动脉深面走形。在大多数患者中，甲状腺下动脉是下极和上极甲状旁腺的主要血供，上极甲状旁腺通常位于甲状腺下动脉和喉返神经交汇处 1cm 范围内。虽然，甲状腺次全切除术会保留部分甲状腺组织，通常就是 Zuckerkandl 结节，从而保留喉返神经的完整性和甲状旁腺的血供。然而，由手术量较多、经验丰富的甲状腺外科医生施行的甲状腺全切术，其并发症的发生率比较低，并已成为 GD 的标准手术方式[7]。

前面提到的 Liu、Phitayakorn 以及 Genovese 等的研究，均支持甲状腺全切术作为 GD 的手术治疗方法[16,18,24]。Stalberg 等对不同手术切除范围进行了系统综述，该综述虽然包含了多个回顾性研究，对不同手术切除范围进行了对比（包括复发风险，永久性的喉返神经损伤和甲状旁腺功能减退），但由于回顾性研究本身的局限性，如选择偏倚，很难对不同手术方式孰优孰劣进行评判[23]。Palit 等进行了一项 meta 分析，共纳入 35 项研究，7241 例患者，结果是甲状腺次全切除术和甲状腺全切术的永久性喉返神经损伤和甲状旁腺功能减退的发生率相当。但这些研究中，甲状腺全切术后疾病复发风险为 0%，而甲状腺次全切除组为 7.9%[26]。

Feroci 等对 1970—2012 年甲状腺全切术和甲状腺次全切除术对比研究进行了 meta 分析，仅纳入随机对照试验和选择性的非随机比较研究[27]。共纳入 23 项研究（4 项随机对照试验和 19 项非随机比较研究），3242 例患者。甲状腺全切术的甲亢复发率较低，在 1665 例接受甲状腺全切术的患者中仅 7 例复发，而 1577 例接受甲状腺次全切除术的患者中有 128 例复发（OR=0.10，95%CI 0.06～0.18）。两组间永久性的喉返神经损伤的发生率无显著差异（OR=0.91，95%CI 0.41～2.02），虽然甲状腺全切术组中一过性和永久性的甲状旁腺功能减退发生率较高（一过性：OR=2.70，95%CI 较高，2.04～3.56，P<0.00001；永久性：OR=2.01，95%CI 1.59～5.32，P=0.005），但对 4 项随机对照研究的分析发现，永久性甲状旁腺功能减退的发生率，两组间无明显差异（OR=2.32，95%CI 0.73～7.38，P=0.15）[27]。该作者认为，在有效的甲状腺激素替代治疗的前提下，甲状腺全切术是 GD 手术治疗的金标准。

然而，最近的一项关于甲状腺次全切除成本分析的研究结果显示，有些情况下，甲状腺次全切除可能也是一个具有成本效益的治疗方法。Zanocco 等创造了一个以 30 岁女性、无并发症的 GD 为参考病例的四维决策模型（抗甲状腺药物治疗，RAI，甲状腺次全切除术或甲状腺全切术）[28]。在参考病例的情况中，抗甲状腺药物治疗是效率最低的治疗方法，尽管它也是成本最低的方法；RAI 比抗甲状腺药物有 $24 934/QALY 的 ICER。与此相反，甲状腺次全切除比 RAI 更昂贵，但更有效，有 $26 602/QALY 的 ICER。甲状腺全切术的有效率比 RAI 和甲状腺次全切除术都高，但成本也最高，部分是由于需要终身甲状腺激素替代治疗。重要的是，如果初次手术后甲状腺功能恢复正常的概率低于 49.5%，甲状腺次全切除术就不具有成本效益；而该作者认为这个比例较难达到，因为既要保留足够的甲状腺组织使甲状腺功能维持正常又能避免甲亢的复发，难度是非常大的[28]。

该由谁施行甲状腺切除术？

初期的甲状腺外科医生手术后甲状旁腺功能减退和喉返神经损伤的高发生率和 Mikulicz 意在"防止全切术造成的严重不良事件发生"而采取甲状腺部分切除术，使得对 GD 患者施行甲状腺切除术始终需要考虑手术的安全性[1]。然而，最近的关于成人和儿童甲状腺手术后相关风险的分析研究发现，由手术量大、经验丰富的甲状腺外科医生施行甲状腺切除术，并发症的发生率相对较低，且甲状腺全切术后的并发症并不比甲状腺次全切除术组高[13-15,19-21,29-32]。Sosa 等通过对全州数据库中接受甲状腺切除术超过 5 年的患者资料进行分析，将年甲状腺切除术数量超过 100 台的定义为高手术量，这些外科医生的术后住院时间最短，术后并发症发生率最低（5.1%），将年甲状腺切除术数量介于 30～99 台之间的定义为中等手术量，并发症的发生率为 6.1%，而年甲状腺切除术少于 10 台的为低手术量，并发症高达 8.6%[29]。

　　Kandil 等最近采用卫生服务利用项目-全国住院样本（the Health Care Utilization Project-National Inpatient Sample，HCUP-NIS）对外科医生手术量对甲状腺切除术质量的影响进行了分析[21]。对 10 年中进行的 46 261 例甲状腺全切术的患者预后进行了分析，有 3127 例（14.4%）发生了即刻的术后并发症，其中由于手术操作引起的并发症包括：①声带麻痹或声音嘶哑；②甲状旁腺功能减退，低钙血症，手足搐搦；③气管软化；④颈部积液或血肿；⑤伤口并发症。在这个队列中，GD 患者（2863 例，6.3%）的术后并发症最高（17.5%），而良性甲状腺疾病进行甲状腺全切术的术后并发症发生率为 13.9%，或恶性肿瘤患者术后的并发症为 13.2%（$P<0.001$）。当根据外科医生手术量进行分层分析，由低手术量（年甲状腺手术术低于 10 台）或中手术量（年甲状腺手术量介于 10～99 台）外科医生施行手术时，GD 患者接受甲状腺全切术后的并发症发生率相对较高（低手术量：OR=1.39，95%CI 1.08～17.79；$P=0.01$；中手术量：OR=1.34，95%CI 1.06～1.69；$P=0.02$）。当由高手术量外科医生（年甲状腺手术量大于 100 台）完成时，GD 患者术后并发症无明显差异（OR=1.07，95%CI 0.62～1.83；$P=0.81$）[21]。

　　儿童和孕期女性患者中，由高手术量外科医生施行甲状腺全切术的安全性也有文献报道。HCUP-NIS 对 17 岁以下的 1199 例接受甲状腺切除术或甲状旁腺切除术的患者进行分析发现，儿童甲状腺切除术后内分泌相关性并发症的发生率比成人要高（9.1% vs. 6.3%；$P<0.01$）[14]。儿童和成人之间手术安全性方面的分析发现，儿童患者低钙血症的发生率显著增高（9.3% vs. 5.7%，$P<0.01$），且在 0～6 岁患儿中的发生率最高（22%），而 7～12 岁年龄组和 13～17 岁年龄组的发生率分别为 15% 和 11%，$P<0.01$[14]。由高手术量外科医生对儿童组患者施行甲状腺手术后的并发症发生率相对较低[15]。

　　一些小规模的研究也发现，由经验丰富的外科医生对 GD 患儿施行手术的术后并发症发生率较低。Chioppini 等在一项配对的回顾性分析研究中，共纳入 21 例患儿（<18 岁）和 21 例成人患者，他们均由于 GD 接受了甲状腺全切术。该研究发现，两组间永久性低钙血症或喉返神经损伤的发生率间无显著差异，儿童组中一过性低钙血症的发生率稍高（28.6% vs. 4.8%），但两组间无统计学差异（$P=0.093$）[19]。Breuer 等也进行了一项配对研究，共纳入 100 例病例（32 例患儿和 68 例成人），因为 GD 而在高手术量内分泌外科中心的接受甲状腺全切术[13]。儿童患者由于术后低钙血症需要静脉补充钙剂的发生率更高（儿童比成人：18.0% vs. 1.4%；$P=0.004$），但两组间永久性甲状旁腺功能减退的发生率间无明显差异。在儿童组，有 2 例发生一过性喉返神经损伤，成人组无 1 例发生，且两组都没有发生永久性喉返神经损伤。这些研究提

示，儿童 GD 患者接受甲状腺手术治疗的风险相对更高[7]，但如果由高手术量的外科医生施行，也还是相对安全的[13]。

术前准备和术后处理

GD 患者在接受甲状腺切除术前，需要进行颈部超声检查，不仅用于测量甲状腺的大小，还有助于发现任何可能的甲状腺结节，如果结节在超声下评估为无法确定或可疑恶性，则需要在甲状腺切除术前进行细针穿刺抽吸细胞学检查（fine needle aspiration，FNA）。甲状腺切除术前成人和儿童 GD 患者都需要将甲状腺功能控制到正常范围，因为术中或术后甲状腺危象可能导致极度高代谢、高温、心动过速、高血压、昏迷、甚至死亡。如果患者在接受抗甲状腺药物治疗后仍有心动过速，则需要加用 β 受体阻滞药[7]。

抗甲状腺药物需要一直用到手术当天，且术前需要服用碘溶液。除非患者对抗甲状腺药物过敏或无法耐受，由于明显的甲亢需要紧急手术。碘化钾（potassium iodide，SSKI；每滴含碘 50mg）的推荐剂量每天 3 次，每次为 3～7 滴，术前 10 天开始[7,33]。碘化钾的使用是源于 Plummer 观察到甲状腺切除术前给予碘剂可以降低甲状腺危象的发生概率。随后还发现，碘化钾可以减少甲状腺的血供，从而降低手术难度。但临床试验的结果并不是始终与该理论一致，在将接受了术前碘化钾准备的患者与未接受者相比较后，两组间术中失血量之间并无明显差异[33-35]。

甲状腺切除术后，就可以立即停药抗甲状腺药物，但 β 受体阻滞药需要逐步缓慢减量。甲状腺激素替代治疗的剂量需要根据患者的体重进行估计（$0.8\mu g/lb$ 或 $1.7\mu g/kg$），老年患者的剂量适量减少。术后每 1～2 个月需要检测 TSH 和游离 T_4 水平直至稳定，之后每年检测一次[7]。

术后低钙血症的诊治

术后对症状性的甲状旁腺功能减退的最佳诊断和治疗方法还无法确定，并有较多争论。目前的处理方法是，根据血钙水平和（或）甲状旁腺激素水平常规性或选择性补充钙剂和（或）骨化三醇[36-43]。不同处理方法的成本效益研究发现，常规补充比选择性补充的费用高但效果会更好，但低钙血症发生率较低的外科医生从常规补充的获益会更少[38]。最近的一项前瞻性随机研究发现，单次术后第一天（POD1）甲状旁腺激素（parathyroid hormone，PTH）<10pg/ml 可以精确预测患者发生显著低钙血症的可能性。如 PTH>10pg/ml，则患者可以安全出院，不需要补充钙剂或骨化三醇；PTH<10pg/ml 时，可以开始使用碳酸钙；如果有明显低钙血症的症状或 PTH<5pg/ml，则需要补充骨化三醇[42]。无论选择哪种治疗，都需要充分告知患者低钙血症的相关症状，包括口周和（或）上肢麻木，如果置之不理，可能会发展为痉挛和（或）抽搐。一旦出现以上症状，需要开始口服碳酸钙直到症状缓解。

结 论

甲状腺切除术是 GD 的相对快速而有效的治疗方法。如果选择手术，尽量采取甲状腺全切术，与甲状腺次全切除术相比，全切术后的甲亢复发风险更低。由有经验的外科医生施行的甲状腺切除术是安全有效的，手术并发症少。尤其对于儿童 GD 患者，建议由手术量高的甲状腺外科医生进行。术后需要甲状腺激素替代治疗，从而维持正常的甲状腺功能。

参考文献

［1］ Sakorafas GH. Historical evolution of thyroid surgery：from the ancient times to the dawn of the 21st century. World J Surg. 2010；34（8）：1793-804.

［2］ Becker WF. Presidential address：pioneers in thyroid surgery. Ann Surg. 1977；185（5）：493-504.

［3］ Wartofsky L，Glinoer D，Solomon B，et al. Differences and similarities in the diagnosis and treatment of Graves' disease in Europe，Japan，and the United States. Thyroid. 1991；1（2）：129-35.

［4］ Burch HB，Burman KD，Cooper DS. A 2011 survey of clinical practice patterns in the management of Graves' disease. J Clin Endocrinol Metab. 2012；97（12）：4549-58.

［5］ Kahaly GJ，Bartalena L，Hegedus L. The American Thyroid Association/American Association of Clinical Endocrinologists guidelines for hyperthyroidism and other causes of thyrotoxicosis：a European perspective. Thyroid. 2011；21（6）：585-91.

［6］ Yamashita S，Amino N，Shong YK. The American Thyroid Association and American Association of Clinical Endocrinologists hyperthyroidism and other causes of thyrotoxicosis guidelines：viewpoints from Japan and Korea. Thyroid. 2011；21（6）：577-80.

［7］ Bahn RS，Burch HB，Cooper DS，et al. Hyperthyroidism and other causes of thyrotoxicosis：management guidelines of the American Thyroid Association and American Association of Clinical Endocrinologists. Endocr Pract. 2011；17（3）：456-520.

［8］ Ross DS. Radioiodine therapy for hyperthyroidism. N Engl J Med. 2011；364（6）：542-50.

［9］ Abalovich M，Amino N，Barbour LA，et al. Management of thyroid dysfunction during pregnancy and postpartum：an Endocrine Society Clinical Practice Guideline. J Clin Endocrinol Metab. 2007；92（8 Suppl）：S1-47.

［10］ Stagnaro-Green A，Abalovich M，Alexander E，et al. Guidelines of the American Thyroid Association for the diagnosis and management of thyroid disease during pregnancy and postpartum. Thyroid. 2011；21（10）：1081-125.

［11］ Bauer AJ. Approach to the pediatric patient with Graves' disease：when is definitive therapy warranted？ J Clin Endocrinol Metab. 2011；96（3）：580-8.

［12］ Lee JA，Grumbach MM，Clark OH. The optimal treatment for pediatric Graves' disease is surgery. J Clin Endocrinol Metab. 2007；92（3）：801-3.

［13］ Breuer CK，Solomon D，Donovan P，Rivkees SA，Udelsman R. Effect of patient Age on surgical outcomes for Graves' disease：a case-control study of 100 consecutive patients at a high volume thyroid surgical center. Int J Pediatr Endocrinol. 2013；2013（1）：1.

［14］ Sosa JA，Tuggle CT，Wang TS，et al. Clinical and economic outcomes of thyroid and parathyroid surgery in children. J Clin Endocrinol Metab. 2008；93（8）：3058-65.

［15］ Tuggle CT，Roman SA，Wang TS，et al. Pediatric endocrine surgery：who is operating on our children？ Surgery. 2008；144（6）：869-77. discussion 77.

［16］ Liu J，Bargren A，Schaefer S，Chen H，Sippel RS. Total thyroidectomy：a safe and effective treatment for Graves' disease. J Surg Res. 2011；168（1）：1-4.

［17］ Guo Z，Yu P，Liu Z，Si Y，Jin M. Total thyroidectomy vs bilateral subtotal thyroidectomy in patients with Graves' diseases：a meta-analysis of randomized clinical trials. Clin Endocrinol（Oxf）. 2013；79（5）：739-46.

［18］ Genovese BM，Noureldine SI，Gleeson EM，Tufano RP，Kandil E. What is the best definitive treatment for Graves' disease? A systematic review of the existing literature. Ann Surg Oncol. 2013；20（2）：660-7.

［19］ Chiapponi C，Stocker U，Mussack T，Gallwas J，Hallfeldt K，Ladurner R. The surgical treatment of Graves' disease in children and adolescents. World J Surg. 2011；35（11）：2428-31.

［20］ Sherman J，Thompson GB，Lteif A，et al. Surgical management of Graves disease in childhood and adolescence：an institutional experience. Surgery. 2006；140（6）：1056-61. discussion 61-2.

［21］ Kandil E，Noureldine SI，Abbas A，Tufano RP. The impact of surgical volume on patient outcomes following thyroid surgery. Surgery. 2013；154（6）：1346-52. discussion 52-3.

［22］ In H，Pearce EN，Wong AK，Burgess JF，McAneny DB，Rosen JE. Treatment options for Graves disease：a cost-effectiveness analysis. J Am Coll Surg. 2009；209（2）：170-9 e1-2.

［23］ Stalberg P，Svensson A，Hessman O，Akerstrom G，Hellman P. Surgical treatment of Graves' disease：evidence-based approach. World J Surg. 2008；32（7）：1269-77.

［24］ Phitayakorn R，Morales-Garcia D，Wanderer J，et al. Surgery for Graves' disease：a 25-year perspective. Am J Surg. 2013；206（5）：669-73.

［25］ Sundaresh V，Brito JP，Wang Z，et al. Comparative effectiveness of therapies for Graves' hyperthyroidism：a systematic review and network meta-analysis. J Clin Endocrinol Metab. 2013；98（9）：3671-7.

［26］ Palit TK，Miller 3rd CC，Miltenburg DM. The efficacy of thyroidectomy for Graves' disease：a meta-analysis. J Surg Res. 2000；90（2）：161-5.

［27］ Feroci F，Rettori M，Borrelli A，et al. A systematic review and meta-analysis of total thyroidectomy versus bilateral subtotal thyroidectomy for Graves' disease. Surgery. 2014；155（3）：529-40.

［28］ Zanocco K，Heller M，Elaraj D，Sturgeon C. Is subtotal thyroidectomy a cost-effective treatment for Graves disease? A cost-effectiveness analysis of the medical and surgical treatment options. Surgery. 2012；152（2）：164-72.

［29］ Sosa JA，Bowman HM，Tielsch JM，Powe NR，Gordon TA，Udelsman R. The importance of surgeon experience for clinical and economic outcomes from thyroidectomy. Ann Surg. 1998；228（3）：320-30.

［30］ Sosa JA，Mehta PJ，Wang TS，Boudourakis L，Roman SA. A population-based study of outcomes from thyroidectomy in aging Americans：at what cost? J Am Coll Surg. 2008；206（3）：1097-105.

［31］ Boudourakis LD，Wang TS，Roman SA，Desai R，Sosa JA. Evolution of the surgeon-volume，patient-outcome relationship. Ann Surg. 2009；250（1）：159-65.

［32］ Kuy S，Roman SA，Desai R，Sosa JA. Outcomes following thyroid and parathyroid surgery in pregnant women. Arch Surg. 2009；144（5）：399-406. discussion.

［33］ Coyle PJ，Mitchell JE. Thyroidectomy：is Lugol's iodine necessary? Ann R Coll Surg Engl. 1982；64（5）：334-5.

［34］ Erbil Y，Ozluk Y，Giris M，et al. Effect of lugol solution on thyroid gland blood flow and microvessel density in the patients with Graves' disease. J Clin Endocrinol Metab. 2007；92（6）：2182-9.

［35］ Shinall Jr MC，Broome JT，Nookala R，et al. Total thyroidectomy for Graves' disease：compliance with American Thyroid Association guidelines may not always be necessary. Surgery. 2013；154（5）：1009-15.

［36］ Bellantone R，Lombardi CP，Raffaelli M，et al. Is routine supplementation therapy（calcium and vitamin D）useful after total thyroidectomy? Surgery. 2002；132（6）：1109-12. discussion 12-3.

［37］ Raffaelli M，De Crea C，Carrozza C，et al. Combining early postoperative parathyroid hormone and serum calcium levels allows for an efficacious selective post-thyroidectomy supplementation treatment. World J Surg. 2012；36（6）：1307-13.

［38］Wang TS，Cheung K，Roman SA，Sosa JA．To supplement or not to supplement：a cost-utility a-nalysis of calcium and vitamin D repletion in patients after thyroidectomy．Ann Surg Oncol．2011；18（5）：1293-9．

［39］Wiseman JE，Mossanen M，Ituarte PH，Bath JM，Yeh MW．An algorithm informed by the para-thyroid hormone level reduces hypocalcemic complications of thyroidectomy．World J Surg．2010；34（3）：532-7．

［40］Youngwirth L，Benavidez J，Sippel R，Chen H．Postoperative parathyroid hormone testing decrea-ses symptomatic hypocalcemia and associated emergency room visits after total thyroidectomy．Sur-gery．2010；148（4）：841-4．discussion 4-6．

［41］Group AESG Australian Endocrine Surgeons Guidelines AES06/01．Postoperative parathyroid hormone measurement and early discharge after total thyroidectomy：analysis of Australian data and management recommendations．ANZ J Surg．2007；77（4）：199-202．

［42］Cayo AK，Yen TW，Misustin SM，et al．Predicting the need for calcium and calcitriol supplemen-tation after total thyroidectomy：results of a prospective，randomized study．Surgery．2012；152（6）：1059-67．

［43］Lombardi CP，Raffaelli M，Princi P，et al．Early prediction of postthyroidectomy hypocalcemia by one single iPTH measurement．Surgery．2004；136（6）：1236-41．

第 9 章
甲状腺危象的诊断和管理

Diagnosis and Management of Thyroid Storm

Alicia L. Warnock，Henry B. Burch　著

安仕敏　译　唐熠达　校

简　介

　　甲状腺毒症的临床表现差异很大，可以是无症状（亚临床）的疾病状态，也可以是以多系统功能失调和高死亡率为特点的代谢危象，并可危及生命。一个甲状腺毒症患者的临床症状轻重取决于多种因素，包括年龄、并发症、甲状腺素水平升高的速度以及是否有突发应激事件[1]。如果这些因素的影响超过患者自身维持代谢、体温调节和心血管代偿的能力，就会发生甲状腺危象[1]。至少有 1/10 的甲状腺危象患者因此死

The views expressed in this manuscript are those of the authors and do not reflect the official policy of the Department of the Army and Navy, the Department of Defense, or the United States Government. One or more of the authors are military service members (or employee of the US Government). This work was prepared as part of our official duties. Title 17 USC 105 provides the "Copyright protection under this title is not available for any work of the United States Government." Title 17 USC 101 defines a US Government work as a work prepared by a military service member or employee of the US Government as part of that person's official duties. We certify that all individuals who qualify as authors have been listed; that each has participated in the conception and design of this work, the analysis of data (when applicable), the writing of the document, and/or the approval of the submission of this version; that the document represents valid work; that if we used information derived from another source, we obtained all necessary approvals to use it and made appropriate acknowledgements in the document; and that each takes public responsibility for it.

A.L. Warnock, M.D. • H.B. Burch, M.D. (✉)
Endocrinology Service, Department of Medicine, Walter Reed National Military Medical Center, 8901 Wisconsin Avenue, Bethesda, MD 20854, USA

Department of Medicine, Uniformed Services University of Health Sciences, 8901 Wisconsin Avenue, Bethesda, MD 20854, USA
e-mail: Alicia.l.warnock.mil@mail.mil; Henry.burch@us.army.mil

© Springer Science+Business Media New York 2015
R.S. Bahn (ed.), *Graves' Disease*, DOI 10.1007/978-1-4939-2534-6_9

亡。由于甲状腺危象具有高发病率和高死亡率，所以需要早期识别并果断采取积极的、多方面的治疗干预。

临床表现

甲状腺危象的实质是恶化的甲状腺毒症。单纯甲状腺毒症的发热和出汗在甲状腺危象中表现为中到重度高热，伴有大量难以感知的体液丢失和体温频繁高于 40～41℃[2-5]。无并发症的甲状腺毒症中的窦性心动过速在甲状腺危象中发展为心动过速加重，并极有可能进展为房性心律失常[4,6]、不同程度的心室功能不全及充血性心力衰竭[7]。焦虑和烦躁是无并发症的甲状腺毒症的典型症状，在甲状腺危象中可能发展为躁动、谵妄、精神异常、昏睡或昏迷[3,8-10]。对胃肠道和肝的影响在单纯甲状腺毒症中仅限于肠道转运增加和轻度转氨酶升高，而在甲状腺危象中可能是主要临床表现，包括恶心、呕吐、腹泻以及可导致黄疸的肝细胞功能异常[11-12]。

甲状腺危象的一个重要特点是继发于应激事件或并发疾病，然而这些触发因素经常不会被告知或未被察觉。甲状腺手术是早些时候甲状腺危象最常见的促发因素，现已成为相对少见的原因[5-6]。这与如今甲状腺毒症患者术前纠正甲状腺功能水平以及因格雷夫斯病（Graves' disease，GD）而行手术的患者数量减少有关[13]，而手术患者减少是由于在美国甲亢患者普遍接受放射性碘治疗[13-15]。目前，对于未能被提前诊断出的甲状腺毒症患者而言，非甲状腺手术依然是甲状腺危象的促发因素[16-18]。日本近期的一项关于甲状腺危象病例的调查发现，抗甲状腺药物的骤停是甲状腺危象最常见的促发事件[5]。据此推断，由于以抗甲状腺药物治疗作为初始方案治疗 GD 的趋势在美国和欧洲逐渐增强[13]，停药导致的甲状腺危象发生率将会升高[19]。甲状腺危象的常见促发事件见表 9.1。这些事件可被大致分为两种：以循环甲状腺素水平迅速升高为特征的事件，以及与急性非甲状腺疾病有关的事件。

表 9.1　甲状腺危象的触发或促进事件

与循环甲状腺素水平迅速升高有关的情况
抗甲状腺药物骤然停药
体外照射放射治疗
使用碘造影剂
放射性碘治疗
甲状腺素过量
甲状腺手术
甲状腺创伤（钝性创伤）
与急性或正在罹患的非甲状腺疾病有关的情况
脑血管意外
糖尿病酮症酸中毒
感情应激
感染
非甲状腺手术
分娩
肺血栓栓塞

诊断

早期甲状腺危象患者的特征为病情恶化迅速，发病数小时至数天内死亡[20-22]。对致命性甲状腺毒症，挽救生命的重要决定性因素在于尽早诊断及予以合适的治疗。然而，甲状腺危象的诊断往往并非显而易见，化验数值常不能区分甲状腺危象和非复杂性甲状腺毒症[5,23-24]。另外，甲状腺危象的早期诊断标准并未统一[4,20,22,25-27]。为了解决这一问题，1993 年提出了甲状腺危象和甲状腺危象前期的诊断要点。Burch-Wartofsky 评分量表（BWPS）是凭借临床经验发展而来的评分系统，并综合考虑了疾病过程，包括终末期器官功能不全、患者个体疾病表现的高度差异性和延迟诊断相关的高死亡率。

日本的 Akamizu 及其同事近期发表了一项长达 5 年的随访研究，纳入了 356 名确诊或可能患有甲状腺危象的患者[5]，收集了大型医院（拥有 500 张以上床位）、大学附属医院和随机选取的日本较小的医院所提供的调查结果。该研究是迄今为止最大规模的针对甲状腺危象患者的研究。此外，作者还基于文献综述经验性地制订了甲状腺危象诊断标准。在将诊断标准应用于上述甲状腺危象病例研究的过程中，日本学者对其做了一些小改动，最终形成了日本甲状腺协会（Japanese Thyroid Association，JTA）甲状腺危象诊断标准[5]。

尽管人们总体上对这两个诊断系统都认可，但 BWPS 系统与 JTA 系统相比，筛选出更高比例的接受积极治疗的患者[28]。值得注意的是，选择不合适的诊断系统会导致误诊，这也显示了临床判断在评估个体患者中的重要性。

不典型症状

甲状腺危象偶尔发生在"淡漠型"甲亢的患者[29-32]。尽管多数病例见于老年人，但淡漠型甲状腺危象也可发生在所有年龄段的患者。该类型的甲状腺危象的临床表现多种多样，包括精神异常[33]、昏迷[3,8,34]、癫痫持续状态[9]、非栓塞性脑梗死[35]、不能解释的年轻女性腹痛和发热[36-37]、小肠梗阻[38]、高钙血症[39]，以及横纹肌溶解导致的急性肾衰竭[40]。

病理生理学

对甲状腺危象的病理生理学机制目前仍不甚明确。但是，已知的触发因素或诱发疾病的应激事件提供给我们一些重要线索。具体来说，在甲状腺素水平迅速升高的病例中，主要是由于诱发因素引起细胞内游离的、可利用的甲状腺激素骤然激增；而那些与并发疾病相关的病例，则是并发疾病所引起的人体生理代偿能力下降起到了核心作用。两种机制都引起正常的稳态机制衰竭，最终导致危及生命的系统性失代偿。

在循环甲状腺素迅速升高的患者中，其血浆的结合能力不能匹配升高的游离激素浓度，就会使得转运蛋白介导的游离甲状腺激素入胞增加。难治性甲状腺危象患者可采用血浆置换或炭血浆灌流治疗，在循环激素水平迅速下降后可迅速缓解临床症状，这成为该机制的佐证[41-43]。另外，急性甲状腺素摄入后发生的甲状腺危象也在病例报道中被充分阐述[44-46]。甲状腺素诱导氧化磷酸化去偶联，导致更多的腺苷三磷酸产热[47]，这可能参与甲状腺危象中体温过高的表现[48]。尽管表面上看，甲状腺危象的发展中游离甲状腺素入胞增加似乎起到核心作用，但完全基于循环甲状腺素水平是无法将其与一般的甲状腺毒症进行区分的[5,23-24]。

其他机制也可能在潜在患有急性或亚急性非甲状腺疾病的患者发生甲状腺危象中起作用。系统性疾病中，肝和肾对甲状腺激素的清除作用减低[49]，也能出现类似甲状腺素产生增加的效应[1]。此外，还有人提出非甲状腺疾病时组织对循环甲状腺素的应答增强。这种现象的理论机制包括胞内转运或甲状腺素入核增加、核受体结合改变、甲状腺素受体复合体与甲状腺素反应元件靶基因的结合改变[1]，或甲状腺素的非基因作用。其他可能的促进因素包括营养不良的累积效应，以及甲状腺素结合、细胞摄取、急性疾病时的代谢清除和患者个体整体的生理储存改变。

肾上腺素系统激活在非复杂性甲状腺毒症和甲状腺危象的病理产生过程中都起到重要的促进作用。甲状腺素和肾上腺素系统之间的相互作用是双向的[50]。因此，甲状腺素增加了β-肾上腺素系统的效应，而交感神经系统也相应地促进了甲状腺素的激活[50]。甲状腺素毒症和甲状腺危象患者中所见的高肾上腺系统活性可能是由于甲状腺素介导的β-肾上腺素受体在靶细胞密集度增加或受体后机制[50-51]。其他肾上腺素系统活性增强的机制也被提出[50]。许多严重甲状腺毒症的临床特征包括烦躁、心动过速、心律失常和体温升高，可能与儿茶酚胺的直接作用有关，也可能是与肾上腺素系统和过量循环甲状腺素之间的相互作用有关[52]。甲状腺危象中肾上腺素系统作用的临床证据在于β肾上腺素阻滞药能够作为治疗策略明显缓解临床症状[53-56]。然而，甲状腺危象中的循环儿茶酚胺水平正常或降低[57]。另外，即便应用了大剂量的普萘洛尔也不能预防甲状腺危象[58-59]，对甲状腺素合成和释放也没用影响[60]。

治 疗

总体治疗原则

对已经发生或即将发生的甲状腺危象的治疗应在甲状腺素合成、分泌和外周效应通路的每个可能治疗点进行。与此同时，应针对失代偿的稳态机制进行积极的干预治疗。由于需要持续的监测和快速滴定治疗，甲状腺危象患者应在早期进入重症监护病房。甲状腺危象的治疗措施可被分为：①抗甲状腺的治疗；②拮抗甲状腺激素的外周效应；③逆转或预防系统性失代偿；④针对诱发事件或并发疾病的治疗；⑤针对病因治疗。以下将分开详述。

抗甲状腺腺体的治疗

在治疗的早期就应使用抗甲状腺药物丙硫氧嘧啶（PTU）或甲巯咪唑（MMI）阻止新激素的合成。PTU 和 MMI 抑制碘机化并能抑制碘化酪氨酸残基偶联以抑制三碘甲腺原氨酸（T_3）、甲状激素（T_4）合成[34]。PTU 或 MMI 使用 1h 内就能阻碍碘机化。PTU 减少 T_4 向 T_3 转化的作用比 MMI 更有优势，因此治疗后至关重要的首个 24h 中降 T_3 的作用更为显著[61]。由于这一特性，PTU 更适用于治疗甲状腺危象，这是 PTU 优于更强效的 MMI 的几个适应证之一。

PTU 和 MMI 通常口服给药，昏迷、昏睡或不能配合的患者则通过鼻饲管给药。经静脉、经直肠、经皮给药途径也被人们使用（见"抗甲状腺药物的非口服给药"部分）。PTU 应负荷给药 $600\sim1000mg$，然后每日给药 $1200\sim1500mg$，并分成每 4h 给药 $200\sim250mg$。MMI 每日给药总量为 120mg，分成每 4h 给药 20mg。若患者有抗甲状腺药物相关的粒细胞缺乏症病史或中度的由药物引起的肝细胞功能失调病史，则应更换治疗方案；轻度不良反应的患者可继续使用抗甲状腺药物。抗甲状腺药物对先前已合成的甲状腺激素的释放没有影响。

无机碘抑制胶质蛋白水解和甲状腺 T_3、T_4 的释放，也能通过 Wolff-Chaikoff 效应抑制甲状腺激素的合成。推荐的口服剂量为碘化钾生理盐水（SSKI）（每滴含碘 $35\sim50mg$），每 6h 5 滴，或 Lugol 溶液（每滴 8mg），每 6h 8 滴（约 0.5ml）[1]。胃肠外给药应缓慢静注碘化钠（NaI），每 12h $0.5\sim1g$，但美国尚不能购买到静脉用无菌碘化钠。无机碘直肠给药也有人尝试[63]。舌下含服碘是有效的，肠梗阻患者可每天 3 次舌下含服 0.4ml SSKI。作者通过测量尿碘计算得出舌下给药的 70% 都被吸收[38]。

需要注意的是，碘治疗要等到新甲状腺素的合成被硫代酰胺类抗甲状腺药物阻滞才能开始实施（约 1h），这是由于仅仅给予碘会最终引起甲状腺素储存增加，因而增加甲状腺毒症恶化的风险。值得注意的是，口服碘治疗与急性胃肠道损伤有关[64]。锂也能减少甲状腺释放激素，在不能应用碘治疗的患者中可考虑使用，但需对锂中毒有足够的监测手段[65]。

口服胆囊造影剂［如碘泊酸盐和 iopanoate（美国已没有）］可用于治疗重症甲状腺毒症[66]。由于含有大量稳定的碘（每 500mg 碘泊酸盐中含碘 308mg），这种制剂有着与无机碘相似的抑制甲状腺激素释放的有利作用。另外，这种药物还是抑制外周 T_4 向 T_3 转换的强效制剂，并能够拮抗甲状腺激素与核受体的结合。碘泊酸盐每日给药 $1\sim3g$，与碘制剂相同，需在是使用 PTU 或 MMI 阻滞了新甲状腺激素合成后才能使用。尽管碘泊酸盐在甲状腺危象中的使用还没有被大规模检测，但已有报道显示，其对非复杂性甲状腺毒症患者能够强效降低循环 T_3、T_4 水平（初始治疗 48h 内减少 $30\%\sim54\%$）[67]。

抗甲状腺药物的非口服给药

对胃肠道功能不佳、躁动或昏迷患者口服给抗甲状腺药物很成问题。有人报道过甲巯咪唑静脉给药有效[68-69]。Hodak 及其同事将 500mg 甲巯咪唑粉溶于生理盐水中，使其最终体积为 50ml，最终的甲巯咪唑溶液浓度为 10mg/ml，再将其用 0.22mm 滤器过滤，制备为静脉用甲巯咪唑；然后 2min 内缓慢静推给药，继以生理盐水冲管[68]。这些替代途径的药品制备需要遵循标准药物灭菌程序。

有人报道过抗甲状腺药物通过直肠，即以灌肠或栓剂的方式给药[70-73]。将 600mg 丙硫氧嘧啶片溶于 90ml 无菌水中制备成保留灌肠液，然后通过带气囊的 Foley 导管送入直肠以防漏药[74]。其他报道还描述了 400mg 丙硫氧嘧啶溶于 90ml 无菌水制备成灌肠液的方法[71]。另一组则使用了丙硫氧嘧啶栓剂[73]。总量为 14.4g 的丙硫氧嘧啶片溶于 40ml 轻矿物油中，再与 36g 可可油固体栓剂基质混合，温水浴融化，60℃ 以下保存。这些混合物分装进 36 个 1g 栓剂的模具中，冷冻成固体。每个栓剂含有 400mg PTU，每 6h 给药一次，这也是作者阐述的治疗剂量水平[73]。栓剂方法与保留灌肠相比更为简便，也有相似的临床疗效[72]。

甲状腺危象治疗中的紧急甲状腺切除

对于已经使用标准药物治疗但仍持续恶化的甲状腺危象患者，已有大量病例报道和小型系列研究描述了甲状腺切除的治疗效果[75]。Scholz 及其同事回顾了应用甲状腺切除来治疗甲状腺危象的一些病例，包括文献中的 39 个病例及 10 个本中心的病例。结果发现，早期或晚期术后死亡的患者有 5 人（总共 49 人），占 10.2%[75]。作者赞同早期应用甲状腺切除治疗甲状腺危象，尤其是对合并心肺功能衰竭和肾衰竭等慢性疾病，且对标准强效多方面治疗无效的老年甲状腺危象患者。

针对甲状腺激素外周作用的治疗

针对甲状腺激素外周作用的治疗包括：①减少甲亢引起的交感神经兴奋的症状；②抑制在外周 T_4 向 T_3 的转化；③通过物理性方法从血液循环中去除甲状腺激素。由于疗效显著，应用 β 受体阻滞药是在治疗单纯性甲状腺毒症以及甲状腺危象的诸多治疗方法中，最具价值的治疗手段之一。此类药物除了抑制交感神经兴奋的作用，还能对 T_4 在外周向 T_3 的转化起到一定的抑制作用[76]。在治疗甲状腺危象中，普萘洛尔的口服剂量为每 4h 60～80mg，稍高于在治疗单纯性甲状腺毒症所常用的剂量。为了维持有效的对甲状腺毒症的阻滞作用，普萘洛尔的血药浓度须超过 50ng/ml[77-78]。值得注意的是，由于血浆清除率的增加，为了维持必须的血药浓度，针对不同的甲亢患者的口服剂量可能差异较大[79-80]。如果需要迅速获得疗效，可以考虑静脉给药，普萘洛尔初始剂量为 0.5～1.0mg，并持续监测患者的心律及血压。后续静脉用药剂量为 2～3mg，给药时间须持续 15min 以上，在重复给药的同时，等待口服制剂发挥药效[54]。艾司洛尔是一种静脉注射用的超短效 β 受体阻滞药，已经被成功用于治疗严重的甲状腺毒症以及甲状腺危象[81-84]，并由于该药是选择性 $β_1$ 受体阻滞药，可以用于有支气管痉挛风险的患者。此外，艾司洛尔的选择性阻滞 $β_1$ 受体作用的半衰期为 9min（普萘洛尔为 2.5h），这就使获得每分钟内稳定的滴定药物浓度成为可能[84]。艾司洛尔的负荷剂量为每千克体重 250～500μg，继而以 50～100μg/（kg·min）的剂量连续输注，使血药浓度迅速达到能维持理想临床疗效的水平[81-83]。

抑制 T_4 在外周向 T_3 转化是药物治疗甲状腺危象的措施中的重要组成部分。常用药物为丙硫氧嘧啶（propylthiouracil，PTU）（抑制 T_4 向 T_3 转化的额外效应）、普萘洛尔、碘泊酸盐（在美国不可用）以及糖皮质激素。丙硫氧嘧啶是通过抑制主要位于肝脏和甲状腺上的 I 型脱碘酶而达到该项治疗目标的。由于在 GD 和毒性结节等甲状腺功能亢进状态的发病过程中，I 型脱碘酶的作用加强，所以理论上，丙硫氧嘧啶是最有效的药物[85-86]。

运用物理方法去除血液循环以及胃肠道中的甲状腺激素

用于去除甲状腺危象病患循环中的甲状腺激素的物理方法包括血浆置换和药用炭（活性炭）血浆灌注，均能得到较好的疗效[41-42,46,87-95]。血浆置换疗法的适应证包括：①传统治疗方法不能迅速产生疗效；②有抗甲状腺药物相关性粒细胞减少症的病史；③中度肝细胞功能障碍；④准备接受急诊甲状腺切除术[42,91]。但是，应该认识到，血浆置换疗法的有效作用是一过性的，仅能维持 24～48h[42]。此外，联合应用一些树脂疗法，例如考来烯胺（4g，每天 4 次）的阴离子交换树脂技术[96]，该技术是通过物理方法从肝肠循环中去除甲状腺激素。

针对系统性失代偿的治疗

针对甲状腺危象发生发展的过程中出现的系统性失代偿，需要逆转高热、脱水、充血性心力衰竭和心律失常的发展，以及阻止可能伴随出现的肾上腺危象的发生。首先应该积极处理高热，治疗目标包括恢复正常的体温调定点以及外周降温。因此，可以应用例如对乙酰氨基酚的退热剂，以及一系列物理降温措施，包括酒精擦浴、冰袋和降温毯等以消耗热量、降低温度。但是应该避免使用水杨酸类的药物，因为该类药物会将甲状腺激素从血浆结合蛋白中置换出来，从而使甲状腺毒症的程度恶化。在甲状腺危象进展的过程中，胃肠道失水和不显性失水实质上是非常多的，在治疗中应该积极采用补液措施，以避免出现心血管性虚脱乃至休克。发生甲状腺危象的患者，每日所需液体量高达 3～5L 者并不少见。其中，年老的患者和有证据表明发生充血性心力衰竭的患者需要特别的监护。甲状腺危象容易导致肝糖原储备的消耗，在死于这种疾病的患者的尸检中，这种变化成为一种特征性的组织学变化[11,16]。因此，在用于甲状腺危象患者抢救的静脉液体中，除了所必需的电解质外，还应该含有 5%～10% 的右旋糖酐。为了纠正可能并发的维生素缺乏，可以通过静脉给予维生素补剂，尤其是维生素 B_1。

充血性心力衰竭和房性心律失常是甲状腺危象中的心血管系统临床表现，常采用传统疗法进行治疗，包括应用抗心律失常药物、扩血管药物以及利尿剂。导致充血性心力衰竭的主要原因是心肌收缩力下降，并且心力衰竭在房性心律失常，特别是心房颤动的影响下进一步加重。尽管现代重症监护技术已得到长足发展，对于发生甲状腺危象的心力衰竭患者的监护仍然是一项十分艰巨的工作，可以考虑使用 Swan-Ganz 漂浮导管监测中心血流动力学变化。β受体阻滞药是这种情况下最常用的药物，但是仍有一些用药方面的问题需要注意。如使用普萘洛尔的禁忌证包括患者有哮喘或者慢性阻塞性肺疾病的病史，这些患者就应该考虑使用其他药物，例如选择性 $β_1$ 受体阻滞药、钙通道阻滞药或者利血平等药物。一些病例中甲状腺危象患者出现呼吸心搏骤停也和使用普萘洛尔有关[97]，提示使用该药物时进行严密监护的重要性。关于通过静脉给药途径应用艾司洛尔的相关问题在之前的章节中已有讨论（详见"针对甲状腺激素外周作用的治疗"部分）。

和使用水杨酸类药物类似，大剂量的呋塞米（速尿）会抑制 T_3 和 T_4 与甲状腺素结合球蛋白的结合，从而导致游离甲状腺激素水平升高。如果要在治疗甲亢患者的过程中使用地高辛，那就需要较高的负荷剂量和维持剂量，这一现象的原因可能是甲状腺危象的情况下分布面积增加和（或）该药的代谢十分迅速[98]。为了预防洋地黄中毒，需要密切监测地高辛的血药浓度，尤其是在甲状腺毒症的情况恶化进展的时候更应多加注意。

早在 20 世纪 50 年代，当人们试图探讨关于甲状腺危象进展过程中皮质类固醇的释放和代谢均加快的问题时，糖皮质激素就开始被用来治疗甲状腺危象[99-100]。相较于其他显著应激的刺激，在甲状腺危象发生发展的过程中，皮质醇血浆浓度并没有升高，而是十分反常地保持原有水平[24]。应用地塞米松及氢化可的松等糖皮质激素，不仅能预防肾上腺危象的发生、提高血管舒缩功能的稳定性，还能在外周抑制 T_4 向 T_3 转化。在甲状腺危象的初始阶段，可通过静脉给予氢化可的松，起始剂量为 300mg，之后每 8h 100mg。根据患者的具体临床疗效，继而可以选择减量或者停药。使用这类药物有可能可以提高甲状腺危象患者的生存率[10,24]。

针对甲状腺危象诱发事件的治疗

手术、分娩、糖尿病酮症酸中毒、硫代酰胺类药物的停药[5,22]、近期接受放射性碘治疗[101]，这些都被认为是甲状腺危象明确的诱发事件，但事实有时候并非如此。由甲状腺危象引起的发热和白细胞增多，即使没有明确的感染证据，也很难和隐匿性感染过程中出现的类似症状相区别[102]。因此对于发热的甲亢患者，就需要对其血液、痰、尿液进行详尽的细菌培养。尽管不推荐常规的抗生素治疗，但近期的一项调查显示，有 29% 的甲状腺危象患者合并有感染[5]，因此，需要针对不同病例的实际情况做出临床判断和治疗决策。如果低血糖、糖尿病酮症酸中毒、卒中或者肺栓塞诱发了甲状腺危象，那么针对这些诱发事件的标准疗法，应该与甲状腺危象的治疗措施一起，同时运用于患者的治疗之中。昏迷的，或者不能进行有效交流的患者，由于不能提供关于某一具体诱发事件的病史，故当接诊这类患者时，要对这些发病因素保持高度警惕。在进行回顾性询问之后，部分甲状腺危象患者依然没有发现明确的诱发事件。在一些时间较早的病例系列中，有 25%～43% 的甲状腺危象病例中没有具体的诱发事件[16,24,26]，而这一比例在最新的一项日本的病例系列研究中已经下降到 10%[5]。

危象停止之后：实施对因治疗

对于经过治疗成功度过甲状腺危象急性期的患者来说，预防复发就成为下一步治疗的主要目标，此时应针对病因进行治疗，比如通过接受放射性碘治疗或者手术来清除甲状腺组织。当重度甲亢患者的临床症状有所改善时，可逐步减少药物剂量和治疗措施。糖皮质激素应该逐渐减量直至停药，而对于 β 受体阻滞药，除非有明确的禁忌证，否则通常应该在这一时期内维持剂量。

在甲状腺危象急性期接受治疗时所摄入的无机碘，在此阶段需要被排出。无机碘是否被完全排出，可通过检测尿碘排泄量以及放射性碘治疗之前的碘摄取来判断。在过渡期内，应该继续应用抗甲状腺药物。若要行甲状腺次全切除术，需要在术前有效控制甲状腺毒症，从而降低麻醉诱导及手术过程中甲状腺危象再一次发作的风险。

甲状腺危象的预防

目前，多数的甲状腺危象被认为是"治疗"原因所致，而非围术期原因，这就要求临床医生应当意识到哪些是导致甲状腺危象的主要诱因。正在进行治疗的 GD 患者发生任何疾病，都需要进行详尽的评估，从而判断是否有代谢失偿的迹象。同样，如果甲状腺功能没有完全恢复正常，那么择期手术就应该推迟。若患者无法使用抗甲状腺药物或者对该药物的反应性很差，则依然需要在术前使用一切可能的药物来纠正甲状腺毒症状态，以这样的术前准备来保证良好的手术效果。（详见下文"快速术前准备"部分。）

放射性碘治疗之前选择性应用抗甲状腺药物预处理

放射性碘治疗使甲亢患者存在两种常见的甲状腺危象诱发因素，即停用硫代酰胺类药物（在预处理的患者）和放射性碘治疗本身。严重的甲状腺毒症患者在接受放射性碘治疗时，有可能导致甲状腺激素水平快速升高，并在治疗后的数周内出现甲状腺危象[101]。有报道称，转移性分化型甲状腺癌患者在应用放射性碘的过程中会出现甲状腺危象[103-104]。因此，甲状腺危象的高危患者，如老年、重症甲状腺毒症以及多种合并症的患者，应该在放射性碘治疗前接受抗甲状腺药物的预处理[62,105]。在这些患者中，应尽可能缩短放射性碘治疗之前的抗甲状腺药物治疗至 3～5 天，因为在这一情况下中止抗甲状腺药物会导致甲状腺激素水平快速升高[105-106]。在放射性碘治疗之前和之后的一段时间使用 β 肾上腺素受体阻滞药能够提供额外的保护作用。对于特别容易出现危象的患者，还应考虑在放射性碘治疗之后再次给予抗甲状腺药物治疗 3～7 天，然后在接下来的 4～6 周缓慢减量[62]。

快速术前准备

对于需要紧急甲状腺或非甲状腺手术的患者，有时需要迅速的术前准备[96]。部分患者没有足够的时间在术前通过口服药物控制甲状腺功能，或者具有使用抗甲状腺药物的禁忌证。在一项小样本的研究中，采用 β 受体阻滞药（普萘洛尔 40mg，间隔 8h）、高剂量糖皮质激素（倍他米松 0.5mg，间隔 6h）和钠丙酸乙酯（500mg，间隔 6h）的组合进行口服药物治疗，结果显示该方法是安全且有效的[107]。术前予以该方案口服药物治疗 5 天，在第 6 天进行手术。如前所述，地塞米松和氢化可的松能够减少 T_4 向 T_3 转化，这一作用在术前准备中至关重要。此研究所在的医疗中心[96]针对需要紧急手术，但无法使用抗甲状腺药物或药物反应较差的甲亢患者，采用组合治疗方案迅速纠正甲亢，即在甲状腺切除术前给予 5～10 天的组合治疗：①普萘洛尔（心得安）60mg 口服，每天 2 次；②地塞米松 2mg 静脉注射，每天 4 次；③考来烯胺（消胆胺）4g 口服，每天 4 次；④SSKI，两滴口服，每天 3 次。

总　　结

长久以来，甲状腺危象作为甲亢这一常见疾病的罕见的并发症，成为内分泌医师临床工作中必须面对的一项挑战。尽管甲状腺危象的早期诊断和处理都已得到很大的改善，但仍然存在较高的死亡风险。多数研究报道的死亡率为 20％～50％，最近的一项在日本进行的调查显示死亡率是 11％[5,24,108]。多数甲状腺危象是由应激事件或伴发疾病所诱发。甲状腺危象有效的管理需要早期识别甲状腺危象前期症状，并果断进行积极的干预治疗。

参考文献

[1] Burch HB，Wartofsky L．Life-threatening thyrotoxicosis．Thyroid storm．Endocrinol Metab Clin North Am．1993；22：263-77.

[2] Blum M，Kranjac T，Park CM，Engleman RM．Thyroid storm after cardiac angiography with iodinated contrast medium．Occurrence in a patient with a previously euthyroid autonomous nodule of the thyroid．JAMA．1976；235：2324-5.

[3] Howton JC．Thyroid storm presenting as coma．Ann Emerg Med．1988；17：343-5.

[4] Lahey FH．The crisis of exophthalmic goiter．N Engl J Med．1928；199：255-7.

[5] Akamizu T，Satoh T，Isozaki O，Suzuki A，Wakino S，Iburi T，Tsuboi K，Monden T，Kouki T，Otani H，Teramukai S，Uehara R，Nakamura Y，Nagai M，Mori M．Diagnostic criteria，clinical features，and incidence of thyroid storm based on nationwide surveys．Thyroid．2012；22：661-79.

[6] Lamberg BA．The medical thyroid crisis．Acta Med Scand．1959；164：479-96．

[7] Kepler EJ，Barnes AR．Congestive heart failure and hypertrophy in hyperthyroidism．Am Heart J．1932；8：102-8.

[8] Laman DM，Berghout A，Endtz LJ，van der Vijver JC，Wattendorff AR．Thyroid crisis presenting as coma．Clin Neurol Neurosurg．1984；86：295-8.

[9] Safe AF，Griffiths KD，Maxwell RT．Thyrotoxic crisis presenting as status epilepticus．Postgrad Med J．1990；66：150-2.

[10] Waldenstrom J．Acute thyrotoxic encephalo-or myopathy，its cause and treatment．Acta Med Scand．1945；121：251-94.

[11] Ficarra BJ．Thyroid crisis：pathogenesis of hepatic origin．Am J Surg．1945；69：325.

[12] Maddock WG，Petersen S，Coller FA．Studies of the blood chemistry in thyroid crisis．JAMA．1937；109：2130-5.

[13] Burch HB，Burman KD，Cooper DS．A 2011 survey of clinical practice patterns in the management of Graves' disease．J Clin Endocrinol Metab．2012；97：4549-58.

[14] Beierwaltes WH．The treatment of hyperthyroidism with iodine-131．Semin Nucl Med．1978；8：95-103.

[15] Solomon B，Glinoer D，Lagasse R，Wartofsky L．Current trends in the management of Graves' disease．J Clin Endocrinol Metab．1990；70：1518-24.

[16] Nelson NC，Becker WF．Thyroid crisis：diagnosis and treatment．Ann Surg．1969；170：263-73.

[17] Thompson NW，Fry WJ．Thyroid crisis．Arch Surg．1964；89：512-6.

[18] Bish LT，Bavaria JE，Augoustides J．Thyroid storm after coronary artery bypass grafting．J Tho-

rac Cardiovasc Surg. 2010；140：6.

[19] Sherman SI，Simonson L，Ladenson PW. Clinical and socioeconomic predispositions to complicated thyrotoxicosis：a predictable and preventable syndrome? Am J Med. 1996；101：192-8.

[20] Bayley RH. Thyroid crisis. Surg Gynecol Obstet. 1934；59：41-7.

[21] Foss HL，Hunt HF，McMillan RM. The pathogenesis of crisis and death in hyperthyroidism. JAMA. 1939；113：1090-4.

[22] Rives JD，Shepard RM. Thyroid crisis. Am Surg. 1951；17：406-18.

[23] Brooks MH，Waldstein SS，Bronsky D，Sterling K. Serum triiodothyronine concentration in thyroid storm. J Clin Endocrinol Metab. 1975；40：339-41.

[24] Mazzaferri EL，Skillman TG. Thyroid storm. A review of 22 episodes with special emphasis on the use of guanethidine. Arch Intern Med. 1969；124：684-90.

[25] McArthur JW，Rawson RW，et al. Thyrotoxic crisis：an analysis of the thirty-six cases at the Massachusetts General Hospital during the past twenty-five years. JAMA. 1947；134：868-74.

[26] Waldstein SS，Slodki SJ，Kaganiec GI，Bronsky D. A clinical study of thyroid storm. Ann Intern Med. 1960；52：626-42.

[27] Chopra IJ，Hershman JM，Pardridge WM，Nicoloff JT. Thyroid function in nonthyroidal illnesses. Ann Intern Med. 1983；98：946-57.

[28] Angell TE，Lechner MG，Nguyen CT，Salvato VL，Nicoloff JT，Lopneiti JS. Clinical features and hospital outcomes in thyroid storm：A retrospective cohort study. J Clin Endocrinol Metab. 2015；100（2）：451-9.

[29] Lahey FH. Apathetic thyroidism. Ann Surg. 1931；93：1026-30.

[30] McGee RR，Whittaker RL，Tullis IF. Apathetic thyroidism：review of the literature and report of four cases. Ann Intern Med. 1959；50：1418-32.

[31] Thomas FB，Mazzaferri EL，Skillman TG. Apathetic thyrotoxicosis：a distinctive clinical and laboratory entity. Ann Intern Med. 1970；72：679-85.

[32] Grossman A，Waldstein SS. Apathetic thyroid storm in a 10-year-old child. Pediatrics. 1961；28：447-51.

[33] Chen TS，Wen MJ，Hung YJ，Hsieh CH，Hsiao FC. A rare storm in a psychiatric ward：thyroid storm. Gen Hosp Psychiatry. 2012；34：22.

[34] Ghobrial MW，Ruby EB. Coma and thyroid storm in apathetic thyrotoxicosis. South Med J. 2002；95：552-4.

[35] Jarrett DR，Hansell DM，Zeegen R. Thyroid crisis complicated by cerebral infarction. Br J Clin Pract. 1987；41：671-3.

[36] Harwood-Nuss AL，Martel TJ. An unusual cause of abdominal pain in a young woman. Ann Emerg Med. 1991；20：574-82.

[37] Karanikolas M，Velissaris D，Karamouzos V，Filos KS. Thyroid storm presenting as intraabdominal sepsis with multi-organ failure requiring intensive care. Anaesth Intensive Care. 2009；37：1005-7.

[38] Cansler CL，Latham JA，Brown Jr PM，Chapman WH，Magner JA. Duodenal obstruction in thyroid storm. South Med J. 1997；90：1143-6.

[39] Parker KI，Loftley A，Charles C，Hermayer K. A case of apathetic thyroid storm with resultant hyperthyroidism-induced hypercalcemia. Am J Med Sci. 2013；19：19.

[40] Bennett WR，Huston DP. Rhabdomyolysis in thyroid storm. Am J Med. 1984；77：733-5.

[41] Candrina R，Di Stefano O，Spandrio S，Giustina G. Treatment of thyrotoxic storm by charcoal plasmaperfusion. J Endocrinol Invest. 1989；12：133-4.

[42] Vyas AA，Vyas P，Fillipon NL，Vijayakrishnan R，Trivedi N. Successful treatment of thyroid storm with plasmapheresis in a patient with methimazole-induced agranulocytosis. Endocr Pract. 2010；16：673-6.

[43] Muller C，Perrin P，Faller B，Richter S，Chantrel F. Role of plasma exchange in the thyroid storm. Ther Apher Dial. 2011；15：522-31.

[44] Levy RP，Gilger WG. Acute thyroid poisoning；report of a case. N Engl J Med. 1957；256：459-60.

[45] Schottstaedt ES, Smoller M. "Thyroid storm" produced by acute thyroid hormone poisoning. Ann Intern Med. 1966; 64: 847-9.

[46] Jha S, Waghdhare S, Reddi R, Bhattacharya P. Thyroid storm due to inappropriate administration of a compounded thyroid hormone preparation successfully treated with plasmapheresis. Thyroid. 2012; 22: 1283-6.

[47] Yehuda-Shnaidman E, Kalderon B, Bar-Tana J. Thyroid hormone, thyromimetics, and metabolic efficiency. Endocr Rev. 2014; 35: 35-58.

[48] Mackin JF, Canary JJ, Pittman CS. Thyroid storm and its management. N Engl J Med. 1974; 291: 1396-8.

[49] Wartofsky L, Burman KD. Alterations in thyroid function in patients with systemic illness: the "euthyroid sick syndrome". Endocr Rev. 1982; 3: 164-217.

[50] Silva JE, Bianco SD. Thyroid-adrenergic interactions: physiological and clinical implications. Thyroid. 2008; 18: 157-65.

[51] Bilezikian JP, Loeb JN. The influence of hyperthyroidism and hypothyroidism on alpha-and beta-adrenergic receptor systems and adrenergic responsiveness. Endocr Rev. 1983; 4: 378-88.

[52] Landsberg L. Catecholamines and hyperthyroidism. Clin Endocrinol Metab. 1977; 6: 697-718.

[53] Buckle RM. Treatment of thyroid crisis by beta-adrenergic blockade. Acta Endocrinol. 1968; 57: 168-76.

[54] Das G, Krieger M. Treatment of thyrotoxic storm with intravenous administration of propranolol. Ann Intern Med. 1969; 70: 985-8.

[55] Hughes G. Management of thyrotoxic crises with a beta-adrenergic blocking agent (Pronethalol). Br J Clin Pract. 1966; 20: 579-81.

[56] Parsons V, Jewitt D. Beta-adrenergic blockade in the management of acute thyrotoxic crisis, tachycardia and arrhythmias. Postgrad Med J. 1967; 43: 756-62.

[57] Coulombe P, Dussault JH, Walker P. Catecholamine metabolism in thyroid disease. II. Norepinephrine secretion rate in hyperthyroidism and hypothyroidism. J Clin Endocrinol Metab. 1977; 44: 1185-9.

[58] Anaissie E, Tohme JF. Reserpine in propranolol-resistant thyroid storm. Arch Intern Med. 1985; 145: 2248-9.

[59] Jamison MH, Done HJ. Post-operative thyrotoxic crisis in a patient prepared for thyroidectomy with propranolol. Br J Clin Pract. 1979; 33: 82-3.

[60] Wartofsky L, Dimond RC, Noel GL, Frantz AG, Earll JM. Failure of propranolol to alter thyroid iodine release, thyroxine turnover, or the TSH and PRL responses to thyrotropin-releasing hormone in patients with thyrotoxicosis. J Clin Endocrinol Metab. 1975; 41: 485-90.

[61] Abuid J, Larsen PR. Triiodothyronine and thyroxine in hyperthyroidism. Comparison of the acute changes during therapy with antithyroid agents. J Clin Invest. 1974; 54: 201-8.

[62] Bahn RS, Burch HB, Cooper DS, Garber JR, Greenlee MC, Klein I, Laurberg P, McDougall IR, Montori VM, Rivkees SA, Ross DS, Sosa JA, Stan MN. Hyperthyroidism and other causes of thyrotoxicosis: management guidelines of the American Thyroid Association and American Association of Clinical Endocrinologists. Thyroid. 2011; 21: 593-646.

[63] Alfadhli E, Gianoukakis AG. Management of severe thyrotoxicosis when the gastrointestinal tract is compromised. Thyroid. 2011; 21: 215-20.

[64] Myung Park J, Seok Lee I, Young Kang J, Nyol Paik C, Kyung Cho Y, Woo Kim S, Choi MG, Chung IS. Acute esophageal and gastric injury: complication of Lugol's solution. Scand J Gastroenterol. 2007; 42: 135-7.

[65] Nayak B, Burman K. Thyrotoxicosis and thyroid storm. Endocrinol Metab Clin North Am. 2006; 35: 663-86.

[66] Robuschi G, Manfredi A, Salvi M, Gardini E, Montermini M, d'Amato L, Borciani E, Negrotti L, Gnudi A, Roti E. Effect of sodium ipodate and iodide on free T4 and free T3 concentrations in patients with Graves' disease. J Endocrinol Invest. 1986; 9: 287-91.

[67] Wu SY, Chopra IJ, Solomon DH, Johnson DE. The effect of repeated administration of ipodate (Oragrafin) in hyperthyroidism. J Clin Endocrinol Metab. 1978; 47: 1358-62.

[68] Hodak SP, Huang C, Clarke D, Burman KD, Jonklaas J, Janicic-Kharic N. Intravenous methimazole in the treatment of refractory hyperthyroidism. Thyroid. 2006; 16: 691-5.

[69] Thomas DJ, Hardy J, Sarwar R, Banner NR, Mumani S, Lemon K, Hillson RM. Thyroid storm treated with intravenous methimazole in patients with gastrointestinal dysfunction. Br J Hosp Med. 2006; 67: 492-3.

[70] Nabil N, Miner DJ, Amatruda JM. Methimazole: an alternative route of administration. J Clin Endocrinol Metab. 1982; 54: 180-1.

[71] Walter Jr RM, Bartle WR. Rectal administration of propylthiouracil in the treatment of Graves' disease. Am J Med. 1990; 88: 69-70.

[72] Jongjaroenprasert W, Akarawut W, Chantasart D, Chailurkit L, Rajatanavin R. Rectal administration of propylthiouracil in hyperthyroid patients: comparison of suspension enema and suppository form. Thyroid. 2002; 12: 627-31.

[73] Zweig SB, Schlosser JR, Thomas SA, Levy CJ, Fleckman AM. Rectal administration of propylthiouracil in suppository form in patients with thyrotoxicosis and critical illness: case report and review of literature. Endocr Pract. 2006; 12: 43-7.

[74] Yeung SC, Go R, Balasubramanyam A. Rectal administration of iodide and propylthiouracil in the treatment of thyroid storm. Thyroid. 1995; 5: 403-5.

[75] Scholz GH, Hagemann E, Arkenau C, Engelmann L, Lamesch P, Schreiter D, Schoenfelder M, Olthoff D, Paschke R. Is there a place for thyroidectomy in older patients with thyrotoxic storm and cardiorespiratory failure? Thyroid. 2003; 13: 933-40.

[76] Mintz G, Pizzarello R, Klein I. Enhanced left ventricular diastolic function in hyperthyroidism: noninvasive assessment and response to treatment. J Clin Endocrinol Metab. 1991; 73: 146-50.

[77] Feely J, Forrest A, Gunn A, Hamilton W, Stevenson I, Crooks J. Propranolol dosage in thyrotoxicosis. J Clin Endocrinol Metab. 1980; 51: 658-61.

[78] Hellman R, Kelly KL, Mason WD. Propranolol for thyroid storm. N Engl J Med. 1977; 297: 671-2.

[79] Rubenfeld S, Silverman VE, Welch KM, Mallette LE, Kohler PO. Variable plasma propranolol levels in thyrotoxicosis. N Engl J Med. 1979; 300: 353-4.

[80] Shenfield GM. Influence of thyroid dysfunction on drug pharmacokinetics. Clin Pharmacokinet. 1981; 6: 275-97.

[81] Brunette DD, Rothong C. Emergency department management of thyrotoxic crisis with esmolol. Am J Emerg Med. 1991; 9: 232-4.

[82] Isley WL, Dahl S, Gibbs H. Use of esmolol in managing a thyrotoxic patient needing emergency surgery. Am J Med. 1990; 89: 122-3.

[83] Thorne AC, Bedford RF. Esmolol for perioperative management of thyrotoxic goiter. Anesthesiology. 1989; 71: 291-4.

[84] Duggal J, Singh S, Kuchinic P, Butler P, Arora R. Utility of esmolol in thyroid crisis. Can J Clin Pharmacol. 2006; 13: 26.

[85] Bianco AC, Salvatore D, Gereben B, Berry MJ, Larsen PR. Biochemistry, cellular and molecular biology, and physiological roles of the iodothyronine selenodeiodinases. Endocr Rev. 2002; 23: 38-89.

[86] Laurberg P, Vestergaard H, Nielsen S, Christensen SE, Seefeldt T, Helleberg K, Pedersen KM. Sources of circulating 3, 5, 3′-triiodothyronine in hyperthyroidism estimated after blocking of type 1 and type 2 iodothyronine deiodinases. J Clin Endocrinol Metab. 2007; 92: 2149-56.

[87] Ashkar FS, Katims RB, Smoak III WM, Gilson AJ. Thyroid storm treatment with blood exchange and plasmapheresis. JAMA. 1970; 214: 1275-9.

[88] Horn K, Brehm G, Habermann J, Pickardt CR, Scriba PC. Successful treatment of thyroid storm by continuous plasmapheresis with a blood-cell separator (author's transl). Klin Wochenschr. 1976; 54: 983-6.

[89] Tajiri J, Katsuya H, Kiyokawa T, Urata K, Okamoto K, Shimada T. Successful treatment of thyrotoxic crisis with plasma exchange. Crit Care Med. 1984; 12: 536-7.

[90] Tshirch LS, Drews J, Liedtke R, Schemmel K. Treatment of thyroid storm with plasmapheresis

(author's transl). Med Klin. 1975; 70: 807-11.

[91] Ezer A, Caliskan K, Parlakgumus A, Belli S, Kozanoglu I, Yildirim S. Preoperative therapeutic plasma exchange in patients with thyrotoxicosis. J Clin Apher. 2009; 24: 111-4.

[92] Herrmann J, Hilger P, Kruskemper HL. Plasmapheresis in the treatment of thyrotoxic crisis (measurement of half-concentration times for free and total T3 and T4). Acta Endocrinol Suppl. 1973; 173: 22.

[93] Koball S, Hickstein H, Gloger M, Hinz M, Henschel J, Stange J, Mitzner S. Treatment of thyrotoxic crisis with plasmapheresis and single pass albumin dialysis: a case report. Artif Organs. 2010; 34: 1525-94.

[94] Petry J, Van Schil PE, Abrams P, Jorens PG. Plasmapheresis as effective treatment for thyrotoxic storm after sleeve pneumonectomy. Ann Thorac Surg. 2004; 77: 1839-41.

[95] Pasimeni G, Caroli F, Spriano G, Antonini M, Baldelli R, Appetecchia M. Refractory thyrotoxicosis induced by iodinated contrast agents treated with therapeutic plasma exchange. A case report. J Clin Apher. 2008; 23: 92-5.

[96] Langley RW, Burch HB. Perioperative management of the thyrotoxic patient. Endocrinol Metab Clin North Am. 2003; 32: 519-34.

[97] Dalan R, Leow MK. Cardiovascular collapse associated with beta blockade in thyroid storm. Exp Clin Endocrinol Diabetes. 2007; 115: 392-6.

[98] Fadel BM, Ellahham S, Ringel MD, Lindsay Jr J, Wartofsky L, Burman KD. Hyperthyroid heart disease. Clin Cardiol. 2000; 23: 402-8.

[99] Szilagyi DE, McGraw AB, Smyth NP. The effects of adrenocortical stimulation on thyroid function; clinical observations in thyrotoxic crisis and hyperthyroidism. Ann Surg. 1952; 136: 555-77.

[100] Ingbar SH. Management of emergencies. IX. Thyrotoxic storm. N Engl J Med. 1966; 274: 1252-4.

[101] McDermott MT, Kidd GS, Dodson Jr LE, Hofeldt FD. Radioiodine-induced thyroid storm. Case report and literature review. Am J Med. 1983; 75: 353-9.

[102] Urbanic RC, Mazzaferri EL. Thyrotoxic crisis and myxedema coma. Heart Lung. 1978; 7: 435-47.

[103] Bloise W, Nicolau W, Wajchenberg BL, Pieroni RR, Toledo AC, Mattar E, De Cintra AB. Thyrotoxic crisis and electrolyte disturbances in a patient with functioning metastatic carcinoma of the thyroid: chromatographic and electrophoretic studies. J Clin Endocrinol Metab. 1963; 23: 1096-101.

[104] Cerletty JM, Listwan WJ. Hyperthyroidism due to functioning metastatic thyroid carcinoma. Precipitation of thyroid storm with therapeutic radioactive iodine. JAMA. 1979; 242: 269-70.

[105] Burch HB, Solomon BL, Cooper DS, Ferguson P, Walpert N, Howard R. The effect of antithyroid drug pretreatment on acute changes in thyroid hormone levels after (131) I ablation for Graves' disease. J Clin Endocrinol Metab. 2001; 86: 3016-21.

[106] Burch HB, Solomon BL, Wartofsky L, Burman KD. Discontinuing antithyroid drug therapy before ablation with radioiodine in Graves disease. Ann Intern Med. 1994; 121: 553-9.

[107] Baeza A, Aguayo J, Barria M, Pineda G. Rapid preoperative preparation in hyperthyroidism. Clin Endocrinol (Oxf). 1991; 35: 439-42.

[108] Ashkar FS, Miller R, Gilson AJ. Thyroid function and serum thyroxine in thyroid storm. South Med J. 1972; 65: 372-4.

第 10 章
甲状腺功能亢进对心血管和骨骼肌肉系统的影响及亚临床格雷夫斯病的治疗

Impact of Hyperthyroidism on the Cardiovascular and Musculoskeletal Systems and Management of Patients with Subclinical Graves' Disease

Bernadette Biondi　著

王文尧　译　唐熠达　校

格雷夫斯病（Graves' disease，GD）是一种自身免疫性疾病，典型的症状包括甲状腺肿大和甲状腺功能亢进（简称甲亢）[1-2]。有 25％的患者会出现 Graves 眼病[3]；还可并发其他内分泌和非内分泌系统的自身免疫性疾病[4]。

自身免疫性甲状腺功能亢进是富碘地区甲状腺激素过量的最常见病因[5]。遗传因素可以解释 80％GD 的患病风险[6-7]，尽管环境危险因素（吸烟、压力、感染、碘摄入过量）对疾病的发生可能起到重要作用[8-9]。

80％～100％未经治疗的 GD 患者血清中可以检测到 TSH 受体抗体（TSH receptor antibodies，TRAb），这些抗体通过与甲状腺滤泡细胞上的 TSH 受体相互作用，介导了甲状腺肿大和甲状腺功能亢进[7]。对大多数 GD 患者而言，经过治疗或手术后，针对 TSH 受体的自身免疫会逐步缓解[10]。若接受抗甲状腺药物治疗后依然存在高 TRAb 水平，则提示甲状腺功能亢进容易复发[10]。

GD 发生于各个年龄段，但以年轻人多见[11]。对于 55 岁以上的 GD 患者，临床甲亢的发生率约为 21.4％，亚临床甲亢发生率为 6％[12]。临床甲亢可以根据甲状腺激素过量引起的典型临床症状来诊断。GD 中出现的亚临床甲亢并非持续状态[12]；TSH 下降至无法检测的患者常可发展为临床甲亢，但少数较轻的亚临床甲亢患者即便不接受抗甲状腺药物治疗也能够得到缓解[13]。

B. Biondi, M.D. (✉)
Department of Clinical Medicine and Surgery, University of Naples Federico II,
Via S. Pansini 5, 80131 Naples, Italy
e-mail: bebiondi@unina.it; bebiondi@libero.it

© Springer Science+Business Media New York 2015
R.S. Bahn (ed.), *Graves' Disease*, DOI 10.1007/978-1-4939-2534-6_10

近年来，有多篇文献报道了临床甲亢和亚临床甲亢与心血管死亡率升高有关[14-19]。近期有关 GD 所导致的甲亢相关研究显示，这种相关性有可能是甲状腺激素过量所导致，也有可能与特殊的自身免疫相关。

甲状腺功能亢进对心血管系统的影响

甲状腺激素能够影响呼吸系统、骨骼肌以及心功能[20-21]。短期的甲亢状态能够对心血管系统产生正性作用。过量的甲状腺激素可增加血容量并提高心脏舒张功能，从而增加心脏前负荷[21]。心脏后负荷的下降主要是由于 T_3 能够促进血管平滑肌细胞舒张，并增加内皮依赖性—氧化氮的产生[21]。射血量和心率的升高最终导致心脏高输出状态和高动力循环状态[20-21]。但是，甲亢患者的心肺功能却是下降的，这在一定程度上反映出其心血管和呼吸系统功能储备的下降[22-23]。负荷状态下的运动不耐受和呼吸困难是甲亢患者心输出量异常升高的早期症状[20]。甲亢状态下，呼吸气体交换分析可提示心肺功能以及呼吸肌功能都有所减弱[23]；在最大厌氧阈值和最大活动量状态下，最大工作率随着最大肺活量和氧脉搏的下降也出现显著的降低[23]。对于年轻患者而言，这些改变可以在纠正甲亢后得到逆转。相对于年轻患者，年龄较大的患者则有可能出现更为显著的心血管和呼吸运动耐量变化[11]。

甲状腺功能亢进对骨骼肌的影响

肌无力、肌痛、疲倦以及运动耐量下降可见于很多的 GD 患者[24]。甲状腺激素过量可以对肌肉系统起到促分解作用，导致负性氮平衡和肌肉蛋白质总量的净减少。受甲状腺毒性的影响，肌肉的工作效率通常是下降的，比正常状态下需要更多能量；肌肉对葡萄糖的摄取和利用，以及线粒体的氧化作用是增强的[25-27]。有 1/2 到 2/3 的甲亢患者可出现近端甲状腺毒性肌病；很少会出现远端麻痹或延髓性麻痹（球麻痹）[28]。血清肌酸激酶和肌红蛋白浓度通常是正常的。肌电图有时可显示出类似肌营养不良的表现[29]。

β肾上腺素受体拮抗剂类药物能够改善甲状腺毒症患者的肌无力，但需要在甲状腺功能恢复后 3~6 个月才能完全缓解[30]。严重的甲状腺毒症患者可出现横纹肌溶解、肌红蛋白血尿以及肾衰竭[31]。若出现高浓度肌酸激酶和肌红蛋白，则应高度怀疑横纹肌溶解和感染性肌病。组织病理检查可见肌纤维萎缩、肌细胞凋亡以及淋巴细胞浸润[24]。

约有 3% 的重症肌无力患者可合并甲状腺功能亢进，对于这类患者而言，针对 TSH 受体的自身免疫和针对乙酰胆碱受体的自身免疫是相关的[32-33]。

甲状腺毒症能够加重周期性瘫痪[34-35]。甲状腺毒症患者中周期性瘫痪的发病率在亚洲人群中可高达 2%~24%，而在非亚裔的北美人群中则只有 0.1%~0.2%[35]。男女的比例在 20：1 左右。甲状腺毒性周期性瘫痪的发生机制与甲状腺激素升高 Na^+-K^+/ATP 酶的活性、高肾上腺系统活性以及高胰岛素血症有关。近期的研究显示，骨骼肌特异性的内向整流钾离子通道 Kir2.6 变异及功能缺失是导致这一情况的原因[36]。

临床甲状腺功能亢进患者的心血管风险

对于中年临床甲状腺亢进患者，心房颤动（简称房颤）或心房扑动的发生率在 7%~8%，而甲状腺功能正常人群则为 0.5%~0.9%[37]。老年甲状腺功能亢进患者的房颤风险可升高 10%~20%，而在合并有缺血性心脏病或瓣膜病的患者中则可升高 20%~35%[37]。甲状腺功能亢进常可合并高凝状态和（或）高纤溶状态[38]。对于年轻的甲亢患者而言，缺血性卒中的风险升高 1.44 倍（95% CI 1.02~2.12；$P=0.038$）[39]，肺栓塞的风险则可升高 2.3 倍（95% CI 1.20~4.45，$P=0.012$）[40]。房颤可能是导致心源性血栓栓塞的重要危险因素[41]。

甲状腺功能亢进患者的心力衰竭风险也是增加的[42-44]。甲亢可引起反复出现的快速型心律失常，从而导致左室射血分数快速下降，出现所谓的"心率相关性心肌病"[42-44]。未经治疗的年轻甲亢患者较易出现这种情况，典型的特征是收缩功能正常而外周循环阻力较低，患者处于外周循环充血、心脏前负荷增加的高输出状态。外周水肿、胸腔积液、肝淤血以及肺动脉压升高是这种"高输出心力衰竭"的临床特征。由于纠正甲状腺功能可以很快改善相关临床症状，尤其是在年轻患者中效果更为明显，因此，对于甲亢相关的循环充血状态并不建议使用"高输出心力衰竭"进行诊断[42-45]。

合并房颤是中老年甲亢患者出现心力衰竭的重要危险因素[46]。对于甲亢患者而言，其窦性心律的缺失、心肌收缩力的下降以及负荷情况的负性变化都有可能损害心血管系统的效率。在这种情况下有可能出现真正意义上的心力衰竭，表现为射血分数下降、循环阻力增加以及左室充盈减少。这一情况可继发于老年甲亢患者或合并有其他心脏疾病（包括缺血性心脏病、高血压性心脏病以及瓣膜性心脏病）的甲亢患者[46-47]。此类心力衰竭患者的临床症状包括端坐呼吸、阵发性夜间呼吸困难、周围水肿以及颈静脉怒张[42]。

左室射血分数保留的舒张性心力衰竭也可见于部分老年甲亢患者[48]。其心力衰竭症状可在纠正甲状腺功能后得到部分缓解。

GD 患者的自身免疫性心血管并发症

部分 GD 患者可出现特异的自身免疫性心血管并发症（包括心脏瓣膜病、肺动脉高压、扩张型心肌病以及围产期心肌病），这一点提示了 GD 患者所出现的心血管不良预后有其特异的危险因素[11]（表 10.1）。

GD 患者可出现心脏瓣膜并发症，发病机制是由于亲水性黏多糖的累积。二尖瓣受黏液样变性的影响后可出现瓣膜反流、心内膜炎、血栓栓塞、恶性心律失常性猝死以及脑栓塞等并发症[49-53]。

表 10.1　格雷夫斯病相关的自身免疫性心血管并发症

心脏瓣膜受累

肺动脉高压

右心衰竭

可逆/不可逆扩张型心肌病

Takotsubo 心肌病

围产期心肌病

抗磷脂抗体综合征

抗心磷脂抗体

　　肺动脉高压的特点是静息状态下肺动脉压力高于 30mmHg 以及进行性的肺循环阻力升高，进而导致右心功能不全。在一些前瞻性研究中，40%～94% 的自身免疫性甲状腺疾病患者会出现肺动脉压力升高的情况，其机制是免疫介导的内皮损伤[11]。45%的甲状腺功能亢进患者在进行心脏超声检查的时候可发现无症状的肺动脉高压[54-62]。纠正甲状腺功能可显著降低此类患者的肺动脉压力；即便是严重的肺动脉高压，成功控制甲状腺功能亢进后也可完全逆转[59]。甲巯咪唑具有独特的血管活性，这也可能是治疗过程中肺循环显著改善的原因[56]。也有文献报道了个别 GD 患者可出现右心负荷增加、三尖瓣反流以及单纯的右心衰竭，部分患者的症状可在甲状腺功能纠正后改善。

　　自身免疫性心肌炎是 GD 的另外一个心脏并发症；心肌组织的改变主要是淋巴细胞浸润、黏液累积、心肌坏死和纤维化[67-68]。大约有 1/3 的甲亢患者会出现特异性的心肌病[54]。GD 患者可出现可逆的扩张型心肌病，心内膜活检显示其发病机制与自身免疫相关[69]。此外，患者还可出现不可逆的扩张型心肌病[69]，有些甚至出现在有效治疗后的 12～15 年[70-72]。

　　Takotsubo 心肌病也与 GD 相关[73]。有文献报道了 12 例以心肌病为主要表现的甲状腺危象患者。对儿茶酚胺反应性过高或许是过量甲状腺激素引起此类心血管表现的潜在原因[73]。

　　围产期心肌病（peripartum cardiomyopathy，PC）也可出现在 GD 患者中，尤其是在美国的非洲裔女性中多见[74-77]。多在孕期的最后一个月至产后 5 个月内出现。对于之前没有基础心功能障碍而出现心血管症状的孕妇，应当怀疑围产期心肌病[74-77]。该类患者的预后主要与心功能不全的程度相关。

　　GD 是静脉和动脉血栓的危险因素。GD 患者可出现抗心磷脂抗体以及抗磷脂抗体综合征[11]。Nabriski 等人发现 43% 的 GD 患者存在抗磷脂质抗体（IgG），但并没有发现其与临床事件相关，这提示抗体的出现可能仅是一种附带表现[78]。然而，也有一些病例报道指出 GD 与抗磷脂抗体综合征相关，表现为脑血管事件、巴德-基亚里综合征（Budd-Chiari syndrome）、反复出现的静脉血栓以及广泛的上腔静脉血栓[79-83]。

临床甲状腺功能亢进患者的心血管死亡风险

两项 meta 分析研究评估了临床甲状腺功能亢进患者的心血管死亡风险[84-85]。由 Völzke 等完成的第一项 meta 分析纳入了 7 个队列研究，结果发现临床甲状腺功能亢进患者的心血管死亡风险升高 1.7 倍[84]。而由 Brandt 等完成的 meta 分析纳入了另外 7 项研究，再次验证了临床甲状腺功能亢进能够显著增加全因死亡［相对风险率（RR）值 1.21，95% 置信区间（CI）为 1.05～1.38]和心血管死亡风险（RR 值 1.27，95% CI 为 1.05～1.53)[85]。最近发表的一项丹麦人群注册登记研究也得出了相似的结果，其中甲亢可增加 30% 的死亡风险[86-88]。

同样由上述丹麦研究团队完成的一项 meta 分析，纳入了当时所有已知的放射性碘治疗研究，结果显示放射性碘治疗组死亡风险有升高的趋势，但并未显示出统计学意义[85]。值得注意的是，在一项该 meta 分析并没有纳入的近期研究中，Boelaert 等发现有效的放射性碘治疗虽然可能导致甲状腺功能减退，但相较于无效的放射性碘治疗或使用硫代酰胺类药物治疗，该治疗方法能减少死亡率[89]。

Ryodi 等完成的人群队列研究评估了接受外科治疗的甲亢患者心血管疾病患病率及死亡率的情况，研究纳入了芬兰 4334 例相对年轻且接受外科甲状腺切除治疗的甲亢患者[90]。该研究中，甲亢患者因心血管疾病住院的风险要比对照组高 50%［风险比（HR）1.15；$P < 0.001$][90]。这一风险在甲状腺切除术前 5 年就开始增加，在有效的手术治疗后仍持续 20 年高风险状态。住院率的增加是由心力衰竭、血管疾病、心肌病所致（HR 1.55)[90]。

GD 与毒性结节性甲状腺肿的发病率和死亡率比较

GD 与毒性结节性甲状腺肿（toxic nodular goiter，TNG）的心血管风险与死亡率是不同的[11]。在碘缺乏地区，TNG 引起的甲状腺自主性分泌大约导致了 60% 的临床和亚临床甲亢，在老年人及伴有合并症的人群中更为多见[11]。但目前仅有少数研究评估了这种不同表型甲状腺功能亢进在患病率和死亡率上的不同。

Metso 等的研究发现，接受放射性碘治疗后的 TNG 患者死亡率升高（中位年龄 62 岁），而 GD 患者并没有出现该情况[91]。与此相反，Nyirenda 等的研究则显示，无论是 GD 还是 TNG，接受放射性碘治疗都没有增加死亡率[92]。另有一项由 Ryodi 等完成的研究发现，在接受甲状腺切除手术前，TNG 导致的心血管原因住院风险要比 GD 高（OR 1：56 *vs*. 1：32)；但在外科手术后，多因素分析显示甲亢病因与心血管患病率并没有相关性[90]。

基于"丹麦国家患者注册登记"的信息以及通过"丹麦死亡病例注册"确定的死亡信息，Brandt 等最近完成了一项研究，评估了不同病因导致的甲状腺功能亢进对死亡风险的影响[86]。GD 和 TNG 均与全因死亡风险升高相关，在校正既往存在的并发症后依然存在相关性。但这两类甲亢所导致的死亡病因并不相同。实际上，只有 GD 是与心血管死亡风险显著相关的（HR 1.36，95% CI 1.10～1.76），且不受年龄的影响。此外，GD 还与肺部疾病导致的死亡风险相关，而 TNG 只是与癌症相关死亡有显著相关性。研究者进一步对患者进行分层，比较甲亢诊断前和诊断后的疾病风险，结果发现：甲亢诊断前的患者被诊断为心血管病、肺部疾病、糖尿病以及风湿性疾病风险升高；而且在甲亢诊断后，心血管病、肺部疾病以及糖尿病风险是升高的[86,88]。

上述研究者进一步在双胞胎人群中探讨了甲亢与死亡率的影响，从而评估遗传的潜在影响[87]。在异卵双胞胎中，甲亢与全因死亡风险的升高显著相关（HR 1.80，95% CI 1.27～2.55），而在同卵双胞胎中则并没有发现这一相关性（HR 0.95，95% CI 0.60～1.50）。这些结果提示了遗传因素或许能够解释甲亢与死亡率的相关性机制[87]。

目前已有的研究仍然不能明确甲亢类型、环境及遗传因素对患者预后的影响。这些研究都没有将甲亢的严重程度考虑在内。此外，研究的异质性（包括研究设计、甲亢定义以及随访时间等）以及缺少吸烟、甲亢治疗效果等信息也导致这些研究无法解释相关的病理生理机制，而这些机制正是理解 GD 与 TNG 患者心血管预后差异的关键所在。

亚临床甲状腺功能亢进患者的心血管风险

长期的甲状腺功能亢进（简称甲亢）可增加左室质量和动脉僵硬度，并降低心肌舒张功能，从而对心脏造成损害[93]。负荷状态下的收缩功能受损，运动耐量下降[94-96]。多数的亚临床甲亢人群的研究均显示患者的心率增加，室上性心律失常的发生率升高[97-98]。有研究显示老年亚临床甲亢患者的房颤发生率要比正常甲状腺功能者高 2～3 倍，可能是由亚临床甲亢导致左心房进行性地增大所致[97-98]。

由该领域专家组成的甲状腺研究协作组近期完成了一项系统性汇总分析，该分析纳入了已发表的评估亚临床甲亢与心血管预后的队列研究，并获得了所有的受试者个体数据（individual participant data，IPD）[19,99]。该 IPD 研究显示亚临床甲亢与房颤风险增加相关（HR 1.68，95% CI 1.16～2.43），而 TSH<0.1mIU/L 与 TSH 水平在 0.1～0.44mIU/L 之间人群相比，房颤风险进一步增加（HR 2.54，CI 1.08～5.99 *vs.* HR 1.63，CI 1.10～2.41，趋势 *p* 值 0.02）[19]。值得关注的是，自发性亚临床甲亢患者的心血管疾病发病率和死亡率都显著升高。实际上，纳入 10 项研究的汇总分析显示，自发性亚临床甲状腺功能减退（甲减）的冠心病死亡率比正常甲状腺功能人群要高（HR 1.29，95% CI 1.02～1.62），而且 TSH<0.1mIU/L 的人群要比 TSH 在 0.1～0.44mIU/L 的人群风险更高（HR 1.84 *vs.* 1.24，趋势 *p* 值 0.02）[19]。此外，纳入 6 项研究数据的汇总分析还提示 TSH<0.1mIU/L 的患者心力衰竭事件风险升高（HR 1.94，95% CI 1.01～3.72），即便排除了既往存在的心力衰竭和房颤，该风险依然存在[99]。TSH 水平在 0.1～0.44mIU/L 之间的患者心力衰竭风险并没有增加。在另外一项纳入 10 个前瞻性队列的汇总分析中，校正年龄和性别之后，亚临床甲亢患者总的死亡风险比为 1.24，95% 置信区间为 1.06～1.46。这一风险并没有随着 TSH 水平的降低进一步增加，相反，TSH 更低的一组的事件数是减少的[19]。

遗憾的是，目前尚没有前瞻性的研究评估 GD 和毒性甲状腺结节所导致的亚临床甲亢在心血管预后上的不同。

临床和亚临床 GD 患者心血管风险的控制

由于心血管并发症是导致甲亢患者死亡的最主要原因，因此，及时有效地识别心脏症状对 GD 患者至关重要。对于原因不明的肺动脉高压、扩张型心肌病以及围产期心肌病，应怀疑 GD。GD 患者若有卒中或动/静脉血栓病史，应怀疑抗磷脂抗体综合征和（或）心脏瓣膜黏液瘤。多普勒超声有助于评估甲亢患者的心血管并发症情况。对有症状的 GD 患者，应使用多普勒超声评估潜在的自身免疫性心血管系统受累。

合并有心血管系统症状的 GD 患者应首先纠正临床和亚临床甲亢状态，及时的治疗可改善患者的预后[100-102]。TSH 水平低于 0.1mIU/L 的老年人以及合并心脏或自身免疫性心血管并发症的年轻患者，需要对其亚临床甲亢状态进行治疗[95-96,100]（图 10.1）。对于 TSH 轻度下降（0.1～0.4mIU/L）且没有心血管系统和甲亢症状的年轻患者，应当定期监测随访（图 10.1）。实际上，并没有研究显示对这类轻症患者进行治疗能够带来获益，而且这部分患者的甲状腺功能有可能自行恢复[95-96,100]。

抗甲状腺药物、放射性碘治疗以及外科手术均能有效地控制甲亢，但抗甲状腺药物治疗的复发率相对较高[103]。老年患者若需要尽快控制甲亢，则推荐放射性碘治疗。放射性碘治疗前需要对严重的甲亢进行控制，否则治疗后的死亡率会升高[11,101-102]。因此，对于合并房颤或潜在心脏疾病的患者，首先应考虑进行短时间的抗甲状腺药物治疗，从而避免放射性碘治疗可能导致的甲亢恶化[11]。甲巯咪唑是放射性碘治疗前的首选药物，但在放射性碘治疗前需停药 2～3 天。对于合并心脏并发症的甲亢患者，应当使用高剂量的放射性碘，以避免抗甲状腺药物预处理后的放射性碘治疗失效[100]，并改善这类患者的预后[88]。放射性碘治疗还有可能导致 Graves 眼病加重，因此需要识别高危患者，从而预防性使用糖皮质激素[104]。对于大结节导致呼吸道压迫或可疑恶性肿瘤者，应采用外科手术完全切除。

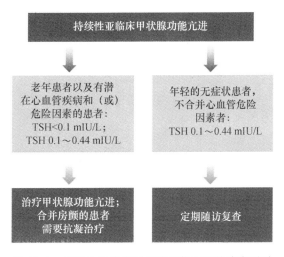

图 10.1　持续性亚临床甲状腺功能亢进的治疗原则

尚需要随机对照研究比较这三种治疗方式（药物治疗、放射性碘治疗以及外科手术）对改善 GD 患者心血管并发症和心血管死亡风险的不同作用。

心动过速和房性心律失常在甲亢患者中较为常见。β 受体阻滞药可与抗甲状腺药物同时使用，控制心血管症状。对于合并房颤的患者，控制心率十分重要，能够减少死亡率[105-106]。抗凝治疗可用于预防阵发性/持续性房颤的血栓并发症，尤其是合并左房增大、卒中风险和其他心脏疾病的患者[107]。年龄 50 岁以下的甲亢患者在纠正甲状腺功能以后，约有 2/3 的房颤可自发转为窦性心律[11]。丙吡胺大约能够使 15% 的甲亢合并房颤患者复律成功[105]。如果纠正甲状腺功能 4 个月以后房颤依然存在，则应在抗凝治疗期间进行药物或电复律[11,105-107]。对于 TSH 水平纠正后 4 个月仍不能自发转复为正常心律的患者，应在考虑患者年龄和潜在心脏情况的前提下，进行药物或者电复律。心脏复律成功后应使用抗心律失常药物以防止房颤复发。复律前至少 3 周和复律后至少 4 周需要服用抗凝药物华法林，预防栓塞风险[11,105-107]。

甲亢患者出现心力衰竭的机制较为复杂。β 受体阻滞药和利尿剂能够快速改善"高输出量心力衰竭"患者的循环充血状态，而这种循环充血状态是与甲亢相关的[42]。但是，对于成功控制甲亢后依然存在心脏血流动力学和心室率不达标的患者，应当住院治疗[42]。

参考文献

[1] Cooper DS. Hyperthyroidism. Lancet. 2003；362：459-68.

[2] Brent GA. Clinical practice. Graves'disease. N Engl J Med. 2008；358：2594-605.

[3] Bahn RS. Graves'ophthalmopathy. N Engl J Med. 2010；362（8）：726-38.

[4] Jenkins RC，Weetman AP. Disease associations with autoimmune thyroid disease. Thyroid. 2002；12（11）：977-88.

[5] Laurberg P，Pedersen KM，Vestergaard H，Sigurdsson G. High incidence of multinodular toxic goitre in the elderly population in a low iodine intake area vs. high incidence of Graves disease in the young in a high iodine intake area：comparative surveys of thyrotoxicosis epidemiology in East-Jutland Denmark and Iceland. J Intern Med. 1991；229：415-20.

[6] Brix TH，Kyvik KO，Christensen K，Hegedüs L. Evidence for a major role of heredity in Graves'disease：a population-based study of two Danish twin cohorts. J Clin Endocrinol Metab. 2001；86：930-4.

[7] Brand OJ，Gough SCL. Genetics of thyroid autoimmunity and the role of the TSHR. Mol Cell Endocrinol. 2010；322：135-43.

[8] Morshed SA，Latif R，Davies TF. Delineating the autoimmune mechanisms in Graves'disease. Immunol Res. 2012；54：191-203.

[9] Madden PA，Pedersen NL，Kaprio J，Koskenvuo MJ，Martin NG. The epidemiology and genetics of smoking initiation and persistence：cross cultural comparisons of twin study results. Twin Res. 2004；7：82-97.

[10] Laurberg P，Wallin G，Tallstedt L，Abraham-Nordling M，Lundell G，Tørring O. TSH-receptor autoimmunity in Graves'disease after therapy with anti-thyroid drugs，surgery，or radioiodine：a 5-year prospective randomized study. Eur J Endocrinol. 2008；158：69-75.

[11] Biondi B，Kahaly GJ. Cardiovascular involvement in patients with different causes of hyperthyroidism. Nat Rev Endocrinol. 2010；6：431-43.

[12] Codaccioni JL，Orgiazzi J，Blanc P，Pugeat M，Roulier R，Carayon P. Lasting remissions in patients treated for Graves'hyperthyroidism with propranolol alone：a pattern of spontaneous evolution of the disease. J Clin Endocrinol Metab. 1988；67：656-62.

［13］ Díez JJ. Hyperthyroidism in patients older than 55 years：an analysis of the etiology and management. Gerontology. 2003；49（5）：316-23.

［14］ Völzke H，Schwahn C，Wallaschofski H，Dörr M. The association of thyroid dysfunction with all-cause and circulatory mortality：is there a causal relationship? J Clin Endocrinol Metab. 2007；7（92）：2421-9.

［15］ Brandt F，Green A，Hegedüs L，Brix TH. A critical review and meta-analysis of the association between overt hyperthyroidism and mortality. Eur J Endocrinol. 2011；165：491-7.

［16］ Ochs N，Auer R，Bauer DC，et al. Meta-analysis：subclinical thyroid dysfunction and the risk for coronary heart disease and mortality. Ann Intern Med. 2008；148：832-45.

［17］ Haentjens P，Van Meerhaeghe A，Poppe K，Velkeniers B. Subclinical thyroid dysfunction and mortality：an estimate of relative and absolute excess all-cause mortality based on time-toevent data from cohort studies. Eur J Endocrinol. 2008；159：329-41.

［18］ Yang LB，Jiang DQ，Qi WB，et al. Subclinical hyperthyroidism and the risk of cardiovascular events and all-cause mortality：an updated meta-analysis of cohort studies. Eur J Endocrinol. 2012；167：75-84.

［19］ Collet TH，Gussekloo J，Bauer DC et al for the Thyroid Studies Collaboration. Subclinical hyperthyroidism and the risk of coronary heart disease and mortality. Arch Intern Med. 2012；172：799-809.

［20］ Fazio S，Palmieri EA，Lombardi G，Biondi B. Effects of thyroid hormone on the cardiovascular system. Recent Prog Horm Res. 2004；59：31-50.

［21］ Biondi B，Palmieri EA，Lombardi G，Fazio S. Effects of thyroid hormone on cardiac function：the relative importance of heart rate，loading conditions，and myocardial contractility in the regulation of cardiac performance in human hyperthyroidism. J Clin Endocrinol Metab. 2002；87：968-74.

［22］ Kahaly GJ，Kampmann C，Mohr-Kahaly S. Cardiovascular hemodynamics and exercise tolerance in thyroid disease. Thyroid. 2002；12：473-81.

［23］ Kahaly GJ，Nieswandt J，Wagner S，Schlegel J，Mohr-Kahaly S，Hommel G. Ineffective cardiorespiratory function in hyperthyroidism. J Clin Endocrinol Metab. 1998；83：4075-8.

［24］ Engel AG. Neuromuscular manifestations of Graves' disease. Mayo Clin Proc. 1972；47（12）：919-25.

［25］ Gold HK，Spann Jr JF，Braunwald E. Effects of alterations in the thyroid state on the intrinsic contractile properties of isolated rat skeletal muscle. J Clin Invest. 1970；49：849-54.

［26］ Lovejoy JC，Smith SR，Bray GA，et al. A paradigm of experimentally induced mild hyperthyroidism：effects on nitrogen balance，body composition，and energy expenditure in healthy young men. J Clin Endocrinol Metab. 1997；82：765-70.

［27］ Fukui H，Taniguchi S，Ueta Y，et al. Enhanced activity of the purine nucleotide cycle of the exercising muscle in patients with hyperthyroidism. J Clin Endocrinol Metab. 2001；86：2205-10.

［28］ Kaminski HJ，Ruff RL. Endocrine myopathies（hyper-and hypofunction of adrenal，thyroid，pituitary，and parathyroid glands and iatrogenic corticosteroid myopathy）. In：Engel AG，Franzini-Armstrong C，editors. Myology. 2nd ed. New York，NY：McGraw-Hill；1994. p. 1726-53.

［29］ Duyff RF，Van den Bosch J，Laman DM，van Loon BJ，Linssen WH. Neuromuscular findings in thyroid dysfunction：a prospective clinical and electrodiagnostic study. J Neurol Neurosurg Psychiatry. 2000；68：750-5.

［30］ Olson BR，Klein I，Benner R，Burdett R，Trzepacz P，Levey GS. Hyperthyroid myopathy and the response to treatment. Thyroid. 1991；1：137-1341.

［31］ Bennett WR，Huston DP. Rhabdomyolysis in thyroid storm. Am J Med. 1984；77：733-5.

［32］ Marinó M，Ricciardi R，Pinchera A，et al. Mild clinical expression of myasthenia gravis associated with autoimmune thyroid diseases. J Clin Endocrinol Metab. 1997；82：438-43.

［33］ Kiessling WR，Finke R，Kotulla P，Schleusener H. Circulating TSH-binding inhibiting immunoglobulins in myasthenia gravis. Acta Endocrinol（Copenh）. 1982；101：41-6.

［34］ Lin SH. Thyrotoxic periodic paralysis. Mayo Clin Proc. 2005；80：99-105.

［35］ Ghose R，Quail G，King R，Moloney P. Hypokalemic paralysis in remote aboriginal communities. Aust Fam Physician. 1996；25：1172-3.

[36] Lin SH, Huang CL. Mechanism of thyrotoxic periodic paralysis. J Am Soc Nephrol. 2012; 23: 985-8.

[37] Frost L, Vestergaard P, Mosekilde L. Hyperthyroidism and risk of atrial fibrillation flutter: a population-based study. Arch Intern Med. 2004; 164: 1675-8.

[38] Erem C. Blood coagulation, fibrinolytic activity and lipid profile in subclinical thyroid disease: subclinical hyperthyroidism increases plasma factor X activity. Clin Endocrinol (Oxf). 2006; 64: 323-9.

[39] Sheu JJ, Kang JH, Lin HC, Lin HC. Hyperthyroidism and risk of ischemic stroke in young adults: a 5-year follow-up study. Stroke. 2010; 41: 961-6.

[40] Lin HC, Yang LY, Kang JH. Increased risk of pulmonary embolism among patients with hyperthyroidism: a 5-year follow-up study. J Thromb Haemost. 2010; 8: 2176-81.

[41] Squizzato A, Gerdes VE, Brandjes DP, Buller HR, Stam J. Thyroid diseases and cerebrovascular disease. Stroke. 2005; 36: 2302-10.

[42] Biondi B. Mechanisms in endocrinology: heart failure and thyroid dysfunction. Eur J Endocrinol. 2012; 167: 609-18.

[43] De Groot WJ, Leonard JJ. Hyperthyroidism as a high cardiac output state. Am Heart J. 1970; 79: 265-75.

[44] Yu YH, Bilezikian JP. Tachycardia-induced cardiomyopathy secondary to thyrotoxicosis: a young man with previously unrecognized Graves' disease. Thyroid. 2000; 10: 923-7.

[45] Cruz FE, Cheriex EC, Smeets JL, et al. Reversibility of tachycardia-induced cardiomyopathy after cure of incessant supraventricular tachycardia. J Am Coll Cardiol. 1990; 16: 739-44.

[46] Siu CW, Yeung CY, Lau CP, Kung AW, Tse HF. Incidence, clinical characteristics and outcome of congestive heart failure as the initial presentation in patients with primary hyperthyroidism. Heart. 2007; 93: 483-7.

[47] Anakwue RC, Onwubere BJ, Anisiuba BC, Ikeh VO, Mbah A, Ike SO. Congestive heart failure in subjects with thyrotoxicosis in a black community. Vasc Health Risk Manag. 2010; 6: 473-7.

[48] Yue WS, Chong BH, Zhang XH, et al. Hyperthyroidism-induced left ventricular diastolic dysfunction: implication in hyperthyroidism-related heart failure. Clin Endocrinol (Oxf). 2011; 74: 636-43.

[49] Cavros NG, Old WD, Castro FD, Estep HL. Case report: reversible mitral regurgitation and congestive heart failure complicating thyrotoxicosis. Am J Med Sci. 1996; 311: 142-4.

[50] Kage K, Kira Y, Sekine I, et al. High incidence of mitral and tricuspid regurgitation in patients with Graves' disease detected by two-dimensional color Doppler echocardiography. Intern Med. 1993; 32: 374-6.

[51] Kahaly G. Graves' disease and mitral valve prolapse. JAMA. 1987; 257: 252.

[52] Kahaly GJ, Mohr-Kahaly S, Beyer J, Meyer J. Prevalence of myxomatous mitral valve prolapse in patients with lymphocytic thyroiditis. Am J Cardiol. 1995; 76: 1309-10.

[53] Khoo DH, Parma J, Rajasoorya C, Ho SC, Vassart G. A germline mutation of the thyrotropin receptor gene associated with thyrotoxicosis and mitral valve prolapse in a Chinese family. J Clin Endocrinol Metab. 1999; 84: 1459-62.

[54] Siu CW, Zhang XH, Yung C, Kung AW, Lau CP, Tse HF. Hemodynamic amic changes in hyperthyroidism-related pulmonary hypertension: a prospective echocardiographic study. J Clin Endocrinol Metab. 2007; 2: 1736-42.

[55] Li JH, Safford RE, Aduen JF, Heckman MG, Crook JE, Burger CD. Pulmonary hypertension and thyroid disease. Chest. 2007; 132: 793-7.

[56] Marvisi M, Brianti M, Marani G, Del Borello R, Bortesi ML, Guariglia A. Hyperthyroidism and pulmonary hypertension. Respir Med. 2002; 96: 215-20.

[57] Armigliato M, Paolini R, Aggio S, et al. Hyperthyroidism as a cause of pulmonary arterial hypertension: a prospective study. Angiology. 2006; 57: 600-6.

[58] Nakchbandi IA, Wirth JA, Inzucchi SE. Pulmonary hypertension caused by Graves' thyrotoxicosis. Chest. 1999; 116: 1483-5.

[59] Merce J. Cardiovascular abnormalities in hyperthyroidism: a prospective Doppler echocardiograph-

ic study. Am J Med. 2005；118：126-31.

[60] Chu JW，Kao PN，Faul JL，Doyle RL. High prevalence of autoimmune thyroid disease in pulmonary arterial hypertension. Chest. 2002；122：1668-73.

[61] Ma RC，Cheng AY，So WY，Hui DS，Tong PC，Chow CC. Thyrotoxicosis and pulmonary hypertension. Am J Med. 2005；118：927-8.

[62] Badesch DB，Wynne KM，Bonvallet S，Voelkel NF，Ridgway C，Groves BM. Hypothyroidism and primary pulmonary hypertension：an autoimmune pathogenetic link. Ann Intern Med. 1993；119：44-6.

[63] Lozano HF，Sharma CN. Reversible pulmonary hypertension，tricuspid regurgitation and right-sided heart failure associated with hyperthyroidism：case report and review of the literature. Cardiol Rev. 2004；12：299-305.

[64] Ismail HM. Reversible pulmonary hypertension and isolated right-sided heart failure associated with hyperthyroidism. J Gen Intern Med. 2007；22：148-50.

[65] Berlin T，Lubina A，Levy Y，Shoenfeld Y. Graves'disease presenting as right heart failure. Isr Med Assoc J. 2008；8：217-8.

[66] Cohen J，Shattner A. Right heart failure and hyperthyroidism：a neglected presentation. Am J Med. 2003；11：576-7.

[67] Shirani J，Barron MM，Pierre-Louis ML，Roberts WC. Congestive heart failure，dilated cardiac ventricles，and sudden death in hyperthyroidism. Am J Cardiol. 1993；72：365-8.

[68] Fatourechi V，Edwards WD. Graves'disease and low-output cardiac dysfunction：implications for autoimmune disease in endomyocardial biopsy tissue from eleven patients. Thyroid. 2000；10：601-5.

[69] Boccaladro C，Boccalandro F，Orlander P，Wei CF. Severe reversible dilated cardiomyopathy and hyperthyroidism：case report and review of the literature. Endocr Pract. 2003；9：140-6.

[70] Londhey VA，Kamble US，Limaye CS，Pednekar SJ，Kini SH，Borges NE. Irreversible dilated cardiomyopathy due to thyrotoxicosis. J Assoc Physicians India. 2006；54：575-6.

[71] Ebisawa K，Ikeda U，Murata M，et al. Irreversible cardiomyopathy due to thyrotoxicosis. Cardiology. 1994；84：274-7.

[72] Al-Ghamdi AS，Aljohani N. Graves'thyrotoxicosis-induced reversible cardiomyopathy：a case report. Clin Med Insights Case Rep. 2013；27：47-50.

[73] Eliades M，El-Maouche D，Choudhary C，Zinsmeister B，Burman KD. Takotsubo cardiomyopathy associated with thyrotoxicosis：a case report and review of the literature. Thyroid. 2014；24：383-9.

[74] Sliwa K，Skudicky D，Bergemann A，Candy G，Puren A，Sareli P. Peripartum cardiomyopathy：analysis of clinical outcome，left ventricular function，plasma levels of cytokines and Fas/APO-1. J Am Coll Cardiol. 2000；35：701-5.

[75] Gleicher N，Elkayam U. Peripartum cardiomyopathy，an autoimmune manifestation of allograft rejection? Autoimmun Rev. 2009；8：384-7.

[76] Valko PC，Carty DL. Peripartum cardiac failure in a woman with Graves'disease. Am J Emerg Med. 1992；10：46-9.

[77] Gentry MB，Dias JK，Luis A，Patel R，Thornton J，Reed GL. African-American women have a higher risk for developing peripartum cardiomyopathy. J Am Coll Cardiol. 2010；55：654-9.

[78] Nabriski D，Ellis M，Ness-Abramof R，Shapiro M，Shenkman L. Autoimmune thyroid disease and antiphospholipid antibodies. Am J Hematol. 2000；64：73-5.

[79] Khochtali I，Hamza N，Gassab E，et al. Graves'disease associated with cerebrovascular disease and antiphospholipid antibody syndrome. Int J Endocrinol. 2010；2010：1-3.

[80] Mayaudon H，Crozes P，Riveline JP，Boyer B，Simon P，Bauduceau B. Antiphospholipid antibodies in Basedow disease. Presse Med. 1994；23：1496.

[81] Mouelhi L，Chaieb M，Debbeche R，et al. Association Budd Chiari syndrome，antiphospholipid syndrome and graves'disease. Tunis Med. 2009；87：164-6.

[82] Hofbauer LC，Spitzweg C，Heufelder AE. Graves'disease associated with the primary antiphospholipid syndrome. J Rheumatol. 1996；23：1435-7.

［83］Jain A. Antiphospholipid antibody syndrome associated with graves'disease presenting as inferior vena cava thrombosis with bilateral lower limb DVT. Clin Med Insights Case Rep. 2014；16：37-9.

［84］Völzke H，Schwahn C，Wallaschofski H，Dörr M. Review：the association of thyroid dysfunction with all-cause and circulatory mortality：is there a causal relationship? J Clin Endocrinol Metab. 2007；92：2421-9.

［85］Brand F，Green A，Hegedüs L，Brix TH. A critical review and meta-analysis of the association between overt hyperthyroidism and mortality. Eur J Endocrinol. 2011；165：491-7.

［86］Brandt F，Thvilum M，Almind D，et al. Graves'disease and toxic nodular goiter are both associated with increased mortality but differ with respect to the cause of death：a Danish population-based register study. Thyroid. 2013；23：408-13.

［87］Brandt F，Almind D，Christensen K，Green A，Brix TH，Hegedüs L. Excess mortality in hyperthyroidism：the influence of preexisting comorbidity and genetic confounding：a Danish nationwide register based cohort study of twins and singletons. J Clin Endocrinol Metab. 2012；97：4123-9.

［88］Brandt F，Thvilum M，Almind D，et al. Morbidity before and after the diagnosis of hyperthyroidism：a nationwide register-based study. PLoS One. 2013；20（8）：e66711.

［89］Boelaert K，Maisonneuve P，Torlinska B，Franklyn JA. Comparison of mortality in hyperthyroidism during periods of treatment with thionamides and after radioiodine. J Clin Endocrinol Metab. 2013；98：1869-82.

［90］Ryödi E，Salmi J，Jaatinen P，et al. Cardiovascular morbidity and mortality in surgically treated hyperthyroidism—a nation-wide cohort study with a long-term follow-up. Clin Endocrinol (oXF). 2014；80：743-50.

［91］Metso S，Jaatinen P，Huhtala H，Auvinen A，Oksala H，Salmi J. Increased cardiovascular and cancer mortality after radioiodine treatment for hyperthyroidism. J Clin Endocrinol Metab. 2007；92：2190-6.

［92］Nyrienda MJ，Clark DN，Finlaysa AR，et al. Thyroid disease and increased cardiovascular risk. Thyroid. 2005；15：718-24.

［93］Biondi B，Palmieri EA，Fazio S，et al. Endogenous subclinical hyperthyroidism affects quality of life and cardiac morphology and function in young and middle-aged patients. J Clin Endocrinol Metab. 2003；85：4701-5.

［94］Biondi B，Palmieri EA，Lombardi G，Fazio S. Effects of subclinical thyroid dysfunction on the heart. Ann Intern Med. 2002；137：904-14.

［95］Biondi B，Cooper DS. The clinical significance of subclinical thyroid dysfunction. Endocr Rev. 2008；29：76-131.

［96］Cooper DS，Biondi B. Subclinical thyroid disease. Lancet. 2012；379：1142-54.

［97］Sawin CT，Geller A，Wolf PA，et al. Low serum thyrotropin concentrations as a risk factor for atrial fibrillation in older persons. N Engl J Med. 1994；331：1249-52.

［98］Cappola AR，Fried LP，Arnold AM，et al. Thyroid status，cardiovascular risk，and mortality in older adults. JAMA. 2006；295：1033-41.

［99］Gencer B，Collet TH，Virgini v，et al. Thyroid Studies Collaboration. Subclinical thyroid dysfunction and the risk of heart failure events：an individual participant data analysis from six prospective cohorts. Circulation. 2012；126：1040-9.

［100］Bahn RS，Burch HB，Cooper DS，et al. Hyperthyroidism and other causes of thyrotoxicosis：management guidelines of the American Thyroid Association and American Association of Clinical Endocrinologists. Thyroid. 2011；21：593-646.

［101］Osman F，Franklyn J，Holder RL，Sheppard MC，Gammage MD. Cardiovascular manifestations of hyperthyroidism before and after antithyroid therapy：a matched case-control study. J Am Coll Cardiol. 2007；49：71-81.

［102］Biondi B. How could we improve the increased cardiovascular mortality in patients with overt and subclinical hyperthyroidism? Eur J Endocrinol. 2012；167：295-9.

［103］Sundaresh V，Brito JP，Wang Z，et al. Comparative effectiveness of therapies for Graves hyperthyroidism：a systematic review and network meta-analysis. J Clin Endocrinol Metab. 2013；98：

3671-7.

[104] Bahn RS. Is radioiodine more likely than antithyroid drugs to worsen ophthalmopathy in patients with Graves disease? Nat Clin Pract Endocrinol Metab. 2008；4：594-5.

[105] Nakazawa K，Sakurai K，Hamada N，Momotani N，Ito K. Management of atrial fibrillation in the post-thyrotoxic state. Am J Med. 1982；72：903-6.

[106] Shimizu T，Koide S，Noh JY，Sugino K，Ito K，Nakazawa H. Hyperthyroidism and the management of atrial fibrillation. Thyroid. 2002；12：489-93.

[107] Anderson JL，Halperin JL，Albert NM. Management of patients with atrial fibrillation (compilation of 2006 ACCF/AHA/ESC and 2011 ACCF/AHA/HRS recommendations)：a report of the American College of Cardiology/American Heart Association Task Force on Practice Guidelines. J Am Coll Cardiol. 2013；61：1935-44.

第 11 章
儿童格雷夫斯病

Graves' Disease in Childhood

Scott A. Rivkees　著

于晓会　译

儿童格雷夫斯病

　　格雷夫斯病（Graves' disease，GD）是儿童甲状腺功能亢进症最常见的原因，比甲状腺功能减退症危害更大[1]。GD 在成人中的患病率为 1/1000[2-3]，儿童的患病率为1/10 000[4]。GD 的发生是由于甲状腺受到甲状腺受体抗体［thyroid receptor antibodies，TRAb；或甲状腺刺激性免疫球蛋白（thyroid-stimulating immunoglobulin，TSI）］的刺激所致[5]。毒性甲状腺结节、毒性多结节性甲状腺肿、急性和亚急性甲状腺炎以及甲状腺激素摄入均能导致儿童期甲状腺毒症，然而 GD 更为常见[6-9]。

　　甲状腺功能亢进症的临床表现包括多动、震颤、心动过速、面部潮红、心悸、体重下降、骨矿化下降以及学习成绩较差[6-9]。在儿童 GD 患者中，眼病的患病率低于50%，眼病的程度通常较轻[6-9]。

　　由于 GD 通常不会出现自发性缓解，因此必须进行抗甲状腺治疗。GD 的治疗方案包括抗甲状腺药物（antithyroid drug，ATD）丙硫氧嘧啶（propylthiouracil，PTU）或甲巯咪唑（methimazole，MMI），放射线碘治疗（^{131}I）及手术治疗[6,10-14]。治疗儿童 GD 时，需要慎重考虑每种治疗方式的优缺点。

S.A. Rivkees, M.D. (✉)
Department of Pediatrics, University of Florida Shands Children's Hospital,
University of Florida College of Medicine, Pediatrics – Chairman's Office,
1600 SW Archer Road – Room R1-118, 32610-0296 Gainesville, FL, USA
e-mail: srivkees@ufl.edu

© Springer Science+Business Media New York 2015
R.S. Bahn (ed.), *Graves' Disease*, DOI 10.1007/978-1-4939-2534-6_11

抗甲状腺药物

ATD 出现于 20 世纪 40 年代，硫脲嘧啶是第一个用于临床的合成药物[15]。然而，由于其毒性反应的发生率很高，1947 年由 PTU 代替其临床应用[15]。1950 年，MMI 成为 GD 治疗的另一选择[15]。

ATD 的作用是抑制甲状腺内碘的氧化和有机结合，从而抑制甲状腺激素的生成[16-17]。MMI 的药效强度大约是 PTU 的 10～20 倍，且半衰期更长[16-17]。需要注意的是，这些药物不能治愈甲状腺功能亢进状态，而是减轻病情。当处方这类药物时，必须考虑这些药物的不良反应。因此，在起始 ATD 治疗方案之前，应评估患者的年龄和治疗风险。

丙硫氧嘧啶的肝毒性

2008 年，Rivkees 等[18-20]的报道将儿童使用 PTU 治疗后发生的许多严重的并发症带入了公众的视野。PTU 诱发的肝损害致肝移植者占美国全部肝移植患者的 15%[21]。从 1990 年至 2007 年，发生了 23 例 PTU 相关的肝移植，30%PTU 相关肝移植受者是儿童。根据处方数据，在儿童中 PTU 诱发肝衰竭所导致的肝移植的发生率估计为 1/2000[4]。

PTU 介导肝损害发展迅速且常不可逆，虽然普遍认为应该定期对服用 PTU 的儿童检测肝转氨酶的水平，但这样对减少药物肝损害风险没多大帮助[4]。因此，减少 PTU 相关的肝损害的唯一途径是避免使用该药物。

2009 年，Rivkees 和 Madison 建议丙硫氧嘧啶不要用于儿童，所有使用 PTU 的儿童都应该停用该药物而选择其他治疗（表 11.1）[19]。2010 年 4 月，美国食品和药物管理局针对 PTU 的使用发布了禁止令，即儿童不得服用丙硫氧嘧啶[18]，除了特殊情况，否则该药物不得在儿童中使用。

表 11.1　丙硫氧嘧啶（PTU）的应用推荐

PTU 不能作为儿童的一线治疗方案
PTU 只有在一些特殊的情况下可以使用，比如手术前对 MMI 过敏的患者或者妊娠时
目前正在使用 PTU 的儿童应该停用该药物，选择其他替代疗法

丙硫氧嘧啶的适当限制性使用

尽管在临床上应避免使用 PTU，在特殊情况下也可限制使用。当患者应用 MMI 后出现毒性反应，且不能应用 ^{131}I 和手术治疗时，可以使用 PTU。在这种情况下，PTU 仅仅是短期使用，并须制订下一步 ^{131}I 或者手术治疗的计划。

当使用 PTU 时，须告知患者和监护人有肝衰竭的风险，并需要关注肝功异常的症状和体征，包括皮肤瘙痒、黄疸、厌食、大便颜色变浅、尿色加深及腹痛等。如果发生以上情况，患者应立即停药，及时去医院就诊并进行实验室检查〔白细胞计数、胆红素、碱性磷酸酶、谷丙转氨酶（ALT）/谷草转氨酶（AST）〕。

甲巯咪唑

MMI 是治疗 GD 的首选药物。卡比马唑为 MMI 的前体药物，可以转化为 MMI。在某些国家可以用其替代 MMI，并且有效。虽然医嘱 MMI 通常每日分次服用，但是每日 1 次口服即有效[22]，比多次服用的依从性更高[23]。常规 MMI 剂量是 $0.2\sim0.5$mg/(kg·d)，可用剂量范围为 $0.1\sim1.0$mg/(kg·d)[5,24-30]。

MMI 片剂每片剂量可以是 5mg、10mg 或 20mg。当在儿童中使用时，建议剂量为：婴儿 1.25mg/d；$1\sim5$ 岁 $2.5\sim5.0$mg/d；$5\sim10$ 岁 $5\sim10$mg/d；$10\sim18$ 岁 $10\sim20$mg/d。当重度甲亢时，可以考虑使用上述的双倍剂量。

ATD 治疗不能立即使甲状腺激素水平恢复正常，而常常需要数月时间[13,22]。甲状腺功能水平应当在治疗开始后每月进行检测，当 T_4 水平恢复正常后，MMI 剂量可以减半以维持甲状腺功能正常[31]。

当甲状腺激素水平下降时，临床医生会逐渐减少 MMI 的剂量。而一些医生更喜欢应用阻断-替代疗法，他们会在此时应用左甲状腺素片，而不改变 MMI 的剂量。然而，和减少 MMI 剂量相比，阻断-替代疗法的副作用风险增加[31-32]。MMI 相关的并发症存在剂量相关性[33-34]，因此，相对于阻断-替代疗法来说，应用最小剂量的 MMI 控制疾病为更好的选择。

尽管 MMI 是 GD 治疗的首选药物，但该药治疗也有一定的风险。有高达 17% 的儿童表现为轻度不良反应[35]，主要包括荨麻疹、关节痛及白细胞减少症[35]。儿童也可以表现为严重不良反应，如重症多形红斑（Stevens-Johnson 综合征）和血管炎[35]。MMI 不良反应最常见于治疗开始的 6 个月内[35]。但仍有 4% 的儿童在治疗 18 个月后才发生不良反应，因此治疗期间须高度警惕不良反应的发生。

粒细胞缺乏症是 ATD 治疗的另一个严重不良反应，其在服用 PTU 或 MMI 的成人患者中的发生率是 0.3%[13,33,36]。在服用 MMI 的患者中，粒细胞缺乏症的发生是剂量依赖性的，低剂量时较罕见[13,33,36]。如果服用 MMI 后自觉不适，出现发热或者咽炎，应立即停止服用，前往医院就诊并进行血细胞计数检查。

粒细胞缺乏症常见于初始用药的前 3 个月[13,33,36]。因此，初始治疗时应当避免使用高剂量的 ATD。临床上应低剂量起始治疗，并用 β 受体阻滞药控制症状。更重要的是，高剂量和低剂量的 ATD 在使甲状腺功能恢复正常方面并没有很大的差异[22]。尽管 ATD 治疗应当持续较长时间，但报道 ATD 与抗中性粒细胞胞质抗体（ANCA）血管炎相关，可能限制 GD 药物治疗的疗程[37-39]。高达 15% 的成人患者使用 PTU 治疗 2 年后出现 ANCA 阳性[37-38]。MMI 使用也存在一定 ANCA 阳性转变的风险，但相对于 PTU 发生率低[37-38]。

在儿童人群中，使用 PTU 或是 MMI 均能观察到 ANCA 介导的疾病[40-41]。因为这些抗体能够激发严重的血管炎发生，所以观察到 ANCA 抗体[42]应立即停止抗甲状腺药物，并选择其他合适的治疗方式。为了发现该潜在问题，对于长期维持 ATD 治疗（如超过 2 年）的儿童应当每年检测 ANCA。

治疗持续时间

ATD 终止治疗 1 年甚至更长时间后，甲状腺功能生化指标达到正常或成为甲状腺功能减退，被定义为 GD 缓解。相关文献报道儿童在进行多年 ATD 治疗后，缓解率小于 25％[43-47]（表 11.2）。

表 11.2　抗甲状腺药物使用后 GD 缓解率研究

作者	年份	样本量（例）	结局ᵃ	参考文献
Hamburger	1985	262	14％	［54］
Glaser	1997	184	24％	［44］
Glaser	2008	58	29％	［45］
Kaguelidou	2008	154	28％	［46］
Leger	2012	154	48％	［47］

ᵃ缓解率

尽管延长 ATD 治疗会控制甲状腺功能亢进的生化指标，但是延长 ATD 使用是否会增加持续性自发缓解的可能性并不确定[48]。在一项法国研究中，将 94 例患者分为治疗 6 个月和治疗 18 个月两组，在治疗结束 2 年后随访，缓解率分别是 42％和 62％[49]。在一项 52 例西班牙患者的研究中，随访治疗 12 个月和 24 个月的患者，在停止治疗 2 年后的缓解率分别是 46％和 54％[50]；5 年后复发率是 85％。另一项研究表明，134 例法国患者在治疗 18 个月和 43 个月后进行对比[51]，两组无明显差异。因此，治疗时间超过 18 个月并没有增加成人患者的缓解率。

在儿童群体中，ATD 治疗 2 年或者更长时间的患者，缓解率为 20％～30％[26,45-46,52-53]。25 年前，Lippe 等预测 25％儿童患者治疗 2 年能达到有效缓解[54]。在 63 例口服 ATD 的患者中，36 例（57％）在治疗平均 4 年后达到缓解[54]。然而，关于患者停用了 ATD 后仍然维持缓解的比例的研究数据很少[54]。

关于多年服用 ATD 的大型队列研究[43-44]结果显示 ATD 治疗的缓解率低。美国明尼苏达州 200 例 GD 儿童中，ATD 治疗 1 年缓解率为 25％，2 年缓解率为 25％，4 年缓解率为 26％，10 年缓解率为 15％。另外，30％已缓解儿童出现 GD 复发[43]。

随访 184 例加利福尼亚州 GD 儿童 4 年，总缓解率为 23％[44]。应用 ATD 治疗 1 年缓解率为 10％，2 年缓解率为 14％，3 年缓解率为 20％，4 年缓解率为 23％。

一项阿根廷的儿童研究，113 例患者长期服用 ATD[14]，10 年后，33％患者达到缓解[14]。

最近，一项法国研究报道，延长药物治疗时间可使儿童患者的缓解率达到 50％[47]。随访 154 例在 1997 年至 2002 年间诊断并服用卡比马唑治疗的 GD 儿童，观察到 4、6、8、10 年的缓解率分别是 20％、37％、45％和 49％[47]。

年龄相关因素也影响缓解率。32 例青春期前 GD 患者和 68 例青春期 GD 患者相比，经过 6 年治疗后，青春期前患者的缓解率是 17%，青春期患者的缓解率是 30%[52]。另一项在青春期前与青春期后患者的研究中，GD 的缓解率是 28%[55]，但在达到缓解的时间上青春期前患者是青春期后患者的 3 倍[55]。ATD 在青春期前患者中的不良反应为 71%，要高于青春期（28%）和青春期后患者（25%）[55]。

除青春期以外，TRAb 水平和甲状腺大小也影响缓解率。ATD 的疗效与血清 TRAb 水平呈负相关[56-60]。成人 GD 的缓解率在诊断时高 TRAb 水平患者中为 15%，正常 TRAb 患者中为 50%[56]。腺体增大和正常腺体相比，缓解率明显降低[61-63]。

症状控制

GD 患者服用 ATD 治疗，甲状腺功能亢进症状的缓解通常需要 1~2 个月的时间[22]。与此同时，可使用 β 受体阻滞药治疗，包括普萘洛尔、阿替洛尔或者美托洛尔，用来控制 GD 症状。当患者伴有哮喘时，美托洛尔优于非选择性 β 受体阻滞药，需要密切监测患者的临床症状[64]。当甲状腺激素水平正常时，应当停止使用 β 受体阻滞药。

GD 的代谢并发症

越来越多的证据表明，GD 与代谢并发症的发生相关。GD 能导致高血糖或低血糖的发生[65-66]。治疗初期和治疗后甲状腺功能减退（简称甲减）发生时可以产生肌病[67]。GD 治疗起始阶段体重会不断增加，因此建议用药初期要控制饮食[68]。

放射性碘治疗

甲状腺对放射线碘的摄取和普通碘的摄取没有区别，放射性碘同样可以被甲状腺细胞摄取[69]。甲状腺细胞摄取放射性碘之后，β 射线破坏该细胞及其附近的细胞[69]。

临床上使用了约 10 种同位素碘。[123]I 是甲状腺结构和功能性诊断研究中最常用的[69]。[121]I 半衰期短（13.3h），发出 X 射线和 γ 光子，但是没有 β 粒子。相比之下，[131]I 的半衰期是 6~8 天，发射 β 射线和 γ 射线。

在 20 世纪 40 年代，麻省理工学院和麻省总医院使用放射性碘进行甲状腺消融[12,70]。当美国原子能委员会允许在医学上使用铀裂变产物时，[131]I，半衰期 8 天的放射性碘，即开始被应用于 GD 的治疗。因为[131]I 的半衰期长，被广泛应用于甲状腺癌和甲状腺功能亢进症的治疗。

治疗方法

[131]I 治疗 GD 的目的是为了造成甲状腺功能减退状态。儿童应用放射性碘治疗不应

当以甲状腺功能正常为治疗目的，放射碘治疗后剩余甲状腺组织发生甲状腺癌的风险增大[71-72]。应当使用 30 000～40 000cGy（rad）完全消融甲状腺腺体[73-74]；然而，临床上更常使用 10 000～20 000cGy 造成甲状腺部分或者完全破坏[6,75-76]。

一般情况下，甲状腺摄取 150μCi/g（5.5MBq/g）的放射碘，产生的作用于甲状腺的辐射剂量大概为 12 000cGy[77]。在[131]I 治疗后，暴露于胃、骨髓、肝及生殖腺的辐射剂量分别是 14、6.8、4.8 及 2.5cGy。就整个身体而言，暴露辐射量接近 4.0cGy[77]。然而，考虑到胎儿风险，不建议在孕妇中使用[131]I。

甲状腺的摄碘率和甲状腺组织大小均有可能影响甲状腺破坏程度。放射碘剂量是基于碘摄取和腺体大小，可使用 Quimby-Marinelli 公式计算：辐射剂量（单位：Gy）＝90×口服[131]I 剂量（μCi）×口服 24h 摄取率（％）/甲状腺重量（g）×100％。这是按[131]I 的半衰期为 6 天计算的。甲状腺的体积是根据触诊和超声（超声体积＝0.48×长×宽×高）估计的[78]。如果患者正在服用抗甲状腺药物，在放射性碘治疗前 3～5d 应当停用（表 11.3）。在[131]I 治疗后，甲状腺激素从滤泡细胞中释放出来，导致循环甲状腺激素水平在 4～10d 内可能增加[79]。因此如果抗甲状腺药物中断过快，可能使腺体中甲状腺激素有过量积累，导致治疗后甲状腺危象风险增加[80]。

[131]I 治疗大约 6～12 周后，患者才达到甲状腺功能水平正常或甲减。期间如有甲亢症状可使用 β 受体阻滞药控制[79,81-82]。[131]I 治疗 1 周后使用 SSKI 或浓碘溶液能迅速缓解甲状腺功能亢进症，而不会影响放射线碘治疗的效果[82]。

大约 5％接受合适剂量的患者，在[131]I 治疗后甲亢仍持续，推荐这些患者初始治疗 6 个月后，进行第二次放射碘治疗[75]。

大剂量[131]I 相对于小剂量[131]I 治疗，患者治愈率更高。使用相对小剂量（50～75μCi/g），治疗 1 年后仍有 30％～50％成人患者存在甲状腺功能亢进[83-86]。通过比较，在更大剂量（150～250μCi/g）治疗后，仅 5％～10％患者在 1 年后仍是甲状腺功能亢进状态[77,87-88]。

放射性碘治疗能否成功，受甲状腺大小和循环 TRAb 水平影响。患者甲状腺较大（>80g）和 TRAb 水平高对[131]I 治疗的反应性要低于甲状腺较小的患者[76,89-92]。因为大腺体反应性较低，对甲状腺超过 80g 的患者应当考虑甲状腺切除术。

表 11.3　关于[131]I 应用的推荐

[131]I 治疗前 3～5 天停用抗甲状腺药物

抗甲状腺药物停用的同时开始使用 β 受体阻滞药

[131]I 治疗后无需继续进行抗甲状腺药物治疗

治疗 30 天后复查甲状腺激素水平

2～4 个月后可能发生甲状腺功能减退

5％患者需二次治疗

甲状腺重量大于 80g 无效

儿童放射性碘治疗

一些研究报道了使用[131]I 治疗儿童 GD[43,93-99]，1 岁儿童采用[131]I 治疗后效果很好[99-100]。但该治疗在年幼儿童中的应用并不常见，也不被推荐。儿童和青少年[131]I治疗的剂量为 $100\sim400\mu Ci/g$[6]。与在成人中类似，在儿童中[131]I治疗效果与腺体大小和药物剂量有关。当剂量为 $50\sim100\mu Ci/g$，$25\%\sim40\%$ 的儿童数年后甲状腺功能亢进复发[71]。当剂量为 $150\sim200\mu Ci/g$，有 $5\%\sim20\%$ 仍甲状腺功能亢进，$60\%\sim70\%$ 变为甲状腺功能减退[6,75,94,100]。

我们研究组研究了儿童进行放射性碘治疗的有效性与腺体大小及药物剂量的相关性[101]。当予以放射碘剂量 $80\sim120mCi/g$ 后，28% 儿童是甲状腺功能亢进，28% 儿童甲状腺功能恢复正常，42% 儿童变为甲状腺功能减退。当剂量为 $200\sim250mCi/g$，37% 儿童是甲状腺功能亢进，62% 变为甲状腺功能减退。当剂量达到 $300\sim400mCi/g$ 时，0% 存在甲状腺功能亢进或甲状腺功能正常，93% 儿童出现甲减。将儿科数据与成人数据比较发现[76,78,101]，儿童甲状腺组织似乎对[131]I治疗更加敏感。

在成人中，我们发现甲状腺大小影响治疗效果。一般来说，与小腺体相比，大腺体每克甲状腺组织所需的剂量更高。然而，对甲状腺超过80g的患者，[131]I效果差，不推荐使用。

与成人相同，当用[131]I治疗儿童时，应该提前3~5天停用抗甲状腺药物[101]。治疗后应立即使用β受体阻滞药直至 T_4 和 T_3 恢复正常水平。然而，一些临床医生在[131]I治疗后即使用ATD治疗，在儿童却很少这么做[6,75,101-102]。儿童放射性碘治疗后7天血浆甲状腺素水平开始下降，如果继续ATD治疗不能判断治疗后产生甲状腺功能减退是[131]I还是抗甲状腺药物所致。

一些儿童中心予以固定的10或15mCi [131]I剂量[102]，而不是根据个人计算执行量，也没有研究对比固定剂量和计算剂量在儿童中使用的结果。在成人中，两个不同方法得到相似的结果[103-104]。然而，儿童计算剂量和固定剂量相比较，计算剂量获得的[131]I使用量可能会更少。

[131]I治疗不良反应不常见，[131]I治疗1周后有不到 10% 的儿童会有甲状腺轻压痛。甲状腺疼痛可以用对乙酰氨基酚或非甾体消炎药治疗24~48h[75,101]。

有报道称患有严重甲状腺功能亢进的儿童，在[131]I治疗后发展为甲状腺危象[80]。总之，当[131]I释放后，这些儿童甲状腺功能亢进较严重。因此如果 T_4 水平$>20\mu g/dl$（200nmol/L）或者 FT_4 水平$>5\mu g/dl$（60pmol/L），在继[131]I治疗后，儿童应当使用MMI治疗直至 T_4 和（或）FT_4 水平恢复正常[101]。我们应该认识到儿童GD患者在诊断前有数月的甲状腺功能亢进，此时不急于进行[131]I治疗。

[131]I治疗后，应当每月检测 T_3、T_4 和（或）FT_4 水平，因为TSH水平可能在甲亢被纠正后数月是被抑制的，因此TSH测定可能在治疗后没有意义。一般情况下，在治疗后2至3个月可发展为甲状腺功能减退[101-102]，如果 T_4 水平低于正常时，需要开始使用左甲状腺素。

眼病

成人患者在[131]I治疗后常会发生眼病[105-106]。然而，与成人不同，儿童很少发展为严重眼病，眼球突出程度一般较轻[107-108]。

无论是何种治疗方法，只有一小部分儿童格雷夫斯病眼病患者疾病会进展。87 例 GD 儿童使用[131]I 治疗后，90％儿童眼球突出好转，7.5％没有改变，3％在治疗后眼病加重[88,100]。在另一中心 45 例治疗初期有眼病的 GD 儿童中，一年甚至更长时间药物治疗后，73％患者好转，2％加重[109]。对 80 例 GD 儿童行甲状腺次全切除术后 9％眼病加重[110]，而对 60 例行甲状腺全切除术后 75％稳定[110]。

成人患者中，如有眼病可在[131]I 治疗后 3 个月进行泼尼松治疗[111]。然而泼尼松治疗对于大多数儿童患者并不推荐，首先患儿大多数没有明显眼病，其次延长泼尼松使用也会导致生长缓慢、体重增加及免疫抑制。然而，泼尼松对于伴有严重眼病并需要使用[131]I 治疗的儿童来说是有效的。

放射性碘治疗后基因改变的风险

目前尚无证据表明[131]I 治疗对儿童期接受该治疗的患者的后代有副作用。370 例接受[131]I 治疗的甲状腺功能亢进的儿童和青少年患者，他们的 500 个后代中生长发育缺陷所占比例并不高[6]。此外，当使用 80～700mCi 剂量的[131]I 治疗甲状腺癌时，这个剂量比治疗 GD 的要高得多，儿童生长发育缺陷所占比例没有升高[112]。

放射性碘致肿瘤的风险

甲状腺的独特之处在于，在低剂量辐射暴露下其恶性癌变的敏感性会增加[113-116]。20 岁以下的患者中，在低剂量放射碘作用下，甲状腺癌的发生风险会逐渐增加。并且，年龄越低，风险越大[113-115]。相比较而言，年龄大于 20 岁的患者在低剂量的放射线照射下并不表现出甲状腺癌的发生风险增加[113-116]。

更重要的是，GD 患者暴露于小剂量辐射后（0.1～25Gy；0.09～30μCi/g）[113-117] 患甲状腺癌的风险是最大的，而不是大剂量。目前，我们不清楚当使用高于 150μCi/g 甲状腺组织的[131]I 剂量治疗儿童 GD 时，甲状腺癌在什么情况下归因于[131]I 治疗。因此，应当避免低剂量的射线。

放射性碘不增加甲状腺癌发生风险

与甲状腺癌风险相比，小剂量[131]I 治疗后的其他癌症应该受到重视，因为全身都会受到辐射。一些研究调查了[131]I 治疗成人 GD 发生癌症的风险（表 11.4）。这些研究并没有证明[131]I 治疗成人 GD 的死亡率和癌症发生率增加[118-124]。

与[131]I 治疗成人 GD 相比，很少有研究调查[131]I 治疗儿童 GD 的结局。一项大型研究对小于 20 岁、接受[131]I 治疗的青少年 GD 患者随访了 36 年[125]。在该人群中，没有证据表明[131]I 治疗增加甲状腺癌的风险。

表 11.4   成人甲状腺功能亢进症患者[131]I治疗与癌症死亡率的关系

作者	时间	国家	样本量（例）	结果	参考文献
Ron	1998	美国	23 020	无影响[a]	[124]
Holm	1991	瑞典	10 000	无影响[b]	[122]
Franklyn	1998	英国	7209	无影响	[119]
Flynn	2006	英国	3888	无影响	[118]
Metso	2007	芬兰	2793	无影响[c]	[123]
Franklyn	2005	英国	2668	无影响	[120]
Goldman	1982	美国	1762	无影响	[121]

[a]结节性甲状腺疾病中甲状腺癌风险增加

[b]胃癌风险增加20%

[c]结节性甲状腺疾病的老年人中胃癌风险增加15%

年龄不同，[131]I全身辐射剂量也不同，在绝对剂量相同的条件下，儿童受到的辐射暴露明显高于青少年和成人[126-127]。目前，对于青少年 GD 患者，我们没有[131]I剂量学数据来评估青少年受到的辐射暴露量。基于 Phantom 模型，据估计 0、1、5、10、15 年及成年后全身射线的暴露剂量分别是 11.1、4.6、2.4、1.45、0.90 和 0.85rem（1rem＝0.01Sv）/mCi[126-127]。基于电离辐射的生物效应委员会Ⅴ（BEIR Ⅶ）对低剂量、急性辐射的暴露理论[128]，可以预测癌症死亡率和所有癌症发生率的风险。基于这些理论估计，我们认为应该避免用放射性碘治疗 5 岁以下的儿童，避免用大于 10mCi 剂量治疗小于 10 岁的患者。然而，这些建议是基于理论上的担忧，并没有实际数据。

我们发现某些情况下，对于儿童[131]I的治疗是必须的。以下条件可以考虑[131]I治疗：当孩子对 ATD 有毒性反应、没有适合的手术方法及患者不适合手术治疗时。

手　术

GD 最古老的治疗方式是手术，1909 年的诺贝尔生理学或医学奖得主 Koker 对这个领域做出巨大贡献[129]。对 GD 的手术建议是行甲状腺全切和近全切除，甲状腺次全切除术有较高的复发率[110]。在甲状腺全切的儿童及成人患者中，甲状腺功能减退几乎普遍存在[110,130-132]。相比之下，甲状腺次全切除术后，10%～15% 患者会甲亢复发[110,130-131]。

小于 5 岁儿童行手术治疗比较好，可由经验丰富的医生进行手术治疗。对于[131]I反应低下[76,133]、有着巨大甲状腺（＞80g）的患者推荐由经验丰富的外科医生进行手术治疗。

手术准备前，要求患儿甲状腺功能正常。一般情况下，可通过持续 MMI 治疗直至 T_4 水平恢复正常。手术前 1 周，开始使用碘剂（5～10 滴，每日 3 次），抑制甲状腺激素生成并使得腺体变硬、血流减少利于手术。

行甲状腺手术后，年龄较小的儿科患者患暂时性甲状旁腺功能减退风险要高于青少年或者成人患者[134]。为了减轻术后低钙血症，术前予以口服 $0.5\mu g$ 的骨化三醇，每日 2 次，共 3 天。术后，使用骨化三醇 15 天后终止（$0.5\mu g$，每日 2 次，连服 5 天；然后每日 1 次，连服 5 天；最后隔日 1 次，连服 5 天）[135]。使用这种疗法仅 5％患者需要术后静脉补钙；如患者没有术前服用骨化三醇，术后需静脉补钙的比例高达 40％[135]。

手术并发症

甲状腺切除术后急性并发症包括出血、低钙血症和喉返神经麻痹[134,136-139]。儿童患者的发生率 0～6 岁为 22％，7～12 岁为 11％，13～17 岁为 11％[134]。这些发生率要高于成人患者。

并发症发生率也和手术本身相关。由儿科医生手术，甲状腺全切患者的并发症大约是 15％。相比之下，由经验丰富的甲状腺外科医生手术（每年甲状腺切除术例数＞30），儿童患者的并发症发生率约为 4％。

考虑到这些数据，如果当地儿科外科医生经验有限，GD 儿童应该考虑由一名经验丰富的甲状腺外科中心的儿科专家进行手术[140-141]。据报道这种多学科合作的模式使接受甲状腺切除术的儿童患者的并发症发生率明显降低[135,140]。

结　论

掌握了 GD 不同治疗方式的风险和病理机制，可以指导 GD 的治疗。为了减少治疗的风险和促进治愈，应该根据患者的年龄、自身免疫性疾病的性质及专业知识选择最佳治疗方式。

对于 5 岁以下的儿童，首选 MMI 治疗。然而，放射性碘治疗也成功应用于这个年龄组，并且癌症的患病率没有明显增加[100,142]，尽管这样，推迟放射性碘治疗的时间，待患者年龄稍大后选择这种治疗方式可能是最明智的。

年龄较小的儿童与较大的儿童相比，药物治疗的缓解率低[52,55]，此时应该延长药物治疗的时间。儿童如果在达到可以用[131]I 治疗的年龄前，没有发生毒副反应，对 MMI 也很敏感，可以用药物治疗。如果患者对药物的毒副反应增加，又不愿意长期药物治疗，可以考虑甲状腺切除和[131]I 治疗。幸运的是，5 岁或小于 5 岁的儿童 GD 的患病率不到 5％[1]。

一般情况下，ATD 药物仅能使用 MMI。只有在既不宜手术也不宜[131]I 治疗、且患者对 MMI 有毒性反应而仍需要 ATD 治疗时才选用 PTU。这种情况下，PTU 应短期使用。

6～10 岁的儿童 GD 的发病率占 15％[1]。对于 6～10 儿童，MMI 是首选的治疗药物。10 岁的儿童在治疗初期，可以选择药物治疗或放射性碘治疗。

10 岁及以上患者占儿科所有 GD 患者的 80％。对于这一年龄组的儿童，MMI 和放射性碘治疗均是首选治疗。TRAb 的水平和甲状腺大小可以作为预测缓解率的指标。TRAb 水平低和甲状腺体积小的患者，药物治疗 1 年后可能出现病情自发缓解。然而，

TRAb 水平高和甲状腺体积大的患者缓解率低[56,58,60]。

对于 TRAb 的水平正常和甲状腺体积不大的患者，治疗 1～2 年后达到临床缓解时可以停药。如果疾病复发，可以重新开始药物治疗或者选择其他治疗方案。TRAb 水平高和甲状腺体积大的患者，药物治疗后不易缓解。因此，患者甲状腺功能正常后应继续治疗。

放射性碘治疗时，应当考虑合适的剂量。放射性碘治疗儿科患者的目标是消融整个甲状腺达到甲状腺功能减退。如果没有甲状腺组织存留，甲状腺癌的发生率很低。为达到这个目的，^{131}I 剂量应大于 $150\mu Ci/g$ 甲状腺组织，如果腺体较大，应使用更高剂量。

最后，不管选择何种治疗方式治疗 GD，所有患者都必须严密随访。长期随访应当包括每年 1 次或 2 次甲状腺的体格检查和循环中甲状腺激素的水平的检测。

儿童 GD 治疗方式的选择富有挑战性和个体化。为了帮助患者及家庭选择最适合的治疗手段，临床医生应该权衡每种治疗方式的利与弊。

利益冲突：作者声明没有潜在的利益冲突。

参考文献

[1] Wilkins L. The diagnosis and treatment of endocrine disorders in children and adolescence. Springfield: Charles Thomas; 1965. p. 141-50.

[2] Abraham-Nordling M, Torring O, Lantz M, Hallengren B, Ohrling H, Lundell G, et al. Incidence of hyperthyroidism in Stockholm, Sweden, 2003-2005. Eur J Endocrinol. 2008; 158 (6): 823-7.

[3] Jacobson DL, Gange SJ, Rose NR, Graham NM. Epidemiology and estimated population burden of selected autoimmune diseases in the United States. Clin Immunol Immunopathol. 1997; 84 (3): 223-43.

[4] Conference Proceeding: Hepatic toxicity following treatment for pediatric Graves' disease meeting: October 28, 2008. Eunice Kennedy Shriver National Institute of Child Health and Human Development. http://bpca.nichd.nih.gov/outreach/index.cfm. 2009 [January 14, 2009]; Available from: http://bpca.nichd.nih.gov/outreach/index.cfm.

[5] Smith J, Brown RS. Persistence of thyrotropin (TSH) receptor antibodies in children and adolescents with Graves' disease treated using antithyroid medication. Thyroid. 2007; 17 (11): 1103-7.

[6] Rivkees SA, Sklar C, Freemark M. Clinical review 99: the management of Graves' disease in children, with special emphasis on radioiodine treatment. J Clin Endocrinol Metab. 1998; 83 (11): 3767-76.

[7] Fisher DA. Graves' disease in children. Curr Ther Endocrinol Metab. 1994; 5: 71-4.

[8] Zimmerman D, Lteif AN. Thyrotoxicosis in children. Endocrinol Metab Clin N Am. 1998; 27 (1): 109-26.

[9] LeFranchi S, Mandel SH. Graves' disease in the neonatal period and childhood. In: Braverman LE, Utiger RD, editors. Clinical text. Philadelphia: JB Lippincott; 1995. p. 1237-46.

[10] Weetman AP. Grave's disease 1835-2002. Horm Res. 2003; 59 Suppl 1: 114-8.

[11] Weetman AP. Graves' disease. N Engl J Med. 2000; 343 (17): 1236-48.

[12] Chapman EM. History of the discovery and early use of radioactive iodine. JAMA. 1983; 250 (15): 2042-4.

[13] Cooper DS. Antithyroid drugs. N Engl J Med. 2005; 352 (9): 905-17.

[14] Gruneiro-Papendieck L, Chiesa A, Finkielstain G, Heinrich JJ. Pediatric Graves' disease: outcome and treatment. J Pediatr Endocrinol Metab. 2003; 16 (9): 1249-55.

［15］Talbot NB，Sobel EH，McArthur JW，Crawford JD．Functional endocrinology：from birth to adolescence．Cambridge：Harvard University Press；1952．p．1-51．

［16］Cooper DS．Antithyroid drugs for the treatment of hyperthyroidism caused by Graves' disease．Endocrinol Metab Clin N Am．1998；27（1）：225-47．

［17］Cooper DS．Which Anti-thyroid drug？Am J Med．1986；80：1165-8．

［18］Rivkees SA．63 Years and 715 days to the "Boxed Warning"：unmasking of the propylthiouracil problem．Int J Pediatr Endocrinol．2010；2010，3 pages．Article ID 658267．doi：10．1155/2010/658267．

［19］Rivkees SA，Mattison DR．Ending propylthiouracil-induced liver failure in children．N Engl J Med．2009；360（15）：1574-5．Epub 2009/04/10．

［20］Rivkees SA，Mattison DR．Propylthiouracil（PTU）hepatoxicity in children and recommendations for discontinuation of use．Int J Pediatr Endocrinol．2009；2009：132041．Epub 2009/12/01．

［21］Russo MW，Galanko JA，Shrestha R，Fried MW，Watkins P．Liver transplantation for acute liver failure from drug induced liver injury in the United States．Liver Transpl．2004；10（8）：1018-23．

［22］Nakamura H，Noh JY，Itoh K，Fukata S，Miyauchi A，Hamada N．Comparison of methimazole and propylthiouracil in patients with hyperthyroidism caused by Graves' disease．J Clin Endocrinol Metab．2007；92（6）：2157-62．

［23］Nicholas WC，Fischer RG，Stevenson RA，Bass JD．Single daily dose of methimazole compared to every 8 hours propylthiouracil in the treatment of hyperthyroidism．South Med J．1995；88（9）：973-6．

［24］Sato H，Harada S，Yokoya S，Tanaka T，Asayama K，Mori M，et al．Treatment for childhoodonset Graves' disease in Japan：results of a nationwide questionnaire survey of pediatric endocrinologists and thyroidologists．Thyroid．2007；17（1）：67-72．

［25］Cassio A，Corrias A，Gualandi S，Tato L，Cesaretti G，Volta C，et al．Influence of gender and pubertal stage at diagnosis on growth outcome in childhood thyrotoxicosis：results of a collaborative study．Clin Endocrinol．2006；64（1）：53-7．

［26］Dotsch J，Rascher W，Dorr HG．Graves disease in childhood：a review of the options for diagnosis and treatment．Paediatr Drugs．2003；5（2）：95-102．

［27］Dotsch J，Siebler T，Hauffa BP，Doeker B，Andler W，Bettendorf M，et al．Diagnosis and management of juvenile hyperthyroidism in Germany：a retrospective multicenter study．J Pediatr Endocrinol．2000；13（7）：879-85．

［28］Mussa GC，Corrias A，Silvestro L，Battan E，Mostert M，Mussa F，et al．Factors at onset predictive of lasting remission in pediatric patients with Graves' disease followed for at least three years．J Pediatr Endocrinol Metab．1999；12（4）：537-41．

［29］Perrild H，Gruters-Kieslich A，Feldt-Rasmussen U，Grant D，Martino E，Kayser L，et al．Diagnosis and treatment of thyrotoxicosis in childhood．A European questionnaire study．Eur J Endocrinol．1994；131（5）：467-73．

［30］Slyper AH，Wyatt D，Boudreau C．Effective methimazole dose for childhood Grave's disease and use of free triiodothyronine combined with concurrent thyroid-stimulating hormone level to identify mild hyperthyroidism and delayed pituitary recovery．J Pediatr Endocrinol Metab．2005；18（6）：597-602．

［31］Abraham P，Avenell A，Watson WA，Park CM，Bevan JS．Antithyroid drug regimen for treating Graves' hyperthyroidism．Cochrane Database Syst Rev．2005；2，CD003420．

［32］Razvi S，Vaidya B，Perros P，Pearce SH．What is the evidence behind the evidence-base？The premature death of block-replace antithyroid drug regimens for Graves' disease．Eur J Endocrinol．2006；154（6）：783-6．

［33］Cooper DS，Goldminz D，Levin AA，Ladenson PW，Daniels GH，Molitch ME，et al．Agranulocytosis associated with antithyroid drugs．Effects of patient age and drug dose．Ann Intern Med．1983；98（1）：26-9．

［34］Woeber KA．Methimazole-induced hepatotoxicity．Endocr Pract．2002；8（3）：222-4．

［35］Rivkees SA，Stephenson K，Dinauer C．Adverse events associated with methimazole therapy of

Graves' disease in children. Int J Pediatr Endocrinol. 2010; 2010; 176970. Epub 2010/03/13.

[36] Tajiri J, Noguchi S. Antithyroid drug-induced agranulocytosis: how has granulocyte colonystimu-lating factor changed therapy? Thyroid. 2005; 15 (3); 292-7.

[37] Harper L, Chin L, Daykin J, Allahabadia A, Heward J, Gough SC, et al. Propylthiouracil and carbimazole associated-antineutrophil cytoplasmic antibodies (ANCA) in patients with Graves' disease. Clin Endocrinol. 2004; 60 (6); 671-5.

[38] Guma M, Olive A, Juan M, Salinas I. ANCA antibodies in Graves' disease. Ann Rheum Dis. 2002; 61 (1); 90-1.

[39] Radice A, Sinico RA. Antineutrophil cytoplasmic antibodies (ANCA). Autoimmunity. 2005; 38 (1); 93-103.

[40] Poomthavorn P, Mahachoklertwattana P, Tapaneya-Olarn W, Chuansumrit A, Chunharas A. An-tineutrophilic cytoplasmic antibody-positive systemic vasculitis associated with propylthiouracil therapy; report of 2 children with Graves' disease. J Med Assoc Thai. 2002; 85 Suppl 4; S1295-301.

[41] Fujieda M, Suzuki K, Sato H, Hattori M, Wada N, Tsuchiya M, et al. Epitope analysis of my-eloperoxidase-specific antineutrophil cytoplasmic autoantibodies (MPO-ANCA) in childhood onset Graves' disease treated with propylthiouracil. Clin Nephrol. 2005; 63 (6); 437-45.

[42] Merkel PA. Drugs associated with vasculitis. Curr Opin Rheumatol. 1998; 10 (1); 45-50.

[43] Hamburger JI. Management of hyperthyroidism in children and adolescents. J Clin Endocrinol Metab. 1985; 60 (5); 1019-24.

[44] Glaser NS, Styne DM. Predictors of early remission of hyperthyroidism in children. J Clin Endo-crinol Metab. 1997; 82 (6); 1719-26.

[45] Glaser NS, Styne DM. Predicting the likelihood of remission in children with Graves' disease; a prospective, multicenter study. Pediatrics. 2008; 121 (3); e481-8.

[46] Kaguelidou F, Alberti C, Castanet M, Guitteny MA, Czernichow P, Leger J. Predictors of auto-immune hyperthyroidism relapse in children after discontinuation of antithyroid drug treatment. J Clin Endocrinol Metab. 2008; 93 (10); 3817-26.

[47] Leger J, Gelwane G, Kaguelidou F, Benmerad M, Alberti C. Positive impact of long-term anti-thyroid drug treatment on the outcome of children with Graves' disease; national longterm cohort study. J Clin Endocrinol Metab. 2012; 97 (1); 110-9. Epub 2011/10/28.

[48] Weetman AP. Graves' hyperthyroidism; how long should antithyroid drug therapy be continued to achieve remission? Nat Clin Pract Endocrinol Metab. 2006; 2; 2-3.

[49] Allannic H, Fauchet R, Orgiazzi J, Madec AM, Genetet B, Lorcy Y, et al. Antithyroid drugs and Graves' disease; a prospective randomized evaluation of the efficacy of treatment duration. J Clin Endocrinol Metab. 1990; 70 (3); 675-9.

[50] Garcia-Mayor RV, Paramo C, Luna Cano R, Perez Mendez LF, Galofre JC, Andrade A. Antithy-roid drug and Graves' hyperthyroidism. Significance of treatment duration and TRAb determination on lasting remission. J Endocrinol Investig. 1992; 15 (11); 815-20.

[51] Maugendre D, Gatel A, Campion L, Massart C, Guilhem I, Lorcy Y, et al. Antithyroid drugs and Graves' disease-prospective randomized assessment of long-term treatment. Clin Endocrinol. 1999; 50 (1); 127-32.

[52] Shulman DI, Muhar I, Jorgensen EV, Diamond FB, Bercu BB, Root AW. Autoimmune hyperthy-roidism in prepubertal children and adolescents; comparison of clinical and biochemical features at diagnosis and responses to medical therapy. Thyroid. 1997; 7 (5); 755-60.

[53] Ma C, Kuang A, Xie J, Liu G. Radioiodine treatment for pediatric Graves' disease. Cochrane Da-tabase Syst Rev. 2008; 3, CD006294.

[54] Lippe BM, Landaw EM, Kaplan SA. Hyperthyroidism in children treated with long term medical therapy; twenty-five percent remission every two years. J Clin Endocrinol Metab. 1987; 64 (6); 1241-5.

[55] Lazar L, Kalter-Leibovici O, Pertzelan A, Weintrob N, Josefsberg Z, Phillip M. Thyrotoxicosis in prepubertal children compared with pubertal and postpubertal patients. J Clin Endocrinol Metab. 2000; 85 (10); 3678-82.

［56］ Vitti P，Rago T，Chiovato L，Pallini S，Fiore E，et al. Clinical features of patients with Graves' disease undergoing remission after antithyroid drug treatment. Thyroid. 1997；7：69-375.

［57］ Kim WB，Chung HK，Lee HK，Kohn LD，Tahara K，Cho BY. Changes in epitopes for thyroids-stimulating antibodies in Graves' disease sera during treatment of hyperthyroidism：therapeutic implications. J Clin Endocrinol Metab. 1997；82：1953-9.

［58］ Davies T，Roti E，Braverman LE，De Groot LJ. Thyroid controversy-stimulating antibodies. J Clin Endocrinol Metab. 1998；83：3777-85.

［59］ Rapoport B，Greenspan FS，Filetti P，Pepitone. Clinical experience with a human thyroid cell bio-assay for thyroid-stimulating immunoglobulin. J Clin Endocrinol Metab. 1984；58：332-8.

［60］ Wilson R，McKilop JH，Henderson N，Pearson DW，Thomson JA. The ability of the serum thyrotrophin receptor antibody (TRAb) index and HLA status to predict long-term remission of thyrotoxicosis following medical therapy for Graves' disease. Clin Endocrinol. 1986；25：151-6.

［61］ Bouma DJ，Kammer H，Greer MA. Follow-up comparison of short-term versus 1-year antithyroid drug therapy for the thyrotoxicosis of Graves' disease. J Clin Endocrinol Metab. 1982；55：1138-42.

［62］ Greer MA，Kammer H，Bouma DJ. Short-term antithyroid drug therapy for the thyrotoxicosis of Graves' disease. N Engl J Med. 1977；297：173-6.

［63］ Bing RF. Early remission in thyrotoxicosis produced by short coursed of treatment. Acta Endocrinol Suppl (Copenh). 1982；100：221-3.

［64］ Salpeter SR，Ormiston TM，Salpeter EE. Cardioselective beta-blockers in patients with reactive airway disease：a meta-analysis. Ann Intern Med. 2002；137 (9)：715-25. Epub 2002/11/06.

［65］ Wintergerst KA，Rogers ES，Foster MB. Hyperthyroidism presenting with hyperglycemia in an adolescent female. J Pediatr Endocrinol Metab. 2011；24 (5-6)：385-7. Epub 2011/08/10.

［66］ Gomez Cruz MJ，Jabbar M，Saini N，Eng D，Crawford B，Vazquez DM，et al. Severe hypoglycemia secondary to methimazole-induced insulin autoimmune syndrome in a 16 year old African-American male. Pediatr Diabetes. 2012；13 (8)：652-5. Epub 2012/07/05.

［67］ Benavides VC，Rivkees SA. Myopathy associated with acute hypothyroidism following radioiodine therapy for Graves disease in an adolescent. Int J Pediatr Endocrinol. 2010；2010. Epub 2010/09/28.

［68］ van Veenendaal NR，Rivkees SA. Treatment of pediatric Graves' disease is associated with excessive weight gain. J Clin Endocrinol Metab. 2011；96 (10)：3257-63. Epub 2011/08/19.

［69］ Williams ED. Biological effects of radiation on the thyroid. In：Braverman LE，Utiger RD，editors. The thyroid. Philadelphia：J. B. Lippincott Co.；1986. p. 421-36.

［70］ Hertz BE，Schuller KE. Saul Hertz，MD (1905-1950)：a pioneer in the use of radioactive iodine. Endocr Pract. 2010；16 (4)：713-5.

［71］ Sheline GE，McCormack KR，Galante M. Thyroid nodules occurring late after treatment of thyrotoxicosis with radioiodine. J Clin Endocrinol Metab. 1962；22：8-17.

［72］ Dobyns BM，Sheline GE，Workman JB，Tompkins EA，McConahey WM，Becker DV. Malignant and benign neoplasms of the thyroid in patients treated for hyperthyroidism：a report of the Cooperative Thyrotoxicosis Therapy Follow-up Study. J Clin Endocrinol Metab. 1974；38：976-98.

［73］ Goolden AWG，Davey JB. The ablation of normal thyroid tissue with iodine-131. Br J Radiol. 1963；36：340-5.

［74］ Maxon HR，Thomas SR，Hertzberg VS，Kereiakes JG，Chen IW，Sperling MI，et al. Relation between effective radiation dose and outcome of radioiodine therapy for thyroid cancer. N Engl J Med. 1983；309：937-41.

［75］ Levy WM，Schumacher OP，Gupta M. Treatment of childhood Graves' disease. A review with emphasis on radioiodine treatment. Cleveland Clin J Med. 1988；55：373-82.

［76］ Peters H，Fischer C，Bogner U，Reiners C，Schleusener H. Treatment of Graves' hyperthyroidism with radioiodine：results of a prospective randomized study. Thyroid. 1997；7 (2)：247-51.

［77］ Graham GD，Burman KD. Radioiodine treatment of Graves' disease. An assessment of its potential risks. Ann Intern Med. 1986；105：900-5.

［78］ Peters H，Fischer C，Bogner U，Reiners C，Schleusener H. Radioiodine therapy of Graves' hyperthyroidism: standard vs. calculated 131 iodine activity. Results from a prospective, randomized, multicentre study. Eur J Clin Investig. 1995; 25 (3): 186-93.

[79] Becker DV, Hurly JR. Complications of radioiodine treatment of hyperthyroidism. Semin Nucl Med. 1971; 1: 442-60.

[80] Kadmon PM, Noto RB, Boney CM, Goodwin G, Gruppuso PA. Thyroid storm in a child following radioactive iodine (RAI) therapy: a consequence of RAI versus withdrawal of antithyroid medication. J Clin Endocrinol Metab. 2001; 86 (5): 1865-7.

[81] Refetoff S, Demeester-Mirkine N, Ermans AM, DeGroot LJ. Rapid control of thyrotoxicosis with combined ^{131}I, antithyroid drugs and KI therapy. J Nucl Med Allied Sci. 1977; 21: 23-9.

[82] Ross DS, Daniels GH, De Stefano P, Maloof F, Ridgway EC. Use of adjunctive potassium iodide after radioactive iodine (^{131}I) treatment of Graves' hyperthyroidism. J Clin Endocrinol Metab. 1983; 57: 250-3.

[83] Rappaport R, Caplan R, De Groot LJ. Low dose sodium iodine I 131 therapy in Graves disease. JAMA. 1973; 224: 1610-3.

[84] Sridama V, DeGroot LJ. Treatment of Graves' disease and the course of ophthalmopathy. Am J Med. 1989; 87: 70-3.

[85] Goolden AW, Stewart JS. Long-term results from graded low dose radioactive iodine therapy for thyrotoxicosis. Clin Endocrinol. 1986; 24: 217-22.

[86] McCullagh EP, Jelden GL, Rodriguez-Antunez A. Incidence of hypothyroidism following small doses of ^{131}I in the treatment of Graves' disease. Oh State Med J. 1976; 72: 538-40.

[87] Dobyns BM. Radiation effects on the thyroid. Effects vary with dosage and sensitivity of the gland to radiation. RI Med J. 1975; 58: 94-7.

[88] Safa AM. Treatment of hyperthyroidism with a large initial dose of sodium iodine I 131. Arch Intern Med. 1975; 135: 673-5.

[89] Chiovato L, Fiore E, Vitti P, Rocchi R, Rago T, Dokic D, et al. Outcome of thyroid function in Graves' patients treated with radioiodine: role of thyroid-stimulating and thyrotropinblocking antibodies and of radioiodine-induced thyroid damage. J Clin Endocrinol Metab. 1998; 83 (1): 40-6.

[90] Murakami Y, Takamatsu J, Sakane S, Kuma K, Ohsawa N. Changes in thyroid volumes in response to radioactive iodine for Graves' hyperthyroidism correlated with activity of thyroid-stimulating antibody and treatment outcome. J Clin Endocrinol Metab. 1996; 81: 3257-60.

[91] Hancock LD, Tuttle RM, LeMar H, Baumen J, Patience T. The effect of propylthiouracil on subsequent radioactive iodine therapy in Graves' disease. Clin Endocrinol. 1997; 47: 425-30.

[92] Allahabadia A, Daykin J, Sheppard MC, Gough SC, Franklyn JA. Radioiodine treatment of hyperthyroidism-prognostic factors for outcome. J Clin Endocrinol Metab. 2001; 86 (8): 3611-7.

[93] Crile G, Schumacher OP. Radioactive iodine treatment of Graves' disease. Results in 32 children under 16 years of age. Am J Dis Child. 1965; 110: 501-4.

[94] Hayek A, Chapman EM, Crawford JD. Long term results of treatment of thyrotoxicosis in children and adolescents with radioactive iodine (^{131}I) for hyperthyroidism. N Engl J Med. 1970; 283: 949-53.

[95] Freitas JE, Swanson DP, Gross MD, Sisson JC. Iodine-131: optimal therapy for hyperthyroidism in children and adolescents? J Nucl Med. 1979; 20: 847-50.

[96] Starr P, Jaffe HL, Oettinger L. Late results of ^{131}I treatment of hyperthyroidism in 73 children and adolescents. J Nucl Med. 1964; 5: 81-9.

[97] Starr P, Jaffe HL, Oettinger L. Later results of 131-I treatment of hyperthyroidism in 73 children and adolescence: 1967 follow-up. J Nucl Med. 1969; 10: 586-90.

[98] Kogut MD, Kaplan SA, Collipp PJ, Tiamsic T, Boyle D. Treatment of hyperthyroidism in children: analysis of forty-five patients. N Engl J Med. 1965; 272: 217-22.

[99] Moll GW, Patel BR. Pediatric Graves' disease: therapeutic options and experience with radioiodine at the University of Mississippi Medical Center. South Med J. 1997; 90: 1017-22.

[100] Safa AM, Schumacher OP, Rodriguez-Antunez A. Long-term follow-up results in children and adolescents treated with radioactive iodine (^{131}I) for hyperthyroidism. N Engl J Med. 1975; 292: 167-71.

［101］ Rivkees SA，Cornelius EA. Influence of iodine-131 dose on the outcome of hyperthyroidism in children. Pediatrics. 2003；111（4 Pt 1）：745-9.

［102］ Nebesio TD，Siddiqui AR，Pescovitz OH，Eugster EA. Time course to hypothyroidism after fixed-dose radioablation therapy of Graves' disease in children. J Pediatr. 2002；141（1）：99-103.

［103］ Kalinyak JE，McDougall IR. How should the dose of iodine-131 be determined in the treatment of Graves' hyperthyroidism? J Clin Endocrinol Metab. 2003；88（3）：975-7.

［104］ Leslie WD，Ward L，Salamon EA，Ludwig S，Rowe RC，Cowden EA. A randomized comparison of radioiodine doses in Graves' hyperthyroidism. J Clin Endocrinol Metab. 2003；88（3）：978-83.

［105］ De Groot LJ，Gorman CA，Pinchera A，Bartalena L，Marcocci C，Wiersinga WM，et al. Therapeutic controversies. Retro-orbital radiation and radioactive iodide ablation of the thyroid may be good for Graves' ophthalmopathy. J Clin Endocrinol Metab. 1995；80：339-40.

［106］ Tallstedt L，Lundell G. Radioiodine treatment，ablation，and ophthalmopathy：a balanced perspective. Thyroid. 1997；7（2）：241-5.

［107］ Saxena KM，Crawford JD，Talbot NB. Childhood thyrotoxicosis：a long term perspective. Br Med J. 1964；2：1153-8.

［108］ Lafranchi S. Thyroiditis and acquired hypothyroidism. Pediatr Ann. 1992；21（1）：29, 32-9.

［109］ Barnes HV，Blizzard RM. Antithyroid drug therapy for toxic diffuse goiter（Graves disease）：thirty years experience in children and adolescence. J Pediatr. 1977；91：313-20.

［110］ Miccoli P，Vitti P，Rago T，Iacconi P，Bartalena L，Bogazzi F，et al. Surgical treatment of Graves' disease：subtotal or total thyroidectomy? Surgery. 1996；120（6）：1020-4. discussion 4-5.

［111］ Wiersinga WM，Prummel MF. Graves' ophthalmopathy：a rational approach to treatment. Trends in Endocrinology & Metabolism. 2002；13（7）：280-7.

［112］ Sarkar SD，Beierwaltes WH，Gill SP，Cowley BJ. Subsequent fertility and birth histories of children and adolescents treated with ^{131}I for thyroid cancer. J Nucl Med. 1976；17：460-4.

［113］ Boice Jr JD. Radiation-induced thyroid cancer-what's new? J Natl Cancer Inst. 2005；97（10）：703-5.

［114］ Boice Jr JD. Thyroid disease 60 years after Hiroshima and 20 years after Chernobyl. JAMA. 2006；295（9）：1060-2.

［115］ Ron E，Lubin J，Shore RE，Mabuchi K，Modan B，Pottern LM，et al. Thyroid cancer after exposure to external radiation：a pooled analysis of seven studies. Radiat Res. 1995；141：259-77.

［116］ Dolphin GW. The risk of thyroid cancers following irradiation. Health Phys. 1968；15：219-28.

［117］ Sigurdson AJ，Ronckers CM，Mertens AC，Stovall M，Smith SA，Liu Y，et al. Primary thyroid cancer after a first tumour in childhood（the Childhood Cancer Survivor Study）：a nested case-control study. Lancet. 2005；365（9476）：2014-23.

［118］ Flynn RW，Macdonald TM，Jung RT，Morris AD，Leese GP. Mortality and vascular outcomes in patients treated for thyroid dysfunction. J Clin Endocrinol Metab. 2006；91（6）：2159-64.

［119］ Franklyn JA，Maisonneuve P，Sheppard MC，Betteridge J，Boyle P. Mortality after the treatment of hyperthyroidism with radioactive iodine. N Engl J Med. 1998；338（11）：712-8.

［120］ Franklyn JA，Sheppard MC，Maisonneuve P. Thyroid function and mortality in patients treated for hyperthyroidism. JAMA. 2005；294（1）：71-80.

［121］ Goldman MB，Monson RR，Maloof F. Cancer mortality in women with thyroid disease. Cancer Res. 1990；50：2283-9.

［122］ Holm LE，Hall P，Wiklund K，Lundell G，Berq G，Cederquist E，et al. Cancer risk after iodine-131 therapy for hyperthyroidism. J Natl Cancer Inst. 1991；83：1072-7.

［123］ Metso S，Jaatinen P，Huhtala H，Auvinen A，Oksala H，Salmi J. Increased cardiovascular and cancer mortality after radioiodine treatment for hyperthyroidism. J Clin Endocrinol Metab. 2007；92（6）：2190-6.

［124］ Ron E，Doody MM，Becker DV，Brill AB，Curtis RE，Goldman MB，et al. Cancer mortality following treatment for adult hyperthyroidism. Cooperative Thyrotoxicosis Therapy Follow-up Study Group. JAMA. 1998；280；347-55.

[125] Read Jr CH，Tansey MJ，Menda Y. A thirty-six year retrospective analysis of the efficacy and safety of radioactive iodine in treating young Graves' patients. J Clin Endocrinol Metab. 2004；89 (9)；4229-33.

[126] Toohey RE，Stabin MG，Watson EE. The AAPM/RSNA physics tutorial for residents：internal radiation dosimetry：principles and applications. Radiographics. 2000；20 (2)；533-46.

[127] Toohey RE，Stabin MG，editors. Comparative analysis of dosimetry parameters for nuclear medicine. ORISE Report 99-1064，1999. Proceedings of the Sixth International Radiopharmaceutical Dosimetry Symposium；1996；Gatlinburg，TN.

[128] Health risks from exposure to low levels of ionizing radiation：BEIR VII-Phase 2. Committee to Assess Health Risks from Exposure to Low Levels of Ionizing Radiation NRC，editor. Washington，DC：National Academies Press；2006.

[129] http://nobelprize. org/medicine/laureates/1909/index. html

[130] Ching T，Warden MJ，Fefferman RA. Thyroid surgery in children and teenagers. Arch Otolaryngol. 1977；103：544-6.

[131] Buckingham BA，Costin G，Roe TF，Weitzman JJ，Kogut MD. Hyperthyroidism in children. A reevaluation of treatment. Am J Dis Child. 1981；135 (2)：112-7.

[132] Rudberg C，Johansson H，Akerstrom G，Tuvemo T，Karlsson FA. Graves' disease in children and adolescents. Late results of surgical treatment. Eur J Endocrinol. 1996；134；710-5.

[133] Peters H，Fischer C，Bogner U，Reiners C，Schleusener H. Reduction in thyroid volume after radioiodine therapy of Graves' hyperthyroidism：results of a prospective，randomized，multicentre study. Eur J Clin Investig. 1996；26 (1)；59-63.

[134] Sosa JA，Tuggle CT，Wang TS，Thomas DC，Boudourakis L，Rivkees S，et al. Clinical and economic outcomes of thyroid and parathyroid surgery in children. J Clin Endocrinol Metab. 2008；93 (8)：3058-65.

[135] Breuer CK，Solomon D，Donovan P，Rivkees SA，Udelsman R. Effect of patient age on surgical outcomes for Graves' disease：a case-control study of 100 consecutive patients at a high volume thyroid surgical center. Int J Pediatr Endocrinol. 2013；2013 (1)；1. Epub 2013/01/29.

[136] Lal G，Ituarte P，Kebebew E，Siperstein A，Duh QY，Clark OH. Should total thyroidectomy become the preferred procedure for surgical management of Graves' disease? Thyroid. 2005；15 (6)；569-74.

[137] Boger MS，Perrier ND. Advantages and disadvantages of surgical therapy and optimal extent of thyroidectomy for the treatment of hyperthyroidism. Surg Clin N Am. 2004；84 (3)；849-74.

[138] Witte J，Goretzki PE，Dotzenrath C，Simon D，Felis P，Neubauer M，et al. Surgery for Graves' disease：total versus subtotal thyroidectomy-results of a prospective randomized trial. World J Surg. 2000；24 (11)：1303-11.

[139] Sosa JA，Bowman HM，Tielsch JM，Powe NR，Gordon TA，Udelsman R. The importance of surgeon experience for clinical and economic outcomes from thyroidectomy. Ann Surg. 1998；228 (3)；320-30.

[140] Breuer C，Tuggle C，Solomon D，Sosa JA. Pediatric thyroid disease：when is surgery necessary，and who should be operating on our children? J Clin Res Pediatr Endocrinol. 2013；5 Suppl 1；79-85. Epub 2012/11/15.

[141] Peroni E，Angiolini MR，Vigone MC，Mari G，Chiumello G，Beretta E，et al. Surgical management of pediatric Graves' disease：an effective definitive treatment. Pediatr Surg Int. 2012；28 (6)：609-14. Epub 2012/05/01.

[142] Read Jr CH，Tansey MJ，Menda Y. A 36-year retrospective analysis of the efficacy and safety of radioactive iodine in treating young Graves' patients. J Clin Endocrinol Metab. 2004；89 (9)：4229-33.

第 12 章
格雷夫斯病与妊娠

Graves' Disease and Pregnancy

Alex Stagnaro-Green 　著

李晨嫣 　译

前　言

　　格雷夫斯病（Graves' disease，GD）是妊娠期甲状腺毒症的最常见的病因。作为一种自身免疫异常的疾病，由于妊娠期母体免疫的变化，使得母体对胎儿没有产生免疫排斥，因此在妊娠三期中甲状腺毒症的严重程度也发生了改变。妊娠过程中选择最佳的治疗方案主要受到甲巯咪唑的致畸性以及丙硫氧嘧啶产生的罕见但严重的肝脏副作用所制约。治疗性干预，还必须考虑到潜在的过量的甲状腺激素、TSH 刺激性抗体以及抗甲状腺药物这三方面对胎儿健康发育的影响。最后，伴随着产后免疫反弹的解除，对于已患 GD 的妇女会出现产后病情恶化，而存在 GD 基因易感性的妇女会出现新发 GD。下面的章节将会对妊娠期 GD 进行全面的回顾，并且提供优化治疗的建议。

历　史

　　早在 1825 年，Parry 描述了由于甲状腺毒症导致了妊娠流产，这是妊娠期合并 GD 的最早的报道[1]。最早的大量人群的报道是由 Seitz 在 1913 报道了 112 名伴有甲状腺肿和眼球突出的妊娠妇女[2]。Seitz 的结论是，大部分的 GD 在妊娠期间更加恶化（67/

A. Stagnaro-Green, M.D., M.H.P.E. (✉)
Department of Medicine, Obstetrics & Gynecology, Medical Education, University of Illinois
College of Medicine at Rockford, 1601 Parkview Avenue, Rockford, IL 61107-1897, USA
e-mail: asg@uic.edu

© Springer Science+Business Media New York 2015
R.S. Bahn (ed.), *Graves' Disease*, DOI 10.1007/978-1-4939-2534-6_12

112），然而还有 40％的妊娠妇女没有受到甲亢的影响。相反，Hyman 和 Kassel 却发现 GD 的症状在妊娠期间得到了改善[3]。1929 年，Gardiner-Hill 调查了 26 名合并 GD 的妊娠妇女，其中 12 名妇女是在青春期首次诊断 GD 的[4]。另外 14 人中的 12 人首次诊断 GD 是在妊娠过程中或者产后。由此，作者得出结论 GD 在育龄妇女的发生比例比妊娠或产后妇女低。早期的文章发现 GD 未治疗的妇女及胎儿的死亡率较高，因此，强调了 1951 年 Astwood 报道的 19 名妊娠期使用抗甲状腺药物治疗的妊娠妇女无胎儿及孕妇死亡这一结果的重要性[5]。

病因学

GD 是一种由 IgG 介导的甲状腺刺激免疫球蛋白（thyroid-stimulating immuno-globulin，TSI）而引起的自身免疫性疾病。在妊娠过程中，免疫系统产生了有选择性的免疫抑制使母体能够接受胚胎的同种异体移植物。这种免疫抑制可以使妊娠过程中甲状腺刺激性免疫球蛋白的滴度逐渐下降，GD 伴随着妊娠进程得到缓解。

在产后，人体的免疫系统不再处于一个免疫抑制的状态，而是处于一个反弹阶段。在产后的最初 6 个月，TSI 的水平反弹，甚至更高，超过之前妊娠期的滴度。这种产后的反弹会引起不同的临床变化，包括：①妊娠期缓解的 GD 的复发，②妊娠期缓解的 GD 的恶化，③GD 的发生。

GD 的病因是由于 T 细胞和 B 细胞对特定抗原的耐受被打破[6]。一个引起产后 GD 高发的可能机制是微嵌合体——一种体内异体来源的外来细胞。微嵌合体的产生有多重原因，包括器官移植。然而，最常见的原因是妊娠。胎盘滋养层是一个不完全的屏障，因此可以允许母胎细胞的交换[7]。Davies 和他的同事在 2002 年报道，在为治疗妊娠期 GD 进行甲状腺切除术的母体甲状腺组织中，持续存在男性胎儿的细胞（胎儿微嵌合体）[8]。由此产生假说，产后免疫反弹激活了存在于母体甲状腺中的胎儿细胞，导致了产后 GD 的发生和发展[7]。

妊娠期 GD 患病率

妊娠期 GD 患病率比妊娠期甲状腺功能减退的患病率低很多。2011 年由 Stagnaro-Green 发表的综述纳入了前 20 年样本量至少 500 例的所有研究，发现妊娠期 GD 的整体患病率为 0.5％，范围在 0.2％～1.0％之间[9]。德克萨斯州公园医院研究人员报道了一组很有趣的研究结果，Davis 等报道了从 1974 年到 1985 年在公园医院分娩的 116 800 名女性的患病率[10]。妊娠之前诊断出患有 GD 和妊娠期甲状腺功能正常的女性被排除在外。60 名女性（0.5％）被诊断出患有妊娠期 GD，其中 32 名妇女（0.3％）是在妊娠期间首次发现的。在 2004 年的一项随访研究中，Sheffield 和 Cunningham 将研究扩展，对纳入直至 2001 年在公园医院分娩的超过 300 000 名孕妇进行了评估[11]。对 GD 患病率按时期进行评估，结果如下：1974 年至 1985 年之间为 1∶2000；1991 年至 1999

年之间为 1∶1500，以及 2000 年和 2001 年之间为 1∶1000。在这 28 年间总体患病率为 1∶1500。数据显示妊娠期 GD 的患病率在过去 30 年里逐渐增加。Korelitz 等采用回顾性分析报道了 904 497 名妇女妊娠期 GD 患病率[12]。在 2005 年到 2009 年间采用 ICD 代码 242.0 计算出每 1000 人有 2.46 人患病，采用 ICD 代码 242.0 或 242.0 计算则为每 1000 人中有 5.88 人患病。患病率随着年龄的增长而显著增加。

产后新发 GD 患病率

妊娠期间免疫系统会发生选择性抑制，在产后出现新发 GD，一些研究对产后免疫系统的反弹对发病产生的影响进行了评估。研究观察到妊娠期间 GD 有所缓解但可能在产后复发，这为产后易新发 GD 的理论提供了支持。1982 年，Amino 及其团队报道了 42 名孕前得到控制的 GD 妇女中的 21 名在产后复发[13]。Jansson 等首次对新发 GD 和产后复发的潜在联系进行了研究评估[14]。对 93 名 20～40 岁之间新发 GD 的瑞典女性进行了产后阶段的连续观察，结果发生产后 GD 的未经调整的相对危险度为 5.6，调整经产状况和年龄后增加到 6.5。Tada 等回顾性评估 289 名到日本 Osaka 门诊就诊的患有 GD 妇女的记录，其中 92 名育龄妇女中 37％（40 名）在产后发病[15]。

Rochester 和 Davies 在纽约的一项研究中报告了类似的结果[16]。对 18～39 岁之间的 152 名妇女妊娠和发病之间的时间关系进行研究，并和基于纽约的人口数据预测的产后 GD 患病率进行了比较。152 名妇女中的 45％在产后一年内发展成了产后 GD。这导致了相对危险率的显著增加，且其峰值在年龄较大组（35～39 岁）为 5.6。

最近的关于新发 GD 和产后时间关系的研究由 Rotondi 等在 2008 年发表[17]。在他们对 215 名患有 GD 的意大利妇女的研究中没有发现产后第一年与 GD 的复发相关。具体而言，这 20 到 80 岁之间的 215 名女性中只有 9.8％至少怀孕一次的妇女在产后第一年发生 GD。当只评估育龄期妇女时，105 名妇女中有 21 名（20％）在分娩后的最初一年发生 GD。21 名妇女中超过一半有自身免疫性甲状腺疾病的家族史，作者得出结论：产后阶段 GD 对于 GD 易感妇女是潜在事件，但对于非易感人群产后并不引起其发病。

妊娠期 GD 诊断

妊娠期 GD 的症状体征与非妊娠妇女相同。然而，许多症状（如心动过速、失眠、怕热）可能伴随着妊娠出现但并非真正存在甲状腺疾病，这增加了临床诊断的困难。一旦出现了典型的弥漫性甲状腺肿或眼球突出，诊断就变得简单明确了。然而，大多数情况下并不出现这些现象。事实上，轻微的甲状腺肿大，尤其是在缺碘地区，在妊娠中并不少见，就其本身而言，并不能代表 GD。心力衰竭可能与妊娠期 GD 有关，所有充血性心力衰竭的女性患者都应进行甲状腺功能的检测[11,18]。

妊娠期 GD 诊断需要进行实验室评估。TSH 受抑制同时高游离甲状腺素而且检测出甲状腺刺激免疫球蛋白（TSI）阳性是 GD 的诊断特征。单个毒性结节和毒性多结节甲状腺肿可在孕期呈现甲状腺毒症，但通常通过物理或者超声波检测结节以及 TSI 阴性可以与 GD 进行区分。其他原因引起的孕期甲状腺毒症是罕见的，但需要考虑到 TSI 阴性的甲状腺毒症、葡萄胎、绒毛膜癌、亚急性甲状腺炎、卵巢甲状腺肿，以及人为或医源性甲状腺激素过量。

目前对 GD 的误诊，最常见的是妊娠一过性甲状腺毒症（gestational transient thyrotoxicosis，GGT）。GGT 是由人绒毛膜促性腺素（human chorionic gonadotropin，hCG）作用于 TSH 受体产生促甲状腺作用，使甲状腺激素释放增加所致。hCG 及 TSH 都由 α 和 β 两个亚基构成的。尽管 β 亚基不同，α 亚基是完全相同的，仍有足量的 HCG 可产生轻微的 TSH 拮抗作用。前瞻研究已证明 hCG 水平的增加伴随着 TSH 水平的下降（图 12.1）[19]。HCG 于妊娠早期出现峰值，而后迅速下降。患有 GGT 的女性可出现多种 GD 的临床表现。实验室检验结果提示在 TSI 缺乏时，游离甲状腺素水平正常或略高而 TSH 下降。Glinoer 等发现 2.4％妊娠 8 周到 14 周妇女的促甲状腺激素（TSH）水平<0.2mIU/L，游离甲状腺素>26pmol/L[20]。在所有病例中，GGT 的个体的 HCG 水平普遍升高。在 Yeo 等的研究中，GTT 患病率高达 11％[21]。在双胎妊娠妇女中，因 HCG 峰值更高持续时间更长，其发病率更高[22]。Lockwood 等在一篇回顾分析中提到，于 15 597 个样本中筛查出了 69 个 hCG 水平高于 200 000IU/L 的样本[23]。其中 67％ hCG 水平高于 200 000IU/L 的样本的 TSH<0.2mIU/L，这一比例在 hCG 水平高于 400 000IU/L 的样本中高达 80％。GGT 的严重症状表现为妊娠巨吐，其

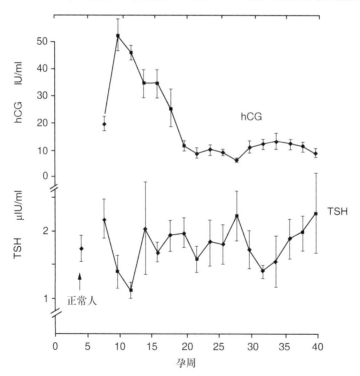

图 12.1   本图反映了 339 名妇女中 hCG 与 TSH 之间的相互关系。TSH 在第 9 周到第 12 周达到最低值，hCG 在第 9 周至第 18 周达到最高值[19]。Permission obtained from Wolters Kluwer Health. Goodwin TM，Hershman JM. Hyperthyroidism due to inappropriate production of human chorionic gonadotropin. Clinical Obstetrics & Gynecology. 1997；40（1）：32-44

特点为恶心、呕吐、尿酮体阳性以及体重减轻超过 5kg。妊娠剧吐不需要抗甲状腺药物治疗，在妊娠中期时，随着 hCG 水平下降甲状腺功能检测恢复正常[24]。

继发于母亲 GD 的胎儿/新生儿甲状腺毒症

胎儿与新生儿的甲状腺毒症起因于 TSI 可经过胎盘屏障，TSI 是 IgG 免疫球蛋白。胎儿最初的 IgG 大部分来源于母体。随着妊娠进展，胚胎的 IgG 水平在妊娠 4 个月时低于成人的 10%，在中期妊娠时增长至 40%，在分娩时达到成人水平[25]。因此，胎儿甲状腺毒症发生于中期妊娠及晚期妊娠时。考虑到随着妊娠进程 IgG 滴定浓度减少，以及胚胎 IgG 水平在晚期妊娠前都相对低，只有在母体 TSI 处于较高水平时（高于正常值上限 3 倍），胎儿/新生儿甲状腺毒症才有可能发生[26]。因此胎儿甲状腺毒症很少见，在所有患 GD 的妇女中其患病率小于 5%[27]。继发于母体 GD 的胎儿甲状腺毒症的典型临床表现包括持续的胎儿心动过速，宫内生长受限，胎儿积液，骨生长过快，早产以及宫内死亡。在高 TSI 滴度的妇女中，胎儿超声对于监测胎儿甲状腺功能亢进是有意义的。在 TSI 阳性的应用抗甲状腺药物治疗的女性中，当胎儿出现甲状腺肿而甲状腺状态无法确定时，可考虑应用脐带穿刺。

新生儿甲状腺毒症在患 GD 的妇女妊娠过程中发病率不足 1%[28]。如果母体在分娩时应用抗甲状腺药物，则新生儿甲状腺毒症会在出生或生后 1~2 周时出现。这种甲状腺毒症的迟发反映了新生儿体内药物清除的时间。新生儿甲状腺毒症的临床表现和体征包括易激惹、体重减轻、腹泻、甲状腺肿、心动过速、肝脾大以及过度兴奋[27,29]。正如之前所提到的，母体 GD 引起的新生儿甲状腺毒症是 TSI 从母体通过胎盘屏障进入新生儿体内所导致的。因此 Matsuura 等的研究结果也不足为奇：在对 56 名患有 GD 的女性的研究中发现，在后代患有新生儿甲状腺毒症的母亲中 TSI 均为阳性[30]。在妊娠晚期，母体 TSI 水平高于正常值上限 3~5 倍时，新生儿患甲状腺毒症的危险是最高的[31-33]。考虑到 IgG 的半衰期，新生儿甲状腺毒症会在 2~4 个月内自愈[25]。对于有症状的新生儿甲状腺毒症的治疗，重点在于新生儿 GD 并发症的治疗，如新生儿死亡及心力衰竭。然而，许多新生儿 Graves 甲状腺毒症不需干预。在 96 名母体患有 GD 的新生儿中，其患病率为 4%[34]。大部分新生儿是无症状的，在出生后第 5 天其游离甲状腺激素水平达到峰值，TSH 水平却可以保持低值达 3 个月。

妊娠中未治疗甲状腺毒症的并发症

妊娠中 GD 与多种母体及胎儿的不良因素相关。50 年前一篇文章揭示了 GD 与早期妊娠自发流产的关系。一篇针对近 20 年文章的评论揭示了 GD 与早产、低体重儿、妊娠糖尿病、妊娠引发的高血压、母体心力衰竭、子痫前期以及新生儿发病率和死亡率的关系[35-40]。GD 与新生儿臀部发育不良也有关系[41]。

妊娠 GD 的管理

　　母体 GD 的治疗在于母体及胎儿利益的微妙平衡。干预需足够剂量以避免母体甲状腺毒症的发生。同时，因 TSI 及抗甲状腺药物可通过胎盘屏障影响胚胎，其药物剂量需仔细评估。重点在于关注妊娠前已治愈的妇女及妊娠中患甲状腺毒症妇女的区别。

　　主要问题在于，对于已治愈的母体，尽管其甲状腺功能是正常的，已经存在的 TSI 依然会通过胎盘屏障引起胎儿/新生儿甲状腺毒症。美国甲状腺协会（ATA）及内分泌学会（ES）均推荐在妊娠中期检测 TSI（ATA 建议于孕 22~24 周进行，ES 建议于 22 周之前）[42-43]。在妊娠中期 TSI 缺乏，意味着胚胎或新生儿甲状腺毒症不会发生，而且也无需进行 TSI 复查。另一方面，TSI 阳性的女性，尤其是滴度高于上限 3 倍以上者，需要密切对胎儿进行监测以明确其甲状腺毒症的进展，也需要进行胎儿超声检查以明确甲状腺肿程度[44]。在极少数案例中，母体抗甲状腺药物的应用也许可以治疗胎儿甲状腺毒症[45]。在其他案例中，如果母体甲状腺功能在应用抗甲状腺药物前是正常的，需同时给予左甲状腺素治疗。

　　妊娠合并 GD 甲状腺毒症的临床管理是非常复杂的，应该由本专业有经验的临床医师进行监测。放射碘是禁忌，不应在妊娠期使用。手术应在下列情况下限制性使用，例如抗甲状腺药物不能耐受或者无效，或者患者不符合标准[46]。如必要时，手术最好在孕中期进行，以减少胎儿流产的风险。因此，可以选择的治疗方法是抗甲状腺药物治疗。在妊娠期间选择哪种抗甲状腺药物在过去的 5 年一直存在争议。目前的建议致力于避免丙硫氧嘧啶（propylthiouracil，PTU）副作用以及甲巯咪唑（methimazole，MMI）造成的先天性异常。PTU 以及 MMI 在治疗 GD 都是非常有效的。两种药物均可以通过胎盘并造成粒细胞缺乏症。PTU 主要需要关注的是可以产生严重的肝衰竭从而导致死亡，如必要则可能进行肝移植。Cooper 和 Rivkes 计算得出，如果美国所有妊娠期 GD 患者都给予 PTU 治疗，将每年出现 4 例严重肝毒性患者[47]。另一方面，目前 MMI 被发现与一种名为 MMI 胚胎病的疾病有关，这种疾病主要是由遗传因素造成皮肤发育异常、卵黄管畸形、脐膨出和后鼻孔闭锁[48]。因此，无论是 ATA 还是 ES 的甲状腺与妊娠指南都推荐 PTU 作为妊娠早期结束时治疗首选。ES 指南推荐 PTU 在妊娠早期结束后开始使用 MMI。ATA 指南建议妊娠中期改用 MMI 治疗，应用抗甲状腺药物需要考虑药物变化可能对甲亢状态变化的影响。

　　妊娠期应用抗甲状腺药物治疗的目标是使游离甲状腺素（free thyroxine，FT_4）水平达到正常或者轻度高于正常值上限。FT_4 水平较低与胎儿甲状腺肿以及胎儿甲状腺功能减退有关，因此应避免妊娠期 FT_4 水平过低[49]。TSH 水平在孕期全程保持抑制水平，在妊娠期不应根据 TSH 水平调整抗甲状腺药物剂量。一旦开始应用抗甲状腺药物治疗，应该在每 2~4 周检测 FT_4 水平，直到 FT_4 水平达标，达标后监测的频率也不应少于 4~6 周一次。达标后，由于 TSI 的水平下降抗甲状腺药物的剂量通常会随着妊娠期的进程而减少，甚至可能在分娩前逐渐停用一切抗甲状腺药物。

GD 的产后复发

　　妊娠时的免疫学改变是 GD 发生的病因。实质上，GD 活动反映了妊娠期的免疫抑制以及产后的免疫反弹。因此，随着妊娠过程对抗甲状腺药物的非依赖性，妊娠期妇女甲状腺毒症可能会减轻，这个结果与妊娠期免疫抑制作用造成的 TSI 滴度减少有直接关系。然而，产后 TSI 滴度经常反弹超过怀孕前的滴度，伴随而来的就是 GD 的产后复发。

　　产后 TSI 滴度增加可能也影响那些孕前处于恢复期的女性，导致 GD 的产后复发。Rotondi 等调查了孕前至少应用 MMI 1 年并且病情缓解至少停药 6 个月的 GD 妇女[50]。Logistic 回归分析显示 MMI 停药后，妊娠妇女 GD 的复发率显著高于未妊娠妇女，并存在统计学差异（复发率分别为 84% 和 56%，$P < 0.05$）。考虑到产后 GD 的高复发率，Yoshihara 等开展了一项回顾研究，针对在孕前应用抗甲状腺药物治疗、放射碘（RAI）治疗或部分甲状腺切除的方法成功治疗 GD 的女性[51]。妊娠期前，188 名应用放射性碘（radioactive iodine，RAI）治疗的女性中有 110 名给予左甲状腺素（levothyroxine，LT$_4$）治疗，148 名部分甲状腺切除治疗的女性患者中有 74 名给予 LT$_4$ 治疗，107 名抗甲状腺药物治疗女性均未给予左甲状腺素治疗。在 188 名 RAI 治疗的女性中 4 人复发，148 名部分甲状腺切除治疗的女性中 35 人复发，107 名抗甲状腺药物治疗女性 59 人复发。

　　GD 的产后复发的最佳预测指标是妊娠晚期 TSI 滴度。一种特殊的预测复发的方法是甲状腺下动脉（inferior thyroid artery，ITA）的收缩期峰值流速（peak systolic velocity，PSV）。在一项 42 例 GD 的前瞻性研究中对产后妇女 PSV/ITA 进行测量，得知 PSV/ITA 比值与产后每个月的生化指标以及临床表现所提示的甲状腺毒症相比，预测 GD 产后复发的时间可提前一个月[52]。

GD 妇女的孕前咨询

　　GD 妇女无论是在活动期或者是在缓解期均应进行孕前咨询[53]。女性甲亢患者应建议其推迟怀孕直至甲状腺功能恢复正常。对每一名患者，三种治疗方法的优缺点应该进行彻底详细的解释。甲状腺手术是使患者甲状腺功能恢复正常的最快途径。手术干预的不良因素包括围术期的风险以及可能产生手术瘢痕。RAI 治疗通常需要几个月的时间才能达到甲状腺功能正常，而且 RAI 治疗后 TSI 滴度升高并且持续超过一年[54]。抗甲状腺药物的治疗存在之前讨论过的并发症，而且只有 50% 的女性治疗有效。不管是哪种治疗方法，均应在妊娠前达到甲状腺功能正常，而且需在确定妊娠后尽快进行甲状腺功能检测。如果母体中 TSI 阳性应警惕胎儿/新生儿甲状腺毒症的可能，尽管事实上他们的甲状腺功能是正常的。此外，产后活动性 GD 复发的可能性也应该进一步探讨。

结　论

　　妊娠期间 GD 需要认真的监测和治疗以确保母胎健康。在妊娠前确诊 GD 者应在妊娠前使甲状腺功能恢复至正常。治疗妊娠期甲状腺毒症的目标是使用最低剂量的抗甲状腺药物达到 FT₄ 正常或轻度高于正常。TSI 以及抗甲状腺药物均可以通过胎盘影响胎儿甲状腺，所以推荐对胎儿进行超声监测。胎儿出生时其母亲 TSI 水平超过正常范围 3～5 倍者，具有新生儿甲状腺毒症的风险，应进行严密监测。

　　利益冲突：作者声明没有潜在的利益冲突。

参考文献

[1] Parry CH. Collections from the unpublished medical writings of the late caleb hillier parry, vol. 2. London: Underwoods; 1825. p. 111.

[2] Seitz L. Trans Deuts Ges f Gyn. 1913; i; 213.

[3] Hyman HT, Kessel L. Studies of exophthalmic goiter and the involuntary nervous system XIV. Relationship to sex life of the female. J Am Med Assoc. 1927; 88 (26): 2032-4.

[4] Gardiner-Hill H. Pregnancy complicating simple goitre and Graves's disease. Lancet. 1929; 213 (5499): 120-4.

[5] Astwood EB. The use of antithyroid drugs during pregnancy. J Clin Endocrinol Metab. 1951; 10: 1045-56.

[6] Morshed SA, Latif R, Davies TF. Delineating the autoimmune mechanisms in Graves' disease. Immunol Res. 2012; 54 (1-3): 191-203. doi: 10. 1007/s12026-012-8312-8.

[7] Galofe JC, Duntas LH, Premawardhana LD, et al. Advances in Graves' disease. J Thyroid Res. 2012. doi: 10. 1155/2012/809231.

[8] Ando T, Imaizumi M, Graves PN, et al. Intrathyroidal fetal microchimerism in Graves' disease. J Clin Endocrinol Metab. 2002; 87 (7): 3315-20.

[9] Stagnaro-Green A. Overt hyperthyroidism and hypothyroidism during pregnancy. Clin Obstet Gynecol. 2011; 54 (3): 478-87.

[10] Davis LE, Lucas MJ, Hankins GD, et al. Thyrotoxicosis complicating pregnancy. Am J Obstet Gynecol. 1989; 160 (1): 63-70. 0002-9378 (89) 90088-4 [pii].

[11] Sheffield JS, Cunningham FG. Thyrotoxicosis and heart failure that complicate pregnancy. Am J Obstet Gynecol. 2004; 190 (1): 211-7. S000293780300944X [pii].

[12] Korelitz JJ, McNally DL, Masters MN, et al. Prevalence of thyrotoxicosis, antithyroid medication use, and complications among pregnant women in the United States. Thyroid. 2013; 23 (6): 758-65. doi: 10. 1089/thy. 2012. 0488.

[13] Amino N, Tanizawa O, Mori H, et al. Aggravation of thyrotoxicosis in early pregnancy and after delivery in Graves' disease. J Clin Endocrinol Metab. 1982; 55 (1): 108-12. doi: 10. 1210/jcem-55-1-108.

[14] Jansson R, Dahlberg PA, Winsa B, et al. The postpartum period constitutes an important risk for the development of clinical Graves' disease in young women. Acta Endocrinol (Copenh). 1987; 116 (3): 321-5.

[15] Tada H, Hidaka Y, Tsuruta E, et al. Prevalence of postpartum onset of disease within patients with Graves' disease of child-bearing age. Endocr J. 1994; 41 (3): 325-7.

[16] Rochester DB, Davies T. Increased risk of Graves' disease after pregnancy. Thyroid. 2005; 15

(11)：1287-90.

[17] Rotondi M，Pirali B，Lodigiani S，et al. The post partum period and the onset of Graves' disease：an overestimated risk factor. Eur J Endocrinol. 2008；159 (2)：161-5. doi：10. 1530/EJE-08-0236.

[18] Easterling TR，Schmucker BC，Carlson KL，et al. Maternal hemodynamics in pregnancies complicated by hyperthyroidism. Obstet Gynecol. 1991；78 (3 Pt 1)：348-52.

[19] Goodwin TM，Hershman JM. Hyperthyroidism due to inappropriate production of human chorionic gonadotropin. Clin Obstet Gynecol. 1997；40 (1)：32-44.

[20] Glinoer D. Thyroid hyperfunction during pregnancy. Thyroid. 1998；8 (9)：859-64.

[21] Yeo CP，Khoo DH，Eng PH，et al. Prevalence of gestational thyrotoxicosis in Asian women evaluated in the 8th to 14th weeks of pregnancy：Correlations with total and free beta human chorionic gonadotrophin. Clin Endocrinol (Oxf). 2001；55 (3)：391-8. 1353 [pii].

[22] Grun JP，Meuris S，De Nayer P，et al. The thyrotrophic role of human chorionic gonadotrophin (hCG) in the early stages of twin (versus single) pregnancies. Clin Endocrinol (Oxf). 1997；46 (6)：719-25.

[23] Lockwood CM，Grenache DG，Gronowski AM. Serum human chorionic gonadotropin concentrations greater than 400，000 IU/L are invariably associated with suppressed serum thyrotropin concentrations. Thyroid. 2009；19 (8)：863-8. doi：10. 1089/thy. 2009. 0079.

[24] Sun S，Qiu X，Zhou J. Clinical analysis of 65 cases of hyperemesis gravidarum with gestational transient thyrotoxicosis. J Obstet Gynaecol Res. 2014；40 (6)：1567-72. doi：10. 1111/jog. 12372.

[25] Brown RS. Autoimmune thyroid disease in pregnant women and their offspring. Endocr Pract. 1996；2 (1)：53-61. NDA22V3727RCJ3VX.

[26] Clavel S，Madec AM，Bornet H，et al. Anti TSH-receptor antibodies in pregnant patients with autoimmune thyroid disorder. Br J Obstet Gynaecol. 1990；97 (11)：1003-8.

[27] Zimmerman D. Fetal and neonatal hyperthyroidism. Thyroid. 1999；9 (7)：727-33.

[28] Chopra IJ. Commentary：fetal and neonatal hyperthyroidism. Thyroid. 1992；2 (2)：161-3.

[29] Polak M. Hyperthyroidism in early infancy：pathogenesis，clinical features and diagnosis with a focus on neonatal hyperthyroidism. Thyroid. 1998；8 (12)：1171-7.

[30] Matsuura N，Konishi J，Fujieda K，et al. TSH-receptor antibodies in mothers with Graves' disease and outcome in their offspring. Lancet. 1988；1 (8575-6)：14-7. S0140-6736 (88) 91001-X [pii].

[31] Peleg D，Cada S，Peleg A，et al. The relationship between maternal serum thyroid-stimulating immunoglobulin and fetal and neonatal thyrotoxicosis. Obstet Gynecol. 2002；99 (6)：1040-3. S0029784402019610.

[32] Zakarija M，McKenzie JM. Pregnancy-associated changes in the thyroid-stimulating antibody of Graves' disease and the relationship to neonatal hyperthyroidism. J Clin Endocrinol Metab. 1983；57 (5)：1036-40. doi：10. 1210/jcem-57-5-1036.

[33] Skuza KA，Sills IN，Stene M，et al. Prediction of neonatal hyperthyroidism in infants born to mothers with graves disease. J Pediatr. 1996；128 (2)：264-8. S0022-3476 (96) 70405-5 [pii].

[34] Levy-Shraga Y，Tamir-Hostovsky L，Boyko V，et al. Follow-up of newborns of mothers with Graves' disease. Thyroid. 2014；24 (6)：1032-9. doi：10. 1089/thy. 2013. 0489.

[35] Phoojaroenchanachai M，Sriussadaporn S，Peerapatdit T，et al. Effect of maternal hyperthyroidism during late pregnancy on the risk of neonatal low birth weight. Clin Endocrinol (Oxf). 2001；54 (3)：365-70. cen1224 [pii].

[36] Mitsuda N，Tamaki H，Amino N，et al. Risk factors for developmental disorders in infants born to women with Graves disease. Obstet Gynecol. 1992；80 (3 Pt 1)：359-64.

[37] Luewan S，Chakkabut P，Tongsong T. Outcomes of pregnancy complicated with hyperthyroidism：a cohort study. Arch Gynecol Obstet. 2011；283 (2)：243-7. doi：10. 1007/s00404-010-1362-z.

[38] Andersen SL，Olsen J，Wu CS，et al. Low birth weight in children born to mothers with hyperthyroidism and high birth weight in hypothyroidism，whereas preterm birth is common in both conditions：a Danish national hospital register study. Eur Thyroid J. 2013；2 (2)：135-44. doi：10.

1159/000350513.

[39] Sahu MT, Das V, Mittal S, et al. Overt and subclinical thyroid dysfunction among Indian pregnant women and its effect on maternal and fetal outcome. Arch Gynecol Obstet. 2010; 281 (2): 215-20. doi: 10. 1007/s00404-009-1105-1.

[40] Mannisto T, Mendola P, Grewal J, et al. Thyroid diseases and adverse pregnancy outcomes in a contemporary US cohort. J Clin Endocrinol Metab. 2013; 98 (7): 2725-33. doi: 10. 1210/jc. 2012-4233.

[41] Ishikawa N. The relationship between neonatal developmental dysplasia of the hip and maternal hyperthyroidism. J Pediatr Orthop. 2008; 28 (4): 432-4. doi: 10. 1097/BPO. 0b013e318168d167.

[42] Stagnaro-Green A, Abalovich M, Alexander E, et al. Guidelines of the American thyroid association for the diagnosis and management of thyroid disease during pregnancy and postpartum. Thyroid. 2011; 21 (10): 1081-125. doi: 10. 1089/thy. 2011. 0087.

[43] De Groot L, Abalovich M, Alexander EK, et al. Management of thyroid dysfunction during pregnancy and postpartum: an endocrine society clinical practice guideline. J Clin Endocrinol Metab. 2012; 97 (8): 2543-65. doi: 10. 1210/jc. 2011-2803.

[44] Luton D, Le Gac I, Vuillard E, et al. Management of graves' disease during pregnancy: The key role of fetal thyroid gland monitoring. J Clin Endocrinol Metab. 2005; 90 (11): 6093-8. jc. 2004-2555.

[45] McNab T, Ginsberg J. Use of anti-thyroid drugs in euthyroid pregnant women with previous Graves' disease. Clin Invest Med. 2005; 28 (3): 127-31.

[46] Laurberg P, Bournaud C, Karmisholt J, et al. Management of Graves' hyperthyroidism in pregnancy: focus on both maternal and foetal thyroid function, and caution against surgical thyroidectomy in pregnancy. Eur J Endocrinol. 2009; 160 (1): 1-8. doi: 10. 1530/EJE-08-0663.

[47] Cooper DS, Rivkees SA. Putting propylthiouracil in perspective. J Clin Endocrinol Metab. 2009; 94 (6): 1881-2. doi: 10. 1210/jc. 2009-0850.

[48] Yoshihara A, Noh J, Yamaguchi T, et al. Treatment of Graves' disease with antithyroid drugs in the first trimester of pregnancy and the prevalence of congenital malformation. J Clin Endocrinol Metab. 2012; 97 (7): 2396-403. doi: 10. 1210/jc. 2011-2860.

[49] Ochoa-Maya MR, Frates MC, Lee-Parritz A, et al. Resolution of fetal goiter after discontinuation of propylthiouracil in a pregnant woman with Graves' hyperthyroidism. Thyroid. 1999; 9 (11): 1111-4.

[50] Rotondi M, Cappelli C, Pirali B, et al. The effect of pregnancy on subsequent relapse from Graves' disease after a successful course of antithyroid drug therapy. J Clin Endocrinol Metab. 2008; 93 (10): 3985-8. doi: 10. 1210/jc. 2008-0966.

[51] Yoshihara A, Noh JY, Watanabe N, et al. Lower incidence of postpartum thyrotoxicosis in women with graves disease treated by radioiodine therapy than by subtotal thyroidectomy or with antithyroid drugs. Clin Nucl Med. 2014; 39 (4): 326-9. doi: 10. 1097/RLU. 0000000000000386.

[52] Nagasaki T, Inaba M, Fujiwara M, et al. Thyroid blood flow as a useful predictor of relapse of Graves' disease after normal delivery in patients with Graves' disease. Biomed Pharmacother. 2010; 64 (2): 113-7.

[53] Lazarus JH. Pre-conception counselling in Graves' disease. Eur Thyroid J. 2012; 1 (1): 24-9. doi: 10. 1159/000336102.

[54] Laurberg P, Wallin G, Tallstedt L, et al. TSH-receptor autoimmunity in Graves' disease after therapy with anti-thyroid drugs, surgery, or radioiodine: a 5-year prospective randomized study. Eur J Endocrinol. 2008; 158 (1): 69-75. doi: 10. 1530/EJE-07-0450.

第 13 章
Graves 眼病的发病机制

Pathogenesis of Graves' Orbitopathy

Rebecca S. Bahn　著

邢　倩　译

前　言

　　Graves 眼病（Graves' Orbitopothy，GO），亦称为 Graves 眼眶病或甲状腺眼病，是一种自身免疫性炎症，主要累及正在罹患 Graves 甲亢或既往有该病史的患者[1]。然而 GO 很少在甲亢发生之前或甲亢患病之后数年起病，二者往往在 18 月内即相继发生[2]。根据这些临床现象，临床医生认为 GO 和 Graves 甲亢具有共同的发病机制，但与之相悖的是，少数 GO 患者甲状腺功能正常或甲状腺功能减退。然而，利用高敏感性方法检测血循环中促甲状腺激素受体抗体（thyrotropin receptor antibodies，TRAb）发现，这种 Graves 甲亢的致病抗体水平基本上在每一位 GO 的患者血清中都升高，即使程度很轻[3]。此外，TRAb 的水平与该病的严重程度及临床活动度相关[4-5]，而且，若病程早期 TRAb 滴度高，往往预后差[6]。这些临床及基础研究结果表明以眼眶 TRAb 为靶点进行免疫治疗对控制格雷夫斯病（Graves' disease，GD）眼部症状的进展有重要作用。本章将就目前 GO 发病机制的研究进行探讨。

症状及体征的机制探讨

　　GO 的症状及体征多样，可表现为突眼（向眼球前方突出）、结膜及眼睑水肿、发

R.S. Bahn, M.D. (✉)
Mayo Clinic College of Medicine, Division of Endocrinology and Metabolism,
Mayo Clinic, Mayo Building E18, 200 1st Street SW, Rochester, MN 55905, USA
e-mail: bahn.rebecca@mayo.edu

© Springer Science+Business Media New York 2015
R.S. Bahn (ed.), *Graves' Disease*, DOI 10.1007/978-1-4939-2534-6_13

红、复视及眼痛。从发病机制角度来看，这些表现大部分源于眼眶脂肪组织及骨性眶内眼外肌增生。随着眼眶压力增大而引起突眼加重，并影响静脉回流，致使炎症介质聚集于眼眶。这种炎症反应可能自辅助性 T 细胞迁移至眼眶开始[7]，进而激发局部产生细胞因子，包括干扰素-γ（IFN-γ）、白细胞介素-1（IL-1）、白细胞介素-6（IL-6）及 TRAb，当然 TRAb 也可同时通过血液循环抵达眼眶组织。此外，趋化因子〔包括白细胞介素-16（IL-16）、调节激活正常 T 细胞表达及分泌的因子 RANTES 和 CXCL10〕促使单核细胞浸润至眼眶组织[8]。若病程早期即出现眼外肌功能异常，则说明眼外肌有活动性炎症，表现为眼外肌增粗及水肿。复视往往出现于病程晚期、非活动性疾病，原因可能是局部产生的转化生长因子-β（TGF-β）作用所引起的纤维化[1]。

组织学基础

GO 眼外肌和眼眶脂肪组织有重塑的特性，继之透明质酸（HA）聚集引起水肿和新的脂肪细胞形成，这一过程称之为脂肪化[9]。此外，发现在这些眼眶组织中血管周围有弥漫性浸润的 CD4$^+$、CD8$^+$ T 细胞、B 细胞、浆细胞及巨噬细胞。有证据表明，GO 中眼外肌纤维来源的成纤维细胞定植入眶内结缔组织，是自身免疫攻击的靶细胞[10-13]。这些细胞具有个体差异性，其分类标志为细胞表面是否表达糖蛋白 CD90，即胸腺细胞抗原-1（Thy-1）[14]。表达 Thy-1 的成纤维细胞能够产生大量的 HA，并聚集于眼外肌。而大多数成纤维细胞来源于眼眶结缔组织，其表面 Thy-1 阴性，典型特征为在适当的条件下发生脂肪化。

TSH 受体激活的作用

深入研究发现甲状腺与眼眶疾病之间有重要联系，眼眶成纤维细胞同甲状腺细胞一样，二者都可以表达促甲状腺激素受体（TSHR）[15-16]。因此，TSHR 作为一种共同自身抗原使体内产生致病性抗体，可以引起甲亢，同样也作用于眼眶组织。无论是正常人还是 GO 患者，眼眶成纤维细胞及组织中均可检测出 TSHR 的表达，但是 GO 患者组织中 TSHR 表达水平明显升高[17]。活动性 GO 较非活动性 GO 患者的眼组织 TSHR 表达水平更高[4]，体外实验显示，GO 眼眶细胞向成熟脂肪细胞分化的过程，伴有 TSHR 表达水平升高，可能加剧这种免疫反应的过程[18]。

GD 患者血清 TRAb 种类多样，TRAb 的水平、类型及其表现的结合力不同，决定了患者临床表现各异[19-20]。甲状腺细胞内 TRAb 介导 TSHR 信号转导，通过与 Gαs 蛋白亚基结合，并进而激活腺苷酸环化酶/cAMP 的信号级联反应来实现。TSH 及某些 TRAb 也可增加磷脂酰肌醇 3-激酶（PI3K）的活性，继之 Akt 磷酸化、激活丝氨酸/苏氨酸激酶哺乳动物西罗莫司靶蛋白（mTOR）。近来证据表明叉头框-1（FoxO-1）蛋白这种转录因子作用于 PI3K，在甲状腺细胞内作为 TSH 及 IGF-1 下游效应分子发挥作用[21]。在上述通路之外，生长因子作用于 Gα 效应因子，经 MAPK 通路转导信号，调节甲状腺细胞增殖、分化及生存[22]。

同甲状腺细胞一样，眼眶成纤维细胞的 TSHR 信号通路，在受到 TSH 及 TRAb 刺激后腺苷酸环化酶/cAMP 和 PI3K/pAkt 的途径被激活[23]。GO 特征性表现为眼眶组织重构，为说明 TRAb 是发生该变化的直接原因，需要证实眼眶成纤维细胞上 TSHR 信号通路激活后能够促进脂肪细胞分化和（或）HA 生成。Zhung 及其同事利用突变 TSHR 转染眼眶成纤维细胞，对这种 TSHR 活化脂肪细胞后的影响进行了研究[24]。对早期到中期的脂肪细胞进行标记，发现转染后可导致脂肪细胞活化增加达 4～8 倍。我们的实验研究也得出同样的结果，利用刺激型单克隆 TRAb（称为 M22）或牛 TSH 等受体配体激活 TSHR，可致成脂化效应，同时引起晚期脂肪细胞基因（脂连蛋白及瘦素）表达水平增高，以及 GO 眼眶成纤维细胞周围脂质聚集[25]。M22 促进脂肪生成的作用可被 PI3 激酶抑制剂 LY294002 所抑制，表明这种影响可能是通过 PI3K 激活。尽管这两项研究中使用的细胞系不同，但是都表明了 TSHR 活化可以直接促进 GO 脂肪生成。

IGF-1 受体激活的潜在作用

胰岛素样生长因子-1 受体（IGF-1R）是 GO 眼眶组织中另一种被激活的受体[26-27]。目前尚缺乏确切证据表明 GO 中 IGF-1R 抗体水平升高，但是已经发现 GO 患者眼眶组织细胞中 IGF-1R 及 IGF-1 表达水平增加[26]。Smith 及其团队的实验室研究发现人重组 TSH（hrTSH）及 GD 患者纯化的 IgG 可能直接作用于 GO 眼眶成纤维细胞，促进 HA 合成。他们发现 IgG 介导 HA 合成，给予 TSH 处理细胞后并不增加 HA 产生[28]。此外，也发现 GD-IgG 刺激的 HA 生成，可以被 IGF-1R 阻滞药（1H-7）削弱，IGF-1R 显性不突变的质粒转染成纤维细胞可以抑制 GD-IgG 介导的 T 细胞趋化因子表达[29]。Smith 等认为 GD-IgG 对于眼眶成纤维细胞的作用并非源于 TRAb，而是 IGF-1R 抗体所导致，GD-IgG 可检测到这种抗体。van Zeijl 研究团队也有同样的发现，GD-IgG 而非 hrTSH，刺激 GO 成纤维细胞合成 HA，并向脂肪细胞分化[30]。与之相悖的，Zhang 及其团队发现，体外眼眶成纤维细胞正常分化过程中，培养液中加入牛 TSH 或两种不同的单克隆 TRAb 都会引起 HA 产生增加，但是在 GO 成纤维细胞中则无此发现[24]。我们对未分化的 GO 眼眶成纤维细胞进行研究，发现牛 TSH 及刺激型 TRAb（称为 M22）可有效引起 cAMP 产生增加、Akt 磷酸化、HA 生成[31]。我们同时证实，1-H7 可阻断上述反应，TSHR 的一种小分子抑制剂可刺激该反应[23]，从而表明这些细胞中 IGF-1R 参与了由 TSHR 激活引起的 HA 合成增多。

许多研究证实，眼眶成纤维细胞中 TSHR 与 IGF-1R 之间存在直接的交互作用，针对任何一种受体的特异性单克隆抗体都会引起两种受体的免疫共沉淀[26]。显然两种受体共定位于细胞核周及胞质中，二者间存在生理性和（或）功能性的联系。此外，甲状腺细胞中无论 TSH 还是 IGF-1 均可通过 Akt 依赖方式促进叉头框-1（FoxO-1）转录因子自细胞核中排出而失活[21]。同样，眼眶局部 IGF-1 产生可以作为 TSHR 作用的补充，调节下游的 FoxO-1 等效应因子。两种受体与其各自的配体结合的效应，能够完全解释 GO 的临床特征[32]。GO 发病机制的模式见图 13.1。

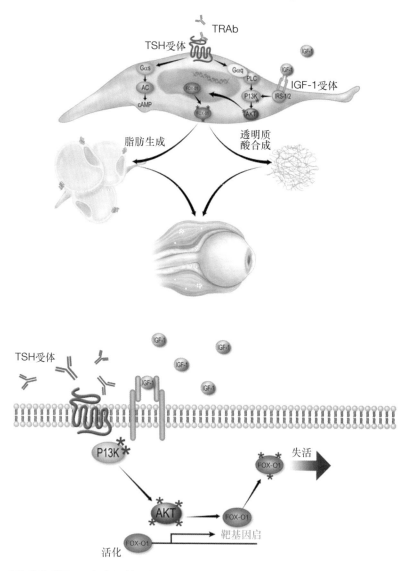

图 13.1（见书后彩图） 发病机制示意图。（上图）GO 患者血清中 TSH 受体抗体（TRAb）针攻击眼眶成纤维上的受体，而 IGF-1 受体则可能是被由局部产生的 IGF-1 激活。与 TSH 受体结合后可激活腺苷酸环化酶（AC）/cAMP 和磷酸肌醇 3-激酶（PI3K）/蛋白激酶 B（Akt）信号通路，IGF-1 受体激活后也可加强该通路信号转导，IGF-1 及 TSH 两种受体之间存在物理和（或）功能的联系，这可能涉及受体复合物的形成和（或）共同的下游效应因子，如转录因子叉头框 1（FOX-0-1）的调节。这个过程导致了透明质酸生成增加，脂肪化加剧，眼眶单核细胞浸润并分泌炎性细胞因子。这些细胞过程会导致变眼外肌肥大、眼眶脂肪组织的扩张，GO 的炎性症状和体征。（下图）眼眶成纤维细胞的 TSHR 和 IGF-1R 分别与其各自配体相结合，可能以 Akt 依赖的形式促进 FoxO-1 自细胞核内排出而使其失活，已明确脂肪化抑制剂失活的方法有望提高脂肪化，此外还可以增加这些细胞中透明质酸的生成

参考文献

［1］ Bahn RS. Graves' ophthalmopathy. N Engl J Med. 2010；362（8）：726-38.

［2］ Ahmed AY，et al. Comparison of the photoelectrochemical oxidation of methanol on rutile TiO（2）（001）and（100）single crystal faces studied by intensity modulated photocurrent spectroscopy. Phys Chem Chem Phys. 2012；14（8）：2774-83.

［3］ Khoo DH，et al. Graves' ophthalmopathy in the absence of elevated free thyroxine and triiodothyronine levels：prevalence，natural history，and thyrotropin receptor antibody levels. Thyroid. 2000；10（12）：1093-100.

［4］ Gerding MN，et al. Association of thyrotrophin receptor antibodies with the clinical features of Graves' ophthalmopathy. Clin Endocrinol. 2000；52（3）：267-71.

［5］ Lytton SD，et al. A novel thyroid stimulating immunoglobulin bioassay is a functional indicator of activity and severity of Graves' orbitopathy. J Clin Endocrinol Metab. 2010；95（5）：2123-31.

［6］ Eckstein AK，et al. Thyrotropin receptor autoantibodies are independent risk factors for Graves' ophthalmopathy and help to predict severity and outcome of the disease. J Clin Endocrinol Metab. 2006；91（9）：3464-70.

［7］ Andrade VA，Gross JL，Maia AL. Serum thyrotropin-receptor autoantibodies levels after I therapy in Graves' patients：effect of pretreatment with methimazole evaluated by a prospective，randomized study. Eur J Endocrinol. 2004；151（4）：467-74.

［8］ Gianoukakis AG，Khadavi N，Smith TJ. Cytokines，Graves' disease，and thyroid-associated ophthalmopathy. Thyroid. 2008；18（9）：953-8.

［9］ Bahn RS. Pathophysiology of Graves' ophthalmopathy：the cycle of disease. J Clin Endocrinol Metab. 2003；88（5）：1939-46.

［10］ Feldon SE，et al. Autologous T-lymphocytes stimulate proliferation of orbital fibroblasts derived from patients with Graves' ophthalmopathy. Invest Ophthalmol Vis Sci. 2005；46（11）：3913-21.

［11］ Grubeck-Loebenstein B，et al. Retrobulbar T cells from patients with Graves' ophthalmopathy are CD8＋ and specifically recognize autologous fibroblasts. J Clin Invest. 1994；93（6）：2738-43.

［12］ Otto E，et al. TSH receptor in endocrine autoimmunity. Clin Exp Rheum. 1996；14 Suppl 15：S77-84.

［13］ Prabhakar BS，Bahn RS，Smith TJ. Current perspective on the pathogenesis of Graves' disease and ophthalmopathy. Endocr Rev. 2003；24（6）：802-35.

［14］ Smith TJ，et al. Orbital fibroblast heterogeneity may determine the clinical presentation of thyroid-associated ophthalmopathy. J Clin Endocrinol Metab. 2002；87（1）：385-92.

［15］ Heufelder AE，Bahn RS. Evidence for the presence of a functional TSH-receptor in retroocular fibroblasts from patients with Graves' ophthalmopathy. Exp Clin Endocrinol. 1992；100（1-2）：62-7.

［16］ Feliciello A，et al. Expression of thyrotropin-receptor mRNA in healthy and Graves' disease retro-orbital tissue. Lancet. 1993；342（8867）：337-8.

［17］ Bahn RS，et al. Thyrotropin receptor expression in Graves' orbital adipose/connective tissues：potential autoantigen in Graves' ophthalmopathy. J Clin Endocrinol Metab. 1998；83（3）：998-1002.

［18］ Starkey K，et al. Adipose thyrotrophin receptor expression is elevated in Graves' and thyroid eye diseases ex vivo and indicates adipogenesis in progress in vivo. J Mol Endocrinol. 2003；30（3）：369-80.

［19］ Morshed SA，Latif R，Davies TF. Characterization of thyrotropin receptor antibody-induced signaling cascades. Endocrinol. 2009；150（1）：519-29.

［20］ Michalek K，et al. TSH receptor autoantibodies. Autoimmun Rev. 2009；9（2）：113-6.

［21］ Zaballos MA，Santisteban P. FOX01 controls thyroid cell proliferation in response to TSH and IGF-I and is involved in thyroid tumorigenesis. Mol Endocrinol. 2013；27（1）：50-62.

［22］ Vassart G, Dumont JE. The thyrotropin receptor and the regulation of thyrocyte function and growth. Endocr Rev. 1992; 13 (3): 596-611.

［23］ Turcu AF, et al. A small molecule antagonist inhibits thyrotropin receptor antibody-induced orbital fibroblast functions involved in the pathogenesis of Graves ophthalmopathy. J Clin Endocrinol Metab. 2013; 98 (5): 2153-9.

［24］ Zhang L, et al. Thyrotropin receptor activation increases hyaluronan production in preadipocyte fibroblasts: contributory role in hyaluronan accumulation in thyroid dysfunction. J Biol Chem. 2009; 284 (39): 26447-55.

［25］ Kumar S, et al. A stimulatory TSH receptor antibody enhances adipogenesis via phosphoinositide 3-kinase activation in orbital preadipocytes from patients with Graves' ophthalmopathy. J Mol Endocrinol. 2011; 46 (3): 155-63.

［26］ Tsui S, et al. Evidence for an association between thyroid-stimulating hormone and insulinlike growth factor 1 receptors: a tale of two antigens implicated in Graves' disease. J Immunol. 2008; 181 (6): 4397-405.

［27］ Weightman DR, et al. Autoantibodies to IGF-1 binding sites in thyroid associated ophthalmopathy. Autoimmunity. 1993; 16 (4): 251-7.

［28］ Smith TJ, Hoa N. Immunoglobulins from patients with Graves' disease induce hyaluronan synthesis in their orbital fibroblasts through the self-antigen, insulin-like growth factor-I receptor. J Clin Endocrinol Metab. 2004; 89 (10): 5076-80.

［29］ Pritchard J, et al. Immunoglobulin activation of T cell chemoattractant expression in fibroblasts from patients with Graves' disease is mediated through the insulin-like growth factor I receptor pathway. J Immunol. 2003; 170 (12): 6348-54.

［30］ van Zeijl CJ, et al. Effects of thyrotropin and thyrotropin-receptor-stimulating Graves' disease immunoglobulin G on cyclic adenosine monophosphate and hyaluronan production in nondifferentiated orbital fibroblasts of Graves' ophthalmopathy patients. Thyroid. 2010; 20 (5): 535-44.

［31］ Kumar S, et al. A stimulatory thyrotropin receptor antibody enhances hyaluronic acid synthesis in Graves' orbital fibroblasts: Inhibition by an IGF-1 receptor blocking antibody. J Clin Endocrinol Metab. 2012; 97 (5): 681-7.

［32］ Wiersinga WM. Autoimmunity in Graves' ophthalmopathy: the result of an unfortunate marriage between TSH receptors and IGF-1 receptors? J Clin Endocrinol Metab. 2011; 96 (8): 2386-94.

第 14 章
甲状腺-眼科联合门诊在 Graves 眼病治疗中的应用

Combined Thyroid-Eye Clinics in the Management of Graves' Ophthalmopathy

Wilmar M. Wiersinga　著

于晓会　译

甲状腺-眼科联合门诊的原理

　　Graves 眼病（Graves' ophthalmopathy，GO）或甲状腺相关性眼病是格雷夫斯病（Graves' disease，GD）在甲状腺外的临床表现。对于 GD 的患者，由于 GO 是双侧对称的，所以比较容易诊断。单侧眼球突出占 Graves 眼病的 5%～10%，是最难诊断的。然而，GO 是单侧眼球突出最常见的原因。另外，GO 患者中 85%～90% 曾经或现在合并甲状腺功能亢进，10%～15% 患者甲状腺功能正常或甲状腺功能减退。因此，相当一部分 GO 患者需要内科/内分泌学专家与眼科/外科医生之间的配合才能正确诊断。

　　更引人注目的是 GO 的多学科治疗。GO 的预后取决于甲状腺功能的恢复和治疗方式。甲状腺功能亢进患者经抗甲状腺药物治疗后甲状腺功能恢复正常时，眼病才会改善[1]。长期抗甲状腺药物治疗后，甲状腺功能亢进复发时会导致暴发性 GO。放射性碘治疗 GD 甲状腺功能亢进时使 GO 进展或恶化的概率为 15%，此时一疗程类固醇基本可以阻止 GO 的恶化[2]。放射性碘-131 治疗后发生甲状腺功能减退症（简称甲减）是 GO 恶化的独立危险因素[3]。如何使 GO 甲状腺功能亢进患者的甲状腺功能恢复正

W.M. Wiersinga, M.D., Ph.D. (✉)
Department of Endocrinology & Metabolism, Academic Medical Center, University
of Amsterdam, Room F5-169, Meibergdreef 9, Amsterdam 1105AZ, The Netherlands
e-mail: w.m.wiersinga@amc.uva.nl

© Springer Science+Business Media New York 2015
R.S. Bahn (ed.), *Graves' Disease*, DOI 10.1007/978-1-4939-2534-6_14

常仍然是个挑战[4]。另一方面，在疾病活动期，GO患者的视觉功能及外观的恢复需要类固醇的免疫抑制治疗、球后放疗或其他改善疾病的治疗。以上每种治疗方式都有禁忌，临床医生需慎重选择内科药物治疗。使用改善疾病的药物需要内科专家的监督和指导。当GO处于非活跃期时，大部分患者需要手术治疗以恢复发病前的状态。后期需要眼眶外科医生和内科医生的密切合作：因为甲状腺功能亢进的复发会导致GO的暴发，所以医生不愿意冒失去部分外科治疗疗效的风险。

从这些例子可以看出，对于GO的每个阶段，多学科的方法是非常有用的。内科和眼科等各个领域的专家密切合作解决诊断性问题，尤其在双侧眼球不对称和甲状腺功能正常的眼病患者中尤为重要。及时治疗甲状腺功能亢进和眼病需要多学科共同协商。治疗GO时应该考虑青光眼、糖尿病等合并症的影响，修改治疗计划。甲状腺-眼科联合诊治的多学科治疗是最有效的。

甲状腺-眼科联合诊疗机构

甲状腺-眼科联合诊治需要专门的内科/内分泌科和眼科/外科医生之间的密切合作。我作为一个内分泌专家很有幸认识一位具有创新性和经验丰富的外科医生，Leo Koornneef。我们同时从阿姆斯特丹回国时，都对GO感兴趣。我们决定密切合作，以提高患者医疗水平并增进对这一具有破坏性又常常治疗无效的疾病的认识。我们决定把所有GO患者介绍给彼此，然后在甲状腺-眼科联合诊所共同对每一个患者进行诊治。我们从1980年代中期开始，具体流程如下：

- 首先，分别咨询内分泌专家和眼病专家；
- 然后预约实验室检查评测、矫正视力和视野评测、眶后影像学检查；
- 6周后每个月来甲状腺-眼科联合诊所复查。

这个安排进展顺利，但是患者不得不来医院4～6次。因此，我们在20世纪90年代中期为GO患者引进了所谓的"高速轨道"（表14.1）。患者只需来医院1次，需在院一整天。在这一天中，患者需要分别看一位内分泌科医生和一位眼科医生（通常将住院医生培训为专门人员），进行验血，矫正视力，并做眶后影像学检查。这些调查结果可以在16点时在笔记本电脑上查看。内分泌科和眼科医生与之前对患者进行调查咨询的住院医生一起在16:30对患者进行咨询。患者获得明确诊断和治疗方案后于17:00离开医院。

这个计划很受患者的欢迎。他们唯一的抱怨是一天很无聊。我们每周二给GO患者开通"高速轨道"，每周约两个患者。大约5%患者在这一天快结束的时候诊断不明确，需要获得更多的信息以制订最合适的治疗方案。用"高速轨道"的方式诊断的GO中误诊率有2%～3%。95%患者在回家的时候可以获得合适的诊断和治疗计划。

表 14.1　甲状腺眼科诊所：对甲状腺眼病患者高速轨道治疗举例

08:00—静脉血化验常规生化学指标和 TSH、FT₄、TPOAb 和 TRAb

08:30—咨询内科/内分泌科医生

10:00—矫正视力

咖啡

11:00—视野检查（可选）

12:00—眼眶影像学（CT-MRI）

午餐

14:00—咨询眼病/外科医生

15:00—患者支持小组（可选）

下午茶

16:00—电脑上查看检查结果

16:30—就诊于甲状腺-眼科门诊

17:00—患者获得诊断和治疗计划后离开医院

我们不能低估启动"高速轨道"的困难。为了及时获得甲状腺检验的结果，内分泌实验室必须做出安排。这就意味着在周二时必须得到所有检验结果。一些检验结果（特别是 TRAb）不能每天都开展检测，根据工作量只有每周或两周检验一次。放射科的合作也很关键：他们需要给患者预留 2 个位置以进行眼眶 CT 或 MRI。如果由于患者不在，未进行相应的检查，放射科的医生会对门诊医生发牢骚。需要 6 个月的时间才能使所有人相信"高速轨道"有显著优势，特别由于这一方案是对患者友好的，所有的治疗日程都被调整以适应这个新轨道的形式。

当地条件决定了如何尽可能地安排甲状腺-眼科联合门诊。内分泌科和眼科医生顾问同时坐在患者面前，和患者共同探讨调查的结果，从而做出共同的决定及制订最适合的治疗方案。

甲状腺-眼科联合门诊对患者护理的影响

对于 GO 患者而言，又产生了一个新的问题，即甲状腺-眼科联合门诊能否改善护理的质量。尽管有人认为联合门诊没有临床医生更专业，但其他临床学科进行的随机对照试验提供了更有力的证据，表明一个专业的多学科诊疗能获得更好的结果[5-6]。虽然在 GO 患者中没有进行相关的研究，但是英国的一项针对两个甲状腺患者支持组织的问卷调查结果显示，甲状腺-眼科联合门诊的临床价值明显增加[7]。参加专业的 GO 诊所的患者（与未参加的患者相比）：

- 对治疗更加满意：67% *vs.* 52%；
- 更了解 GO 的课程和结果：72% *vs.* 57%（$P<0.05$）；
- 更了解不同治疗方案的选择：80% *vs.* 65%（$P<0.05$）；

● 更了解康复外科：70% *vs*. 48%（*P*＜0.05）。

这个邮寄调查开始于 2008 年；264 位回复者中只有 25% 在专科诊所就诊。在 2006 年对欧洲甲状腺协会、欧洲核医学协会、欧洲眼科和整形外科学会的成员进行了另一项问卷调查[8]。尽管有 96% 的受访者高度评价了多学科治疗的方法，但只有 32% 的受访者愿意加入多学科诊疗的团队。欧洲 Graves 眼病协作组（EUGOGO）推荐除病变轻微以外的所有 GO 患者到甲状腺-眼科联合诊所就诊[9]。

高速轨道的时间表列在了表 14.1 中。目前许多国家都建立了甲状腺患者协会，同时可能邀请协会代表参加甲状腺眼病联合门诊。临床医生会告知患者甲状腺患者协会代表的存在以及其在隔壁房间同患者讨论的可能性。许多患者很感激能有这样的机会。毕竟，其他患者有自己的经历而形成的经验，比如，如果一个患者做过眶减压手术，眼眶专家会告知他相关的预期结果、手术的有效性和安全性。如果患者听到其他患者的减压手术经历，会增加其对手术的认识。这会使患者对将要发生的事情有更清楚的认识，会缓解患者焦虑的情绪。同时，信息手册也是必备的。

大量的研究证明了 GO 的副作用会影响患者的生活质量（QOL）[10]。GO 对患者身体的副作用会持久地影响患者的就业、爱好及心理功能。德国一项研究调查了持续参加甲状腺-眼科联合门诊的患者，结果显示了显著的职业障碍：请病假的占 36%，残疾的占 28%，提早退休的占 5%，失业的占 3%[11]。GO 与心理疾病发病率有关[12]。一个可信的疾病特异的 QOL 问卷是可用的，即所谓的 GO-QOL[13]。GO-QOL 有 12 种语言版本，可以在 EUGOGO 网站上下载（www.eugogo.eu）。在临床随机对照试验中，GO-QOL 被用来初步测量结果。在日常临床实践中常规应用 GO-QOL 能否改善结局尚无正式研究。系统性 QOL 评价在增加全面问题的认识方面有很大的价值，也可能增加对心理疾病、社会问题和身体状况变化的检出[14]。随机对照试验证据表明，系统的QOL 能改善肿瘤学实践中的护理质量[15]。这可以适用于 GO 患者：在甲状腺-眼科联合门诊中，系统的 QoL 能识别出需要进行心理辅导的患者[10,13]。

甲状腺-眼科联合门诊对教学的影响

甲状腺-眼科联合门诊为床边教学提供充足的机会。近几年来，我从我的眼科同事那里学到了很多东西，比如，有这样的可能性，即只用一只眼睛可能看到两倍视野的事物。相反的，我认为如果将胫前黏液性水肿作为格雷夫斯病在甲状腺外的临床表现，那么眼科医生在处理 GO 时会更加熟练。因此，联合门诊是一种实践学习，它的教育价值被学生、主治医生、住院医生和顾问等所推崇。我们不应低估联合门诊的教学机会。毕竟，GO 是一个罕见的疾病，很多医生对这个疾病都很陌生。这可能使 1/4 的 GO 患者需要 1 年以上的时间才能被正确诊断的原因（表 14.2）[7]。事实上眼睛最初的改变可能归因于结膜炎或过敏。诊断为 GO 的患者中，眼科医生诊断的占 41%，内分泌医生诊断的占 33%，余下 26% 由众多其他医务人员诊断（表 14.2）。如果大部分临床医生对 GO 更了解，也知道眼病的临床表现，那么在早期就可以正确诊断为 GO。就这一点而言，甲状腺-眼科联合门诊提供了一个宝贵的机会。如果学生和正在

表 14. 2　甲状腺眼病的诊断^a

由谁进行诊断？

- 眼科医生占 41%
- 内分泌医生占 33%
- 全科医生占 14%
- 验光师占 5%
- 急诊医生占 2%
- 其他占 4%：神经科医生、过敏专家、自我诊断等

延误诊断

- 初步诊断错误的占 58%（大部分诊断为结膜炎、过敏等）
- 延误超过 1 年的占 26%

^a 数据来自于参考文献 7

接受培训的住院医师能参加甲状腺-眼科联合门诊一段时间，他们就能掌握 GO 的临床表型。一旦你看到典型的临床表现，如双侧对称的眼球突出、眼睑红肿和结膜炎，这个画面你永远不会忘记。如果我们的学生在联合门诊学习 1 个月，他们平均会看到 8 个 GO 患者，同样包括混合性病例。如果在他们的学生时期接触过典型的 GO 患者，在他们以后的职业生涯中，当他们遇到红肿或眼球突出患者可以早期识别这种疾病。

甲状腺-眼科联合门诊对科研的影响

甲状腺-眼科联合门诊的引进为科研创造了良好的氛围。鉴于与 GO 相关的许多问题还未解决，我们需要更多基础和临床研究来进一步阐释 GO 的发病机制，以及通过更有效的和容易接纳的治疗方式来提高疗效。在 GO 研究领域中，大多数临床研究结果受样本量较少的限制。我们和其他人的经验表明，甲状腺-眼科联合诊治的实用性更能吸引患者，因此来诊的患者越来越多[16]。许多临床研究因数据不全而受到影响。甲状腺-眼科联合诊治很可能在这点会有利：患者参加有组织的调查研究，促进数据的完整性和准确性。甲状腺-眼科联合诊治能促进对每一个 GO 患者的多学科讨论，从而很可能产生新的观点。令我们疑惑的是，联合诊治中双眼不对称性眼病很常见，而 GO 中被证实的是双侧对称性眼病。我们猜测这可能和睡觉姿势有关：例如人们更喜欢右侧卧位睡觉，往往眼球后的压力右侧卧位比左侧卧位高，所以右眼的眼病更常见。虽然这个想法有点不成熟，这个假设被随后的针对 75 例未治疗的 GO 患者的研究推翻[17]。关键是我们的甲状腺-眼科联合门诊拥有稳定的患者，这样我们能在适当的时间内进行前瞻性研究去验证我们的猜测。

甲状腺-眼科联合门诊对临床研究的直接影响可以由对过去 25 年的 GO 患者的临床随机对照研究（randomized clinical trial，RCT）阐明。有 25 个来自欧洲的 RCT（欧洲甲状腺-眼科门诊已相当普遍），3 个来自美国的 RCT（来自明尼苏达州罗切斯特的梅奥诊所），美国的甲状腺-眼科门诊是罕见的。

总结评论

甲状腺-眼科门诊能提高 GO 患者的护理质量，为这个领域的教学和研究创造有利的环境。因此，除了病情较轻的 GO 患者，EUGOGO 推荐所有 GO 患者加入联合门诊[18]。在过去的 15 年里，全世界的甲状腺-眼科门诊的数量不断增加，特别是欧洲，美国相对较少。

在 GO 患者的治疗还未完善的背景下[7-8]，GO 的国际专家、专业的组织代表以及患者代表于 2009 年 10 月在阿姆斯特丹进行会面，他们一致同意以下意见[19-20]：健康护理提供者和专业组织应该认识到，我们需要改善 GO 患者的护理及实施更好的护理和预防的计划。我们的目标是使 GO 相关疾病的发病率最少，阻止高危的 GO 患者病情的发展。所谓的"Graves 眼病阿姆斯特丹宣言"由 31 个内分泌学会、30 个眼科学会和 24 个甲状腺患者团体共同签署。5 年目标是：

- 缩短从出现症状到诊断的时间
- 缩短从诊断到去专业中心就诊的时间
- 寻求甲状腺功能障碍的合理治疗方式
- 开展大力禁烟的措施
- 改善现存研究网络
- 发展国际合作研究

为追踪治疗目标的进展情况，我们建立了阿姆斯特丹宣言国际指导组（由 EUGOGO、国际甲状腺眼科疾病协会、甲状腺联盟国际成员组成）。甲状腺-眼科联合门诊为目标的实现将做出重大贡献。

参考文献

[1] Prummel MF，Wiersinga WM，Mourits MP，Koornneef L，Berghout A，van der Gaag A. Amelioration of eye changes of Graves' ophthalmopathy by achieving euthyroidism. Acta Endocrinol. 1989；121 Suppl 2：185-9.

[2] Acharya SH，Avenell A，Philip S，Burr J，Bevan JS，Abraham P. Radioiodine therapy（RAI）for Graves' disease（GD）and the effect on ophthalmopathy：a systematic review. Clin Endocrinol（Oxf）. 2008；69：943-50.

[3] Tallstedt L，Lundell G，Blomgren H，Bring J. Does early administration of thyroxine reduce the development of Graves' ophthalmopathy after radioiodine treatment? Eur J Endocrinol. 1994；130：494-7.

[4] Bartalena L. The dilemma of how to manage Graves' hyperthyroidism in patients with associated orbitopathy. J Clin Endocrinol Metab. 2011；96：592-9.

[5] Ducharme A，Doyon O，White M，Rouleau JL，Brophy JM. Impact of care at a multidisciplinary congestive heart failure clinic：a randomized clinical trial. CMAJ. 2005；173：40-5.

[6] Sperk-Hillen JM，O'Connor PJ. Factors driving diabetes care improvement in a large medical group：10 years of progress. Am J Manag Care. 2005；5：S177-85.

[7] Estcourt S，Hickey J，Perros P，Dayan C，Vaidya B. The patient experience of services for thyroid eye disease in the United Kingdom：results of a nationwide survey. Eur J Endocrinol. 2009；161：483-7.

［8］　Perros P，Baldeschi L，Boboridis K，Dickinson AJ，Hullo A，Kahaly GJ，Kendall-Taylor P，Kras-sas GE，Lane CM，Lazarus JH，Marcocci C，Marino M，Mourits MP，Nardi M，Orgiazzi J，Pinch-era A，Pitz S，Prummel MF，Wiersinga WM. A questionnaire survey on the management of Graves' orbitopathy in Europe. Eur J Endocrinol. 2006；155：207-11.

［9］　Bartalena L，Baldeschi L，Dickinson A，Eckstein A，Kendall-Taylor P，Marcocci C，Mourits M，Perros P，Boboridis K，Boschi A，Curro N，Daumerie C，Kahaly GJ，Krassas GE，Lane CM，Laz-arus JH，Marino M，Nardi M，Neoh C，Orgiazzi J，Pearce S，Pinchera A，Pitz S，Salvi M，Sivelli P，Stahl M，von Arx G，Wiersinga WM. Consensus statement of the European Group on Graves' Orbitopathy (EUGOGO) on management of GO. Eur J Endocrinol. 2008；158：273-85.

［10］　Estcourt S，Quinn AG，Vaidya B. Quality of life in thyroid eye disease：impact of quality of care. Eur J Endocrinol. 2011；164：649-55.

［11］　Ponto KA，Pitz S，Pfeiffer N，Hommel G，Weber MM，Kahaly G. Quality of life and occupation-al disability in endocrine orbitopathy. Dtsch Arztebl Int. 2009；106：283-9.

［12］　Kahaly GJ，Petrak F，Hardt J，Pitz S，Egle UT. Psychosocial morbidity of Graves' orbitopathy. Clin Endocrinol (Oxf). 2005；63：395-402.

［13］　Wiersinga WM. Quality of life in Graves' ophthalmopathy. Best Pract Res Clin Endocrinol Metab. 2012；26：359-70.

［14］　Wright EP，Selby PJ，Crawford M，Gillibrand A，Johnston C，Perren TJ，Rush R，Smith A，Ve-likova G，Watson K，Gould A，Cull A. Feasibility and compliance of automated measurement of quality of life in oncology practice. J Clin Oncol. 2003；21：374-82.

［15］　Detmar SB，Muller MJ，Schornagel JH，Wever LD，Aaronson NK. Health-related quality-oflife assessments and patient-physician communication. A randomized clinical trial. JAMA. 2002；288：3027-34.

［16］　Prummel MF，Bakker A，Wiersinga WM，Baldeschi L，Mourits MP，Kendall-Taylor P，Perros P，Neoh C，Dickinson AJ，Lazarus JH，Lane CM，Heufelder AE，Kahaly GJ，Pitz S，Orgiazzi J，Hullo A，Pinchera A，Marcocci C，Sartini M，Rocchi R，Nardi M，Krassas GE，Halkias A. Multi-center study on the characteristics and treatment strategies of patients with Graves' orbitopa-thy：the first European Group on Graves' Orbitopathy experience. Eur J Endocrinol. 2003；148：491-5.

［17］　Wiersinga WM，Bleumink M，Saeed P，Baldeschi L，Prummel MF. Is sleeping position related to asymmetry in bilateral Graves' ophthalmopathy? Thyroid. 2008；18：541-4.

［18］　The European Group on Graves' Orbitopathy (EUGOGO). Clinical assessment of patients with Graves' orbitopathy：the EUGOGO recommendations to generalists，specialists and clinical re-searchers. Eur J Endocrinol. 2006；155：387-9.

［19］　Perros P，Wiersinga WM. The Amsterdam declaration on Graves' orbitopathy. Thyroid. 2010；20：245-6.

［20］　Graves' orbitopathy：improving outcomes for thyroid eye disease—the Amsterdam Declaration. Thyroid. 2010；20：351-2.

第 15 章
甲状腺皮肤病变及杵状指

Thyroid Dermopathy and Acropachy

Vahab Fatourechi　著

邢　倩　译

前　言

甲状腺皮肤病变及杵状指是自身免疫性甲状腺疾病、尤其是格雷夫斯病（Graves' disease，GD）伴发的甲状腺外表现[1]，由于甲状腺皮肤病变通常发生于胫前区，也被称为胫前黏液性水肿。少见的情况中，甲状腺皮肤病变也可累及上肢，尤其反复受损[2]、手术、烧伤及疫苗接种处皮肤易受累[3]。GD 表现为系统性自身免疫性疾病，故其表现与甲状腺功能状态并不相关。超过 90% 的患者正在或既往患有甲亢[1]，其余的可能为甲状腺功能正常[4-5]或甲状腺功能减退[6]，也有患者既往曾诊断桥本甲状腺炎[7-8]。基本的病理过程与 Graves 眼病类似[9-10][11]。下肢的表现最好地诠释了其下肢位置依赖性的特点及机械性的发病因素[12-13]。根据其皮肤典型临床表现及眼病的存在可进行诊断[1]。甲状腺杵状指表现为手指及足趾成杵状、梭型增粗、偶有远端骨呈现骨膜反应，这种骨膜反应也被认为是皮肤病变进展的一种形式[14]。除少见病例外，甲状腺皮肤病变及杵状指绝大多数都伴发眼病[14]。

流行病学

美国中西部的一项社区调查显示，Graves 眼病的患者中仅有 4% 伴有皮肤病变[15]，而其中 1/5 患者有杵状指[14]。有严重眼病的患者中 13% 同时有皮肤病变[16]。所有种族

V. Fatourechi, M.D., F.R.C.P., F.A.C.E. (✉)
Mayo Clinic, 200 First Street SW, 55905 Rochester, MN, USA
e-mail: fatourechi.vahab@mayo.edu

© Springer Science+Business Media New York 2015
R.S. Bahn (ed.), *Graves' Disease*, DOI 10.1007/978-1-4939-2534-6_15

均可发生 Graves 皮肤病变，在日本人中报道许多病例[17]。

罕见仅有皮肤病变而无眼病[1,18]，尽管有个别报道[1,18]，但是不能除外这些病例既往有眼病已治愈或存在亚临床眼病[1]。

皮肤病变及杵状指的病情进展

长病程及严重的免疫反应是皮肤病变形成的必需条件，所以往往在甲亢确诊后次年或已经发生眼病后才出现皮肤病变[19]，也可在 GD 确诊后多年发生[1,20]。罕见报道 GD 仅有皮肤病变而无眼病[18,21-23]。

皮肤病变及杵状指的病因学及组织学

皮肤病变中免疫反应激活过程与本书中眼病一章所述相似[10]。TSH 受体作为抗原，激发 TSH 受体抗体产生，这是皮肤病变的始动环节[10]。胫前黏液性水肿患者的血清可以在体外刺激成纤维细胞[24]，IGF-1 抗体有维持免疫反应的作用[12,25-27]，与眼眶成纤维细胞一样，TSH 受体可以作用于皮肤成纤维细胞[10,28-31]。T 细胞及 B 细胞内的免疫级联反应，白介素-1、干扰素 γ、TNF 引起成纤维增殖及葡胺聚糖产生[32]，随之引起局部液体潴留及水肿[9,10,33]，此后微淋巴管梗阻使病情进一步加重[34-35]。尽管 T 淋巴细胞及 B 淋巴细胞于局部聚集，但是这种淋巴细胞的浸润不及眼病明显[1,36]。超微结构研究显示血多成纤维细胞内质网扩张、富含无定型物，表明成纤维细胞在皮肤病变的发病机制中发挥重要作用[37]。病变的组织学研究发现真皮层富含黏蛋白及胶原纤维碎片[1]，且存在真皮层弹力纤维数量及质量缺陷[38]。

胫前局限性机制

间接及直接证据均表明，甲状腺皮肤病变是一种全身性疾病，躯干上部也可出现亚临床疾病[39]，然而 GD 患者上肢的活组织检查并未发现成纤维细胞增殖[40]。如果受到创伤等机械性因素损伤，皮肤病变可发生于上肢、下肢或躯干的任何部位[2,41-42]。常见发病部位位于下肢，表现为胫前黏液性水肿，可能与不同皮肤区域成纤维细胞亚型各异有关[43-44]，或者由于机械性损伤所致[12]。机械性损伤可能是主要的致病因素[45]。甲状腺皮肤病变发生于上肢受到创伤后[2,42]、手术瘢痕处、疫苗注射部位或烧伤瘢痕处[3]，上述事实支持机械性因素的理论。如果将上肢皮肤移植至下肢，无论是原始部位或移植后部位的皮肤均可发生皮肤病变[45-47]。而胫前局部病变的发病机制最有可能的原因是机械性因素及下肢位置依赖性。

皮肤病变及杵状指的临床表现

胫前黏液性水肿

　　甲状腺皮肤病变通常发生于胫前部位，从而命名为胫前黏液性水肿[1]，也可发生于足趾[48-49]及足部皮肤[50]。病变常无症状，或者并非患者就诊时的主诉，故而在病程早期容易被忽视。对于有眼病的患者，医生必须仔细检查其胫前及足部皮肤。病情轻的患者仅表现为美观的问题，病情严重者则出现功能问题，如穿鞋困难、神经卡压导致功能异常。除非伴有杵状指及骨膜反应，疼痛这一症状并不常见。由于神经卡压，病损处可能出现瘙痒、烧灼感、麻木感及偶发足下垂[51]。

　　毛孔粗大，病损处皮肤呈橘皮样（图 15.1），可能表现为蜡样、鲜红色硬斑[17]，常突出皮面，质硬，呈非凹陷性水肿；也可出现色素沉着及多毛[1]。一些病例可出现局灶性多汗[52-53]，推测其原因可能有局部神经纤维受刺激有关[54]。某些进展期病变可出现足部瘤样病变[55]，溃疡性病变不常见[1]。

　　胫前及下肢皮肤病变临床表现形式多样，最常见为非凹陷性水肿（图 15.2）[1]，斑块及结节也较常见[56-58]，也可表现结节及斑块混合的病损[22]，极少见象皮肿样病变（图 15.3）[59]，仅有 5% 病例可出现[1]，这种象皮肿样变的临床表现与淋巴水肿类似[1]。

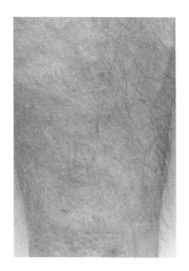

图 15.1（见书后彩图）　一例 GD 患者胫前区甲状腺皮肤病变
注：图下方可见橘皮样皮肤表现

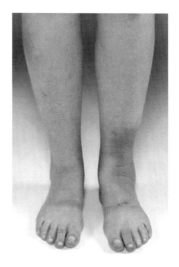

图 15.2（见书后彩图）　非凹陷性水肿样甲状腺皮肤病变累及胫前区
注：皮肤呈红色，该患者表现为非对称性皮损并非常见特点

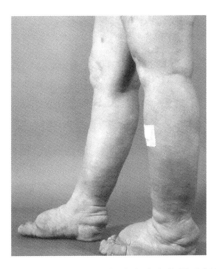

图 15.3（见书后彩图） 象皮肿样甲状腺皮肤病变累及胫前区、足、足趾

上身皮肤的非典型表现及受累部位

进展期病变可自发地出现于上肢皮肤，此情况少见。上体皮肤病变发生于疫苗接种部位、手术瘢痕、瘢痕组织[60]、创伤尤其反复受损处皮肤[2,13]。曾有报道前额[61]、面颊皮肤病变与眼病相伴发[62]，回状头皮罕有发生[63]。上肢及下肢同时出现象皮肿样变极为罕见[42]，也曾有报道单独示指受累[64]，搬运工肩部皮肤、腹腔镜手术瘢痕、鱼际反复受损处皮肤病损[2]。如果出现上肢杵状指，可能整个手部均有皮肤病变，有一病例报道由于手部截肢而导致血管排斥[11]。

杵状指

杵状指通常与皮肤病变相关，虽不常见，但是进展性病变的一种表现。大多数杵状指无明显症状，发生于手指及足趾，20％皮肤病变的患者可有此表现，且往往未引起患者注意[14]。与其他原因所引起的杵状指发病机制相似，GD 杵状指（趾）与手指皮肤增厚及足趾棱型软组织肿胀有关（图 15.4）[14]。3％的皮肤病变患者具有所有的表现形式，X 射线（图 15.5）或骨扫描显示远端骨膜反应。病变累及骨膜时，患者杵状指可出现明显疼痛[14,65]。

自身免疫性甲状腺疾病患者的指端活检显示亚临床杵状指[66]，但是这提示亚临床皮肤病变，而非杵状指。

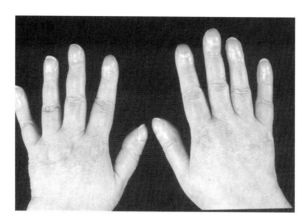

图15.4（见书后彩图） 甲状腺皮肤病变伴发杵状指

注：指端呈杵状，表现为中度梭型增厚

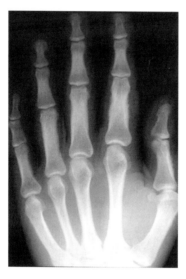

图15.5 甲状腺皮肤病变患者手部影像学

注：拇指及示指可见明显的骨膜反应

皮肤病变及杵状指的诊断

皮肤病变的诊断

若既往确诊 GD 的患者出现眼病的临床症状，不需皮肤活检即可对可疑皮肤病变者确诊[1]。所有病例中甲状腺刺激性抗体（TSI）或 TSH 受体抗体均为阳性，若血清抗体阴性则可除外活动性皮肤病变的诊断。

罕有病例表现为胫前黏液性水肿而无明确眼病的病史，若无眼病，则在诊断皮肤病变时亦需斟酌。一项系列研究调查了 178 例甲状腺皮肤病变患者，除 4 例外均有 GD[1]。应用数字红外热成像和高分辨率超声对皮肤病变的情况进行随访观察[67]。

甲状腺皮肤病变表现为黏蛋白沉积及淋巴水肿，与其他原因所致的上述病变具有相似的临床表现及组织学改变[68]，但是若 GD 患者血清抗体均阴性、无眼病表现，则可作为除外诊断的依据[69-76]。慢性水肿及随之而来的继发性皮肤变化，类似非凹陷水肿性皮肤病变[77]。黏蛋白沉积症有以下原因：静脉功能异常或淤滞、全身黏液性水肿、慢性或苔藓样皮炎、肥厚性扁平苔藓[73]。病态肥胖亦可出现黏蛋白沉积，其临床表现与甲状腺皮肤病变相似，但是无眼病、既往无 GD，尤其是 TSH 受体抗体阴性，这些特点可与甲状腺皮肤病变进行鉴别诊断[13]。需要指出的是，GD 甲亢合并心力衰竭，或某些未伴有心力衰竭的情况，由于血管扩张，下肢会出现凹陷性水肿，不应误认为胫前黏液性水肿[78-79]。

杵状指的诊断

杵状指的发生总是伴随着皮肤病变、眼病及 TSH 受体抗体水平增高，临床可以根据上述表现综合诊断[14]。鉴别诊断包括肺性骨关节病及其他原因（如隐匿的恶性肿瘤）所致杵状指[80]。影像学研究表明甲状腺杵状指的骨膜反应[65]表现为泡沫样、质韧（leathery）、花边，这些特点较肺性骨关节病更为明显。病变进展局限于手掌、手指近端指骨、跖骨和近节趾骨。骨干中部病变明显，很少累及长骨，关节通常也不受累，仅有 1 例关于长骨及关节受累的病例报告[14]。影像学表现的骨膜反应多为双侧对称，且常累及手足的管状骨[81]。甲状腺杵状指中下肢长骨的骨膜反应不常见，一旦出现，往往伴有疼痛[65]。骨扫描表现为骨膜区出现放射性核素异常聚集[82]。一些病例中可能影像学正常但是骨扫描异常[82-83]。尽管杵状指及皮肤病变时磁共振成像（MRI）有特征性表现，但是 MRI 并非诊断所必需[84]。只有 1 例进行了组织学检查，表现为骨膜的结节样纤维化[85]。

皮肤病变及杵状指的防治方法

对于眼病的所有预防措施同样适用于皮肤病变及杵状指[86]。在眼病一章已经详述能够引起眼病复发及加重的环境危险因素。研究显示吸烟是格雷夫斯病甲状腺外表现最主要的危险因素[87-89]，吸烟也是皮肤病变及杵状指发生最重要的危险因素。75％皮肤病变患者有吸烟史，吸烟人群比对照组皮肤病变发病率升高数倍[13-14]。减少吸烟有望降低眼病及皮肤病变的发生率，建议所有的 GD 患者在发生甲状腺外表现前即开始戒烟[14]。

迅速纠正甲状腺功能可能对免疫过程有益，甲亢的治疗方式对甲状腺外表现亦有影响[90-91]。有报道放射性碘治疗后侵袭性皮肤病变加重[59]，但这仅为个案报道，可靠性不足。然而随机研究表明放射性碘治疗后，若不给予糖皮质激素治疗，15％患者眼病加重[92-94]。支持该结论的证据是，发现在放射性碘治疗后 TSH 受体抗体水平升高，而外科甲状腺切除术及抗甲状腺药物治疗在一定程度上可以降低抗体水平[95]。因此有理由建议对高危、伴眼病或正在吸烟的患者，进行放射性碘治疗同时服用泼尼松 1 个月，并于 2～8 周内逐渐减量至停药。有作者推荐对于大多数患者在接受放射性碘治疗后需要应用小剂量口服泼尼松（所谓类固醇预防性治疗），有可能预防放射性碘诱导的新发眼病或原有眼病的加重[96-97]。若已经出现皮肤病变，同样需要类固醇治疗，以预防皮肤病变、杵状指的发生或原有病变加重。尽管目前尚缺乏明确的证据支持，但是对眼病进行早期系统治疗，可以预防皮肤病变及杵状指。美国甲状腺协会推荐甲状腺切除术适用于 Graves 甲亢伴严重眼病患者，以快速纠正甲状腺功能，是一种降低 TSH 受体抗体水平的有效途径[98]。可以想象这种方法也有助于预防皮肤病变，同时，避免多次放射性碘治疗及早期处理放射性甲状腺功能减退都很重要[91,99]。

近来研究表明硒对 Graves 眼病有益，硒也可能用于皮肤病变的预防。欧洲多中心随机研究显示，轻度 Graves 眼病患者应用硒制剂 $100\mu g$，每日 2 次，疗程 6 个月，眼病明显改善[100]。因此，补硒治疗可能成为 GD 尤其是伴有眼病患者的预防措施。

甲状腺全切术后 3 年内甲状腺抗体逐渐消失[101]。理论上，无论是采取手术、放射性碘，还是二者联合方法进行甲状腺全切，由于抗原的来源切断，该治疗方案作为一种经验性预防措施可长期获益[102-104]。然而目前尚缺乏确定的数据支持。

有特异性的预防皮肤病变的措施包括：避免受伤、避免下肢不必要的手术、穿鞋合适以免足趾受压[11]。肥胖症是一种危险因素，因为它可以增加下肢压力，加剧机械性因素作用[105]。体重管理也很重要，因为在非 GD 患者中，体重与黏蛋白增多有关[13,73,105-106]。

绝大多数有皮肤病变的患者，往往有严重的眼病而需要系统免疫治疗，因此不仅有益于眼病，对皮肤病变也有利[11]。

甲状腺皮肤病变及杵状指的治疗

周围组织轻度无症状性皮肤病变能被衣物覆盖，而且其中一些患者并非寻求治疗皮肤病变，而只是治疗甲状腺功能异常，或者治疗更为棘手的眼病[1]。然而随着病程延长，皮肤病变可能发生继发性淋巴管阻塞，某些严重病例发生纤维化而病变不可逆[11]。我们的实践经验是，除了上述防治措施，在病程早期启动局部糖皮质激素[11]。为了减少下肢的依赖性效应及减少由于体重指数（BMI）增加带来的机械性压力，控制体重不仅是一种预防措施，更是对潜在疾病处理的一部分。推荐患者穿护腿长袜及合适的鞋以避免反复足部创伤[11]。

局部病灶处理

病损处皮肤直接给予皮质类固醇注射，并用敷料紧密包扎[107-108]。之后，局部覆以塑料薄膜，如保鲜膜（S. C. Johnson and sons, Inc）。早期治疗非常重要，因为局部治疗对长期病变无明显疗效[109]。可以应用氟新诺龙丙酮、高浓度丙酸氯倍他索、0.1%

曲安奈德霜。根据对治疗的反应，通常每天 12h 过夜治疗，持续 6～10 周[1]。如果病变有改善，局部治疗需要保持每月 2～4 次[1]。需要注意局部皮肤有无长期应用皮质类固醇治疗的副反应，如皮肤萎缩、毛细血管扩张、淤血、感染。一项病例报告发现患者应用局部含氟类固醇并包扎后，出现上肢萎缩伴手指功能异常，用一只正常手做对照，发现接受治疗手的手围及体积明显减少、手指灵活性增加[83]。

在过夜皮质类固醇治疗后日间穿压力袜或 Jobst 丝袜可以防治液体潴留，并减少下肢依赖性的效应[1,11]。压力在 20～40mmHg 的运动护腕或压力袜均对病情有益。严重病例的治疗与淋巴水肿治疗类似，可间断应用压力泵[110]。推荐象皮病患者应用完整的减压理疗、按淋巴引流方向进行按摩，加压绷带包扎[110-111]。

据报道一例患者局部应用丙酸氯倍他索乳膏和 0.1% 他克莫司软膏治疗 7 个月有效[112]。

尽管有几例报道[113-114]采用手术的治疗方法，但是应当避免手术，以免瘢痕处皮肤病变加重。

既往报道皮质类固醇局部注射引起皮肤凹陷及美观的不良反应[114]，近来有 2 例报告应用中胚层针刺法疗效佳。一位患者采用多点皮下注射曲安奈德治疗，每侧下肢总剂量 20mg，疗程 25～28 天。自病变皮肤与正常皮肤边界处开始，每疗程一侧下肢选取 4～5 个点注射，继之治疗逐渐移向其他部位，皮下注射针插入深度为 0.5～1.0cm。报道患者在接受治疗后 6 个月病情完全缓解[115]。另一项报告与此相似，5 例患者疗效佳，1 例表现为象皮肿，4 例表现为胫前黏液性水肿。患者均接受局部皮下组织注射地塞米松和利多卡因盐溶液，以中胚层治疗用的长 4mm 的针，将药物注射入真皮层或者第一层皮下脂肪组织，治疗范围包括胫前黏液性水肿的硬结及病变周围区域，每周 1 次连续 3 周。临床评估显示所有患者胫前黏液性水肿均有改善，超声提示病变皮损厚度减少[116]。这两项报道很有意思但需要开展进一步研究以明确是否推荐将局部治疗作为常规治疗方案。

系统性治疗

目前尚无随机对照研究支持甲状腺皮肤病变的全身性免疫治疗，这种治疗方法可行性不大，毕竟皮肤病变少见。然而任何随机对照研究证明对眼病有效的治疗方法也同样适用于皮肤病变。

应当考虑到甲状腺皮肤病变是重症眼病的危险因素，大多数皮肤病变患者可能接受全身皮质类固醇治疗眼病。这两种甲状腺外表现同时存在，明智的做法是降低应用全身免疫抑制治疗的标准。

治疗眼病时泼尼松龙静脉冲击疗法略优于口服皮质类固醇[117]。已证实在治疗 Graves 眼病方面，泼尼松口服的疗效优于环孢霉素口服，二药联合优于单药治疗[86]，这种疗法也可考虑用于重症皮肤病变。

尽管有病例报告奥曲肽治疗眼病有效[118]，但是 2 例严重皮肤病变应用奥曲肽后并未显示明显效果。此外，随机对照研究显示长效奥曲肽对眼病效果不佳[119-120]，因此不推荐应用奥曲肽治疗皮肤病变。

有报道应用血浆置换疗法[121-124]及免疫球蛋白静脉注射治疗皮肤病变[125]有效，这些报告仅见于个例，有局限性，其效果尚未明确。也有几项直接应用利妥昔单抗治疗皮肤病变有效的报道[127-128]，然而最近针对眼病进行的随机对照研究结果不一致，一项研究观察 12 例患有严重眼病的患者，利妥昔单抗治疗组疗效并不优于安慰剂组（与 Stan M 等私下交流）；而另一项研究观察了 16 例患者，比较了静脉应用皮质类固醇与利妥昔单抗的疗效，后者优于前者（与 Salvi M 等私下交流）。在将这种生物治疗用于皮肤病变之前，尚需进行更多利妥昔单抗治疗眼病的随机对照研究。

未来治疗展望

尚有几种有潜力的药物，可以阻断眼病及皮肤病变免疫级联反应的病理过程[10]，如对用 IGF-1 受体阻断抗体和霉酚酸酯（免疫抑制剂）这两种药物治疗眼病进行了随机对照研究，近期将看到研究结果。还有一些药物进行了体外研究，对眼眶成纤维细胞有疗效，尚需临床试验进一步证实。GD 及其眼病的发病机制中 TSH 受体抗体有诱导成纤维细胞效应，一种 TSHR 的小分子配体（SML）拮抗剂可以对此发挥抑制作用[132]。同样的分子或抗体对 GD 甲状腺外表现也有潜在的疗效。从发病机制的角度研发的药物可能称为未来治疗眼病的靶点，若有效亦可用于皮肤病变及杵状指的治疗[10,133]。这些药物包括 TSH 受体小分子拮抗剂[132]、依那普利[134]、沙利度胺[135]、IL-1 抑制剂（gevokizumab）[136]、CD28 介导的共刺激通路阻断剂（abatacept）[10]、人抗 B 细胞活化因子单克隆抗体（belimumab）[10,137]、TNF 抑制剂（infliximab）[138-139]、TGF-β 阻断型抗体（lerdelimumab）[10,140]、IL-6 kin-6 抑制治疗（tocilizumab）[141-142]、IL-1 受体拮抗剂（anakinra）[143]、依那西普[144]。

长期获益

皮肤病变及杵状指的远期预后尚未研究清楚，近期 1 例病例报告自发缓解与 TSH 受体抗体水平下降有关，尽管也有报道一些治疗有微弱的效果[127]。仅有一项大型远期随访队列研究，调查了 178 例皮肤病变患者，发现约 46% 伴有轻度皮肤病变的患者未接受任何针对性治疗[1]。一项研究随访了 17 年，发现未治疗的患者中 50% 病情可以完全缓解，然而 25 年后 58% 经局部治疗的患者及 75% 轻症未经任何治疗的患者可以部分或完全缓解[1]。然而对于这些结果的解读应当慎重，尽管看来一些重症病例即使经过治疗病情仍然加重，而轻症病例不需治疗亦不加重，但是不应当理解为对轻症病例就不给予治疗。笔者认为所有胫前黏液性水肿患者即使在病程的早期，亦需接受局部皮质类固醇治疗，以避免病理过程的恶性循环。

结　论

4%～13% GD 患者合并眼病，会出现皮肤病变，20% 皮肤病变患者有杵状指，主要表现为指端增粗。皮肤病变的发病机制与眼病相似，TSH 受体抗体与成纤维细胞上的 TSH 受体反应，导致成纤维细胞增殖、透明质酸及黏蛋白产生增多。甲状腺皮肤病变局限于下肢皮肤，其最可能原因为机械性因素，病变以下肢为主是因为低位皮肤病变就像一种系统过程，而且上肢皮肤受损也可出现皮肤病变。

对皮肤病变的预防及治疗与眼病一样，包括尽快使甲状腺功能正常，若存在胫前黏液性水肿早期局部给予糖皮质激素治疗。

一线系统性治疗包括糖皮质激素，其他用于治疗眼病的方案也可适用于经局部糖皮质激素治疗无效的难治性病例。目前尚缺乏特异性有效的治疗。将来任何证明对于眼病有效的系统治疗均可经验性治疗难治性皮肤病变。

已经报道对甲状腺杵状指无特异性治疗，需要对相关的手足皮肤病变进行预防及给予局部治疗，严重杵状指病例伴发骨膜反应，出现疼痛，可予止痛治疗。

参考文献

[1] Schwartz KM，Fatourechi V，Ahmed DD，Pond GR. Dermopathy of Graves' disease (pretibial myxedema)：long-term outcome. J Clin Endocrinol Metab. 2002；87：438-46.

[2] Rice SA，Peden NR，McGlynn S，Morton C. Atypical presentation of infiltrative thyroid dermopathy. Clin Exp Dermatol. 2010；35：56-8.

[3] Pujol RM，Monmany J，Bague S，Alomar A. Graves' disease presenting as localized myxoedematous infiltration in a smallpox vaccination scar. Clin Exp Dermatol. 2000；25：132-4.

[4] Buljan-Cvijanovic M，Neal JM，Zemtsov A. Euthyroid pretibial myxedema. Endocr Pract. 1998；4：375-7.

[5] Chen JJ，Ladenson PW. Euthyroid pretibial myxedema. Am J Med. 1987；82：318-20.

[6] Jung Yuel H，Nack In K，Choong Rim H. A case of primary hypothyroidism associated with pretibial myxedema. Kor J Dermatol. 1993；31：408-11.

[7] Stewart G，Rowland Payne CME，Croft DN. Hashimoto's thyroiditis associated with dysthyroid eye disease，pretibial myxoedema and thyroid acropachy. J R Soc Med. 1984；77：240-3.

[8] Sarkar D，Singh SK，Bandopadhyaya B，Kumar M，Agrawal JK. Hashimoto's thyroiditis with ophthalmopathy and dermopathy. J Assoc Physicians India. 1997；45：331-2.

[9] Iyer S，Bahn R. Immunopathogenesis of Graves' ophthalmopathy：the role of the TSH receptor. Best Pract Res Clin Endocrinol Metab. 2012；26：281-9.

[10] Bahn RS. Graves' ophthalmopathy. N Engl J Med. 2010；362：726-38.

[11] Fatourechi V. Thyroid dermopathy and acropachy. Best Pract Res Clin Endocrinol Metab. 2012；26：553-65.

[12] Davies TF. Trauma and pressure explain the clinical presentation of the Graves' disease Triad. Thyroid. 2000；10：620-30.

[13] Fatourechi V. Thyroid dermopathy and acropachy. Expert Rev Dermatol. 2011；6：75-90.

[14] Fatourechi V，Ahmed DD，Schwartz KM. Thyroid acropachy report of 40 patients treated in a single institution in a 26-year period. J Clin Endocrinol Metab. 2002；87：5435-41.

[15] Bartley GB，Fatourechi V，Kadrmas EF，Jacobsen SJ，Ilstrup DM，Garrity JA，Gorman CA. Clinical features of Graves' ophthalmopathy in an incidence cohort. Am J Ophthalmol. 1996；121：284-90.

[16] Fatourechi V，Garrity JA，Bartley GB，Bergstralh EJ，Gorman CA. Orbital decompression in Graves' ophthalmopathy associated with pretibial myxedema. J Endocrinol Invest. 1993；16：433-7.

[17] Ishizawa T，Sugiki H，Anzai S，Kondo S. Pretibial myxedema with Graves' disease：a case report and review of Japanese literature. J Dermatol. 1998；25：264-8.

[18] Lohiya S，Lohiya V，Stahl EJ. Pretibial myxedema without ophthalmopathy：an initial presenta-

tion of Graves' disease. Am J Med Sci. 2013; 346; 73-5.

[19] Bartley GB, Fatourechi V, Kadarmas EF, Jaconson SJ, Ilstrup DM, Garrity CA. Chronology of Graves' ophthalmopathy in an incidence cohort. Am J Ophthalmol. 1996; 121; 426-34.

[20] Chertman M, Assaf RR. An unusual case of pretibial myxedema following long-term treatment of graves' disease. Thyroid. 2013; 23; A41.

[21] Georgala S, Katoulis AC, Georgala C, Katoulis EC, Hatziolou E, Stavrianeas NG. Pretibial myxedema as the initial manifestation of Graves' disease. J Eur Acad Dermatol Venereol. 2002; 16; 380-3.

[22] Cho S, Choi JH, Sung KJ, Moon KC, Koh JK. Graves' disease presenting as elephantiasic pretibial myxedema and nodules of the hands. Int J Dermatol. 2001; 40; 276-7.

[23] Omohundro C, Dijkstra JW, Camisa C, Bergfeld WF. Early onset pretibial myxedema in the absence of ophthalmopathy; a morphologic evolution. Cutis. 1996; 58; 211-4.

[24] Cheung HS, Nimni ME, Kamiel MB, Nicoloff JT. Evidence for a fibroblast stimulating factor (s) in serum of patients with pretibial myxedema. Clin Res. 1977; 25; A147.

[25] Zhao P, Deng Y, Gu P, Wang Y, Zhou H, Hu Y, Chen P, Fan X. Insulin-like growth factor 1 promotes the proliferation and adipogenesis of orbital adipose-derived stromal cells in thyroidassociated ophthalmopathy. Exp Eye Res. 2013; 107; 65-73.

[26] Smith TJ, Hegedus L, Douglas RS. Role of insulin-like growth factor-1 (IGF-1) pathway in the pathogenesis of Graves' orbitopathy. Best Pract Res Clin Endocrinol Metab. 2012; 26; 291-302.

[27] Varewijck AJ, Boelen A, Lamberts SWJ, Fliers E, Hofland LJ, Wiersinga WM, Janssen J. Circulating IgGs may modulate IGF-I receptor stimulating activity in a subset of patients with Graves' ophthalmopathy. J Clin Endocrinol Metab. 2013; 98; 769-76.

[28] Chang TC, Wu SL, Hsiao YL, Kuo ST, Chien LF, Kuo YF, Change CC, Chang TJ. TSH and TSH receptor antibody-binding sites in fibroblasts of pretibial myxedema are related to the extracellular domain of entire TSH receptor. Clin Immunol Immunopathol. 1994; 71; 113-20.

[29] Stadlmayr W, Spitzweg C, Bichlmair AM, Heufelder AE. TSH receptor transcripts and TSH receptor-like immunoreactivity in orbital and pretibial fibroblasts of patients with Graves' ophthalmopathy and pretibial myxedema. Thyroid. 1997; 7; 3-12.

[30] Daumerie C, Ludgate M, Costagliola S, Many MC. Evidence for thyrotropin receptor immunoreactivity in pretibial connective tissue from patients with thyroid-associated dermopathy. Eur J Endocrinol. 2002; 146; 35-8.

[31] Heufelder AE, Dutton CM, Sarkar G, Donovan KA, Bahn RS. Detection of TSH receptor RNA in cultured fibroblasts from patients with Graves' ophthalmopathy and pretibial dermopathy. Thyroid. 1993; 3; 297-300.

[32] Shishiba Y, Tanaka T, Ozawa Y, Shimizu T, Kadowaki N. Chemical characterization of high buoyant density proteoglycan accumulated in the affected skin of pretibial myxedema of Graves' disease. Endocrinol Jpn. 1986; 33; 395-403.

[33] Bahn RS. The fibroblast is the target cell in the connective tissue manifestations of Graves' disease. Int Arch Allergy Immunol. 1995; 106; 213-8.

[34] Gianoukakis AG, Jennings TA, King CS, Sheehan CE, Hoa N, Heldin P, Smith TJ. Hyaluronan accumulation in thyroid tissue; evidence for contributions from epithelial cells and fibroblasts. Endocrinology. 2007; 148; 54-62.

[35] Bahn RS, Smith TJ, Gorman CA. The central role of the fibroblast in the pathogenesis of extrathyroidal manifestations of Graves' disease. Acta Endocrinol Suppl. 1989; 121; 75-81.

[36] Wortsman J, Dietrich J, Traycoff RB, Stone S. Preradial myxedema in thyroid disease. Arch Dermatol. 1981; 117; 635-8.

[37] Ishii M, Nakagawa K, Hamada T. An ultrastructural study of pretibial myxedema utilizing improved ruthenium red stain. J Cutan Pathol. 1984; 11; 125-31.

[38] Matsuoka LY, Wortsman J, Uitto J, Hashimoto K, Kupchella CE, Eng AM, Dietrich JE. Altered skin elastic fibers in hypothyroid myxedema and pretibial myxedema. Arch Intern Med. 1985; 145; 117-21.

[39] Salvi M, De Chiara F, Gardini E, Minelli R, Bianconi L, Alinovi A, Ricci R, Neri F, Tosi C,

Roti E. Echographic diagnosis of pretibial myxedema in patients with autoimmune thyroid disease. Eur J Endocrinol. 1994; 131: 113-9.

[40] Peacey SR, Flemming L, Messenger A, Weetman AP. Is Graves' dermopathy a generalized disorder? Thyroid. 1996; 6: 41-5.

[41] Sage RD, Farber EM. Pretibial myxedema: presentation of a case initiated by trauma. Stanford Med Bull. 1958; 16: 28-31.

[42] Singh SP, Ellyin F, Singh SK, Yoon B. Case report: Elephantiasis-like appearance of upper and lower extremities in Graves' dermopathy. Am J Med Sci. 1985; 290: 73-6.

[43] Prabhakar BS, Bahn RS, Smith TJ. Current perspective on the pathogenesis of Graves' disease and ophthalmopathy. Endocr Rev. 2003; 24: 802-35.

[44] Smith TJ. Fibroblast biology in thyroid diseases. Curr Opin Endocrinol Diabetes. 2002; 9: 393-400.

[45] Rapoport B, Alsabeh R, Aftergood D, et al. Elephantiasic pretibial myxedema: insights into and a hypothesis regarding the pathogenesis of extrathyroidal manifestations of Graves' disease. Thyroid. 2000; 10: 685-92.

[46] Schwartz KM, Ahmed DD, Ahmed I, et al. Development of localized myxedema in a skin graft. Int J Dermatol. 2002; 41: 401-3.

[47] Missner SC, Ramsay EW, Houck HE, Kauffman CL. Graves' disease presenting as localized myxedema in a thigh donor graft site. J Am Acad Dermatol. 1998; 39: 846-9.

[48] Hasani-Ranjbar S, Mohajeri-Tehrani MR. Localized myxedema of the toe: a rare presentation of graves' dermopathy. Arch Iran Med. 2008; 11: 326-9.

[49] Katsambas A, Pantazi V, Giannakopoulou H, Potouridou I. Localized myxedema in Grave's disease confined to the toes. Int J Dermatol. 2000; 39: 953-4.

[50] Chang A, Hsieh AT. Localized myxedema of the foot: a rare presentation of graves' dermopathy. J Exp Clin Med. 2013; 5: 124-5.

[51] Siegler M, Retetoff S. Pretibial myxedema: a reversible cause of foot drop due to entrapment of the peroneal nerve. N Engl J Med. 1976; 294: 1383-4.

[52] Gitter DG, Sato K. Localized hyperhidrosis in pretibial myxedema. J Am Acad Dermatol. 1990; 23: 250-4.

[53] Tatnall FM, Sarkany I. Profuse hyperhidrosis localized to pretibial myxedema. Br J Dermatol. 1985; 113: 65-6.

[54] Kato N, Ueno H, Matsubara M. A case report of EMO syndrome showing localized hyperhidrosis in pretibial myxedema. J Dermatol. 1991; 18: 598-604.

[55] Albers SE, Fenske NA. Exuberant tumoral lesions on the dorsum of the foot. Pretibial myxedema. Arch Dermatol. 1991; 127 (247-248): 250-41.

[56] Shiraishi T, Hanami Y, Oyama N, Yamamoto T. A case of nodular pretibial myxedema. J Dermatol. 2010; 37: 106.

[57] Chen YM, Chen HH, Lan JL, Chen DY, Sheu WH. Nodular mucinosis in Graves disease mimicking gouty tophi. J Clin Rheumatol. 2010; 16: 287-9.

[58] Hunzeker CM, Kamino H, Walters RF, Kovich OI. Nodular pretibial myxedema. Dermatol Online J. 2008; 14: 8.

[59] Gopie P, Naraynsingh V. Severe pretibial myxedema. Int J Low Extrem Wounds. 2011; 10: 91-2.

[60] Wright AL, Buxton PK, Menzies D. Pretibial myxedema localized to scar tissue. Int J Dermatol. 1990; 29: 54-5.

[61] Forgie JC, Highet AS, Kelly SA. Myxoedematous infiltrate of the forehead in treated hypothyroidism. Clin Exp Dermatol. 1994; 19: 168-9.

[62] Kim BJ, Kazim M. Prominent premalar and cheek swelling: a sign of thyroid-associated orbitopathy. Ophthal Plast Reconstr Surg. 2006; 22: 457-60.

[63] Bilen H, Atasoy M, Akcay G, Akcay M, Capoglu I, Gursan N, Akbas M. Elephantiasic pretibial myxedema and cutis verticis gyrata caused by Graves' disease. Thyroid. 2006; 16: 815-6.

[64] Takahashi Y, Nakagawa Y, Fujishima F, Mori K. A swollen index finger as a presentation of thy-

roid dermopathy. Intern Med. 2010; 49: 1831.

[65] Ogrin C. Increased bone alkaline phosphatase and isolated subcortical bone uptake of technetium-99 m hydroxymethylene diphosphonate in the lower extremities in a patient with Graves' disease: a distinctly unusual variant of Graves' acropachy. Thyroid. 2008; 18: 1227-9.

[66] Ekmekci TR, Ucak S, Sakiz D, Bankaoglu M, Koslu A, Altuntas Y. Investigation of the presence of acropachy in patients with autoimmune thyroid diseases. Endocrinologist. 2007; 17: 23-5.

[67] Shih SR, Lin MS, Li HY, Yang HY, Hsiao YL, Chang MT, Chen CM, Chang TC. Observing pretibial myxedema in patients with Graves' disease using digital infrared thermal imaging and high-resolution ultrasonography: for better records, early detection, and further investigation. Eur J Endocrinol. 2011; 164: 605-11.

[68] Matsuoka LY, Wortsman J, Carlisle KS, Kupchella CK, Dietrich JG. The acquired cutaneous mucinoses. Arch Intern Med. 1984; 144: 1974-80.

[69] Alvarez-Garrido H, Najera L, Garrido-Rios AA, Cordoba-Guijarro S, Huerta-Brogeras M, Aguado-Lobo M, Borbujo J (2014) Acral persistent papular mucinosis: Is it an under-diagnosed disease? Dermatology Online J 20: pii: doj _ 21757

[70] Shlyankevich J, George E, Stetsenko G, Vary Jr J. Granulomatous variant of scleromyxedema mimicking a drug reaction. J Am Acad Dermatol. 2013; 1: AB86.

[71] Wang P, Yang HJ, Ran YP. Localized papular mucinosis with IgA nephropathy a case report. Arch Dermatol. 2011; 147: 599-602.

[72] Kerns MJ, Mutasim DF. Focal cutaneous mucinosis in Graves disease: relation to pretibial myxedema. Am J Dermatopathol. 2010; 32: 196-7.

[73] Rongioletti F, Donati P, Amantea A, Ferrara G, Montinari M, Santoro F, Parodi A. Obesityassociated lymphoedematous mucinosis. J Cutan Pathol. 2009; 36: 1089-94.

[74] Kim KJ, Kim HH, Chang SE, Choi JH, Sung KJ, Moon KC, Koh JK. A case of pretibial mucinosis without thyroid disease. J Dermatol. 2002; 29: 383-5.

[75] Jackson EM, English IJC. Diffuse cutaneous mucinoses. Dermatol Clin. 2002; 20: 493-501.

[76] Mir M, Jogi R, Rosen T. Pretibial mucinosis in a patient without Graves disease. Cutis. 2011; 88: 300-2.

[77] Somach SC, Helm TN, Lawlor KB, Bergfeld WF, Bass J. Pretibial mucin. Histologic patterns and clinical correlation. Archives of dermatology. 1993; 129: 1152-6.

[78] Volke V, Matjus S. Unilateral pitting edema of leg as a manifestation of Graves' disease: a case report. J Med Case Rep. 2012; 6: 258.

[79] Hiroi N, Sakamoto Y, Urita Y, Higa M, Kuboki K, Yoshino G. Graves' disease with intractable diarrhea, chylous ascites, and chylothorax: a case report. Thyroid. 2007; 16: 1299-303.

[80] Pineda C, Martinez-Lavin M. Hypertrophic osteoarthropathy: what a rheumatologist should know about this uncommon condition. Rheum Dis Clin North Am. 2013; 39: 383-400.

[81] Batal O, Hatem SF. Radiologic case study. Thyroid Acropachy Orthopedics. 2008; 31 (2): 98-100.

[82] Seigel RS, Thrall JH, Sisson JC. 99mTc-pyrophosphate scan and radiographic correlation in thyroid acropachy: case report. J Nucl Med. 1976; 17: 791-3.

[83] Parker LN, Wu SY, Lai MK, Ramadan MB, Rajan RK, Yusi AM. The early diagnosis of atypical thyroid acropachy. Arch Intern Med. 1982; 142: 1749-51.

[84] Vanhoenacker FM, Pelckmans MC, De Beuckeleer LH, Colpaert CG, De Schepper AM. Thyroid acropachy: correlation of imaging and pathology. Eur Radiol. 2001; 11: 1058-62.

[85] King LR. A case study of peculiar soft tissue and bony changes in association with thyroid disease. J Clin Endocrinol Metab. 1959; 19: 1323-30.

[86] Wiersinga WM. Graves' orbitopathy: management of difficult cases. Ind J Endocrinol Metab. 2012; 16: S150-2.

[87] Stan MN, Bahn RS. Risk factors for development or deterioration of Graves' ophthalmopathy. Thyroid. 2010; 20: 777-83.

[88] Cawood TJ, Moriarty P, O'Farrelly C, O'Shea D. Smoking and thyroid-associated ophthalmopathy: a novel explanation of the biological link. J Clin Endocrinol Metab. 2007; 92: 59-64.

[89] Hegedus L，Brix TH，Vestergaard P. Relationship between cigarette smoking and Graves' ophthalmopathy. J Endocrinol Invest. 2004；27：265-71.

[90] Bartalena L，Baldeschi L，Dickinson A，Eckstein A，Kendall-Taylor P，Marcocci C，Mourits M，Perros P，Boboridis K，Boschi A，Curro N，Daumerie C，Kahaly GJ，Krassas GE，Lane CM，Lazarus JH，Marino M，Nardi M，Neoh C，Orgiazzi J，Pearce S，Pinchera A，Pitz S，Salvi M，Sivelli P，Stahl M，von Arx G，Wiersinga WM，European Group on Graves O. Consensus statement of the European Group on Graves' orbitopathy (EUGOGO) on management of GO. Eur J Endocrinol. 2008；158：273-85.

[91] Stan MN，Duraski JM，Brito JP，Bhagra S，Thapa P，Bahn RS. Cohort study on radioactive iodine-induced hypothyroidism：implications for Graves' ophthalmopathy and optimal timing for thyroid hormone assessment. Thyroid. 2013；23：620-5.

[92] Bartalena L，Marccocci C，Bogazzi F，Panicucci M，Lepri A，Pinchera A. Use of corticosteroids to prevent progression of Graves ophthalmopathy after radioiodine therapy of hyperthyroidism. N Engl J Med. 1989；321：1349-52.

[93] Bartalena L. Prevention of Graves' ophthalmopathy. Best Pract Res Clin Endocrinol Metab. 2012；26：371-9.

[94] Bartalena L，Marcocci C，Bogazzi F，Manetti L，Tanda ML，Del'Uno E，Bruno-Bossio G，Nardi M，Bartolomei MP，Leprii A，Rossi G，Pinchera A. Relation between therapy for hyperthyroidism and the course of graves' ophthalmopathy. N Engl J Med. 1998；338：73-8.

[95] Lauerberg P，Wallin G，Tallstedt L，Abraham-Nording M，Lundell G，Torring O. TSH-receptor autoimmunity in Graves' disease after therapy with antithyroid drugs，surgery，or radioactive iodine：a 5-year prospective randomized study. Eur J Endocrinol. 2008；158：69-75.

[96] Lai A，Sassi L，Compri E，Marino F，Sivelli P，Piantanida E，Tanda ML，Bartalena L. Lower dose prednisone prevents radioiodine-associated exacerbation of initially mild or absent graves' orbitopathy：a retrospective cohort study. J Clin Endocrinol Metab. 2010；95：1333-7.

[97] Moleti M，Mattina F，Salamone I，Violi MA，Nucera C，Baldari S，Lo Schiavo MG，Regalbuto C，Trimarchi F，Vermiglio F. Effects of thyroidectomy alone or followed by radioiodine ablation of thyroid remnants on the outcome of Graves' ophthalmopathy. Thyroid. 2003；13：653-8.

[98] Bahn RS，Burch HB，Cooper DS，Greenlee MC，et al. Hyperthyroidism and other causes of thyrotoxicosis：management guidelines of the american thyroid Association and american association of clinical endocrinologists. Endocr Pract. 2011；17：456-520.

[99] Stan MN，Garrity JA，Bahn RS. The evaluation and treatment of graves ophthalmopathy. Med Clin North Am. 2012；96：311-28.

[100] Marcocci C，Kahaly GJ，Krassas GE，Bartalena L，Prummel M，Stahl M，Altea MA，Nardi M，Pitz S，Boboridis K，Sivelli P，von Arx G，Mourits MP，Baldeschi L，Bencivelli W，Wiersinga W，European Group on Graves O. Selenium and the course of mild Graves' orbitopathy. N Engl J Med. 2011；364：1920-31.

[101] Chiovato L，Latrota LE，Braverman LE，Pacini F，Capezzonie M，Masserini L，Grasso l，Grasso l. Disappearance of humoral thyroid autoimmunity after complete removal of thyroid antigen. Ann Intern med. 2003；139：246-51.

[102] Moleti M，Violo MA，Montanini D，Trombetta C，Di Bella B，Sturniolo G，Presti S，Alibrandi A，Campenni A，Baldari S，Trimarchi F，Vermiglio F. Radioiodine ablation of postsurgical thyroid remnants after treatment with recombinant human TSH (rhTSH) in patients with moderate-to-severe Graves' orbitopathy (GO)：a prospective，randomized，single-blind clinical trial. J Clin Endocrinol Metab. 2014；99：1783-99. 20133093. [EPub ahead of print].

[103] Nwatsock JF，Taieb D，Tessonnier L，Mancini J，Dong AZF，Mundler O. Radioiodine thyroid ablation in graves' hyperthyroidism：merits and pitfalls. World J Nucl Med. 2012；11：7-11.

[104] Leo M，Marcocci C，Pinchera A，Nardi M，Megna L，Rocchi R，Latrofa F，Altea MA，Mazzi B，Sisti E，Profilo MA，Marino M. Outcome of Graves' orbitopathy after total thyroid ablation and glucocorticoid treatment：follow-up of a randomized clinical trial. J Clin Endocrinol Metab. 2012；97：E44-8.

[105] Leslie WS，Hankey CR，Lean MEJ. Weight gain as an adverse effect of some commonly pre-

scribed drugs: a systematic review. QJM. 2007; 100: 395-404.

[106] Tokuda Y, Kawachi S, Murata H, Saida T. Chronic obesity lymphoedematous mucinosis: three cases of pretibial mucinosis in obese patients with pitting oedema. Br J Dermatol. 2006; 154: 157-61.

[107] Kriss JP, Pleshakov V, Rosenblum A, Sharp G. Therapy with occlusive dressings of pretibial myxedema with fluocinolone acetonide. J Clin Endocrinol Metab. 1967; 27: 595-604.

[108] Kriss JP. Pathogenesis and treatment of pretibial myxedema. Endocrinol Metab Clin North Am. 1987; 16: 409-15.

[109] Takasu N, Higa H, Kinjou Y. Treatment of pretibial myxedema (PTM) with topical steroid ointment application with sealing cover (steroid occlusive dressing technique: steroid ODT) in Graves' patients. Intern Med. 2010; 49: 665-9.

[110] Susser WS, Heermans AG, Chapman MS, Baughman RD. Elephantiasic pretibial myxedema : a novel treatment for an uncommon disorder. J Am Acad Dermatol. 2002; 46: 723-6.

[111] Bernardi JM, Malone J. Thyroid dermopathy localized to areas of injury and responsive to complete decongestive physiotherapy. J Am Acad Dermatol. 2011; 64: 1219-20.

[112] Verma S, Rongioletti F, Braun-Falco M, Ruzicka T. Preradial myxedema in a euthyroid male: a distinct rarity. Dermatol Online J. 2013; 19: 9.

[113] Pingsmann A, Ockenfels HM, Patsalis T. Surgical excision of pseudotumorous pretibial myxedema. Foot Ankle Int. 1996; 17: 107-10.

[114] Lang PG, Sisson JC, Lynch PJ. Intralesional triamcinolone therapy for pretibial myxedema. Arch Dermatol. 1975; 111: 197-202.

[115] Deng A, Song D. Multipoint subcutaneous injection of long-acting glucocorticoid as a cure for pretibial myxedema. Thyroid. 2011; 21: 83-5.

[116] Vannucchi G, Campi I, Covelli D, Forzenigo L, Beck-Peccoz P, Salvi M. Treatment of pretibial myxedema with dexamethasone injected subcutaneously by mesotherapy needles. Thyroid. 2013; 23: 626-32.

[117] Zang S, Ponto KA, Kahaly GJ. Intravenous glucocorticoids for graves' orbitopathy: efficacy and morbidity. J Clin Endocrinol Metabol. 2011; 96: 320-32.

[118] Rotman-Pikielny P, Brucker-Davis F, Turner ML, Sarlis NJ, Skarulis MC. Lack of effect of long-term octreotide therapy in severe thyroid-associated dermopathy. Thyroid. 2003; 13: 465-70.

[119] Stan MN, Garrity JA, Bradley EA, Woog JJ, Bahn MM, Brennan MD, Bryant SC, Achenbach SJ, Bahn RS. Randomized, double-blind, placebo-controlled trial of long-acting release octreotide for treatment of Graves' ophthalmopathy. J Clin Endocrinol Metab. 2006; 91: 4817-24.

[120] Dickinson AJ, Vaidya B, Miller M, Coulthard A, Perros P, Baister E, Andrews CD, Hesse L, Heverhagen JT, Heufelder AE, Kendall-Taylor P. Double-blind, placebo-controlled trial of octreotide long-acting repeatable (LAR) in thyroid-associated ophthalmopathy. J Clin Endocrinol Metab. 2004; 89: 5910-5.

[121] Noppen M, Velkeniers B, Steenssens L, Vanhaelst L. Beneficial effects of plasmapheresis followed by immunosuppressive therapy in pretibial myxedema. Acta Clin Belg. 1988; 43: 381-3.

[122] Kuzuya N, DeGroot LJ. Effect of plasmapheresis and steroid treatment on thyrotropin binding inhibitory immunoglobulins in a patient with exophthalmos and a patient with pretibial myxedema. J Endocrinol Invest. 1982; 5: 373-8.

[123] Dandona P, Marshall NJ, Bidey SP, Nathan A, Havard CW. Successful treatment of exophthalmos and pretibial myxoedema with plasmapheresis. Br Med J. 1979; 1: 374-6.

[124] Kriss JP. Treatment of exophthalmos and pretibial myxoedema with plasmapheresis. Br Med J. 1979; 1: 1149-50.

[125] Dhaille F, Dadban A, Meziane L, Fessier C, Colta L, Lok C, Chaby G. Elephantiasic pretibial myxoedema with upper-limb involvement, treated with low-dose intravenous immunoglobulins. Clin Exp Dermatol. 2012; 37: 307-8.

[126] Antonelli A, Navaranne A, Palla R, Alberti B, Saracino A, Mestre C, Roger P, Agostini S, Baschieri L. Pretibial myxedema and high dose intravenous immunoglobulin. Thyroid. 1994; 4:

399-408.

[127] Keith P, Pittelkow M. Spontaneous resolution of Graves pretibial myxedema: a review of Graves dermopathy, associated autoantibody tests, and new treatment modalities. J Am Acad Dermatol. 2014; 1: AB119.

[128] Heyes C, Nolan R, Leahy M, Gebauer K. Treatment-resistant elephantiasic thyroid dermopathy responding to rituximab and plasmapheresis. Australas J Dermatol. 2012; 53: e1-4.

[129] Kumar S, Iyer S, Bauer H, Coenen MJ, Bahn RS. A stimulatory thyrotropin receptor antibody enhances hyaluronic acid synthesis in Graves' orbital fibroblasts: inhibition by an IGF-1 receptor blocking antibody. J Clin Endocrinol Metab. 2012; 97: 1681-7.

[130] Perziale N, Kovacs SC, Thomas CB, Srinvasan J. Rituximab and mycophenolate combination therapy in refractory dermatomyositis with multiple autoimmune disorders. J Clin Neuromuscul Disease. 2011; 13: 63-7.

[131] Levy JM, Hasney CP, Freidlnder PL, Kandil E, Occhipinti EA, kahn MJ. Combined mycophenolate mofetil and prednisone therapy in tamoxifen-and prednisone-resistant Reidel's thyroiditis. Thyroid. 2010; 20: 105-7.

[132] Turcu AF, Kumar S, Neumann S, Coenen M, Iyer S, Chiriboga P, Gershengorn MC, Bahn RS. A small molecule antagonist inhibits thyrotropin receptor antibody-induced orbital fibroblast functions involved in the pathogenesis of Graves ophthalmopathy. J Clin Endocrinol Metab. 2013; 98: 2153-9.

[133] Bahn RS. Autoimmunity and Graves' disease. Clinical Pharmacol Ther. 2012; 91: 577-9.

[134] Botta R, Lisi S, Marcocci C, Sellari-Franceschini S, Rocchi R, Latrofa F, Menconi F, Altea MA, Leo M, Sisti E, Casini G, Nardi M, Pinchera A, Vitti P, Marino M. Enalapril reduces proliferation and hyaluronic acid release in orbital fibroblasts. Thyroid. 2013; 23: 92-6.

[135] Zhang C, Zhang X, Ma L, Peng F, Huang J, Han H. Thalidomide inhibits adipogenesis of orbital fibroblasts in Graves' ophthalmopathy. Endocrine. 2012; 41: 248-55.

[136] Issafiras H, Corbin JA, Goldfine ID, Roell MK. Detailed mechanistic analysis of gevokizumab, an allosteric anti-IL-beta antibody with differential receptor-modulating properties. J Pharmacol Exp Ther. 2014; 348: 202-15.

[137] Runkle L, Stacey J. Lupus clinical development: will belimumab's approval catalyses a new paradigm for SLE drug development. Expert Opin Biol Ther. 2014; 14: 491-501.

[138] McCluggage LK. Safety of TNF inhibitors in adolescents and children. Adolesc Health Med Ther. 2010; 32: 1-8.

[139] Michalova K, Lim L. Biologic agents in the management of inflammatory eye diseases. Curr Allergy Asthma Rep. 2008; 8: 339-47.

[140] Bonafoux D, Lee WC. Strategies for TGF-beta modulation: a review of recent patents. Expert Opin Ther Pat. 2009; 19: 1759-69.

[141] Tanaka T, Narazaki M. A new era for the treatment of inflammatory autoimmune diseases by interleukin-6 blockade strategy. Semin Immunol. 2014; 26: 88-96.

[142] Carruth BP, Wladis EJ. Inflammatory modulators and biologic agents in the treatment of idiopathic orbital inflammation. Curr Opin Ophthalmol. 2012; 23: 420-6.

[143] Rajasekaran S, Kruse K, Kovey K, Davis AT, Hassan NE, Ndika AN, Zuiderveen S, Birmingham J. Therapeutic role of Anakinra, an interleukin-1 receptor antagonist, in the management of secondary hemophagocytic lymphohistiocytosis/sepsis/multiple organ dysfunction/macrophage activating syndrome in critically ill children. Pediatr Crit Care Med. 2014; 15: 401-8.

[144] Paridaens D, van den Bosch WA, van der Loos TL, Krenning EP, van Hagen PM. The effect of etanercept on Graves' ophthalmopathy: a pilot study. Eye (Lond). 2005; 19: 1286-9.

第 16 章
Graves 眼病患者甲状腺功能亢进症的治疗

Treatment of Hyperthyroidism in Patients with Graves' Orbitopathy

Luigi Bartalena　著

徐书杭　译

前　言

　　格雷夫斯病（Graves' disease，GD）是碘充足国家甲状腺功能亢进症（简称甲亢）的主要类型[1]，Graves 眼病（GO）是其主要且最常见的甲状腺外症状[2]。最近的一个前瞻性研究发现，在新诊断的 Graves 甲亢中其患病率约为 25%，这些患者大部分为轻度 GO[3]。最近的资料表明，GO 的发病率和患病率可能在降低：最近一项来自丹麦的注册研究报道了中至重度 GO 的发病率约为每年每百万人出现 21 例[4]。同样很显然，初始时轻度型或无 GO 进展为更严重型较为少见，而轻度型则可能自动缓解[3,5]。对该趋势已有一些解释，但其中针对 GO 再发或进展的可改变风险因素所采取的有效措施也发挥了重要作用[6]。其中一些措施与甲亢治疗方式相关，将在后续段落中有所概述；其他则是一些与甲亢治疗无关。吸烟是已确认的 GO 风险因素[7]，而戒烟与突眼和复视的进展风险降低有关[8]。氧化应激在 Graves 甲亢和 GO 中都发挥了主要作用[9-10]。因此，作为一种具有抗氧化和免疫调节的微量元素，一个疗程的硒治疗可改善轻度 GO 并预防其进展为更严重[11]。

　　在许多情况下，甲亢和 GO 的发病之间存在短暂的联系，通常在互相出现的 12～18 个月内发病[12]。但 GO 也可能在甲亢发生前或后数年才出现。在后一种情况下，

L. Bartalena, M.D. (✉)
Endocrine Unit, Ospedale di Circolo, University of Insubria, Viale Borri, 57, Varese 21100, Italy
e-mail: luigi.bartalena@uninsubria.it

© Springer Science+Business Media New York 2015
R.S. Bahn (ed.), *Graves' Disease*, DOI 10.1007/978-1-4939-2534-6_16

GO 的发病可能与甲亢的治疗相关。在本章节中，我将简要地回顾当前甲亢的治疗方法［抗甲状腺药物（ATD），放射性碘（RAI），甲状腺切除术］对 GO 的影响，并讨论甲亢患者合并 GO 时的治疗策略。

甲亢治疗方法对 GO 的影响

抗甲状腺药物

ATD 治疗是欧洲和日本 Graves 甲亢的一线治疗方案[1]，尽管近来观察到这一方法在美国的使用也在增加[13-14]。除非是孕早期，目前甲巯咪唑（或在英国的卡巴咪唑）的选用普遍优先于丙硫氧嘧啶[15]。尚无证据表明 ATD 对 GO 有直接作用（表 16.1）。但间接的证据提示，ATD 治疗后甲状腺功能的恢复与原已存在的 GO 的改善有关[16]。而且，在荷兰的一个研究中，甲亢未控制似乎与严重 GO 发生的可能性更相关[17]。因而，甲亢的早期诊断和 ATD 治疗所在的机构可能是导致 GO 进展率更低的关键影响因素。在欧洲 GO 工作组（EUGOGO）的共识声明中，尽快恢复并维持稳定的正常甲状腺功能是基本的推荐策略，应将其纳入 GO 的预防措施内[18]。

RAI 治疗

RAI 治疗是 Graves 甲亢已得到确认的治疗方法[15,19]。在美国，它仍是一线治疗方案[1,11]。包括随机临床研究和一个 meta 分析在内的数个报道明确提示，RAI 对轻度 GO 的复发和进展存在低而明确的风险[20-23]。15%～20%的患者会出现这种恶化，5%者会持续存在（表 16.1）[21]。最有可能发生于吸烟者[23-24]。RAI 术后甲减的纠正不及时，是 RAI 相关 GO 加重的重要危险因素[25-26]。因此，必须对 RAI 术后的患者严格随访。

表 16.1　不同甲亢治疗方法对 Graves 眼病的影响

治疗	对眼病的影响
抗甲状腺药物	• 中性，可能的改善作用与正常甲状腺功能的恢复与维持和（或）TSH 受体抗体水平降低有关
放射性碘	• 可能恶化和（或）复发，与 RAI 诱发细胞破坏后自身免疫反应加重有关 • 在危险因素存在时最可能（尤其是吸烟） • 小剂量口服类固醇激素可预防其不当影响
甲状腺切除术	• 中性，可能的改善作用源自甲状腺抗原和甲状腺内自身反应的 T 淋巴细胞被移除

一般经过短疗程、低剂量的泼尼松口服治疗，可预防 RAI 治疗对 GO 的不良作用，即所谓的类固醇激素预防治疗[21,27-28]。这对于存在吸烟或高滴度 TRAb 这些 GO 加重

危险因素的患者尤其重要[18]。在我的临床经验中，考虑到使用极低剂量类固醇激素治疗数周的风险几乎可以忽略，我对几乎所有接受 RAI 治疗的患者都给予了类固醇预防治疗。

甲状腺切除术

在治疗 Graves 甲亢时，手术治疗的使用比 ATD 和 RAI 更少，但其对于巨大甲状腺肿或怀疑合并恶性肿瘤的情况尤为适宜[1]。对于甲亢复发，根据患者意愿，甲状腺切除术是 RAI 的有效替代方案[29]。须由技术精湛、经验丰富的外科医师进行甲状腺手术，以使相关并发症风险降到最低，这包括甲状旁腺功能减退和喉返神经麻痹[30]。

文献对甲状腺切除术对 GO 影响的结论并不一致，非对照研究报道了 GO 的结局可改善、恶化或无改变[31]。一般认为，甲状腺切除术对 GO 结局的影响为中性[31]。由单纯手术法衍生而来的是全甲状腺破坏术（TTA）。它包括甲状腺全切除术和术后 RAI 对残余甲状腺的破坏。其机制在于，如果 GO 是直接针对抗原的自身免疫反应所致，将所有抗原切除（单独甲状腺切除术或 RAI 不可能完成）和甲状腺内自身反应的 T 淋巴细胞去除，可能对 GO 有裨益。一些研究确实已发现，至少在短期内，与单纯手术和免疫抑制治疗相比，TTA 可改善中至重度 GO 患者的预后[32-35]，但由于缺乏随机对照临床研究，这一问题仍无可靠答案。

合并 GO 的患者甲亢治疗选择

GO 的特征为初始阶段有不同严重程度的大量炎症（活动性疾病），接着为稳定期（平台期）和随后的炎症逐步缓解，直到完全不活动（耗竭性疾病）[36]。整个周期的病程不固定，但通常认为可持续 18~24 周。除非轻度 GO，自发完全缓解几乎不可能。GO 的治疗取决于对疾病活动性和严重性的评估[18]。但对 GO 活动性和严重性的评估仍有些困难。评价活动性时，一个简单但着实并不完美的方法基于对临床活动性评分（CAS）的计算[37]。CAS 由七项组成（眼睑/眶周肿胀、眼睑充血、结膜充血、球结膜水肿、泪阜水肿、自发性球后痛、眼球运动痛），反映了炎症状态。每一项各有 1 分，可得到 0 分（无活动性）至 7 分（最高活动性）的评分。可以粗略认为，CAS≥3 分时可认为患者有活动性 GO[18]。对严重性的客观定义也十分困难，除评估炎症改变外，应从疾病的不同方面（突眼、眼外肌功能异常、继发性角膜异常、视神经受累）进行全面评估[18]。另外，定义疾病严重性时，应包括利用疾病特异性问卷调查评估生活质量的改变[38]，因为对医生看似客观上比较轻的 GO 可能会被患者视为严重，眼部外观（突眼、眼部水肿）和功能（复视）的改变严重干扰了患者每日的活动。因此，GO 可能为轻度而非活动或活动，中至重度而活动或非活动，或威胁视力（因甲状腺异常所致视神经病变或角膜穿孔所致）[18]。免疫抑制治疗（通常是大剂量系统性的糖皮质激素伴或不伴眼眶照射治疗）是中至重度活动性 GO 的一线治疗方案[39-40]，但对大部分轻度 GO 患者，除局部处理（滴眼剂、眼药膏和墨镜）外，通常不需要任何特殊治疗[18]。

如前所述，补充硒是轻度 GO 的重要措施[10-11]。偶尔如果存在 GO 相关的生活质量受损，轻度活动性 GO 患者可能需要免疫抑制[18]。甲状腺相关眼病视神经病变需要立即进行大剂量静脉糖皮质激素治疗，如在两周之内药物治疗无效或效果较差，应随后采取紧急眶减压术[18,41]。

不管 GO 如何处理，但与之密切相关的是，大部分患者需要治疗合并的甲亢。因为随机临床研究的证据有限，仍未明确 GO 患者甲亢的理想处理方法，以及 GO 活动性与严重性是否影响甲亢治疗选择[31]。

轻度 GO

这些患者甲亢的治疗不受轻度眼病的影响（图 16.1）。对 ATD、RAI 和甲状腺切除术的选择是基于标准条件，包括年龄、首次发病还是复发、甲状腺肿体积、患者意愿、可疑恶性结节的存在[42]或地域差异[1,14]。确凿而有说服力的证据支持保守的治疗（ATD）优于更激进的治疗（RAI，甲状腺切除术，全甲状腺破坏术），但无相反的证据[32-35,43-44]。可以肯定的是，ATD 治疗与 GO 进展更严重的风险非常低有关，可能还伴随眼部受累显著改善[3,5]，但欲达到这一目标，甲亢的快速控制和正常甲状腺功能的稳定维持比选用何种治疗方法更重要[18]。因为这通过 RAI 和手术也可实现。选择 RAI 治疗时，如存在轻度活动性 GO 并表现出活动迹象时，应对大部分患者给予类固醇激素预防性治疗，因为短期小剂量口服泼尼松带来的益处（预防 RAI 相关 GO 的发生或加重）大于风险（图 16.1）[2,18]。如其他 GO 进展或复发的相关危险因素（吸烟、高滴度 TRAb）共存时，更应如此[18]。轻度活动性 GO 患者接受 ATD 治疗时，联合硒治疗6 个月较为有效，并可预防其恶化[10-11]。但仍未证实的是，这种治疗方法在经过一个疗程的 ATD 治疗后是否对更好/更快地控制甲亢或减少甲亢复发风险。同样，当前也无证据表明，对接受 RAI 治疗的轻度活动性 GO 患者，硒可能是类固醇激素预防性治疗之外或替代治疗的有效方法。

轻度但稳定非活动性 GO 的患者，可能因美容或功能性残留表现（突眼、眼外肌功能异常、眼睑位置不正）而需要矫形手术。对这些患者，甲亢的治疗不可能影响GO。同样，患者亦可安全地接受一个疗程的 ATD 治疗或甲状腺全切术，如前所述，这对 GO 无不良影响[31,45]。对这些患者，如果选择 RAI 治疗甲亢，是否应该也用类固醇激素预防治疗尚无一致意见[26,46]。如果除了 RAI 外还有吸烟或高滴度 TRAb 等 GO进展危险因素存在，可能支持选择使用类固醇激素进行预防性治疗[18]。

中至重度 GO

中至重度活动性 GO 患者应接受大剂量系统的糖皮质激素治疗[39,47]，联合或不联合眶部放射治疗[18,48]。其他治疗，尤其是利妥昔单抗[49]或其他生物制剂[50]的使用，现仍在观察中，但缺乏随机临床研究[50]。为增加获得良好结局的可能性，应尽可能在GO 病程早期给予治疗[36]。对这些患者，甲亢的理想治疗方案（保守治疗还是甲状腺破坏治疗）仍有争议，值得探讨（图 16.1）。ATD 的优势在于起效快，且通常可以平稳地恢复正常甲状腺功能，这本身就常与眼部受累的改善有关[3,16-17]。患者可治疗很长

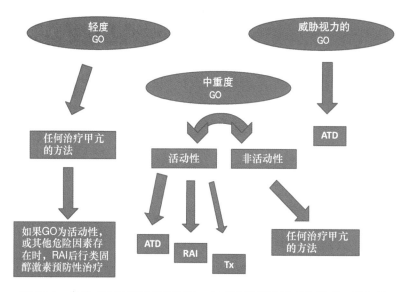

图 16.1　合并 GO 患者甲亢的治疗。中至重度活动性 GO 患者，箭头的不同宽度和治疗盒子的不同位置，表示每个治疗方法优先的程度。ATD，抗甲状腺药物；RAI，放射性碘；Tx，甲状腺切除术

时间（甚至数年），直到眼病为非活动性或治愈时[43-44]。ATD 撤药后甲亢复发概率很高[51]。这可能与眼病加重有关，尽管有一个回顾性研究显示撤药后行 RAI 治疗（甲亢长期 ATD 治疗后 GO 治疗）对 GO 是安全的[43]。支持中至重度 GO 患者选择甲状腺破坏性治疗的一个观点是，去除可能参与 GO 发病的甲状腺内自身反应 T 淋巴细胞和甲状腺抗原（共同抗原假说）[52]可能对眼病有益[53]。有一些但并不确凿的证据确实表明，此法可能与免疫抑制治疗的预后更佳有关[32-34]，或至少与更快达到可能的最佳结果有关[35]。总之，支持选择保守治疗还是激进治疗的证据仍有限。临床工作中，中至重度 GO 应立即治疗，同时使用 ATD 快速恢复正常甲状腺功能（如果之前甲状腺未被破坏）（图 16.1）。可能兼顾这两种途径的一个方法，也是我经常在临床实践中较为满意的方法是，开始静脉糖皮质激素（联合或不联合眶部放射治疗），然后在 12 周糖皮质激素静脉输注治疗的第 6 周后对患者进行 RAI，再继续免疫抑制治疗直至结束。应当承认，此方法更多是丰富的经验而已，而并非基于证据。

　　对于存在中至重度非活动性 GO 的患者，甲亢方案的选择远没有那么严格和有争议（图 16.1）。患者无炎症体征；其残留的表现为突眼、斜视、眼睑位置不正，可通过手术纠正。对这些患者，任何甲亢的治疗方法都可基于标准条件进行选择。对轻度非活动性 GO，如选择 RAI，使用类固醇激素预防性治疗仍有争议。就此而言，应基于短期低剂量泼尼松治疗的风险非常低[54]，考虑 GO 再次活动时较高的间接成本（劳动力丧失）和直接成本（治疗、住院等）[28]。

威胁视力的 GO

　　这是一种由于甲状腺相关眼病视神经病变（DON）和（或）角膜穿孔引起的紧急情况，尽管所幸很少见。毫无疑问，GO 的治疗应绝对首选非常大剂量的静脉糖皮质激

素治疗和（或）眶部减压术[18]。对这些患者，应使用 ATD 控制甲亢，如果需要激进治疗，应推迟直至 DON 改善并且 GO 变为非活动性或已治愈[18]。

总　　结

许多 GD 患者在诊断时无眼部受累[3]，在病程中也少有 GO 发生[5]。对于有 GO 的患者，选择甲亢的最佳治疗方法仍比较为难。所有确切的甲亢治疗方法（ATD、RAI、甲状腺切除术）对于轻度 GO 患者都可安全使用，其选择基于标准条件而非 GO，但如选择 RAI，建议对大部分患者采取类固醇激素预防性治疗，特别是当存在 GO 活动性体征和（或）其他 RAI 相关 GO 进展的风险存在时[31]。对存在视力威胁 GO 的患者，在治疗 GO 的同时选择 ATD 治疗甲亢。对中至重度 GO 患者，最佳的治疗方案仍值得讨论。

最后需要考虑的是，这些已确立的甲亢和 GO 治疗方法并不完美，因为它们没有针对甲亢或 GO 的发病机制[55]。因此，未来要努力直接寻找新的治疗方法，共同作用于甲状腺疾病和眼部疾病的发病机制。这些治疗应可长期缓解甲亢而不引起甲减，预防原已存在的 GO 复发或进展，治愈 GO 而无需矫形手术，并且花费较少，不良反应/并发症发生风险也较低。目前，尚无此类药物，而可将这些有前景的基础研究转化成为临床应用亦仍未见到曙光。

致　　谢

本工作部分受教育、大学和研究部（MIUR，罗马）（基金 PRIN n. 2012Z3F7HE＿006）和瓦雷泽英苏布里亚大学的支持。

利益冲突：利益冲突无特殊声明。

参考文献

［1］ Bartalena L. Diagnosis and management of Graves disease：a global overview. Nat Rev Endocrinol. 2013；9：724-34.

［2］ Bartalena L，Tanda ML. Clinical practice，Graves' ophthalmopathy. N Engl J Med. 2009；360：994-1001.

［3］ Tanda ML，Piantanida E，Liparulo L，Veronesi G，Lai A，Sassi L，Pariani N，Gallo D，Azzolini C，Ferrario M，Bartalena L. Prevalence and natural history of Graves' orbitopathy in a large series of patients with newly diagnoses Graves' hyperthyroidism seen at a single center. J Clin Endocrinol Metab. 2013；98：1443-9.

［4］ Laurberg P，Berman DC，Bülow Pedersen I，Andersen S，Carlé A. Incidence and clinical presentation of moderate to severe Graves' orbitopathy in a Danish population before and after iodine fortification of salt. J Clin Endocrinol Metab. 2012；97：2325-32.

［5］ Piantanida E，Tanda ML，Lai A，Sassi L，Bartalena L. Prevalence and natural history of Graves' orbitopathy in the XXI century. J Endocrinol Invest. 2013；36：444-9.

［6］ Bartalena L. Prevention of Graves' ophthalmopathy. Best Pract Res Clin Endocrinol Metab. 2012；26：371-9.

［7］ Wiersinga WM. Smoking and thyroid. Clin Endocrinol (Oxf). 2013；79：145-51.

［8］ Pfeilschifter J，Ziegler R. Smoking and endocrine ophthalmopathy：impact of smoking severity and current versus lifetime cigarette consumption. Clin Endocrinol (Oxf). 1996；45：477-81.

［9］ Kohrle J. Pathophysiological relevance of selenium. J Endocrinol Invest. 2013；36 Suppl 10：1-7.

［10］ Marcocci C，Bartalena L. Role of oxidative stress and selenium in Graves' hyperthyroidism and orbitopathy. J Endocrinol Invest. 2013；36 Suppl 10：15-20.

［11］ Marcocci C，Kahaly GJ，Krassas GE，Bartalena L，Prummel M，Stahl M，Altea MA，Nardi M，Pitz S，Boboridis K，Sivelli P，von Arx G，Mourits MP，Baldeschi L，Bencivelli W，Wiersinga M，For the European Group on Graves' Orbitopathy. Selenium and the course of mild Graves' orbitopathy. N Engl J Med. 2011；364：1920-31.

［12］ Bartalena L，Pinchera A，Marcocci C. Management of Graves' ophthalmopathy：reality and perspectives. Endocr Rev. 2000；21：168-99.

［13］ Emiliano AB，Governale L，Parks M，Cooper DS. Shifts in propylthiouracil and methimazole prescribing practices：antithyroid drug use in the United States from 1991 to 2008. J Clin Endocrinol Metab. 2008；95：2227-33.

［14］ Burch HB，Burman KD，Cooper DS. A 2011 survey of clinical practice patterns in the management of Graves' disease. J Clin Endocrinol Metab. 2012；97：4549-58.

［15］ Bahn RS，Burch HB，Copper DS，Garber JR，Geenlee MC，Klein I，Laurberg P，McDougall IR，Montori VM，Rivkees SA，Ross DS，Sosa JA，Stan MN. Hyperthyroidism and other causes of thyrotoxicosis：management guidelines of the American Thyroid Association and American Association of Clinical Endocrinologists. Thyroid. 2011；21：591-646.

［16］ Prummel MF，Wiersinga WM，Mourits MP，Koornneef L，Berghout A，van der Gaag R. Amelioration of eye changes of Graves' ophthalmopathy by achieving euthyroidism. Acta Endocrinol (Copenh). 1989；121 suppl 2：185-9.

［17］ Prummel MF，Wiersinga WM，Mourits MP，Koornneef L，Berghout A，van der Gaag R. Effect of abnormal thyroid function on the severity of Graves' ophthalmopathy. Arch Intern Med. 1990；150：1098-101.

［18］ Bartalena L，Baldeschi L，Dickinson AJ，Eckstein A，Kendall-Taylor P，Marcocci C，Mourits M，Perros P，Boboridis K，Boschi A，Currò N，Daumerie C，Kahaly GJ，Krassas GE，Lane CM，Lazarus JH，Marinò M，Nardi M，Neoh C，Orgiazzi J，Pearce S，Pinchera A，Pitz S，Salvi M，Sivelli P，Stahl M，von Arx G，Wiersinga WM. Consensus statement of the European Group on Graves' orbitopathy (EUGOGO) on management of GO. Eur J Endocrinol. 2008；158：273-85.

［19］ Ross DS. Radioiodine therapy for hyperthyroidism. N Engl J Med. 2011；364：542-50.

［20］ Tallstedt L，Lundell G，Torring O，Wallin G，Ljunggren J-G，Blomgren H，Taube A，The Thyroid Study Group. Occurrence of ophthalmopathy after treatment for Graves' hyperthyroidism. N Engl J Med. 1992；326：1733-8.

［21］ Bartalena L，Marcocci C，Bogazzi F，Manetti L，Tanda ML，Dell'Unto E，Bruno-Bossio G，Nardi M，Bartolomei MP，Lepri A，Rossi G，Martino E，Pinchera A. Relation between therapy for hyperthyroidism and the course of Graves' ophthalmopathy. N Engl J Med. 1998；338：73-8.

［22］ Acharya SH，Avenell A，Philip S，Burr J，Bevan JS，Abraham P. Radioiodine therapy for Graves' disease and the effect on ophthalmopathy-a systematic review. Clin Endocrinol (Oxf). 2008；69：943-50.

［23］ Traisk F，Tallstedt L，Abraham-Nordling M，Andersson T，Berg G，Calissendorf J，Hallengren B，Hedner P，Lantz M，Nystrom E，Ponjavic V，Taube A，Torring O，Wallin G，Asman P，Lundell G，Thyroid Study Group of TT 96. Thyroid-associated ophthalmopathy after treatment for Graves' hyperthyroidism with antithyroid drugs or iodine-131. J Clin Endocrinol Metab. 2009；94：3700-7.

［24］ Bartalena L，Marcocci C，Tanda ML，Manetti L，Dell'Unto E，Bartolomei MP，Nardi M，Martino E，Pinchera A. Cigarette smoking and treatment outcomes in Graves' ophthalmopathy. Ann Intern Med. 1998；129：632-5.

［25］ Tallstedt L，Lundell G，Blomgren H，Bring J. Does early administration of thyroxine reduce the development of Graves' ophthalmopathy after radioiodine treatment? Eur J Endocrinol. 1994；130：494-7.

［26］ Perros P，Kendall-Taylor P，Neoh C，Frewins S，Dickinson S. A prospective study of the effects of radioiodine therapy for hyperthyroidism in patients with minimally active Graves' ophthalmopathy. J Clin Endocrinol Metab. 2005；90：5321-3.

［27］ Bartalena L，Marcocci C，Bogazzi F，Panicucci M，Lepri A，Pinchera A. Use of corticosteroids to prevent progression of Graves' ophthalmopathy after treatment for Graves' hyperthyroidism. N Engl J Med. 1989；321：1349-52.

［28］ Lai A，Sassi L，Compri E，Marino F，Sivelli P，Piantanida E，Tanda ML，Bartalena L. Lower dose prednisone prevents radioiodine-associated exacerbation of initially mild or absent Graves' orbitopathy：a retrospective cohort study. J Clin Endocrinol Metab. 2010；95：1333-7.

［29］ Grodski S，Stalberg P，Robinson PG，Delbridge LW. Surgery versus radioiodine therapy as definitive management for Graves' disease：the role of patient preference. Thyroid. 2007；17：157-60.

［30］ Bergenfelz A，Jansson S，Kristoffersson A，Matensson H，Rienhér E，Wallin G，Lausen J. Complications to thyroid surgery：results as reported in a database from a multicenter audit comprising 3，660 patients. Langenbecks Arch Surg. 2008；393：667-73.

［31］ Bartalena L. The dilemma of how to manage Graves' hyperthyroidism in patients with associated orbitopathy. J Clin Endocrinol Metab. 2011；96：592-9.

［32］ Menconi F，Marinò M，Pinchera A，Rocchi R，Mazzi B，Nardi M，Bartalena L，Marcocci C. Effects of total thyroid ablation versus near-total thyroidectomy alone on mild to moderate Graves' orbitopathy treated with intravenous glucocorticoids. J Clin Endocrinol Metab. 2007；92：1653-8.

［33］ De Bellis A，Conzo G，Cennamo G，Pane E，Bellastella G，Colella C，Iacovo AD，Paglionico VA，Sinisi AA，Wall JR，Bizzarro A，Bellastella A. Time course of Graves' ophthalmopathy after total thyroidectomy alone or followed by radioiodine therapy：a 2-year longitudinal study. Endocrine. 2013；41：320-6.

［34］ Moleti M，Violi MA，Montanini D，Trombetta C，Di Bella B，Sturniolo G，Presti S，Alibrandi A，Campennì A，Baldari S，Trimarchi F，Vermiglio F. Radioiodine ablation of post-surgical thyroid remnants after treatment with recombinant human TSH（rhTSH）in patients with moderate-to-severe Graves' orbitopathy（GO）：a prospective，randomized，single-blind clinical trial. J Clin Endocrinol Metab. 2014；99：1783-9.

［35］ Leo M，Marcocci C，Pinchera A，Nardi M，Megna L，Rocchi R，Latrofa F，Altea MA，Mazzi B，Sisti E，Profilo MA，Marinò M. Outcome of Graves' orbitopathy after total thyroid ablation and glucocorticoid treatment：follow-up of a randomized clinical trial. J Clin Endocrinol Metab. 2012；97：E44-8.

［36］ Wiersinga WM，Prummel MF. Graves' ophthalmopathy：a rational approach to treatment. Trends Endocrinol Metab. 2002；13：280-7.

［37］ Mourits MP，Prummel MF，Wiersinga WM，Koornneef L. Clinical activity score as a guide in the management of patients with Graves' ophthalmopathy. Clin Endocrinol（Oxf）. 1997；47：9-14.

［38］ Wiersinga WM. Quality of life in Graves' ophthalmopathy. Best Pract Res Clin Endocrinol Metab. 2012；26：359-37.

［39］ Zang S，Ponto KA，Kahaly GJ. Intravenous glucocorticoids for Graves' orbitopathy：efficacy and morbidity. J Clin Endocrinol Metab. 2011；96：320-32.

［40］ Bartalena L，Fatourechi V. Extrathyroidal manifestations of Graves' disease：a 2014 update on medical management. J Endocrinol Invest. 2014；37：691-700.

［41］ Wakelkamp IM，Baldeschi L，Saeed P，Mourits MP，Prummel MF，Wiersinga WM. Surgical or medical decompression as a first-line treatment in Graves' ophthalmopathy? A randomized clinical trial. Clin Endocrinol（Oxf）. 2005；63：323-8.

［42］ Hegedus L. Treatment of Graves' hyperthyroidism：evidence-based and emerging modalities. Endocrinol Metab Clin North Am. 2009；38：355-71.

［43］ Elbers L，Mourits M，Wiersinga W. Outcome of very long-term treatment with antithyroid drugs in Graves' hyperthyroidism associated with Graves' orbitopathy. Thyroid. 2011; 21; 279-83.

[44] Laurberg P, Berman DC, Andersen S, Bulow Pedersen I. Sustained control of Graves' hyperthyroidism during long-term low-dose antithyroid drug therapy of patients with severe Graves' orbitopathy. Thyroid. 2011; 21; 951-6.

[45] Marcocci C, Bruno-Bossio G, Manetti L, Tanda ML, Miccoli P, Iacconi P, Bartolomei MP, Nardi M, Pinchera A, Bartalena L. The course of Graves' ophthalmopathy is not influenced by near total thyroidectomy; a case-control study. Clin Endocrinol (Oxf). 1999; 51; 503-8.

[46] Tanda ML, Lai A, Bartalena L. Relation between Graves' orbitopathy and radioiodine therapy for hyperthyroidism; facts and unsolved questions. Clin Endocrinol (Oxf). 2008; 60; 845-7.

[47] Bartalena L, Krassas GE, Wiersinga W, Marcocci C, Salvi M, Daumerie C, Bournaud C, Stahl M, Sassi L, Veronesi G, Azzolini C, Boboridis KG, Mourits MP, Soeters MR, Baldeschi L, Nardi M, Currò N, Boschi A, Bernard M, von Arx G, For the European Group on Graves' Orbitopathy. Efficacy and safety of three different cumulative doses of intravenous methylprednisolone for moderate to severe and active Graves' orbitopathy. J Clin Endocrinol Metab. 2012; 97; 4454-63.

[48] Tanda ML, Bartalena L. Efficacy and safety of orbital radiotherapy for Graves' orbitopathy. J Clin Endocrinol Metab. 2012; 97; 3857-65.

[49] Salvi M, Vannucchi G, Beck-Peccoz P. Potential utility of rituximab for Graves' orbitopathy. J Clin Endocrinol Metab. 2013; 98; 4291-9.

[50] Bartalena L. Rituximab, adalimumab, etanercept, tocilizumab-are biologics the future for Graves' orbitopathy? Ophthal Plast Reconstr Surg. 2014; 30 (5); 420-3.

[51] Vitti P, Rago T, Chiovato L, Pallini S, Santini F, Fiore E, Rocchi R, Martino E, Pinchera A. Clinical features of patients with Graves' disease undergoing remission after antithyroid drug treatment. Thyroid. 1997; 7; 369-75.

[52] Bahn RS. Mechanisms of disease-Graves' ophthalmopathy. N Engl J Med. 2010; 362; 726-38.

[53] Bartalena L, Marcocci C, Lai A, Tanda ML. Graves' hyperthyroidism of recent onset and Graves' orbitopathy; to ablate or not to ablate the thyroid? J Endocrinol Invest. 2008; 31; 578-81.

[54] Ponto KA, Merkesdal S, Hommel G, Pitz S, Pfeiffer N, Kahaly GJ. Public health relevance of Graves' orbitopathy. J Clin Endocrinol Metab. 2013; 98; 145-52.

[55] Bartalena L. Graves' orbitopathy; imperfect treatments for a rare disease. Eur Thyroid J. 2013; 2; 259-69.

第 17 章
对 Graves 眼病的评估和管理计划

Assessment and Management Plan for Graves' Orbitopathy

Peter J. Dolman 著

李 静 译

前 言

  Graves 眼病（Graves' orbitopathy，GO）或甲状腺相关眼病（thyroid eye disease，TED）是一种因自身免疫紊乱而影响眼眶脂肪、眼外肌和泪腺从而造成炎症、组织肿胀和纤维变性的疾病[1-2]。

  它是目前最常见的眼部疾病之一，女性每年发病率接近于 15/10 万，而男性发病率是女性发病率的近 1/5。所有种族都可能发病，最常发生于 20～60 岁[3]。尽管 TED 为自限性疾病，但是它可能会造成容貌持续改变和视力下降，对生活质量的影响超过了糖尿病和肺部慢性疾病[4]。

  最常见临床表现是由于眼眶脂肪增多导致眼球突出、上眼睑退缩和眼球暴露（图 17.1a，b）。接近 1/3 TED 患者由于眼外肌严重受累，往往存在眶周软组织红肿、眼部活动受限，甚至由于甲状腺功能异常而导致甲状腺相关眼病视神经病变（DON）可使视力丧失（图 17.2a，b）[5]。这一系列临床改变可以按"疾病严重程度"进行分级。

  TED 有两个阶段，一个为进行性或活动阶段，可持续 18 个月；一个为稳定或非活

Sections of this chapter have been previously published in:
Dolman PJ, Evaluating Graves Orbitopathy. Best Pract Res Clin Endocrinol Metab. 2012 Jun;26(3):229–48

P.J. Dolman, M.D., F.R.C.S.C. (⊠)
Department of Ophthalmology, Eye Care Centre, University of British Columbia,
2550 Willow Street, Section 1, Vancouver, Canada V5Z 3N9
e-mail: peterdolman@hotmail.com

动性阶段。用一个图表可描述此眼病的严重程度以及随时间其进展情况（图 17.3）[6-7]。活动期显示出的斜率越大提示起病越急、预后越严重[8]。在早期进展阶段，免疫调节剂和放疗可能会抑制自身免疫反应所带来的破坏[9-10]；一旦病情稳定，可以考虑通过手术改善使眼部美观并且消除症状。在进展阶段有时需要紧急手术，防止视神经受压或者角膜严重暴露所带来的失明。其可以通过"临床活动度"评分进行评估。

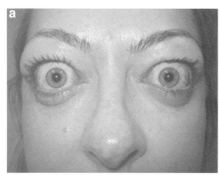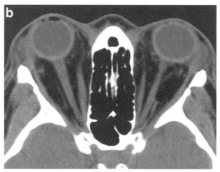

图 17.1（见书后彩图） （a）一名 32 岁女性，隐匿性起病，表现为双眼球进行性突出、上眼睑退缩和右下眼睑退缩。（b）冠状 CT 扫描证明眼球突出是由于脂肪组织增多，并且可能与泪腺增大相关，但是没有明显眼外肌增粗

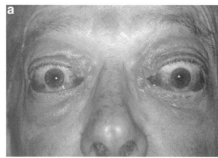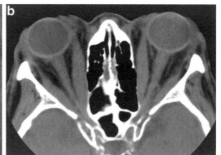

图 17.2（见书后彩图） （a）一名 73 岁男性，表现为急性进行性严重眼部炎症症状，并出现眼球活动受限。（b）冠状 CT 扫描显示双侧眼直肌明显增粗，与球结膜红肿部位相符，眶尖部位可能存在视神经受压

本章总结了 TED 严重程度和临床活动程度的评估与分级方法以及介绍了 VISA 分类来预测疾病的进程、计划管理和评估治疗的反应。

诊　断

尽早诊断 TED 可以使患者得到适宜的评估和治疗，可能防止严重并发症的发生。首次接诊医生应该注意患者早期眼部临床特征，评估是否存在严重眼病风险，必要时应建议尽快到相关科就诊，采取合适的诊疗手段。这种疾病最好由有经验的专家共同合作，包括眼科专家、内分泌科专家、风湿病学专家和放射肿瘤科专家。

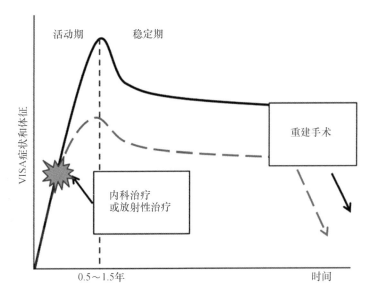

图 17.3 梯级曲线表明了 TED 眼病的双相病程，早期为眼肌受累，属于活动期或进展期，随后进入稳定期。内科治疗和放射性治疗在早期进展阶段可以预防更严重的并发症发生，如眼球活动受限和视神经病变。病情稳定后考虑进行重建手术。有时在活动期视力受到威胁时，也要进行紧急手术，如视神经受压或者角膜出现暴露性溃疡

该病的临床诊断通常是基于眼部症状和体征，详见如下部分。

甲状腺功能检测异常（T_3、FT_4、TSH）和（或）存在甲状腺自身抗体（抗 TSH 受体抗体，抗甲状腺过氧化物酶抗体）有助于支持诊断，但有时这些检测结果为阴性。

如果仅有临床表现则不能诊断，需要监测进程，或者计划手术干预，则可以进行眼眶影像学检查。磁共振成像（MRI）检查在活动阶段可能会帮助评价眼肌是否存在水肿[11]，但对于手术的帮助意义不大，因为它不能显示出骨骼结构。CT 扫描是最常用手段，可以评估眼眶脂肪容积和每束眼肌大小[12]，以及确定眼眶尖部视神经是否受压和周围骨质、鼻窦的结构，有助于决定是否进行手术减压治疗（图 17.2b）。

临床表现和严重程度分级

角膜暴露

超过 80％TED 患者存在上眼睑退缩，通常隐匿发病，第一次发病有时是通过其他疾病发现[13]。"甲状腺眼裂开大"有个显著表现（图 17.4a），即在激动或凝视时加重，表现出发怒面容，常常伴有眼球向下凝视时眼睑迟滞，并在睡眠时眼睑不能完全闭合。对其 CT 检测结果研究发现上眼提肌异常与上眼睑退缩有关，上眼提肌是最常见的自身抗体靶向组织（图 17.4b 和图 17.4c）。

通常下眼睑是处在或略高于角膜下缘，如角膜缘下方可以看到巩膜，提示下眼睑

退缩，其与眼球突出有关。(图 17.1a)

　　眼球突出是 TED 第二个最常见的表现，是由于眼眶脂肪和（或）肌肉明显增加所致。在东亚地区由于人们眼睑紧缩而可限制眼球向前突出，从而可能导致眼球突出症状不太明显。如果眼球出现半脱位，需要同时拍照和影像学检查来证实，如果眼球复位延迟可导致视力丧失[11]。用突眼计测眼球突出度，测量并记录照片和轨道成像（图17.1a 和图 17.2a）。

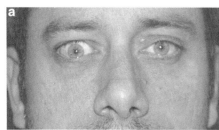
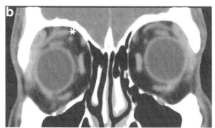
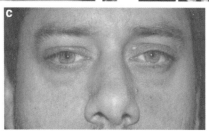

图 17.4（见书后彩图）（**a**）单纯右上眼睑退缩，是 TED 最常见标志。患者眼部外观改变以及出现眼部干燥和畏光来诊。（**b**）冠状 CT 扫描显示上睑提肌肌肉在其穿入眼睑处增厚，其他眼外肌并不增粗，并且患者发生 TED 严重并发症的风险较低。（**c**）从睑后途经将提上睑肌剥离后，右上眼睑退缩能很快恢复

　　眼睑退缩和眼球突出均增加角膜暴露，这可能会导致异物感、畏光、流泪症状。对于暴露的体征，最好用裂隙灯显微镜进行评估，评估范围可以从角膜上皮糜烂到溃疡穿孔的风险，后者是由于眼肌紧张、缺乏正常保护的贝尔现象所致，与突眼关系密切。

眶周软组织炎症、充血

　　眶周软组织炎症的症状和体征包括眼眶在休息时疼痛或运动后疼痛、球结膜水肿和泪阜水肿、眼睑红肿，可有昼夜变化（睡眠时随头部位置加重）。

　　使用较准确文字描述或是参照标准化拍照，均可以提高可靠性，但是这个评价是主观的[15]。对于那些深色皮肤的人来说评价眼睑发红有一定困难，而眼睑水肿和脂肪脱垂也很难区分。眼眶部不适必须与眼表面受刺激相区别，而后者通常通过局部麻醉剂可改善。

　　对上述表现存在不同分级模式。最简单的双选模式（是/否）具有很好的重复性，但是评估并不敏感，然而进行更敏感的评分时批内和批间的可信度差。

　　虽然这些软组织的变化可能是活动期炎症的一个指标，但在非进展期疾病中也有

这样慢性充血的患者。它们提示有眼眶肌肉的明显受累，医生应警惕更严重的并发症的发生，给予足够重视。

眼球运动受限和斜视

上睑提肌普遍参与 TED，而其他眼肌在临床上只有 1/3 患者受累，往往为老年人眼肌受累可能导致结膜红肿和眼球运动障碍[16]。在活动性炎症阶段，逐渐限制眼球运动，最初是间歇性或于凝视时出现。后来眼球活动受限可能是由于继发性纤维化导致。

斜视症状最好分级是使用 Bahn-Gorman 分度：0＝无复视，Ⅰ＝间歇性复视（疲劳时），Ⅱ＝非持续性复视（垂直或水平凝视），Ⅲ＝持续性复视但三棱镜可纠正，Ⅳ＝持续性复视但三棱镜不可纠正。

用 Hirschberg 原则可以将眼球从 0°到 45°分为四个方向；嘱患者尽可能在四个方向上同时注视观察点，眼睛在亮光和反射光下研究。如果是在瞳孔边缘与角膜缘之间则为 30°，如果达到角膜缘则为 45°。这种方法被认为是"金标准"，可靠系数为 12°[17]。

斜视在不同方向可以用三棱镜进行客观评估，通常在计划手术时进行评估。

可以评估眼球活动受限，即双眼进行单独视野检测，可以评价患者单眼看到的视野范围。

眼眶 CT 扫描可确定眼肌是否增粗，增强 CT 帮助评价脂肪是否受累而影响到周围眼肌。在疾病后期，增粗眼肌内低密度区是透明质酸沉积（图 17.5）。MRI 扫描 T2 加权图像上可显示由于活动性炎症阶段眼肌水肿所致高信号存在。

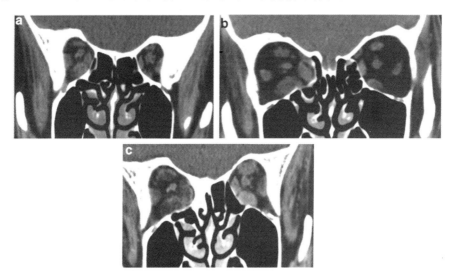

图 17.5 （a）65 岁男性，右侧视神经受压，进行性右眼视力下降。（b）行减压术后，右眼色觉和中心视力都有提高。眼眶下壁和侧壁进入到相邻鼻窦中，可减少中央视神经受压。（c）5 年后他突然左眼充血，色觉和中心视力下降。CT 扫描显示，左眼外肌间断增粗；增强显示眼肌有活动性炎症。右侧眼肌仍在增粗，低密度区表明有透明质酸沉积，表现为典型的稳定状态。成功进行了左眼眶减压术，辅以糖皮质激素/放射治疗

甲状腺相关眼病视神经病变（DON）

5％～7％TED中存在DON，它是一个潜在可逆性视神经功能障碍。大多数病例是在骨性眶尖的狭窄范围内由肿胀的眼肌对神经的压迫引起，这可能会影响轴浆流动（图17.5）。据报道，极少数情况下，有严重脂肪组织数量增加，使视神经受牵拉，导致视力丧失[18]。

典型症状通常有色觉异常和中心视力视物模糊。这通常是在临床检查时证实，对欧洲Graves眼病协作组（EUGOGO）成员的调查发现，20％被诊断患有DON的患者中Snellen视敏度好于6/9[19]。输入性瞳孔缺损是DON的一个特异体征，由于视力对称缺损，50％患者并没有被检测到。视盘水肿是该病的另一个特异体征，但在超过40％DON患者并没有这一表现[19]。

DON往往在TED急性期存在，由于视力丧失致使患者或医生进一步检测。然而在有些病例中，很少有其他临床表现。

大多数病例同时伴有眼肌增粗、主观复视和眼球活动受限。典型患者表现为充血和炎症，但很轻微。同样，眼球突出通常不是TED相关视神经病变的一个突出表现，因为TED患者常伴有眼睑紧闭而限制眼眶向前减压。

DON患者更常见于男性以及老年同时伴有糖尿病者。

冠状CT扫描显示眼外肌肥大压迫眶尖的视神经和造成周围脂肪消失[20]。

视野测定等辅助检查发现，70％DON病例中有中心旁暗点或普遍丧失。视觉诱发电位在75％病例可发现存在异常延迟[19]，但在许多医院不能进行此项检查。

尽管有这些临床研究结果和调查，但是在早期阶段DON的诊断是很难确定的，必要时需在高危人群中进行密切追踪随访。

严重程度分级

几种分级系统已经制订了关于这些临床表现的严重程度分级。

Werner教授设计NO SPECS系统把TED相关症状和体征均进行了分级，可对严重程度进行总体评分（表17.1）[21]。首字母的缩写提示了TED每一个特征性临床表现，这个分级系统的规定不是十分严格，通常根据一个变量就可定级，如视力测定表（忽略其他更敏感的变量，如颜色视觉）。评分表格没有充分展示患者具体的受累情况，所以常常不能用来评估疾病进展和对治疗的反应，也不能用来评估疾病的临床活动性。

EUGOGO把TED粗略地分为轻度、中重度、极重度3个程度[22]。轻度被定义为轻度眼睑肿胀、眼球轻微突出、眼睑退缩，很少或没有眼外肌功能障碍。中重度指各种形式的眼病活动状态，伴有或没有眼球运动受限所导致的复视以及由于炎症反应引起的眼部活动受损；中重度突眼可能包括明显的眼球突出＞25mm。极严重是指视力已经受到威胁的情况，例如DON或严重暴露导致角膜溃疡或瘢痕形成。

表 17.1　Werner NO SPECS 分级系统

分级 0 级：没有体征或症状

1 级：只有眼睑退缩症状

2 级：软组织受累 ［0：没有软组织受累，a：轻度软组织受累，b：中度软组织受累，c：明显受累］

3 级：眼球突出 ［0：无眼球突出，a：轻度眼球突出，b：中度眼球突出，c：明显突出］

4 级：眼外肌受累 ［0：眼外肌无受累，a：在极度凝视时受累，b：明显受累，c：眼球固定］

5 级：角膜受累 ［0：无角膜受累，a：角膜点彩，b：溃疡，c：云翳、坏死、穿孔］

6 级：视力丧失（视神经受压）［0：无视力受损，a：视力 0.63～0.5，b：视力 0.4～0.1，c：视力
　　　＜0.1 完全视力丧失］

按这种分级把疾病的分级分类如下：轻症无需干预管理。中重度的疾病往往需要免疫调节剂治疗。极严重者需要紧急手术治疗。这种分类方法的缺点是，患者可能会在不同的病因中（炎症、运动障碍或严重突眼），为试验研究中提供一组异质性数据。此外，对于严重程度的分类，可能与患者对所患疾病的理解不一致有关。例如，早期视神经病变，可能在不知道的情况下有轻微色觉受损，但会评为"极严重"，然而极严重复视被分为"重度"。

疾病病因与分级活动

TED 自然病程曲线（Rundle 曲线）

尽管每次就诊的严重等级表明疾病状态，但利用主观或客观检查的证据制成的 Rundle 曲线可以确定病程（起病和进展）和活动。

遇到主要是由于脂肪扩张或眼睑退缩情况，起病可能是渐进的，从活跃阶段到静止阶段的区分很困难。对于处在稳定期的病例，可以考虑择期手术治疗。

眼外肌受累个体更倾向于稳定期和活动期的进展都比较明显（图 17.3）。起病越急，恶化越快患者的预后往往越不好，通常需要紧急干预。眼球周围的炎症和充血性表现通常是在疾病的进展期比较常见，也提示疾病处在活动状态。

病程进展

TED 患者通常能记得起病时间和病程（包括最近评级情况、稳定或改善）。他们也可以描述起病速度（即 Rundle 曲线的斜率），帮助确定疾病是否需要紧急处理[8]。一般情况下，通常免疫抑制药物治疗和放射治疗在疾病早期和进展期最有效，当疾病在进展期的时候，仔细询问病史可能会确定这些病例是否为首次发病及病程。

眼科医生对每一次就诊时眼部体征的准确记录都能帮助临床医生客观准确地确定病因和进展。但只有当它比已知能够测定的体征更可靠时，才能认为有意义[17]。对于每一次检测，都需要一个敏感和可靠的评分来准确记录病情的变化。

临床活动性评分（clinical activity score，CAS）

临床活动性评分是在 1989 年由 Mourits 及其团队基于患者的软组织严重程度建立的一个总体分级，它主要是帮助评价 TED 患者对免疫抑制治疗产生反应[23]（表17.2）。这里采用的是对 7 项眼外软组织炎症反应的症状和体征进行"是"或"否"的评分，作为疾病活动的标志。在随访中，还额外增加了 3 个评分，眼球突出 2mm 以上为 1 分，眼球活动度下降8°或更多为 1 分，或比前三个月视力下降为 1 分。这个评分标准相对容易测定，CAS 评分大于或等于 4 分提示对糖皮质激素治疗可能有较好反应，阳性预测值80％和阴性预测值64％。

表 17.2　临床活动性评分

初次就诊（0~7 分）

- 眼球疼痛
- 凝视时眼痛
- 眼睑发红
- 结膜发红
- 结膜水肿
- 眼睑炎症性肿胀
- 泪阜炎症

随访（附加分 3 分：总分 0~10 分）

- 在过去的 1~3 个月里眼球突出增加 2mm 或以上
- 在过去的 1~3 个月里视力降低
- 在过去的 1~3 个月眼球运动减少 8°或以上

CAS 评分标准用于确定临床疾病活动程度，尚未发现与发生严重眼病并发症（例如复视或 DON）风险有相关性。这种"是"或"否"的评分系统缺点在于每种临床特点给予相同权重（视神经病变的评分与结膜发红的评分一样），这种记录正或负的变化只有在它们出现或缓解时才能得到证实。

这些眶周软组织炎症的症状和体征可能反映有潜在 TED 活动，严重并发症（如DON）可以在低 CAS 评分时出现；高 CAS 评分时也可能有长期炎症充血性改变，对免疫治疗反应不佳，用机械性手术减压后可以得到改善。

实验室和影响学检查

TED 活动的几个潜在血清标志物已被证明能更准确地检测出病变。这些标志物包括血和尿的糖胺聚糖（GAG）[24]和血清促甲状腺激素（TSH）受体抗体。影像学包括利用增强 CT 评估眼外肌内及周围的血运情况，利用 T2 加权或 MRI 扫描短时间反转恢复序列（STIR）检测评估水肿，并且使用镓或奥曲肽扫描评价炎症程度[25]。对面部热象图成像、正电子发射计算机体层显像（PET）扫描和多普勒超声也进行了研究，但是没有比临床活动度评分更好的工具。

治疗实验

在某些病例中，对活动度程度的判断不确定，因为它的过程是不清楚的，并且炎症改变也很模糊。采用口服泼尼松龙 50mg/d 治疗 3 天后，可以判断临床表现是否有明显改善，评估静脉注射糖皮质激素或放射性治疗是否有很好效果。

VISA 分级、管理计划和预后

概述

VISA 分级[26] 是一种临床严重程度和活动性分级的记录形式，这是基于主观和客观双重表现，并能指导整体管理规划。它把 TED 的各种临床特征分为 4 个独立的参数：V（视觉→DON）；I（炎症→充血等）；S（斜视→眼球运动受限）；A（外观→眼球突出）。

后续访问表（附录）分为 4 个部分，特殊症状记录在左侧，每只眼睛的标准化体征在右侧。继上次访问后，在每一章节后有一行自觉体征和医生评价（好转、没有变化、恶化）。临床医生以规定范围为基础（眼球突出是否超过 2mm，眼球转向是否超过 12°改变），而不是对全体评分的变化进行评价。

列出来的是眼部正常检查顺序以及治疗优先度的递减顺序。它的目的是简化数据记录和后期数据的收集。

表格的结尾列出了 4 个疾病参数的严重程度和进展情况。严重程度等级被用作患者的总结，但是不能反映疾病的进展。而 TED 严重程度分级是基于 4 个参数的级别评分，按顺序分别进行评价和独立分级。

活动性是在 4 个参数的恶化程度基础上确定的。VISA 炎症评分升高说明眼外肌可能会发炎或增粗，提醒临床医生，这个疾病可能会向更严重的程度进展。

在第一次随访中，全身和眼眶的症状进展需要记录，一般记录发病日期、起病急缓或发病速度以及进程，来帮助确定疾病活动的特点。然而其他因素也决定了更严重的后果，包括吸烟、家族病史以及糖尿病的危险因素。

能够通过国际甲状腺眼病协会（ITEDS）网站：www. thyroideyedisease. org 下载首次访问的表格（2 页）和随访的表格（1 页）。一个与生活质量相关的表格（TED-QOL）表明患者反馈关于他们生活质量，对面容满意程度和眼部功能的影响[27]，这个表格也能从这个网址下载。

VISA 分级严重程度及危险因素

因为 TED 通常有很好的视野和活动水平，在预测和发展为斜视或 DON 之前，他们应该密切观察和早期预防治疗那些可能影响其发展为更严重并发症的因素。

发展为 TED 的危险因素包括吸烟、应激、经过放射性碘治疗后没有得到很好控制的甲状腺功能减退以及甲状腺眼病的阳性家族病史[2]。

预测 TED 发展为更严重后果的因素（30％患者眼外肌明显受累），包括男性、老龄、吸烟和起病急的眼病[16,18]。糖尿病患者有发展为 DON 的高风险。

吸烟已被很多报道证实与 TED 明显相关，在其他更为严重的疾病中，吸烟率进行性升高[28-29]。

疾病复发相当罕见[30]，发生率不到 5％。有时与生活中的应激事件有关，例如家人离世、离婚或失业。

VISA 特定分类和诊治计划

V：视力/DON 和角膜受累　本节的重点是确定威胁视力的过程，如 DON 或角膜溃疡。

DON 被认为是中心视力和颜色视觉损失相结合的疾病，它可能会引起传入瞳孔的缺损和（或）视盘的变化。辅助检查包括视野、视觉诱发电位和冠状 CT 扫描以明确诊断（图 17.5）。

作为一个分级的总结，VISA 把 DON 缺失列为一条，通常在有 DON 的情况下需要治疗。

在进展期大多数病例可以确定在进行性阶段发病日期和最近恶化速度，偶尔发病可能是隐匿且临床表现轻微。

初步治疗是一个试验性全身糖皮质激素治疗［口服泼尼松 1.5mg/（kg·d）或静脉注射甲基泼尼松龙每天 1g 连续 3 天］。这个试验治疗的反应往往有助于预测在随后的放疗或手术减压中是否有利。如果没有任何反应或视盘苍白，提示预后较差。

大多数情况下表明皮质类固醇激素至少有部分反应，但可能对反复冲击有抵抗。一些学者发现体外照射（2000rad 分 10 天，通过在球后侧方外照射）可以避免手术[31]。手术减压靠近眶尖鼻窦附近内侧眶壁和底部眶壁，有时在视神经病变几个月后仍可明显恢复（图 17.5）。辅助放疗防止术后持续肌肉扩张和再次出现视觉丧失。

严重的眼睑退缩合并眼球突出严重时可能出现角膜暴露，可导致角膜溃疡、穿孔或瘢痕。这可使光反射受损或角膜表面不透明，并经常伴有眼球表面发红和水肿。患者必须马上就诊于眼科，医生可能会使用广谱抗生素以保护角膜，修补、暂时缝合眼睑甚至紧急减压。

I：炎症/充血　记录眶内软组织炎症或充血特点，作为一个单独指标进行分级并且监测病情。症状包括眶周疼痛、运动后疼痛和昼夜改变，体征包括眼球表面或眼睑红肿。这些总结成 VISA 炎症评分系统，以最严重评分作为最终评分。与 CAS 略有不同的是眼睑水肿的程度分为 0 到 2 分不等[26]。

与 CAS 不同，VISA 炎症评分不作为解释活动度的证据，而只是一个眼外肌受累（急性炎症或慢性充血）和可能有更严重预后（如复视或 DON）的标志。

轻度软组织炎症变化可以用冷敷和抬高头部进行治疗。

那些新近发病和进行性恶化者可以用药物治疗，如口服或静脉注射糖皮质激素（CS）。有几个研究表明用口服药物治疗软组织炎症，有 60％得到缓解，而用静脉注射（iv）治疗有 85％得到缓解（图 17.6）[32]。静脉注射 CS 副作用较少，但推荐甲泼尼龙累积剂量小于 8g，防止肝脏并发症[33]。我们最近回顾了 144 例接受单药物静脉注射 CS 治疗的病例，尽管用足量治疗，仍发现有 35％人斜视和 15％存在甲状腺相关视神经病变[34]。

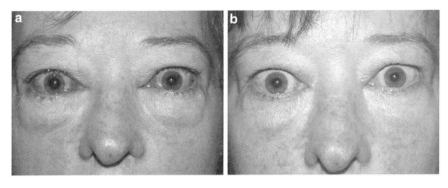

图 17.6（见书后彩图）　（a）47 岁女性患者最近起病，眼部炎症变化比较快（CAS 评分 7/10，VISA 评分 9/10）。最近起病和病史回顾表明此疾病处在活动状态。基于 VISA 分类标准，有充血性改变的表明有明显眼外肌增粗及预后不佳的风险。（b）她接受了联合糖皮质激素和放射治疗来预防炎症变化，并防止视神经病变。需注意的是，虽然炎症性软组织改变已解决，但是上眼睑仍是退缩状态，提示已有瘢痕形成

难治性病例可能对联合治疗（包括环孢素、硫唑嘌呤或新的单克隆抗体生物制剂）有更好反应。

外照射放射治疗（XRT）对有活动性甲状腺眼部病变治疗的回顾性研究开展了超过 50 年，在减少软组织炎症和控制稳定的复视者中 60％有效，可能是因为靶向作用于淋巴细胞和成纤维细胞这两种在疾病的发生中起着重要作用的细胞。三组随机对照试验已证明 XRT 与口服 CS 治疗的效果一样，并且有利于减少斜视和软组织炎症[35-37]。在本机构 258 例患者的回顾性研究发现，相对于单独用静脉注射 CS 治疗后视神经病变的新发病率为 17％，用 XRT/CS 治疗后的新发病率为 0％[34]。

在药物治疗无效的慢性病例中如无其他症状，高 VISA 炎症评分可能是慢性眼眶静脉充血，而不是由于眼肌增粗引起的真正炎症反应；在这些情况下，应考虑手术减压（图 17.7）。

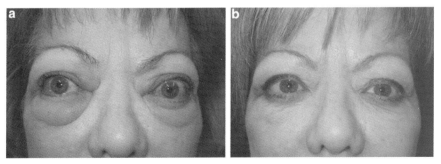

图 17.7（见书后彩图）　（a）这位女士在有软组织受累的临床表现基础上，有很高 VISA 炎症评分（CAS 也是高评分）。然而，她一直在联合口服糖皮质激素和环孢素超过一年，病情没有没有任何进展，VISA 分类指南表明这时疾病在稳定状态（尽管她的 CAS 评分较高）。（b）一个月后，双侧眼眶得到减压并且上眼睑下降，眼部充血的表现明显好转，药量也在逐渐减少。VISA 炎症评分和 CAS 评分都减少到 0

S：斜视/眼球运动受限　从三个方面进行证实。复视的症状可以使用修改后的 Bahn-Gorman 分级进行评价分为 0～3 级。用角膜对光反射技术描述上述四个方向眼球活动度，最低监测到 5°。眼球运动的限制基于转向范围（0～15°，15°～30°，30°～45°，>45°）分为 0～3 级。斜视可以在不同的注视方向，通过棱镜测试可以客观地监测及计划手术术式。

复视是采用棱镜矫正来治疗，可以认为 CS 和 XRT 是针对眼球活动受限的。稳定阶段可以用矫正手术、继续棱镜治疗或戴眼罩（图 17.8）。

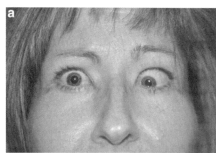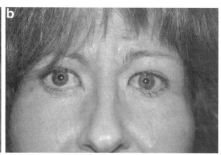

图 17.8（见书后彩图）　（a）进行性发病伴有双侧双眼向上视物受限和持续复视。（b）疾病处在稳定期，结合静脉皮质激素和放射治疗及眼部矫正和上眼睑下降手术

A：外观/角膜暴露　这一章节记录了与外观和角膜暴露的特点，包括眼睑退缩、眼球突出、角膜暴露的变化。照片可以看出外观变化。

在活动期角膜暴露可以用眼药水或眼罩来治疗。很少运用眼眶减压术减少角膜破裂或溃疡来防止视力丧失。

一旦疾病进入非进展期，手术可以解决眼球突出、眼睑退缩和眼眶脂肪脱垂。

转　诊

在低风险（不吸烟、年轻女性及眼部起病缓慢）的患者中，临床特点轻微，在非紧急情况下建议转到眼科会诊，常规进行处理。

甲状腺功能亢进症的患者接受放射性碘治疗应该考虑到眼科进行评价，这可以帮助决定是否进行糖皮质激素的预防性治疗。

高危人群（老年、男性、糖尿病或吸烟）中，在病情进展期或任何中度炎性改变时，应该就诊于眼科，并在几周内考虑相关治疗，避免发生复视或 DON。

据报道，色觉或中心视力丧失、进行性复视、眼部状态近期恶化或炎症评分明显增高，应在数天内就诊。患者与医生之间的密切沟通是必不可少的[2]。

国际甲状腺眼病协会（ITEDS）：VISA随访表

日期:		访视次数#:			患者标签:	

出生日期:　　　　　　　　　　年龄:

性别:

眼病	甲状腺
症状:	症状:
病情发展:	状态:
治疗:	治疗:

一般状况
吸烟:

医疗:

生活质量:　☹ - - - - - - - - - ☺

主观项目	客观项目	右眼	左眼	
视力				验光
				戴镜　_____ + _____ X _____
视力:　　正常/异常	中央视觉：sc / cc / ph	20/___	20/___	_____ + _____ X _____
	有临床表现	20/___	20/___	裸眼　_____ + _____ X _____
色觉:　　正常/异常	色觉图 （HRR）/ 14			_____ + _____ X _____
	瞳孔（传入障碍）	是/否	是/否	
	视神经：水肿	是/否	是/否	
	苍白	是/否	是/否	
进展: 没有变化/好转/恶化	黄斑/晶状体病理学	是/否	是/否	
炎症/充血				炎症指数（表现最严重的眼/眼睑）
	泪阜水肿　　　　（0-1）			泪阜水肿　　　　（0-1):
眼球后疼痛	球结膜水肿　　　（0-2）			球结膜水肿　　　（0-2):
静止　　（0-1）	结膜发红　　　　（0-1）			结膜发红　　　　（0-1):
凝视　　（0-1）	眼睑发红　　　　（0-1）			眼睑发红　　　　（0-1):
眼睑肿胀:　是/否	眼睑水肿　上眼睑（0-2）			眼睑水肿　　　　（0-2):
日变化:　　（0-1）	下眼睑（0-2）			眼球后疼痛　　　（0-2):
				月变化　　　　　（0-1):
进展: 没有变化/好转/恶化				总计　（10）:
斜视/运动性				棱镜测量:
复视:	转向（度数）:	＋	＋	↑
无　　　　　（0）				
凝视　　　　（1）				← 　　→
间歇　　　　（2）	受限			
持续　　　　（3）	> 45°	0	0	↓
转头/否斜:　是/否	30-45°	1	1	
	15-30°	2	2	
进展: 没有变化/好转/恶化	< 15°	3	3	
外观/暴露				脂肪脱垂和眼睑位置:
	上眼睑位置：MRD	mm	mm	
眼睑凝视　　是/否	巩膜暴露（上巩膜）	mm	mm	
	（下巩膜）	mm	mm	
	提肌功能	mm	mm	
光敏性　　　是/否	突眼	mm	mm	
突出　　　　是/否	眼球突出度（眶间距：mm）	mm	mm	
流泪　　　　是/否	角膜糜烂	是/否	是/否	
眼部刺激症状　是/否	角膜溃疡	是/否	是/否	
	眼内压-向前	mmHg	mmHg	
进展: 没有变化/好转/恶化	-向上	mmHg	mmHg	

疾病等级			评分	进展/反应	疾病活动度
V	（视神经病）	是/否	/ 1	没有变化/好转/恶化	
I	（炎症/充血）	0-10	/ 10	没有变化/好转/恶化	活动
S	（复视）	0-3	/ 3	没有变化/好转/恶化	
	（受限）	0-3	/ 3	没有变化/好转/恶化	静止
A	（外观/暴露）	正常-严重	/ 3	没有变化/好转/恶化	

管理	随访间隔:

参考文献

［1］ Bahn RS. Graves' ophthalmopathy. N Engl J Med. 2010；362（8）：726-38.

［2］ Dolman PJ. Evaluating graves orbitopathy. Best Pract Res Clin Endocrinol Metab. 2012；26（3）：229-48.

［3］ Kendall-Taylor P，Perros P. Clinical presentation of thyroid associated orbitopathy. Thyroid. 1998；8：427-8.

［4］ Gerding MN，Terwee CB，Dekker FW，et al. Quality of life in patients with Graves' ophthalmopathy is markedly decreased：measurement by the medical outcomes study instrument. Thyroid. 1997；7（6）：885-9.

［5］ Rootman J，Dolman PJ. Thyroid orbitopathy (Chapter 8). In：Rootman J，editor. Diseases of the orbit. A multidisciplinary approach. Hagerstown：Lippincott Williams & Wilkins；2003.

［6］ Rundle FF. Development and course of exophthalmos and ophthalmoplegia in Graves' disease with special reference to the effect of thyroidectomy. Clin Sci. 1945；5：177-94.

［7］ Rundle FF. Ocular changes in Graves' disease. QJM. 1960；29：113-26.

［8］ Dolman PJ，Rootman J. Predictors of disease severity in thyroid-related orbitopathy. (chap18) Orbital Disease. Present status and future challenges. New York：Taylor and Francis；2005.

［9］ Kahaly G，Schrezenmeir J，Krause U，et al. Ciclosporin and prednisone vs prednisone in treatment of Graves' ophthalmopathy：a controlled，randomized and prospective study. Eur J Clin Invest. 1986；16（5）：415-22.

［10］ Dolman PJ，Rath S. Orbital radiotherapy for thyroid eye disease. Curr Opin Ophthalmol. 2012；23（5）：427-32.

［11］ Polito E，Leccisotti A. MRI in Graves orbitopathy：recognition of enlarged muscles and prediction of steroid response. Ophthalmologica. 1995；209：182-6.

［12］ Regensburg NI，Wiersinga WM，Berendschot TT，et al. Densities of orbital fat and extraocular muscles in graves orbitopathy patients and controls. Ophthal Plast Reconstr Surg. 2011；27（4）：236-40.

［13］ Frueh BR，Musch DC，Garber FW. Lid retraction and levator aponeurosis defects in Graves' eye disease. Ophthalmic Surg. 1986；17：216-20.

［14］ Eing F，Cruz AA. Surgical treatment of globe subluxation in the active phase of the myogenic type of Graves orbitopathy：case reports. Arq Bras Oftalmol. 2012；75（2）：131-3.

［15］ Anderton LC，Neoh C，Walshaw D，Dickinson AJ：Reproducibility of clinical assessment in thyroid eye disease；in Abstract of the European Society of Ophthalmic，Plastic and Reconstructive Surgery，Paris，2000，p 107

［16］ Kendler DL，Lippa J，Rootman J. The initial clinical characteristics of Graves' orbitopathy vary with age and sex. Arch Ophthalmol. 1993；111：197-201.

［17］ Dolman PJ，Cahill K，Czyz CN，et al. Reliability of estimating ductions in thyroid eye disease：an international thyroid Eye disease society multicenter study. Ophthalmology. 2012；119（2）：382-9.

［18］ Kazim M，Trokel SL，Acaroglu G，Elliott A. Reversal of dysthyroid optic neuropathy following orbital fat decompression. Br J Ophthalmol. 2000；84（6）：600-5.

［19］ McKeag D，Lane CM，Lazarus JH，et al. Clinical features of dysthyroid optic neuropathy：a European group on Graves' orbitopathy survey. Br J Ophthalmol. 2007；91：455-8.

［20］ Giaconi JA，Kazim M，Rho T，Pfaff C. CT scan evidence of dysthyroid optic neuropathy. Ophthal Plast Reconstr Surg. 2002；18（3）：177-82.

［21］ Werner SC. Classification of the eye changes of Graves' disease. Am J Ophthalmol. 1969；68：646-8.

［22］ Boboridis K，Perros P. General management plan in Graves' orbitopathy：A multidisciplinary approach，Basel，Karger，2007；88-95.

［23］ Mourits MP，Prummel MF，Wiersinga WM，et al. Clinical activity score as a guide in the management of patients with Graves' Ophthalmopathy. Clin Endocrinol. 1997; 47; 9.

[24] Martins JRM, Furlanetto RP, Oliveira LM, et al. Comparison of practical methods for urinary glycosaminoglycans and serum hyaluronan with clinical activity scores in patients with Graves' ophthalmopathy. Clin Endocrino. 2004; 60; 726-33.

[25] Gerding MN, van der Zant FM, et al. Octreotide-scintigraphy is a disease-activity parameter in Graves' ophthalmopathy. Clin Endocrinol. 1999; 50; 373-9.

[26] Dolman PJ, Rootman J. VISA classification for Graves' orbitopathy. Ophthal Plast Reconstr Surg. 2006; 22 (5); 319-24.

[27] Fayers T, Dolman PJ. Validity and Reliability of the TED-QOL; a new three-item questionnaire to assess quality of life in thyroid eye disease. Br J Ophthalmol. 2011; 95 (12); 1670-4.

[28] Prummel MF, Wiersinga WM. Smoking and risk of Graves' disease. JAMA. 1993; 269; 479-82.

[29] Pfeilschifter J, Ziegler R. Smoking and endocrine ophthalmopathy; impact of smoking and current vs lifetime cigarette consumption. Clin Endocrinol (Oxf). 1996; 45; 477-81.

[30] Selva D, Chen C, King G. Late reactivation of thyroid orbitopathy. Clin & Exp Ophthalmol. 2004; 32 (1); 46-50.

[31] Kazim M, Trokel S, Moore S. Treatment of acute Graves orbitopathy. Ophthalmology. 1991; 98; 1443-8.

[32] Aktaran S, Akarsu E, Erbagci I, et al. Comparison of intravenous methylprednisolone therapy vs. oral methylprednisolone therapy in patients with Graves' ophthalmopathy. Int J Clin Pract. 2007; 61; 45-51.

[33] Le Moli R, Baldeschi L, Saeed P, et al. Determinants of liver damage associated with intravenous methylprednisolone pulse therapy in Graves' ophthalmopathy. Thyroid. 2007; 17; 357-62.

[34] Shams PN, Ma R, Pickles T, Rootman J, Dolman PJ. Reduced risk of compressive optic neuropathy using orbital radiotherapy in patients with active thyroid eye disease. Am J Ophthalmol. 2014; 157 (6); 1299-305.

[35] Prummel MF, Mourits MP, Blank L, et al. Randomized double-blind trial of prednisone versus radiotherapy in Graves' ophthalmopathy. Lancet. 1993; 342; 949-54.

[36] Mourits MP, van Kempen-Harteveld ML, Garcia MB, et al. Radiotherapy for Graves' orbitopathy; randomised placebo-controlled study. Lancet. 2000; 355; 1505-9.

[37] Prummel MF, Terwee CB, Gerding MN, et al. A randomized controlled trial of orbital radiotherapy versus sham irradiation in patients with mild Graves' ophthalmopathy. J Clin Endocrinol Metab. 2004; 89; 15-20.

第 18 章
轻度 Graves 眼病患者的自然病程、危险因素与治疗方案

Natural History, Risk Factors, and Management of Patients with Mild GO

Marius N. Stan 著

李玉姝 译

自然病程

Graves 眼病（Graves' orbitopathy，GO）的诊断与格雷夫斯病（Graves' disease，GD）的诊断密切相关。许多研究报道了二者在发生时间上的关系：来自明尼苏达州奥姆斯特德县的数据表明，20％的病例[1]中两者被同时诊断，而欧洲的数据显示被同时诊断的病例达 40％[2]。少数 GO 病例发生在出现甲状腺功能异常前，来自荷兰和奥姆斯特德的研究分别显示这样的比例为 8％和 18％[2]。因此，大多数 GO 患者的诊断均在甲状腺功能亢进（简称甲亢）发生之后，其中大多数在 GD 确诊后的前 6 个月内被诊断。Laurberg 等报道的中重度 GO 病例[3]，也分别有 7.5％、29.3％和 63.2％发生在甲状腺功能异常之前、中、后，与前述报告分布一致。伴有甲状腺功能减退症（简称甲减）或甲状腺功能正常的 GO 所占比例在各流行病学研究报道基本一致，大约均有 5％的 GO 病例[4-5]。

经过多年未干预治疗下对疾病的观察，GO 病程被简化地描述为 Rundle 曲线（图 18.1[6-7]）。

正如 Rundle 的描述[8]：这个曲线试图用图描述突眼加重及缓解的动态变化过程中

M.N. Stan, M.D. (✉)
Division of Endocrinology, Diabetes, Metabolism and Nutrition, Mayo Clinic,
200 First St. SW, Rochester, MN 55905, USA
e-mail: stan.marius@mayo.edu

© Springer Science+Business Media New York 2015
R.S. Bahn (ed.), *Graves' Disease*, DOI 10.1007/978-1-4939-2534-6_18

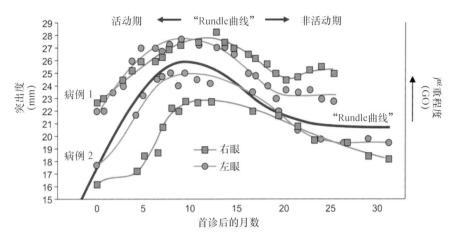

图 18.1（见书后彩图）　Rundle 曲线的发展，Rundle[6] 的原始数据描述了两名患者随访 30 个月的双眼突出度变化。Kallmann 和 Mourits[7] 在此基础上绘制出理想曲线以描述疾病严重度变化的全过程。疾病的"活动期"和"非活动期"在顶部表示。Modified from Rundle and Wilson[6] and Kalmann and Mourits[7]

重要的眼部变化。它们在某种意义上是理想化的理论上的曲线，很少有患者能完全经历整个变化过程。该曲线至今仍被认为准确地描述了 GO 疾病自然进程，即先经历一个急骤的恶化，然后进入缓慢的逐渐改善过程，尽管大多数病例最后都很难恢复到发病前水平。在历史记载中，Bartley 最近的社论[9] 描述了 Rundle 开展工作的背景，强调了 Rundle 本人的贡献是他绘制出现代 GO 的蓝图。对 GO 自然病程最近期的描述来自 Perros[10]，他们对 65 名甲状腺功能维持正常的 GO 患者随访 5 年，患者均不需要特殊的针对 GO 的治疗。在这些病例中，大多数 GO 患者（64.4%）自发改善，22% 的患者临床症状无变化，13.5% 的患者病情加重。在这项研究以前，一些小样本的研究报道 GO 患者结局各异，但是所有研究随访的均是处于甲亢期的患者[11-14]。Perros 等人报道了疾病甚至可在 2 个月这样短的时间内改善，因此建议在 GO 发病最初的半年内要对患者密切随诊，这段时期似乎确定了疾病的发展趋势。这项 Perros 等人的研究针对的是就诊于三甲医疗中心的患者，这部分患者病情较重，因此存在选择性偏倚，可以推测在观察期间病情得到自发改善的患者数量可能更多。

关于 GO 眼病自然病程的最新研究报告来自 Tanda 等[15]。他们选择 GD 患者，伴或不伴有轻度 GO，主要用抗甲状腺药物（ATD）治疗，剔除中重度 GO 患者——因为这部分病例需接受专门的眼病治疗。在 346 名 GD 患者中观察了 GO 病情变化或向 GO 进展的过程。由于这项研究并非基于三甲医院的样本，因此可避免选择性偏倚。与其他研究结果相一致，GD 确诊后诊断的 GO 中 20% 病例为轻度、非活动期 GO，6% 为中重度 GO，仅 1 名患者（<1%）发生威胁视力的 GO。随访轻度 GO 患者 18 个月，随访结束时，近 2/3（58%）GO 患者自愈，40% 仍存在轻度、非活动性 GO，仅 1 个病例（2%）进展为中重度 GO。此外，初始未患有 GO 的患者在随访 18 个月后，87% 患者仍无 GO 发生，10% 患者发展成轻度 GO，仅 2.6%（5/194）患者在随访期间发展成中重度活动性 GO。同更早的 Perros 的研究相比较，这项研究展现了 GO 疾病进展的更乐观的趋向。在过去的几十年里，许多已知影响 GO 病情变化的危险因素存在着这

样的趋势：吸烟的减少[16]、放射碘（RAI）应用的减少[17]、甲状腺功能障碍在更早期被发现和治疗。

显然，如果 GD 诊断时不伴 GO，那么经过抗甲状腺药物（ATD）治疗的大部分患者之后似乎也不太可能会发生 GO。如果 GD 诊断时已患有 GO，则多是轻度的，若危险因素得到控制，在随访期间眼部症状也会很快得到改善。尽管病情加重的情况仅发生在少数病例中，但仍需要进一步研究发现疾病进展的预测指标以及副作用少的有效治疗方法。

危险因素

有许多促进 GO 发生和恶化的危险因素（表 18.1），一些可以干预（如：甲状腺功能异常、吸烟等），另一些却无法改变（如：高龄、男性、高水平 TSH 受体抗体等），下文将分别进行概述。

性别对自身免疫的影响众所周知。女性更易患 GD，因此也易患 GO[1-2]。女性患有 GD 的风险与男性之比是 5：1，根据 Laurberg[3,18]等的数据，患有中重度 GO 的男女比例与 GD 相同。通过多重研究（并非人群基础的研究）发现，男性患有更严重类型 GO 的风险反而更高[19-20]。

表 18.1　GO 疾病的危险因素

危险因素	可否控制	注释
年龄	否	高龄是易患有更严重 GO 的风险因素
性别	否	女性 GO 的发病率更高，而男性患重度 GO 的发生率更高
基因/人种	否	白种人患有 GO 发病率最高，亚洲人最低；似乎与免疫调节基因相关
机体因素	否	GO 患者显著的眶外侧壁夹角变大
TRAb	否[a]	能够预测 GO 的患病风险及治疗效果
吸烟	是	加重 GO 的进展及降低治疗效果，临床建议戒烟治疗
甲状腺功能异常	是	需要迅速控制甲亢，GD 治疗后需预防甲减
放射碘治疗	是	放射性碘治疗后可应用糖皮质激素治疗 6～12 周

[a]研究表明甲巯咪唑治疗可使 TRAb 降低，然而目前证据不能区分到底是 GO 自然病程发展所致还是与改善 TRAb 相关[27]

高龄是患严重 GO 的危险因素之一。Tanda 及同事[15]在人群研究中发现中重度比轻度 GO 患者的平均年龄大 10 岁（53.7 ± 13.6 *vs.* 43.9 ± 12.2，$P < 0.004$），比 GD 确诊时无 GO 的患者（45.6 ± 13.6，$P < 0.001$）大 8 岁，趋于改善的轻度 GO 比病情不变或恶化的患者年轻（42.9 ± 12.1 *vs.* 51.4 ± 10.0，$P < 0.02$）。在探讨碘摄入量影响的丹麦研究中，Laurberg 等[3]报告，小于 40 岁年轻人群中仅发现 <2% 的中重度 GO 患者[3]，而 40～60 岁人群患有中重度 GO 的风险显著升高。这与大部分研究结果一致[19,21-22]，但并非全部[20]，结果的差异可能来自于对 GO 临床定义和严重度分级的

差异。

　　大多数人认为 GD 治疗方法影响 GO 发生风险。抗甲状腺药物和甲状腺切除术对 GO 的进展没有影响，然而放射性碘治疗具有加重活动期 GO 的潜在风险。Tallstedt 及同事的随机临床试验（randomized clinical trial，RCT）研究中[23] 提出此风险，并在 Bartalena 等的 RCT 研究中[24] 得到确证。后者的研究将患者分为三组：服用甲巯咪唑治疗组、放射性碘治疗组、放射性碘加泼尼松治疗组。甲巯咪唑治疗组中 3% 患者出现新发或加重的 GO（3 名已患 GO，1 名入组时无 GO）；而放射性碘治疗的患者中有 24%（17/72）的患者原有 GO 加重、8%（6/78）患者新发 GO。但放射性碘和激素联合应用的患者中并未新发 GO 或出现 GO 加重的情况，认为激素的应用可预防放射性碘引起的这一副作用（见治疗部分）。Traisk 等近期所做的 RCT 研究再次发现放射性碘治疗（RAI）对 GO 的负面作用[25]：与药物治疗组相比 RAI 组出现更多新发 GO。另一方面，Perros 的研究报道[26]，放射碘治疗 GD 伴非活动期 GO，不会导致眼病加重。他随访了 72 名患者，大部分患者伴有中重度 GO，给予未联合激素的单纯放射性碘治疗，95% 患者的临床活动性评分（clinical activity score，CAS）小于 3 分，表示眼病处于非活动期。这部分患者中未出现 GO 的加重，值得提出的是整个治疗过程中非常小心地避免了甲减的出现。RAI 治疗加重 GO 的机制可能是 RAI 引起的甲状腺损伤过程刺激了自身免疫反应——RAI 可致 TRAb 滴度升高[27]，从而放大了眼部的病理生理反应。

　　甲亢和甲减均是 GO 发生和加重的危险因素，Mar Prumell、M. P. Mourits 和 Wilmar Wiersinga 领导的阿姆斯特丹团队[28] 对一系列 GO 病例进行了回顾性研究，排除了 1/4 甲状腺功能正常的 GO 患者，发现：中重度 GO 患者与轻度 GO 患者相比，甲状腺功能异常的风险更高，OR 为 2.8（95% CI 1.2～6.8）。他们又对另外一些 GO 患者进行了前瞻性研究，发现甲状腺功能恢复正常也会伴有 GO 改善，也就是说甲状腺功能保持正常稳定的患者，其 GO 病情也比较稳定[29]。为控制甲亢而需多次使用 RAI 治疗则 GO 发生和发展的 OR 值为 2.8[30]。这项研究的局限性是重复 RAI 治疗没有被当做 GO 风险评估的混杂因素。Tallstedt 及同事的研究证明了甲减可使 GO 进展。他们比较放射性碘治疗同时加用左甲状腺素预防性治疗的患者和出现甲减后才应用左甲状腺素的患者[31]，发现后者 GO 发生/发展的相对危险度是 1.64。在甲减患者组 GO 的严重度增加，即需要 GO 特异性治疗的患者数增加（需要特殊治疗的相对风险是 2.3，95% CI 为 1.1～2.6）。Kung 团队在亚洲人群中[32] 以及作者研究团队在北美队列中[33] 得到同样结果。作者发现当 RAI 治疗结束已发生甲减才开始接受左甲状腺素治疗的患者与 RAI 治疗后复查时甲状腺功能正常的患者比较，GO 发生/进展的 OR 值为 3.3。

　　在一些研究中 14% GO 患者表现为单侧突眼[34]，说明机械因素也影响 GO。Baujat[35] 及其团队描述了 GO 患者的眼球侧壁更厚，表明 GO 和非 GO 患者的眼部解剖结构存在差异，提示侧壁减压术使临床获益的局限性。眼部解剖结构的变化改变了静脉及淋巴引流，影响局部环境中炎性细胞因子的浓度，因此影响了临床 GO 的危险因素。这种循环改变在与 GO 相关且有相似病理生理改变的胫前黏液性水肿中也发挥作用。Rappaport 团队报道了一例严重的胫前黏液性水肿的患者在长期站立下症状会明显加重，足部在鞋子边缘形成一条明显的痕迹，证实了局部机械压力导致不同程度的改变[36]。

　　吸烟是被提及最多的 GO 的危险因素，许多研究证实吸烟者 GO 发生和恶化的风险增加。很多研究探讨吸烟和 GO 的关系，2002 年发表了一篇 meta 分析[37]。吸烟使 GD 的发生风险增加，OR 为 3.3（95% CI 2.1~5.2），对女性的影响比男性更大。若戒烟则风险会减退（OR=1.41，95% CI 0.77~2.58）。吸烟使 GO 发生的危险系数更高，OR 达 4.4（95% CI 2.88~6.73）。Pfeilschifter 及同事等[38]研究每日吸烟数量与表示 GO 严重程度的指标间的关系，发现与复视风险直接相关，每日吸烟 1~10 支、11~20 支或 20 支以上相对危险度分别是 1.8、3.8 和 7.0。在一个最新的研究中应用析因分析及最客观的评价指标探讨吸烟对 GO 的影响[25]，发现吸烟使 GO 发生或加重的风险比值增加到 9.8 倍。此外，有证据表明二手烟对 GO 同样产生负面影响。Krassa[39]观察儿童的 GO 进展情况，发现儿童成长在周围吸烟者比例高的环境中则 GO 患病率更高。作者发现在一些高吸烟率（>25%）国家，患有 GD 的儿童（<10 岁，假定为非吸烟者）有很高的 GO 患病率（52%），而低吸烟率国家同样年龄 GD 患儿的 GO 患病率仅为 19%。若吸烟的 GD 患者接受放射性碘治疗，则原有 GO 发展或加重的风险较非吸烟患者高 4 倍[25]。吸烟的另一个负面作用是影响 GO 患者对治疗的反应：吸烟者经糖皮质激素和外照射治疗所获得的疗效差于非吸烟者，Bartalena 等[40]在一个回顾性研究中发现，65 名非吸烟患者中 61 名（94%）治疗反应较好，而吸烟的 85 名患者中仅 58 名（68%）治疗有效（$P<0.001$）。另一团队的研究也发现：与非吸烟 GO 患者相比，吸烟者起效更晚、疗效更差，疗效与每日吸烟支数呈负相关[41]。

　　为什么吸烟对 GO 产生负面影响？已有非常好的基础研究数据解释吸烟加重 GO 的机制。吸烟能导致局部缺氧及氧自由基产生，这些又能刺激眶后成纤维细胞增生合成更多氨基葡聚糖[42-43]。一项独立研究显示，香烟烟雾暴露以剂量依赖方式（显著相关系数为 0.978）使培养的 GO 患者和对照的眶后成纤维细胞透明质酸分泌增多，并在 IL1 的协同作用下刺激脂肪增生[44]。

　　GD 治疗前三碘甲腺原氨酸（triiodothyronine，T_3）、甲状腺素（thyroxine，T_4）的水平是预测 GO 进展的潜在因素。Talsstedt[23]首次报道了高 T_3 水平为 GO 危险因素。同一研究组还报告了高 T_4 水平也是 GO 进展的危险因素[25]，然而其他许多研究均未能证明 T_3 或 T_4 水平对 GO 病程具有预测作用[15,33,45]。目前 T_3 或 T_4 水平对 GO 治疗方案推荐尚无定论。

　　Chng[46]在近期一篇综述中详细总结了不同种族患 GO 的风险。Tellez 团队首次报道，高加索人 GO 发病率显著高于亚洲人，高 6.4 倍[47]。亚洲人 GO 患者眼病严重程度也偏低（特别是较少有眼外肌受累），但亚洲人更容易发生威胁视力的甲状腺相关眼病视神经病变（dysthyroid optic neuropathy，DON）。这种现象的原因可能部分由于眼部解剖学差异，包括亚洲人的眼眶更浅、眼球突出度正常值更低[48]。一般来说突眼度的正常范围从低到高分别为亚洲人、白种人和非洲裔美国人[49]。了解不同种族间突眼度正常值的差异有重要临床意义，可避免过高或过低估计不同种族的患病率。由于解剖结构不同，亚洲和高加索患者眼睑外观也有差异。正如 Doxanas 和 Anderson[50]描述的，基本差异来自于眼眶间隔和提肌腱膜间的解剖关系。亚洲人的眼睑更肿，眼睑褶痕位置更低，推测这是造成 GO 表现种族差异的一个原因[46]。当探讨 GD 和 GO 的遗传易感因素时，HLA 基因仍被广为关注。亚洲人有意义的基因位点与高加索人完全不同。TSH 受体和 CTLA-4 基因的变异解释了 GO 遗传易感性，但在不同种族中与 GO 相关的多态性位点均不一致[46]。很少的 TNF-α 基因多态性与 GO 相关的报道，且在不同种族中位点不同（如亚洲人中为 T1031C 和 C863A、高加索人为 G238），这些发现部分解释了 GO 发病的种族差异。有趣的是不同种族间 GO 患病风险的差异与促甲状腺素受体抗体的差异一致。在所有种族中甲状腺刺激免疫球蛋白（thyroid stimulating immunoglobulin，TSI）滴度均与 GO 发生风险增高相关。在高加索人，促甲状腺素结合抑制免疫球蛋白（TSH binding inhibitory immunoglobulin，TBII）与 GO 风险直接相关[51-52]，相反，在亚洲人中无眼病特征的 GD 患者与 GO 患者相比，TBII 水平更高[32,53-55]。不同种族的文化差异也使 GO 发生的其他危险因素状况不同，如吸烟。因此，文化差异、解剖结构、遗传基因差异、自身免疫抗体等综合因素导致不同种族 GO 发生与进展的差异。

　　遗传因素与 GO 风险增加之间的联系仍是研究热点。这部分内容在这本书的第 4 章具体阐述。总体而言，为解释某些 GD 或甲状腺功能正常的或甲减患者为什么易患GO，研究者们检测了大量的基因多态性，它们主要位于编码免疫调节组分的基因区域。所以，现在有很多单核苷酸多态性的数据，涉及 HLA、CTLA-4、TSH 受体、细胞间黏附分子-1、IL-23 受体、IL-1 基因等，而这仅是最重要的靶基因中的一小部分。这项研究得出一些有趣的结论，但仍需要区分 GD 与 GO 的危险因素，且需在不同种族中进行验证。

　　TSH 受体抗体（TRAb），或 TSH 刺激性免疫球蛋白（TSI）在 GO 发病机制中具有重要作用，各种支持证据在本书第 13 章具体阐述[56]。由此及彼，TRAb（TSI）滴度与 GO 发生风险也相关[15,53,55,57]。例如，Khoo 的研究中[57]，当 TSI 滴度在四分位由低至高的第一、二、三和四位时，GO 患病率分别为 20％、36％、52％和 64％。以二分方式分析，当 TSI 水平在中位数以上时 GO 患病风险的 OR 为 3.6（1.5～8.0）。这些数据均证明了抗体与 GO 发生进展的直接关系。然而，一些初期的研究结论并非全部一致，有些显示两者间不相关。原因可能是这些研究中检测方法敏感性较低，如第一代 TBII 检测方法或长效甲状腺刺激物的检测。Gerding 等[52]检测了 63 名未治疗的中重度眼病患者，探讨 TRAb 和 GO 程度的关系，发现临床活动评分与 TSI 及 TBII 均直接强烈相关。很多研究重点观察 TRAb 在预测 GO 对治疗的反应性方面的作用。Eckstein 等[58]发现 93％疗效不佳的 GO 患者中 TRAb 持续被检测到，而大部分治疗有效的患者 TRAb 已检测不到。Kahaly 等[59]也发现，静脉应用糖皮质激素治疗后临床活动度评分降低，随着 GO 治疗成功，TRAb 下降。Eckstein 及同事们[51]随访了 159 名患者 1 年，以确定能预测 GO 病程的 TRAb 界值，发现 TRAb 低于界值时患者有 2.3～15.6倍的风险经历轻度 GO 病程，高于界值时有 8.7～31.1 倍的风险成为重度 GO。因此他们能够预测 50％GO 患者的临床过程。Tanda 等[15]的结果也与之相似，轻度的在随访期间症状有所改善的 GO 患者 TRAb 水平低于那些在随访 18 个月后发展为中重度的GO 患者（11.7 ± 7.7U/L $vs.$ 18.1 ± 9.3U/L，$P < 0.01$）。TRAb 也可作为治疗靶目标，直接的免疫调节干预不会显著影响它。由于多数 GO 患者 TRAb 呈自然下降趋势，所以长期服用抗甲状腺药物以控制 TRAb 的治疗方案仍受争议[27]。

　　从临床角度看，尽管大量数据支持这些危险因素的影响，但仍然存在着一定数量的非吸烟的、甲状腺功能正常或甲减、TRAb 阴性的患者发生典型的 GO。这些患者的GO 病情进展可能是由于多因素的综合作用，或者潜在的其他危险因素的作用。总之，GO 的发展进程并非决定于单一的危险因素。

轻度 GO 的治疗

　　GO 的治疗应由内分泌和眼科专家组成的团队来进行，并有其他相关科室专家辅助（如外科医师、验光师、放射科医师）。他们综合评估制订出兼顾功能和外观的个体化治疗方案。欧洲 Graves 眼病协作组（The European Group on Graves' Orbitopathy，EUGOGO）目前使用甲状腺科和眼科相结合的临床治疗模式，在内分泌和眼科医师的共同商议下制订综合方案[60]。在治疗 GO 患者前需要对可改变的危险因素进行评估。如前面反复述及的，甲状腺功能异常，无论甲亢或甲减，均与 GO 进展和加重相关。因此，使甲状腺功能恢复正常是治疗的第一步。抗甲状腺药物和甲状腺切除术的治疗方法对 GO 的进展没有影响，而放射性碘治疗可能会导致活动期 GO 患者病情加重。在 Bartalena 等开展的一个临床试验中，一组接受 RAI 辅以泼尼松治疗[24]。根据研究计划，患者在 RAI 治疗后的 48～72h 内开始服用 0.4～0.5mg/kg（体重）的泼尼松。按原剂量继续维持治疗 1 个月，随后 2 个月逐渐减量至停用。这部分患者没有出现 GO 加重，67% 已合并 GO 的患者眼部症状改善。这个研究支持已合并 GO 的患者进行 RAI 治疗同时应给予糖皮质激素治疗。这个结论也在美国甲状腺学会和美国内分泌医师协会推出的甲亢诊治指南中被强调[61]，特别是针对存在其他危险因素的 GO 患者。最近有研究应用低至 0.2mg/kg（体重）的小剂量泼尼松治疗 GO 的方法已经使患者获益[62]。临床试验尚未证实小剂量激素的作用，因此并不应该被推荐为标准治疗方案。

　　正如 Perros 所述，预防 RAI 治疗后甲减也降低 GO 风险[26]。上文已提到这项研究，72 名中重度非活动期 GO 患者，给予 RAI 治疗并未联用糖皮质激素，均未出现眼病加重。关键的处理是，RAI 治疗后 2 周所有病例均早期给予左甲状腺素全程避免出现甲状腺功能减退。Tallstedt 及同事[31]更早前就做过同样的研究，他们比较两组患者，一组出现甲减后才给予左甲状腺素治疗（大约在 RAI 治疗后 3 个月），另一组在 RAI 治疗后 2 周即早期给予左甲状腺素 50μg/d，RAI 后 4 周时增至 100μg/d。他们发现早期给予左甲状腺素能预防 GO 进展和加重，而 244 例患者中仅有 2 例因甲亢样症状复发而停用左甲状腺素。前面提到的 Perros[26]等的试验也应用了相似方法预防甲减。目前我们正进行一项研究以了解这种预防 RAI 治疗后出现甲减的方法是否适用于北美人群。RAI 治疗后 2 周予左甲状腺素的治疗并非常规方案，需注意的是 RAI 治疗后应密切随访、监测甲状腺功能、预防临床甲减，因为 40% 的患者在 RAI 治疗后 6～8 周会出现甲减[33]。

　　尽管缺乏能够逆转 GO 疾病发展的相关研究，但是戒烟仍是阻止 GO 发展加重的重要一步，也能改善对治疗的反应性。医师对患者戒烟的劝告虽然很重要，但大多数没效果。很显然，专业戒烟中心要比自己戒烟更有效果，他们能够提供更好的治疗方法，如适当药物治疗、心理医师咨询等，均能增加成功概率[63]。

　　在纠正可改正的危险因素后，医生应该考虑采取措施来改善 GO 的症状和体征。其中，局部治疗很有效果，如局部用药颇为有效地改善眼角膜长期暴露空气中引起的干燥症状，从而改善磨砂感、流泪、畏光和疼痛[64]。白天最好使用人工泪液或凝胶，每天 4～6 次，晚上最好应用凝胶或具有更长生物效应的软膏敷眼。对于眼角膜严重暴露的患者，特别是醒来后眼干症状明显的患者，用胶带闭合眼睑或覆盖湿房有益。若角膜不适时可使用护眼镜，特别是在多尘多风的天气。另外使用 2% 的胍乙啶溶液可以减轻上眼睑的回缩，这种方法对于大多数受试者均有效果[65]。戴太阳镜可以减轻畏光症状，也能帮助患者减少社会因素的影响。患者睡眠时将枕头垫高可以有效预防眼睑水肿，尽管有些人不太适应垫高头部。

　　如果上诉方法均无明显效果，可以考虑使用硒制剂治疗，硒是一种人体必需的微量元素，具有抗氧化作用。硒合成入硒代半胱氨酸，后者是几种硒蛋白的基础原料，硒在这些酶中作为氧化-还原中心发挥作用。GO 和 GD 均存在氧自由基产生的增加[42,66-67]。另外，也有研究证明它对 GD 和 HT 的免疫系统产生影响[68-69]。因此可得出假设：硒治疗可能对 GO 有益。Marcocci 等设计了一个大型 RCT 研究验证该假说[70]。该研究中，患者被随机分为三组，分别予以硒制剂 $100\mu g$ 每日 2 次、己酮可可碱或安慰剂治疗 6 个月。经过 6 个月的治疗后患者又后续随访了 6 个月。结果为眼部症状评分及据填写 GO-QOL 问卷所得出的生活质量评分[71-72]。在 GO 研究领域的 RCT 试验中以这两项为主要研究终点是很好的选择，因为和患者的重要结果相反，医师间的结果常缺乏相关性。通过眼部症状评分的评估得出：相比于安慰剂组，经过 6 个月硒治疗组患者的眼部症状和 GO 进展均减轻。硒治疗组在外观、视功能评分均有所改善，生活质量得到提高。作者认为是通过改善软组织和眼裂而提高了 GO-QOL 评分。改善眼部评分和生活质量评分的效果在 6 个月时显著，并持续到 12 个月。硒制剂的耐受性较好，没有副作用。相反，己酮可可碱产生许多副作用，但效果与安慰剂相似。有一种担心是关于硒能否增加高血糖的风险，但幸运的是这项研究报道没有患者出现高血糖的副作用[73]。此研究的局限性是研究对象大多数来自边缘性硒缺乏地区，但研究中未测定硒水平。因此我们不能确定硒的治疗效果是否局限于硒缺乏的患者。我们期待这一问题能被由国际甲状腺眼病协会（ITEDS）牵头、正在北美（美国和加拿大）进行的一项多中心 RCT 研究回答。

参考文献

[1] Bartley GB，Fatourechi V，Kadrmas EF，Jacobsen SJ，Ilstrup DM，Garrity JA，et al. Chronology of Graves' ophthalmopathy in an incidence cohort. Am J Ophthalmol. 1996；121（4）：426-34.

[2] Wiersinga WM，Smit T，van der Gaag R，Koornneef L. Temporal relationship between onset of Graves' ophthalmopathy and onset of thyroidal Graves' disease. J Endocrinol Invest. 1988；11（8）：615-9.

[3] Laurberg P，Berman DC，Bulow Pedersen I，Andersen S，Carle A. Incidence and clinical presentation of moderate to severe Graves' orbitopathy in a Danish population before and after iodine fortification of salt. J Clin Endocrinol Metab. 2012；97（7）：2325-32. Evaluation studies research support，Non-U. S. Gov't.

[4] Bartley GB，Fatourechi V，Kadrmas EF，Jacobsen SJ，Ilstrup DM，Garrity JA，et al. Clinical features of Graves' ophthalmopathy in an incidence cohort. Am J Ophthalmol. 1996；121（3）：284-90.

[5] Kim JM，LaBree L，Levin L，Feldon SE. The relation of Graves' ophthalmopathy to circulating thyroid hormone status. Br J Ophthalmol. 2004；88（1）：72-4. Research support，Non-U. S. Gov't research support，U. S. Gov't，P. H. S.

[6] Rundle FF，Wilson CW. Development and course of exophthalmos and ophthalmoplegia in Graves' disease with special reference to the effect of thyroidectomy. Clin Sci. 1945；5（3-4）：177-94.

［7］ Kalmann R，Mourits MP. Late recurrence of unilateral graves orbitopathy on the contralateral side. Am J Ophthalmol. 2002；133（5）：727-9. Case reports.

［8］ Rundle FF. Management of exophthalmos and related ocular changes in Graves' disease. Metabolism. 1957；6（1）：36-48.

［9］ Bartley GB. Rundle and his curve. Arch Ophthalmol. 2011；129（3）：356-8. Biography historical article portraits research support，Non-U. S. Gov't.

［10］ Perros P，Crombie AL，Kendall-Taylor P. Natural history of thyroid associated ophthalmopathy. Clin Endocrinol. 1995；42（1）：45-50.

［11］ Hales IB，Rundle FF. Ocular changes in Graves' disease. A long-term follow-up study. Q J Med. 1960；29：113-26.

［12］ Hamilton HE，Schultz RO，De Gowin EL. The endocrine eye lesion in hyperthyroidism. Its incidence and course in 165 patients treated for thyrotoxicosis with iodine. Arch Intern Med. 1960；105：675-85.

［13］ Aranow Jr H，Day RM. Management of thyrotoxicosis in patients with ophthalmopathy：antithyroid regimen determined primarily by ocular manifestations. J Clin Endocrinol Metab. 1965；25：1-10.

［14］ Solem JH，Segaard E，Ytteborg J. The course of endocrine ophthalmopathy during antithyroid therapy in a prospective study. Acta Med Scand. 1979；205（1-2）：111-4. Clinical trial.

［15］ Tanda ML，Piantanida E，Liparulo L，Veronesi G，Lai A，Sassi L，et al. Prevalence and natural history of Graves' orbitopathy in a large series of patients with newly diagnosed graves' hyperthyroidism seen at a single center. J Clin Endocrinol Metab. 2013；98（4）：1443-9. Research support，Non-U. S. Gov't.

［16］ Weetman AP，Wiersinga WM. Current management of thyroid-associated ophthalmopathy in Europe. Results of an international survey. Clin Endocrinol (Oxf). 1998；49（1）：21-8.

［17］ Burch HB，Burman KD，Cooper DS. A 2011 survey of clinical practice patterns in the management of Graves' disease. J Clin Endocrinol Metab. 2012；97（12）：4549-58. Evaluation studies.

［18］ Carle A，Pedersen IB，Knudsen N，Perrild H，Ovesen L，Rasmussen LB，et al. Epidemiology of subtypes of hyperthyroidism in Denmark：a population-based study. Eur J Endocrinol. 2011；164（5）：801-9. Comparative study research support，Non-U. S. Gov't.

［19］ Perros P，Crombie AL，Matthews JN，Kendall-Taylor P. Age and gender influence the severity of thyroid-associated ophthalmopathy：a study of 101 patients attending a combined thyroideye clinic. Clin Endocrinol (Oxf). 1993；38（4）：367-72.

［20］ Marcocci C，Bartalena L，Bogazzi F，Panicucci M，Pinchera A. Studies on the occurrence of ophthalmopathy in Graves' disease. Acta Endocrinol (Copenh). 1989；120（4）：473-8.

［21］ Bartley GB. The epidemiologic characteristics and clinical course of ophthalmopathy associated with autoimmune thyroid disease in Olmsted County，Minnesota. Trans Am Ophthalmol Soc. 1994；92：477-588.

［22］ Bartley GB，Fatourechi V，Kadrmas EF，Jacobsen SJ，Ilstrup DM，Garrity JA，et al. The incidence of Graves' ophthalmopathy in Olmsted County，Minnesota. Am J Ophthalmol. 1995；120（4）：511-7.

［23］ Tallstedt L，Lundell G，Torring O，Wallin G，Ljunggren JG，Blomgren H，et al. Occurrence of ophthalmopathy after treatment for Graves' hyperthyroidism. The Thyroid Study Group. N Engl J Med. 1992；326（26）：1733-8.

［24］ Bartalena L，Marcocci C，Bogazzi F，Manetti L，Tanda ML，Dell'Unto E，et al. Relation between therapy for hyperthyroidism and the course of Graves' ophthalmopathy. N Engl J Med. 1998；338（2）：73-8.

［25］ Traisk F，Tallstedt L，Abraham-Nordling M，Andersson T，Berg G，Calissendorff J，et al. Thyroid-associated ophthalmopathy after treatment for Graves' hyperthyroidism with antithyroid drugs or iodine-131. J Clin Endocrinol Metab. 2009；94（10）：3700-7. Comparative study randomized controlled trial research support，Non-U. S. Gov't.

［26］ Perros P，Kendall-Taylor P，Neoh C，Frewin S，Dickinson J. A prospective study of the effects of radioiodine therapy for hyperthyroidism in patients with minimally active graves' ophthalmopathy.

J Clin Endocrinol Metab. 2005；90 (9)：5321-3.

[27] Laurberg P，Wallin G，Tallstedt L，Abraham-Nordling M，Lundell G，Torring O. TSH-receptor autoimmunity in Graves' disease after therapy with anti-thyroid drugs，surgery，or radioiodine：a 5-year prospective randomized study. Eur J Endocrinol. 2008；158 (1)：69-75.

[28] Prummel MF，Wiersinga WM，Mourits MP，Koornneef L，Berghout A，van der Gaag R. Effect of abnormal thyroid function on the severity of Graves' ophthalmopathy. Arch Intern Med. 1990；150 (5)：1098-101.

[29] Prummel MF，Wiersinga WM，Mourits MP，et al. Amelioration of eye changes of Graves' ophthalmopathy by achieving euthyroidism. Acta Endocrinol (Copenh). 1989；121 Suppl 2：185-9.

[30] DeGroot LJ，Mangklabruks A，McCormick M. Comparison of RA [131] I treatment protocols for Graves' disease. J Endocrinol Invest. 1990；13 (2)：111-8.

[31] Tallstedt L，Lundell G，Blomgren H，Bring J. Does early administration of thyroxine reduce the development of Graves' ophthalmopathy after radioiodine treatment？Eur J Endocrinol. 1994；130 (5)：494-7.

[32] Kung AW，Yau CC，Cheng A. The incidence of ophthalmopathy after radioiodine therapy for Graves' disease：prognostic factors and the role of methimazole. J Clin Endocrinol Metab. 1994；79 (2)：542-6.

[33] Stan M，Durski JM，Brito JP，Bhagra S，Thapa P，Bahn RS. Cohort study on radioactive iodine-induced hypothyroidism-implications for graves' ophthalmopathy and optimal timing for thyroid hormone assessment. Thyroid. 2012；23 (5)：620-5.

[34] Wiersinga WM，Smit T，van der Gaag R，Mourits M，Koornneef L. Clinical presentation of Graves' ophthalmopathy. Ophthalmic Res. 1989；21 (2)：73-82.

[35] Baujat B，Krastinova D，Bach CA，Coquille F，Chabolle F. Orbital morphology in exophthalmos and exorbitism. Plast Reconstr Surg. 2006；117 (2)：542-50. discussion 51-2.

[36] Rapoport B，Alsabeh R，Aftergood D，McLachlan SM. Elephantiasic pretibial myxedema：insight into and a hypothesis regarding the pathogenesis of the extrathyroidal manifestations of Graves' disease. Thyroid. 2000；10 (8)：685-92. See comment.

[37] Vestergaard P. Smoking and thyroid disorders—a meta-analysis. Eur J Endocrinol. 2002；146 (2)：153-61. Meta-analysis.

[38] Pfeilschifter J，Ziegler R. Smoking and endocrine ophthalmopathy：impact of smoking severity and current vs lifetime cigarette consumption. Clin Endocrinol (Oxf). 1996；45 (4)：477-81.

[39] Krassas GE，Segni M，Wiersinga WM. Childhood Graves' ophthalmopathy：results of a European questionnaire study. Eur J Endocrinol. 2005；153 (4)：515-20.

[40] Bartalena L，Marcocci C，Tanda ML，Manetti L，Dell'Unto E，Bartolomei MP，et al. Cigarette smoking and treatment outcomes in Graves ophthalmopathy. Ann Intern Med. 1998；129 (8)：632-5.

[41] Eckstein A，Quadbeck B，Mueller G，Rettenmeier AW，Hoermann R，Mann K，et al. Impact of smoking on the response to treatment of thyroid associated ophthalmopathy. Br J Ophthalmol. 2003；87 (6)：773-6.

[42] Burch HB，Lahiri S，Bahn RS，Barnes S. Superoxide radical production stimulates retroocular fibroblast proliferation in Graves' ophthalmopathy. Exp Eye Res. 1997；65 (2)：311-6.

[43] Metcalfe RA，Weetman AP. Stimulation of extraocular muscle fibroblasts by cytokines and hypoxia：possible role in thyroid-associated ophthalmopathy. Clin Endocrinol (Oxf). 1994；40 (1)：67-72.

[44] Cawood TJ，Moriarty P，O'Farrelly C，O'Shea D. Smoking and thyroid-associated ophthalmopathy：a novel explanation of the biological link. J Clin Endocrinol Metab. 2007；92 (1)：59-64.

[45] Vannucchi G，Campi I，Covelli D，Dazzi D，Curro N，Simonetta S，et al. Graves' orbitopathy activation after radioactive iodine therapy with and without steroid prophylaxis. J Clin Endocrinol Metab. 2009；94 (9)：3381-6.

[46] Chng CL，Seah LL，Khoo DH. Ethnic differences in the clinical presentation of Graves' ophthalmopathy. Best Pract Res Clin Endocrinol Metab. 2012；26 (3)：249-58. Review.

[47] Tellez M，Cooper J，Edmonds C. Graves' ophthalmopathy in relation to cigarette smoking and eth-

nic origin. Clin Endocrinol (Oxf). 1992; 36 (3): 291-4.

[48] Rootman J. Aspects of current management of thyroid orbitopathy in Asians. Asia Pac J Ophthalmol. 1998; 10 (3): 2-6.

[49] Tsai CC, Kau HC, Kao SC, Hsu WM. Exophthalmos of patients with Graves' disease in Chinese of Taiwan. Eye. 2006; 20 (5): 569-73.

[50] Doxanas MT, Anderson RL. Oriental eyelids. An anatomic study. Arch Ophthalmol. 1984; 102 (8): 1232-5. Comparative study.

[51] Eckstein AK, Plicht M, Lax H, Neuhauser M, Mann K, Lederbogen S, et al. Thyrotropin receptor autoantibodies are independent risk factors for Graves' ophthalmopathy and help to predict severity and outcome of the disease. J Clin Endocrinol Metab. 2006; 91 (9): 3464-70.

[52] Gerding MN, van der Meer JW, Broenink M, Bakker O, Wiersinga WM, Prummel MF. Association of thyrotrophin receptor antibodies with the clinical features of Graves' ophthalmopathy. Clin Endocrinol. 2000; 52 (3): 267-71.

[53] Noh JY, Hamada N, Inoue Y, Abe Y, Ito K. Thyroid-stimulating antibody is related to graves' ophthalmopathy, but thyrotropin-binding inhibitor immunoglobulin is related to hyperthyroidism in patients with Graves' disease. Thyroid. 2000; 10 (9): 809-13.

[54] Chang TC, Huang KM, Chang TJ, Lin SL. Correlation of orbital computed tomography and antibodies in patients with hyperthyroid Graves' disease. Clin Endocrinol (Oxf). 1990; 32 (5): 551-8.

[55] Goh SY, Ho SC, Seah LL, Fong KS, Khoo DH. Thyroid autoantibody profiles in ophthalmic dominant and thyroid dominant Graves' disease differ and suggest ophthalmopathy is a multiantigenic disease. Clin Endocrinol (Oxf). 2004; 60 (5): 600-7.

[56] Bahn RS. Graves' ophthalmopathy. N Engl J Med. 2010; 362 (8): 726-38.

[57] Khoo DH, Ho SC, Seah LL, Fong KS, Tai ES, Chee SP, et al. The combination of absent thyroid peroxidase antibodies and high thyroid-stimulating immunoglobulin levels in Graves' disease identifies a group at markedly increased risk of ophthalmopathy. Thyroid. 1999; 9 (12): 1175-80.

[58] Eckstein AK, Plicht M, Lax H, Hirche H, Quadbeck B, Mann K, et al. Clinical results of anti-inflammatory therapy in Graves' ophthalmopathy and association with thyroidal autoantibodies. Clin Endocrinol (Oxf). 2004; 61 (5): 612-8.

[59] Kahaly GJ, Pitz S, Hommel G, Dittmar M. Randomized, single blind trial of intravenous versus oral steroid monotherapy in Graves' orbitopathy. J Clin Endocrinol Metab. 2005; 90 (9): 5234-40.

[60] Wiersinga WM, Perros P, Kahaly GJ, Mourits MP, Baldeschi L, Boboridis K, et al. Clinical assessment of patients with Graves' orbitopathy: the European Group on Graves' Orbitopathy recommendations to generalists, specialists and clinical researchers. Eur J Endocrinol. 2006; 155 (3): 387-9.

[61] Bahn Chair RS, Burch HB, Cooper DS, Garber JR, Greenlee MC, Klein I, et al. Hyperthyroidism and other causes of thyrotoxicosis: management guidelines of the American Thyroid Association and American Association of Clinical Endocrinologists. Thyroid. 2011; 21 (6): 593-646. Practice guideline.

[62] Lai A, Sassi L, Compri E, Marino F, Sivelli P, Piantanida E, et al. Lower dose prednisone prevents radioiodine-associated exacerbation of initially mild or absent Graves' orbitopathy: a retrospective cohort study. J Clin Endocrinol Metab. 2010; 95 (3): 1333-7. Research support, Non-U. S. Gov't.

[63] Rigotti NA. Strategies to help a smoker who is struggling to quit. JAMA. 2012; 308 (15): 1573-80. Case reports clinical conference research support, N. I. H., extramural.

[64] Eckstein AK, Finkenrath A, Heiligenhaus A, Renzing-Kohler K, Esser J, Kruger C, et al. Dry eye syndrome in thyroid-associated ophthalmopathy: lacrimal expression of TSH receptor suggests involvement of TSHR-specific autoantibodies. Acta Ophthalmol Scand. 2004; 82 (3 1): 291-7.

[65] Haddad HM. Lid retraction therapy with a guanethidine solution. Arch Ophthalmol. 1989; 107 (2): 169. Letter.

[66] Heufelder AE, Wenzel BE, Bahn RS. Methimazole and propylthiouracil inhibit the oxygen free

radical-induced expression of a 72 kilodalton heat shock protein in Graves' retroocular fibroblasts. J Clin Endocrinol Metab. 1992；74（4）：737-42. See comment.

[67] Lu R，Wang P，Wartofsky L，Sutton BD，Zweier JL，Bahn RS，et al. Oxygen free radicals in interleukin-1beta-induced glycosaminoglycan production by retro-ocular fibroblasts from normal subjects and Graves' ophthalmopathy patients. Thyroid. 1999；9（3）：297-303.

[68] Nacamulli D，Mian C，Petricca D，Lazzarotto F，Barollo S，Pozza D，et al. Influence of physiological dietary selenium supplementation on the natural course of autoimmune thyroiditis. Clin Endocrinol (Oxf). 2010；73（4）：535-9.

[69] Vrca VB，Skreb F，Cepelak I，Romic Z，Mayer L. Supplementation with antioxidants in the treatment of Graves' disease：the effect on glutathione peroxidase activity and concentration of selenium. Clin Chim Acta. 2004；341（1-2）：55-63.

[70] Marcocci C，Kahaly GJ，Krassas GE，Bartalena L，Prummel M，Stahl M，et al. Selenium and the course of mild Graves' orbitopathy. N Engl J Med. 2011；364（20）：1920-31.

[71] Terwee CB，Dekker FW，Mourits MP，Gerding MN，Baldeschi L，Kalmann R，et al. Interpretation and validity of changes in scores on the Graves' ophthalmopathy quality of life questionnaire (GO-QOL) after different treatments. Clin Endocrinol (Oxf). 2001；54（3）：391-8.

[72] Terwee CB，Gerding MN，Dekker FW，Prummel MF，Wiersinga WM. Development of a disease specific quality of life questionnaire for patients with Graves' ophthalmopathy：the GO-QOL. Br J Ophthalmol. 1998；82（7）：773-9.

[73] Marcocci CK，Kahaly GJ，Krassas GE. Selenium and the course of mild graves' orbitopathy. N Engl J Med. 2011；365：769-71. doi：10. 1056/NEJMc1107080.

第 19 章
中重度及威胁视力的 Graves 眼病的药物治疗

Medical Treatment of Moderately Severe and Vision-Threatening Graves' Orbitopathy

Maarten P. Mourits　著

朱　巍　译

导　　论

眼病的严重度与活动性

　　Graves 眼病（Graves' orbitopathy，GO）可以导致不同程度的外貌改变，从轻微的眼睑改变到严重影响外观的突眼，也可以引起复视，甚至失明。对于几乎所有患者而言，很大一部分疾病负担源于有害病变导致的后续心理变化，对其影响最大，并在社会交际中起着主导作用。此外，Graves 眼病患者也可出现异物感、流泪、动眼时疼痛、视物模糊、复视等眼部不适。复视是仅次于视力下降（发生于少数患者）的令患者困扰的症状，严重影响日常生活。基于该病对日常生活的影响程度，欧洲 Graves 眼病协作组（EUGOGO）建议将 Graves 眼病患者分为 3 个亚组，分别为轻度（几乎不妨碍日常生活）、中重度（明显影响）和威胁视力[1-2]。威胁视力的 Graves 眼病的严格标准是：视力下降、色觉异常、瞳孔障碍（单侧病例）、视盘水肿和眼外肌眶尖挤压。毋庸置疑，存在复视应该归类于中重度组，而单纯轻度眼睑肿胀或退缩属于轻度眼病。但是，单纯突眼又该归于哪一组？对此并没有严格的定义，因为人们对此有不同的处

M.P. Mourits, M.D., Ph.D. (✉)
Department of Ophthalmology, Academic Medical Center, University of Amsterdam, D2-431, Meibergdreef 9, 1105 AZ Amsterdam, Noord-Holland, The Netherlands
e-mail: m.p.mourits@amc.uva.nl

© Springer Science+Business Media New York 2015
R.S. Bahn (ed.), *Graves' Disease*, DOI 10.1007/978-1-4939-2534-6_19

理态度。EUGOGO 认为视力不受到威胁，而眼病严重程度足以需要免疫抑制治疗或手术的 Graves 眼病患者为中重度患者。这群患者存在 1 项或更多下述症状：眼睑退缩大于 2mm，NO SPECS Ⅱ级，Ⅱ级或Ⅲ级眼睑肿胀，突眼度大于正常范围上限 3mm 以上和非持续性（凝视诱发）或持续性复视。除了部分自认为眼病基本没有造成任何影响的患者外，其余患者都是本章内容所适用的对象。

　　疾病严重程度决定是否需要治疗，而疾病活动性决定了选择哪种治疗方法。早在 20 世纪 50 年代，澳大利亚内科医生 F. F. Rundle[3-4] 就有如下阐述：Graves 眼病的病程始于眼球突出、眼睑退缩与眼球运动障碍，通常会持续数月，直至达到平台期，随后症状缓慢改善，但并不完全消退，该病程变化后被称为 Rundle 曲线。此曲线的时间轴可长达数月或数年不等。近期，我们的团队研究表明，在 Rundle 严重度曲线出现之前存在类似的疾病活动性曲线[5]（图 19.1）。我们将眶部组织进行定量，连续观察其与临床特征的关系，发现随着病程演变，临床活动性症状、体征逐渐消失，而球后脂肪容积和突眼度逐渐增加。

　　　　眼病的严重程度决定了是否需要治疗，而眼病活动性决定了选择哪种治疗方法。

　　炎症迹象，如疼痛、充血、眼睑及球结膜水肿，突眼度增加以及活动障碍（如"功能丧失"），通常预示着 Graves 眼病处于起始阶段。基于这些临床表现，进行临床活动性评分，有助于区分活动期眼病与静止期眼病。换言之，可以区分患者眼病是处于 Rundle 曲线上升阶段还是下降阶段。[6-7] 这是至关重要的，因为活动期眼病患者的治疗方法是免疫调节或药物治疗，而手术干预须在疾病进入静止期才能进行。

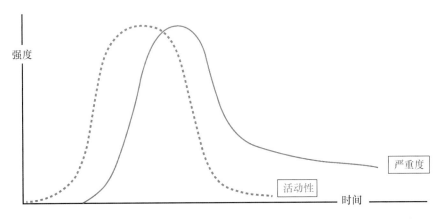

图 19.1　Graves 眼病患者的眼病活动性曲线（虚线）和眼病严重度曲线（实线）

Graves 眼病治疗目标

　　对治疗结果的各种期望使得人们对药物治疗益处的论证受到干扰，尤其是糖皮质激素的益处。

　　在 Graves 眼病中，眼睑肿胀和眼球突出是由眼肌和球后脂肪增加所致，而眼睑退缩和眼球活动障碍是由炎性改变导致眼外肌纤维化引起的。最后，视力下降继发于严重角膜上皮损伤和溃疡，更常见的是眼外肌肿胀导致的眶尖视神经压迫。最近，研究表明与对照组相比，70％的 Graves 眼病患者的眼肌容量增大，而 13％患者的球后脂肪量也增加[8]。此外，脂肪量增加在 Graves 眼病中出现相对较晚[5]。

Graves 眼病的免疫调节治疗被期望通过抑制免疫活性细胞和炎症介质（如细胞因子）的功能，影响生成氨基葡聚糖的眶部成纤维细胞，从而减轻水肿，最后抑制眶部前脂肪细胞分化为脂肪细胞。因此，免疫调节可以防止眼病进一步恶化，但对于眼肌和脂肪容量增加引起的眼睑肿胀和眼球突出效果欠佳。确实，口服或静脉糖皮质激素及眼眶放疗对于改善眼球突出疗效甚微，目前认为手术是有效治疗严重眼球突出的唯一方法，但手术无法替代药物治疗，没有证据表明手术可改善眶部自身免疫所介导的炎症。与此相反，有证据表明接受眶减压术患者的病情仍继续处于活动期，所以在术后仍需要额外的免疫调节治疗[9]。

因此，药物治疗和放疗对于中重度 Graves 眼病患者的贡献仅仅是缩短了疾病活动期，使得康复手术可以在疾病早期进行，而非在自然病程到来时。然而制止炎症活动可能会减轻眼睑水肿和退缩，改善眼球运动，甚至减轻视神经受压，同时患者可以免受即刻眶减压术的痛苦。

> Graves 眼病免疫抑制治疗的目的是遏制病程，可为提早整复手术提供条件（如果仍有必要的话）。

一项评估 32 名中重度活动期 Graves 眼病患者的研究发现，甲基泼尼松龙静脉冲击疗法使 85％患者的眼病病情稳定，使 38％患者的严重度得以减轻[10]，而且每名用药效果良好的患者平均可以避免 0.5 次手术，32 名患者中有 4 名需要额外的免疫抑制治疗。虽然不同的终点评估标准得出不一致的结果，但 EUGOGO 标准和临床活动性评分（CAS）似乎能够很好地预测是否需要额外免疫抑制治疗及康复手术。

Graves 眼病药物治疗结果的评估

针对 Graves 眼病的治疗可能会选择性地干预 1 项或以上的症状和体征，而其他症状则会保持不变甚至恶化。那么该如何评估治疗的总体结果呢？对于这个问题，学者们试图进行解答。基于 NO SPECS 分类[11]，眼病评分或指数被定义为每项 NO SPECS 分类的总和乘以分类内的严重等级[12]。在随后的研究中，总体结果基于主要和次要标准的变化[13]，表 19.1 显示了 EUGOGO 目前所使用的标准。除了此客观结果（医生视其为客观结果），还以 Graves 眼病生活质量问卷为基础引入主观结果测量[14-15]。目前主要使用两套系统：一套是 EUGOGO 采纳的由阿姆斯特丹开发的系统，另一套是由温哥华开发的 VISA 系统，这两套系统之间的差异很小，且差异无关紧要。

表 19.1　Graves 眼病药物治疗结果评估的 EUGOGO 标准

a. **改善。**当以下结果评价中的至少两项在一只眼中得到改善，且两只眼均未产生恶化：

　　1. 眼裂宽度至少减少 3mm

　　2. NO SPECS 至少下降两个等级

　　3. 突眼度至少减少 2mm

　　4. 单眼活动度改善＞8，或复视改善（消失或程度改变）

　　5. CAS 至少改善 2 分

b. **恶化。**当出现 DON 或出现两项以下指标：

　　1. 眼裂宽度至少增加 3mm

　　2. NO SPECS 至少增加两个等级

　　3. 突眼度至少增加 2mm

　　4. 眼球活动度恶化＞8，或复视恶化（出现或程度改变）

c. **没有变化。**

没有变化或变化小于之前定义参数时

CAS　临床活动性评分；DON　甲状腺相关视神经病变

中重度 Graves 眼病糖皮质激素治疗

眶部注射糖皮质激素

关于糖皮质激素应用的最初报道出现在 20 世纪中期。这些报道关注的是眶部注射类固醇。近期，来自 Buenos Aires 的 Martin Devoto 对眶内或结膜下类固醇注射提出了新的观念。他认为，局部病灶内注射作为替代静脉冲击疗法的另一种方法，无法使药物长时间保持或停留在特定部位。有数项研究[16-18]显示局部注射可改善眼睑退缩、眼球突出、眼球活动障碍，甚至眼肌容量。然而，这些研究缺乏严格的科学评判标准，即未进行双盲随机临床试验，也未使用客观方法来量化眼肌大小。此外，当需要重复注射时，该方法就失去了其优势。Robert Goldberg 对这些论著进行了评论[19]，列举了眶内注射的风险。"除了类固醇的全身副作用以外，眼部注射也存在发生局部并发症的风险，包括眼球穿孔、眼压升高、结膜或角巩膜的溶解、栓塞血管闭塞或压力引起的视神经压迫、眼球突出或脂肪萎缩、色素脱失，以及与积存注射相关的甲基纤维素溶剂导致的肉芽肿"。虽然这些并发症可以通过改进注射技术进行预防，但类固醇注射是否有效这一问题还没有得到解答。Pisa 研究小组将口服和球后注射皮质类固醇药物分别与眶部钴放射治疗（简称放疗）联合，比较后发现前者联合放疗更有效[20]。

口服糖皮质激素

口服泼尼松的疗效和安全性已得到了广泛研究[12,20-24]。这些研究中使用的剂量 60mg～100mg，治疗维持时间 10 周～20 周，报告的缓解率为 45％～67％。常见副作用（如精神抑郁、骨质疏松）和少见副作用（如体重增加、多毛症、骨质疏松、高血压）的频率和严重程度令研究者惊讶，使其不得不寻找替代药物。口服泼尼松的副作用发生率与类固醇类药物的持续时间相关。过去临床医师期望口服泼尼松使眼病治愈，所以倾向让患者长时间或在每一次所谓"复发"后口服类固醇类药物，最终却导致了极其可怕的后果。一名患者（图 19.2）每日口服 60mg 泼尼松，1 年内体重增加了 30kg。除了心理抑郁和严重的骨质疏松，她的外表完全改变，还遭受了"自发性"跟腱断裂的痛苦。这种做法忽视了这一事实——类固醇只适用于处于活动期的 Graves 眼病患者，且只能在有限的时间内使用。不恰当的治疗方法引发了口服泼尼松治疗 Graves 眼病的负面效应。

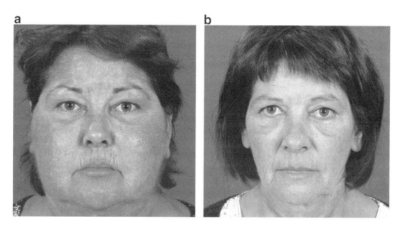

图 19.2（见书后彩图） 一个服用过量泼尼松的 51 岁女性患者，在初诊（a）和停用糖皮质激素 1 年后（b）的情况

静脉注射糖皮质激素

在 20 世纪末，人们越发意识到自身免疫性疾病的早期强化治疗可能效果更佳。许多针对中度至威胁视力的 Graves 眼病患者的对照研究表明，静脉注射糖皮质激素比口服类固醇更有效，且副作用更少[25-28]，平均缓解率为 79%。

Kahaly 等人[27]在 2005 年进行了一项单盲研究，70 名甲状腺功能正常且处于活动期的重度 Graves 眼病门诊患者被随机分组，接受每周一次静脉注射甲泼尼龙（iv methylprednisolone，IVMP；初始 0.5g，后改为 0.25g，每种剂量注射 6 周）或每日口服 0.1g 泼尼松，然后每周 0.01g 逐渐减少剂量。3 个月后，静脉注射组 35 名患者中的 27 名（77%）治疗有效，而口服组 35 名患者中仅有 18 名有效（51%）。静脉注射组疾病严重程度（如视力）和活动性（如球结膜水肿）以及生活质量与基线值相比均明显改善，促甲状腺激素受体抗体滴度在类固醇静脉注射期间下降（$P<0.001$），静脉注射组很少需要额外的治疗。

据我们所知，到目前为止只有我们只做了 1 项将 IVMP 与安慰剂进行比较的前瞻性随机研究[28]。15 名未经治疗的处于活动期的中重度 Graves 眼病患者参与了此项研究，6 名患者接受类固醇治疗，另外 9 名患者接受安慰剂治疗。中重度定义是按照 Graves 眼病临床症状 NO SPECS 分类法，活动性则按临床活动评分（clinical activity score，CAS）进行评估。每隔 4 周连续 3 日静脉滴注 500mg 甲泼尼龙（MP）或只滴注溶剂，分 4 个周期进行（总共 6g IVMP）。有效的治疗终点标准定义：最严重的那只眼睛在治疗第 48 周一项主要和（或）两项次要标准得到改善。主要标准是复视等级降低，活动度改善，CAS 减少 3 分。次要标准是眼睑退缩减轻，突眼度减少；软组织肿胀等级降低、CAS 减少 2 分。最终，6 名接受泼尼松治疗患者中的 5 名（83%）以及 9 名接受安慰剂治疗中的 1 名（11%）获得了有效的治疗结果 [相对风险 = 7.5；（95% 置信区间 1.1～49.3），$P = 0.005$]，治疗耐受性良好。

这些研究以及其他研究均表明，炎症迹象（如：充血、眼睑水肿、球结膜水肿以及眼球运动障碍）会缓解，但 IVMP 对突眼度的影响甚微。此外，这些研究不提供研究期外的数据，因此 3 个月或更长时间后的复发率是未知的。在最近的一项研究中，Vannuchi 等人[29]的研究表明在 6 至 8 周内没有缓解的患者应免于进一步的泼尼松治疗，因为后续依然得不到预期的疗效。

这些研究均未报告主要副作用。糖皮质激素注射可能会导致短暂潮热、心悸、胃烧灼感以及高血压，失眠亦有报道。此外，在治疗结束后，体重增加多达 3kg。然而，接受静脉泼尼松注射的患者发生心血管意外事件偶有报道[30-31]。更重要的是，类固醇静脉冲击疗法累积剂量大，特别是在经常采用的继续口服泼尼松来巩固静脉脉冲治疗后疗效的情况下。在许多病例报道中，IVMP 有导致肝功能衰竭的风险，已导致 4 名患者死亡[32-34]。这些患者的累积剂量为 10～24g。Sanchez-Ortiga 等人[35]比较了两种静脉类固醇注射剂量，发现低剂量的耐受性更好，类固醇的肝脏毒性似乎呈现剂量依赖性。有进一步的证据表明类固醇治疗骤停也可能会加重潜在的肝脏疾病，而在予以口服类固醇逐渐减量的患者中未发现急性肝功能障碍报道。

我们入选了 13 名甲状腺相关视神经病变患者（A 组）和 14 名中重度 Graves 眼病患者（B 组）分别予以高剂量（A 组）或低剂量（B 组）IVMP 治疗[36]，进行前瞻性观察研究。A 组的累积类固醇剂量为 8.45g，B 组为 4.5g，随访 24 周，观察到血清转氨酶轻微升高 [谷丙转氨酶（ALAT）高于谷草转氨酶（ASAT）]，7 名患者超过了正常上限（40U/L）。这些变化在 A 组中更加突出，也有证据显示 A 组的 ASAT/ALAT 比值降低，而在 B 组中未观察到。血清转氨酶发生变化，尤其是在 IVMP 的前 6 周，随着类固醇剂量减少而变小。既往存在肝脏脂肪变性或糖尿病与肝损害无关，但病毒性肝炎则与之相关。我们的结论是糖皮质激素对肝细胞的直接毒性作用在 Graves 眼病患者的 IVMP 治疗中呈剂量依赖性。然而，如果避免累积剂量超过 8g 并在冲击疗法之前或期间定期检查肝功能，IVMP 似乎也是很安全的。

欧洲甲状腺协会（the European Thyroid Association，ETA）进行的一项调查中，Claudio Marcocci 等人在其会员单位间评估了 IVMP 的使用和并发症[37]。从 128 名 ETA 会员中得到反馈，其中 115 名 ETA 会员使用糖皮质激素进行治疗。大多数会员（83/115，72%）接受 IVMP，其治疗方案多种多样。对于口服糖皮质激素，甲泼尼龙的累积剂量介于 0.5 和 12g 之间（平均 4.5g），IVMP 的累积剂量介于 1.0 和 4.9g 之间（平均 2.4g）。口服糖皮质激素期间经常被报道出现不良反应（26/32，81%），大部分的副作用并不严重，但有 10 名试验对象出现严重不良反应（肝、心血管和脑血管并发症），其中包括 2 名死亡病例。而 IVMP 的不良反应不太常见（32/83，39%），一旦发生则较为严重，包括 7 名死亡病例。除 1 例以外，其他所有致命事件均发生在高于目前推荐 IVMP 的累积剂量（8g）。他们得出的结论是，口服和 IVMP 都可能产生严重的副作用，包括死亡，其在每日或隔日 IVMP 中发生更频繁。IVMP 应该在经验丰富的医疗机构内进行，在治疗前需要评估患者的治疗风险，哪怕无明显不适，治疗期间或治疗后仍应对副作用进行监测。

> 静脉注射甲泼尼龙冲击疗法对处于活动期的 Graves 眼病患者有效，累积剂量不应超过 8g。

为了找到甲泼尼龙的最佳剂量，EUGOGO 对 159 名处于活动期的中重度 Graves 眼病患者[38]进行了多中心、随机、双盲试验，以确定 IVMP 三种剂量的疗效和安全性。患者在 12 周的注射期内随机接受累积剂量分别为 2.25、4.98 和 7.47g 的 IVMP 治疗，第 12 周请眼科医生客观评价疗效，请患者主观评价疗效（利用 Graves 眼病生活质量调查问卷），均采用盲法，每次随访均记录不良反应。7.47g 剂量组短期内优于低剂量组，而这种优势是短暂的，且伴随着稍大的毒性。由此可见，大多数情况下应选用中等剂量甲泼尼龙方案，高剂量方案适用于最严重的 Graves 眼病患者。

总之，第一阶段共 6 次 500mg 甲泼尼龙注射，6 周内每周 1 次缓慢注射维持 1h 或 2h，紧随着 6 周内第二阶段共 6 次 250mg 甲泼尼龙注射，这可以被视为治疗处于活动期的中重度 Graves 眼病的一种安全、有效的方案（表 19.2）。事实上，EUGOGO 提倡将这种治疗方案作为首选，预期疾病活动减缓、炎症迹象消失达 80%，疾病严重程度减轻达 40%，减少后续手术需求。然而，这并不是对所有患者均有效，且长期复发率没有得到充分的研究。无效患者不应继续接受类固醇治疗（这部分患者显然对类固醇没有反应），但可以采用其他治疗方法。应用 IVMP 之前，应该在患者中彻底筛查糖尿病、高血压、胃和肝脏疾病以及骨质疏松。需要予以防治胃部并发症（质子泵抑制剂）和骨质疏松（双膦酸盐），而患者在治疗过程中必须定期检查。

表 19.2　中重度 Graves 眼病治疗方案

指征：中重度 Graves 眼病

禁忌证：

1. 活动性炎症

2. 胃溃疡或胃炎

3. 不明原因的肝酶异常

4. 相对禁忌证：糖尿病、骨质疏松

开始前检查：

—血红蛋白（Hb）、白细胞、肌酐、钠、钾、葡萄糖、碱性磷酸酶（AF）、谷丙转氨酶（ASAT）、谷草转氨酶（ALAT）、γ谷氨酰转肽酶（γGT）、胆红素、葡萄糖。指标正常时开始

—血压、脉搏

—肝脏超声

治疗：

—静脉注射 500mg 甲泼尼龙，每周 1 次，持续 6 周

—然后：静脉注射 250mg 甲泼尼龙，每周 1 次，持续 6 周

—甲泼尼龙（250mg 或 500mg）溶解在 50ml 0.9％氯化钠中，静脉滴注

—维持 60min

不良反应：

—若注射过快：（10min 内 500mg）心律失常、循环衰竭、心搏骤停

—恶心、呕吐

—潜在糖尿病风险

—高血压、钠和液体潴留

—欣快感、失眠、抑郁和精神病

检查：

—注射时：呼吸频率、脉搏、输液前和输液后即刻的血糖

—6 周、12 周后：AF、ASAT、ALAT、γGT、胆红素、葡萄糖、T_4、T_3、TSH

骨质疏松预防：

— 阿仑膦酸钠每周 1 次、每次 70mg，钙 1000mg 每日一次，维生素 D3
400 IE（国际单位，1IE＝0.025μg）每日一次第 1 周至第 12 周

威胁视力眼病的糖皮质激素治疗

甲状腺相关视神经病变（dysthyroid optic neuropathy，DON）是非常紧急的情况，没有及时采取行动会令大多数医师感到棘手。眶减压术（尤其是切除内侧壁后部）已经被证明对视力恢复非常有效[39]，即便是在视力长时间下降的情况下（口头信息）。然而，静脉注射类固醇也同样有效。1989 年，一个法国小组[40]对 5 名严重甲状腺相关视神经病变患者予以静脉甲泼尼龙注射治疗（连续 3 日，每日 1g）。注射前，检查患者病变较严重的受累眼的视力（5 英尺远数手指测量法）为 8/200、20/400、20/200、20/80。完成冲击疗法后，4 名患者的视力提高到 20/25，1 名患者提高至 20/30。继续口服泼尼松并接受眶部放疗以巩固疗效。由此得出结论，脉冲甲泼尼龙作为重度甲状腺相关视神经病变的初始治疗似乎有效。

在另一项非对照回顾性研究中[41]，DON 患者住院并接受 4 次 500g 静脉注射甲泼尼龙治疗，随后口服泼尼松（极量 60mg）和（或）眶部放疗（每次 2Gy，共 10 次）。在上次剂量完成 1 日后（T1）、在眼病至少稳定 6 个月后（T2），进行评估。在 T1 时，视力、突眼度、仰视和 CAS 均显著改善，而眼裂宽度并没有改变。在 T2 时，62 名 DON 患者中的 24 名（39％）视力恢复正常，其他 38 名（61％）在甲泼尼龙治疗 1 周至 6 个月内由于持续或复发 DON 而接受眶减压术。整组中（121 只眼），3 只眼睛的视力小于 0.1，17 只眼睛的视力在 0.1 和 0.5 之间，101 只眼睛的视力超过 0.5。因此，1/3 的 DON 患者不必接受减压手术。Salvi 团队[42]得出了同样的结论，在回顾性研究中连续 3 日进行 IVMP，下周重复该方案，6 个月后 40 只眼睛中有 17 只（42.5％）的视力得到恢复，不必进行减压手术。

只有一个随机研究比较了 DON 的药物治疗和手术治疗[9]。6 名患者接受手术减压，9 名患者接受为期 2 周的甲泼尼龙静脉输液，紧接着接受 4 个月的口服泼尼松治疗。手术组 6 名患者中 5 名视力改善不佳（n＝3）或球结膜持续水肿未改善（n＝2），

所有患者均需要接受进一步的免疫抑制治疗。类固醇组 9 名患者中，4 名患者视力未能改善，进而需要接受减压手术。治疗失败的患者改用另一种治疗方法，最终几乎所有患者的视力较术前均有所提高。我们可以得出结论，立即进行手术不会得到更好的结果，因此甲泼尼龙脉冲治疗似乎是首选治疗方法。

阿姆斯特丹方案（表 19.3）遵循 EUGOGO 的建议。DON 患者接受 3 天的 1g 甲泼尼龙治疗（第 1、2、3 日），一周后每日 1g（第 10、11、12 日）。当视觉功能未明显改善时，进行减压手术。当视力得到改善，但炎症症状仍然存在时，患者随后口服类固醇治疗。

表 19.3　威胁视力 Graves 眼病治疗方案

指征：威胁视力 Graves 眼病

禁忌证：

1. 活动性炎症
2. 胃溃疡或胃炎
3. 不明原因的肝酶异常
4. 相对禁忌证：糖尿病、骨质疏松

开始前检查：

—Hb、白细胞、肌酐、钠、钾、葡萄糖、AF、ASAT、ALAT、γGT、胆红素、葡萄糖。指标正常时开始

—血压、脉搏

—肝脏超声

治疗：

—静脉注射 1000mg 甲泼尼龙，在第 1、2、3 以及第 8、9、10 日注射

—甲泼尼龙溶解在 50ml 0.9％氯化钠中，静脉滴注，维持 60min

—然后：第 15 日开始口服泼尼松

　2 周 40mg 每日一次

　4 周 30mg 每日一次

　4 周 20mg 每日一次

　而后每周减少 2.5mg

不良反应：

—若注射过快：（10min 内 500mg）心律失常、循环衰竭、心搏骤停

—恶心、呕吐

—潜在糖尿病风险

—高血压、钠和液体潴留

—欣快感、失眠、抑郁和精神病

检查：

—注射时：呼吸频率、脉搏、输液前和输液后即刻的血糖

—第 3 日、第 10 日：AF、ASAT、ALAT、γGT、胆红素、葡萄糖、T_4、TSH、T_3

骨质疏松预防：

—阿仑膦酸钠每周 1 次、每次 70mg，钙 1000mg 每日一次，维生素 D3

　400 IE 每日一次第 1 周至第 12 周

中重度 Graves 眼病放射治疗

疗效

　　眶部放射治疗（orbital radiotherapy，ORT），简称眶部放疗，通常被称为球后照射，其用于治疗 Graves 眼病的历史久远。Ravin 等[43]在 1975 年评估了 37 名接受 Graves 眼病眶部放疗的患者，发现多名患者的眼部充血得到了改善，眼球突出、眼外肌受累和角膜受累并未明显改变，而视神经受累患者的反应最佳。在早期阶段也存在副作用，评估 4 名严重视网膜病变患者（3 名基本失明）发现，这些并发症可能归因于剂量计算和放疗技术错误[44]。

　　角膜受累对放疗没有反应并不奇怪，但值得一提的是，最初的研究者的发现是眼球活动度没有改善，也许是因为他们的测量技术不够敏感。不管怎样，之后的对照研究表明，眼球活动度对放疗有所反应。第一个对照研究将 ORT 单一治疗与口服类固醇相比[22]，证明 ORT 与口服泼尼松同样有效，尽管泼尼松对于软组织变化略微更有效，而 ORT 对于眼球活动障碍更有效。另一项荷兰的回顾性研究证实了 ORT 对于眼球突出并不敏感[45]。

　　Donaldson[46]是 Graves 眼病 ORT 的发起人之一，其在 2001 年基于非对照研究结果提示，20Gy ORT 对于进展期 Graves 眼病安全有效；随访 29 年后发现，总缓解率为 96％，患者满意率达到 98％，未留下不可挽回的长期后遗症。一项回顾性研究中，104 名患者于德国接受治疗后发现眼球运动度显著改善（突眼度未改善），没有发生严重的副作用[47]。

　　然而，在接下来的双盲随机临床试验中，结果却不容乐观[48]。30 名处于活动期的中重度 Graves 眼病患者接受放疗（共 10 次，总剂量 20Gy），另 30 名患者进行假放疗（共 10 次，总剂量 0Gy）。治疗效果通过主要和次要标准变化进行定性评估，第 24 周通过眼科和其他指数进行定量评估，如眼裂宽度、突眼度、眼球运动度、眼部主观评分、临床活动性评分。在第 24 周时 30 名放疗患者中的 18 名（60％）疗效显著，29 名假放射治疗患者中的 9 名（31％）疗效显著，这种差异是由于复视改善所致，而非突眼度减轻或眼睑肿胀改善。定量评估，放疗组的眼睛仰视活动明显改善，而其他变量均保持不变。17 名患者中的 11 名在放疗后双眼的单侧视野扩大，15 名患者中的 2 名在假放疗后单侧视野扩大。然而，只有 25％的放疗患者不需要额外的斜视手术。因此我们可以得出结论：对于中重度 Graves 眼病患者，放疗只可用于治疗眼球运动障碍。在另一项轻度 Graves 眼病患者假放疗对照研究[13]中，52％患者接受放疗后有效，27％患者接受假放射治疗后有效。放疗可以有效改善眼肌运动、减少复视的严重程度。但是，两组中的生活质量改善程度基本相同。

　　梅奥诊所[49]一项针对 42 名活动性中重度 Graves 眼病患者的前瞻性随机研究中，随机选择一侧眼眶进行 20Gy 外照射治疗，另一侧接受假照射。6 个月后交换治疗方法，结果发现干预侧与未干预侧眼眶之间未见临床或显著统计学差异。12 个月后，第一批给予干预的眼眶的肌肉容积和突眼度稍有改善。

尚没有关于甲状腺相关性视神经病变患者的对照试验，但有几项病例报道称 ORT 有效。

放疗联合糖皮质激素

30 多年以来，比萨研究小组先后应用并倡导 ORT 联合口服及静脉糖皮质激素治疗[50-52]。这些研究的结果很难评估，因为研究设计、应用技术、累积剂量等均不同，但当 ORT 联合类固醇时，总体结果似乎更好，这也是一些 meta 分析得出的结论[53-54]。然而，联合治疗的缺点主要是副作用多，为每项治疗副作用之和，这一点在相关研究中很突出。

眶部放疗剂量

眶部放疗的目标靶点是眼眶成纤维细胞。目前把每日 2Gy、10 日一疗程、总剂量 20Gy（外照射直线加速器）作为 Graves 眼病常规放疗方案。成纤维细胞对放疗非常敏感，即使低剂量也同样有效。Kahaly 等[55]随机比较了三种 ORT（远距离钴疗）方案的疗效和耐受性，A 组（每周 1Gy，20 周内完成），B 组（每日 1Gy，2 周内完成 10 次），C 组（每日 2Gy，2 周内完成 10 次）。结果提示在中重度 Graves 眼病患者中，低、高 ORT 剂量的缓解率相似，而每周 1Gy 的方案比短期治疗方案更有效且更易耐受。另一项德国研究[56]结果提示：若 ORT 以减轻软组织症状为主要目的，累积剂量低至 12Gy 就已足够，若存在运动障碍，超过 12Gy 的剂量可能更有效。

Gerling 等[57]发现 2、4 和 16Gy 的剂量结果没有差异。他们得出结论：ORT 是无效的，或 2.4Gy 就已达到最大效应。

安全性

从 Graves 眼病 ORT 治疗一开始，就需注意许多可能发生的副作用，包括白内障、视网膜病变、视神经病变和致癌作用。ORT 所导致的辐射相关癌症风险经计算在 0.0067% 和 1.2% 之间[58-59]。

一项前瞻性研究入组 42 名 Graves 眼病患者，接受 20Gy 外照射治疗[60]，3 名患者出现微血管病变或原有病变加重。在另一项后续研究中[61]，245 名患者接受 20Gy 外照射治疗或口服泼尼松，10～20 年后发现两组之间的死亡率或白内障发生无明显差别。但是，5 名接受照射治疗的患者发现了明确的视网膜病变（例如：超过 5 处病灶），其中 4 名患有糖尿病，1 名患有高血压。这些研究和其他研究均得出结论：ORT 对于视网膜病变患者（如：糖尿病患者）而言可能存在风险。

结论

ORT 应用于 40～50 岁非糖尿病患者，其副作用即可忽略不计。活动性轻度或中度

Graves 眼病患者的炎症迹象以及眼球运动适度改善。在糖皮质激素帮助下改善更大。

> 眶部放疗，特别是联合低剂量泼尼松口服可以改善活动性 Graves 眼病患者的眼球运动。

其他药物治疗

　　除了糖皮质激素和放疗外，Graves 眼病患者还可接受抗炎治疗，其中包括血浆置换、硫唑嘌呤、环孢霉素、IVIG（静脉注射用免疫球蛋白）、生长抑素类似物及生物制剂，诸如细胞因子拮抗剂、肿瘤坏死因子 α 抑制剂和抗 CD20 单克隆抗体。大多数治疗方法并没有得到广泛的研究，只有少数几项接受过设计严格的试验的评估。

　　既往病例表明血浆置换作为最初干预手段可能非常重要，但后续免疫抑制治疗才能保证持续的治疗效果。来自泰恩河畔纽卡斯尔的 Petros Perros 等[62]进行了唯一一项且又小型的关于硫唑嘌呤疗效的病例对照研究，结果表明硫唑嘌呤对于中重度 Graves 眼病并非有效的治疗手段。环孢霉素治疗 Graves 眼病的既往使用史提示我们必须仔细研究非对照研究的结果。在几份非常令人兴奋的研究报告后，一项随机研究表明环孢霉素作为单一药物治疗 Graves 眼病无效[12]。然而，同一研究表明患者接受单项治疗无效时，环孢霉素联合口服泼尼松治疗可能有效，但这经常被人们忽略！大量的自身免疫性疾病应用静脉注射免疫球蛋白（IVIG），极大地改善了重症多形红斑等疾病的预后。IVIG 对自身抗体、补体、吞噬细胞等发挥作用，IVIG 也通过抑制 IL-1 和（或）转化生长因子 β 抑制眼眶淋巴细胞和成纤维细胞。IVIG 的有效性和安全性也通过两个对照试验[24,63]进行评估，结果表明这种治疗与静脉注射甲泼尼龙同样有效，且几乎没有副作用。然而，此种治疗成本高，限制其成为首选治疗。我们简单介绍生长抑素类似物的疗效。生长抑素受体位于眼眶成纤维细胞表面，这些受体被认为干扰局部免疫反应。对多种类似物（长效奥曲肽、兰瑞肽）有效性和安全性的对照研究进行 meta 分析，发现与安慰剂相比没有临床相关优势，这也许是因为受试物的低受体亲和性[64]。此外，生长抑素类似物成本高。在小型非对照研究中，依那西普（Enbrel）这一肿瘤坏死因子 α 抑制剂暂时减少了炎症症状[65]。

利妥昔单抗（RTX）

　　在所有 Graves 眼病的新型药物中，人源化嵌合抗 CD20 单克隆抗体可能是最有希望的一种。Mario Salvi 等[66]对 RTX 进行文献回顾并总结到："靶向 CD20+ 细胞耗尽成熟 B 细胞、活性记忆 B 细胞和短寿命浆细胞的直接前体，在其中间期去除 B 淋巴细胞。RTX 虽已作为超说明书用药治疗各种自身免疫性疾病，但目前临床上只被批准用于非霍奇金淋巴瘤和风湿性关节炎的治疗。至今，RTX 共被用于 43 名活动性 Graves 眼病患者，39 名（91%）患者眼病活动性改善趋于稳定，3 名患者无明显变化，1 名患者发生恶化。在大多数患者中，突眼度和眼球运动度得到改善。约 1/3 的患者发生副作用，通常发生注射相关反应。因为 RTX 似乎并没有改变循环中的 TSH 受体抗体，其疗效可能源于 B 细胞在抗 CD20-诱导裂解后阻碍抗原呈递。虽然在提出新型治疗手段 RTX 之前还需要对照试验的证据，但已收集的数据表明 RTX 显著影响了 Graves 眼病的活动性和严重度。对照研究也将有助于确定 RTX 是应该用于活动性 Graves 眼病患者，还是那些对治疗无反应的重症患者。Graves 眼病的 RTX 治疗数据显示，诊断后不久可以进行 B 细胞清除，这不仅仅是作为标准免疫抑制失败后的治疗选择。"

> Graves 眼病新药的有效性和安全性必须通过随机对照试验（RCT）证明。

硒

微量元素硒可以改善氧化应激有关的生化指标。在一项针对 159 名轻度 Graves 眼病患者的随机双盲安慰剂对照研究中，EUGOGO 指出与安慰剂相比，每天服用两次 $100\mu g$ 硒可以改善生活质量、减轻眼病、阻止 Graves 眼病发展。接受硒治疗的患者临床活动评分降低最为明显[67]。

Graves 眼病药物治疗流程图

一旦 Graves 眼病确诊（根据病史、典型临床表现和影像），应明确其严重度和活动性。对轻度非活动性病例进行随访，必要时进行手术治疗。对轻度活动性病例进行硒补充。对中重度非活动性病例进行随访，当症状至少 3 个月未变时接受手术治疗。根据方案 I 处理中度活动性病例。另外，特别是当复视成为主要症状时可以进行放疗，可以联合低剂量泼尼松口服或单用放疗。威胁视力眼病患者若在眶减压术后反应不明显时则根据方案 II 治疗。当糖皮质激素作为单药治疗失败时，可以尝试泼尼松联合环孢霉素。最后，RTX 可能给治疗无反应的患者带来希望（图 19.3）。

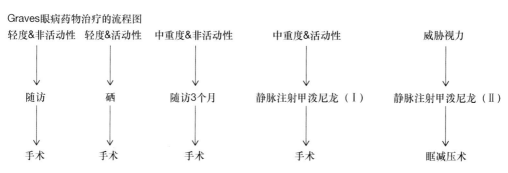

图 19.3 Graves 眼病药物治疗的流程图

参考文献

［1］ Bartalena L，Baldeschi L，Dickinson A，Eckstein A，Kendall-Taylor P，Marcocci C，et al. Consensus statement of the European Group on Graves' orbitopathy (EUGOGO) on management of GO. Eur J Endocrinol. 2008；158：273-85.

［2］ Bahn R. The EUGOGO consensus statement on the management of Graves' orbitopathy：equally applicable to North American clinicians and patients. Thyroid. 2008；18：281-2.

［3］ Rundle FF. Management of exophthalmos and related ocular changes in Graves' disease. Metabolism. 1957；6：636-48.

［4］ Hales JB，Rundle FF. Ocular changes in Graves' disease：a long-term follow-up study. Q J Med. 1960；29：113-26.

［5］ Potgieser P et al. Paper submitted for publication.

［6］ Mourits MP，Koornneef L，Wiersinga WM，Prummel MF，Berghout A，van der Gaag R. Clinical criteria for the assessment of disease activity in Graves' ophthalmopathy：a novel approach. Br J Ophthalmol. 1989；73：639-44.

［7］ Mourits MP，Prummel MF，Wiersinga WM，Koornneef L. Clinical activity score as a guide in the management of patients with Graves' ophthalmopathy. Clin Endocrinol. 1997；47：9-14. Erratum in：Clin Endocrinol 1997；47：632.

［8］ Regensburg NI，Wiersinga WM，Berendschot TT，Potgieser P，Mourits MP. Do subtypes of Graves' orbitopathy exist? Ophthalmology. 2011；118：191-6.

［9］ Wakelkamp IM，Baldeschi L，Saeed P，Mourits MP，Prummel MF，Wiersinga WM. Surgical or medical decompression as a first-line treatment of optic neuropathy in Graves' ophthalmopathy? A randomized controlled trial. Clin Endocrinol. 2005；63：323-8.

［10］ Yang M，Wiersinga WM，Soeters MR，Mourits MP. What is the aim of immunosuppressive treatment in patients with Graves' orbitopathy? Ophthal Plast Reconstr Surg. 2014；30 (2)：157-61.

［11］ Werner SC. Classification of the eye changes of Graves' disease. Am J Ophthalmol. 1969；68：646-8.

［12］ Prummel MF，Mourits MP，Berghout A，Krenning EP，van der Gaag R，Koornneef L，et al. Prednisone and cyclosporine in the treatment of severe Graves' ophthalmopathy. N Engl J Med. 1989；321：1353-9.

［13］ Prummel MF，Terwee CB，Gerding MN，Baldeschi L，Mourits MP，Blank L，et al. A randomized controlled trial of orbital radiotherapy versus sham irradiation in patients with mild Graves' ophthalmopathy. J Clin Endocrinol Metab. 2004；89：15-20.

［14］ Terwee CB，Gerding MN，Dekker FW，Prummel MF，Wiersinga WM. Development of a disease specific quality of life questionnaire for patients with Graves' ophthalmopathy：the GO-QOL. Br J Ophthalmol. 1998；82：773-9.

［15］ Fayers T，Dolman PJ. Validity and reliability of the TED-QOL：a new three-item questionnaire to assess quality of life in thyroid eye disease. Br J Ophthalmol. 2011；95：1670-4.

［16］ Ebner R，Devoto MH，Weil D，Bordaberry M，Mir C，Martinez H，et al. Treatment of thyroid associated ophthalmopathy with periocular injections of triamcinolone. Br J Ophthalmol. 2004；88 (11)：1380-6.

［17］ Lee JM，Lee H，Park M，Baek S. Subconjunctival injection of triamcinolone for the treatment of upper lid retraction associated with thyroid eye disease. J Craniofac Surg. 2012；23 (6)：1755-8.

［18］ Xu D，Liu Y，Xu H，Li H. Repeated triamcinolone acetonide injection in the treatment of upper-lid retraction in patients with thyroid-associated ophthalmopathy. Can J Ophthalmol. 2012；47 (1)：34-41.

［19］ Goldberg RA. Orbital steroid injections. Br J Ophthalmol. 2004；88 (11)：1359-60.

［20］ Marcocci C，Bartalena L，Panicucci M，Marconcini C，Cartei F，Cavallacci G，et al. Orbital cobalt irradiation combined with retrobulbar or systemic corticosteroids for Graves' ophthalmopathy：a comparative study. Clin Endocrinol (Oxf). 1987；27 (1)：33-42.

[21] Kahaly G, Schrezenmeir J, Krause U, Schweikert B, Meuer S, Muller W, et al. Ciclosporin and prednisone v. prednisone in treatment of Graves' ophthalmopathy: a controlled, randomized and prospective study. Eur J Clin Invest. 1986; 16 (5): 415-22.

[22] Prummel MF, Mourits MP, Blank L, Berghout A, Koornneef L, Wiersinga WM. Randomized double-blind trial of prednisone versus radiotherapy in Graves' ophthalmopathy. Lancet. 1993; 342 (8877): 949-54.

[23] Baschieri L, Antonelli A, Nardi S, Alberti B, Lepri A, Canapicchi R, et al. Intravenous immuno-globulin versus corticosteroid in treatment of Graves' ophthalmopathy. Thyroid. 1997; 7: 579-85.

[24] Kahaly G, Pitz S, Müller-Forell W, Hommel G. Randomized trial of intravenous immunoglobulins versus prednisolone in Graves' ophthalmopathy. Clin Exp Immunol. 1996; 106: 197-202.

[25] Macchia PE, Bagattini M, Lupoli G, Vitale M, Vitale G, Fenzi G. High-dose intravenous cortico-steroid therapy for Graves' ophthalmopathy. J Endocrinol Invest. 2001; 24: 152-8.

[26] Aktaran S, Akursu E, Erbagci I, Araz M, Okumus S, Kartal M. Comparison of intravenous methylprednisolone therapy vs oral methylprednisolone therapy in patients with Graves' ophthal-mopathy. Int J Clin Prac. 2007; 61: 45-51.

[27] Kahaly GJ, Pitz S, Hommel G, Dittmar M. Randomized, single blind trial of intravenous versus oral steroid monotherapy in Graves' orbitopathy. J Clin Endocrinol Metab. 2005; 90: 5234-40.

[28] van Geest RJ, Sasim IV, Koppeschaar HP, Kalmann R, Stravers SN, Bijlsma WR, et al. Methyl-prednisolone pulse therapy for patients with moderately severe Graves' orbitopathy: a prospective, randomized, placebo-controlled study. Eur J Endocrinol. 2008; 158: 229-37.

[29] Vannucchi G, Covelli D, Campi I, Origo D, Currò N, Cirello V, et al. The therapeutic outcome to intravenous steroid therapy for active Graves' orbitopathy is influenced by the time of response but not polymorphisms of the glucocorticoid receptor. Eur J Endocrinol. 2013; 170: 55-61.

[30] Gursoy A, Cesur M, Erdogan MF, Corapcioglu D, Kamel N. New-onset acute heart failure after intravenous glucocorticoid pulse therapy in a patient with Graves' ophthalmopathy. Endocrine. 2006; 29: 513-6.

[31] Owecki M, Sowiński J. Acute myocardial infarction during high-dose methylprednisolone therapy for Graves' ophthalmopathy. Pharm World Sci. 2006; 28: 73-5.

[32] Weissel M, Hauff W. Fatal liver failure after high-dose glucocorticoid pulse therapy in a patient with severe thyroid disease. Thyroid. 2000; 10: 521.

[33] Marinó M, Morabito E, Brunetto MR, Bartalena L, Pinchera A, Marocci C. Acute and severe liv-er damage associated with intravenous glucocorticoid pulse therapy in patients with Graves' oph-thalmopathy. Thyroid. 2004; 14: 403-6.

[34] Salvi M, Vannucchi G, Sbrozzi F, Del Castello AB, Carnevali A, Fargion S, et al. Onset of auto-immune hepatitis during intravenous steroid therapy for thyroid-associated ophthalmopathy in a pa-tient with Hashimoto 捆 thyroiditis: case report. Thyroid. 2004; 14: 631-4.

[35] Sänchez-Ortiga R, Moreno-Pérez O, González Sánchez V, Arias Mendoza N, Mauri Dot M, Al-fayate Guerra R, et al. Treatment of Graves'ophthalmopathy with high-dose intravenous methyl-prednisolone: a comparison of two dosing regimens. Endocrinol Nutr. 2009; 56: 118-22.

[36] Le Moli R, Baldeschi L, Saeed P, Regensburg N, Mourits MP, Wiersinga WM. Determinants of liver damage associated with intravenous methylprednisolone pulse therapy in Graves'ophthalmopathy. Thyroid. 2007; 17: 357-62.

[37] Marcocci C, Watt T, Altea MA, Rasmussen AK, Feldt-Rasmussen U, Orgiazzi J, et al. Fatal and non-fatal adverse events of glucocorticoid therapy for Graves'orbitopathy: a questionnaire sur-vey among members of the European Thyroid Association. Eur J Endocrinol. 2012; 166: 247-53.

[38] Bartalena L, Krassas GE, Wiersinga W, Marcocci C, Salvi M, Daumerie C, et al. Efficacy and safety of three different cumulative doses of intravenous methylprednisolone for moderate to severe and active Graves'orbitopathy. J Clin Endocrinol Metab. 2012; 97: 4454-63.

[39] Mourits MP, Koornneef L, Wiersinga WM, Prummel MF, Berghout A, van der Gaag R. Orbital decompression for Graves'ophthalmopathy by inferomedial, by inferomedial plus lateral, and by coronal approach. Ophthalmology. 1990; 97: 636-41.

[40] Guy JR, Fagien S, Donovan JP, Rubin ML. Methylprednisolone pulse therapy in severe dysthy-

roid optic neuropathy. Ophthalmology. 1989; 96 (7): 1048-52. discussion 1052-3.

[41] Ph Mourits M, Kalmann R, Sasim IV. Methylprednisolone pulse therapy for patients with dysthyroid optic neuropathy. Orbit. 2001; 20: 275-80.

[42] Currò N, Covelli D, Vannucchi G, Campi I, Pirola G, Simonetta S, et al. Therapeutic outcomes of high dose intravenous steroids in the treatment of dysthyroid optic neuropathy. Thyroid. 2014; 24 (5): 897-905.

[43] Ravin JG, Sisson JC, Knapp WT. Orbital radiation for the ocular changes of Graves'disease. Am J Ophthalmol. 1975; 79: 285-8.

[44] Kinyoun JL, Kalina RE, Brower SA, Mills RP, Johnson RH. Radiation retinopathy after orbital irradiation for Graves'ophthalmopathy. Arch Ophthalmol. 1984; 102: 1473-6.

[45] Van Ruyven RL, Van Den Bosch WA, Mulder PG, Eijkenboom WM, Paridaens AD. The effect of retrobulbar irradiation on exophthalmos, ductions and soft tissue signs in Graves'ophthalmopathy: a retrospective analysis of 90 cases. Eye. 2000; 14: 761-4.

[46] Marquez SD, Lum BL, McDougall IR, Katkuri S, Levin PS, MacManus M, et al. Long-term results of irradiation for patients with progressive Graves'ophthalmopathy. Int J Radiat Oncol Biol Phys. 2001; 51: 766-74.

[47] Pitz S, Kahaly G, Rösler HP, Krummenauer F, Wagner B, Stübler M, et al. Retrobulbar irradiation for Graves'ophthalmopathy—long-term results. Klin Monbl Augenheilkd. 2002; 219 (12): 876-82.

[48] Mourits MP, van Kempen-Harteveld ML, Garcia MB, Koppeschaar HP, Tick L, Terwee CB. Radiotherapy for Graves'orbitopathy: randomised placebo-controlled study. Lancet. 2000; 355: 1505-9.

[49] Gorman CA, Garrity JA, Fatourechi V, Bahn RS, Petersen IA, Stafford SL, et al. Prospective, randomized, double-blind, placebo-controlled study of orbital radiotherapy for Graves'ophthalmopathy. Ophthalmology. 2001; 108: 1523-34. Erratum in: Ophthalmology 2004; 11: 1306.

[50] Bartalena L, Marcocci C, Chiovato L, Laddaga M, Lepri G, Andreani D, et al. Orbital cobalt irradiation combined with systemic corticosteroids for Graves'ophthalmopathy: comparison with systemic corticosteroids alone. J Clin Endocrinol Metab. 1983; 56: 1139-44.

[51] Marcocci C, Bartalena L, Bogazzi F, Bruno-Bossio G, Lepri A, Pinchera A. Orbital radiotherapy combined with high dose systemic glucocorticoids for Graves'ophthalmopathy is more effective than radiotherapy alone: results of a prospective randomized study. J Endocrinol Invest. 1991; 14: 853-60.

[52] Marcocci C, Bartalena L, Tanda ML, Manetti L, Dell'Unto E, Rocchi R, et al. Comparison of the effectiveness and tolerability of intravenous or oral glucocorticoids associated with orbital radiotherapy in the management of severe Graves'ophthalmopathy: results of a prospective, single-blind, randomized study. J Clin Endocrinol Metab. 2001; 86: 3562-7.

[53] Viani GA, Boin AC, De Fendi LI, Fonseca EC, Stefano EJ, Paula JS. Radiation therapy for Graves'ophthalmopathy: a systematic review and meta-analysis of randomized controlled trials. Arq Bras Oftalmol. 2012; 75: 324-32.

[54] Bradley EA, Gower EW, Bradley DJ, Meyer DR, Cahill KV, Custer PL, et al. Orbital radiation for graves ophthalmopathy: a report by the American Academy of Ophthalmology. Ophthalmology. 2008; 115 (2): 398-409.

[55] Kahaly GJ, Rösler HP, Pitz S, Hommel G. Low-versus high dose radiotherapy for Graves ophthalmopathy: a randomized, single blind trial. J Clin Endocrinol Metab. 2000; 85: 102-8.

[56] Johnson KT, Wittig A, Loesch C, Esser J, Sauerwein W, Eckstein AK. A retrospective study on the efficacy of total absorbed orbital doses of 12, 16 and 20 Gy combined with systemic steroid treatment in patients with Graves'orbitopathy. Graefes Arch Clin Exp Ophthalmol. 2010; 248: 103-9.

[57] Gerling J, Kommerell G, Henne K, Laubenberger J, Schulte-Mönting J, Fells P. Retrobulbar irradiation for thyroid-associated orbitopathy: double-blind comparison between 2. 4 and 16 Gy. Int J Radiat Oncol Biol Phys. 2003; 55: 182-9.

［58］Akmansu M，Dirican B，Bora H，Gurel O. The risk of radiation-induced carcinogenesis after external beam radiotherapy of Graves'orbitopathy. Ophthalmic Res. 2003；35：150-3.

［59］Snijders-Keilholz A，De Keizer RJ，Goslings BM，Van Dam EW，Jansen JT，Broerse JJ. Probable risk of tumour induction after retro-orbital irradiation for Graves'ophthalmopathy. Radiother Oncol. 1996；38（1）：69-71.

［60］Robertson DM，Buettner H，Gorman CA，Garrity JA，Fatourechi V，Bahn RS，et al. Retinal microvascular abnormalities in patients treated with external radiation for graves ophthalmopathy. Arch Ophthalmol. 2003；121：652-7.

［61］Wakelkamp IM，Tan H，Saeed P，Schlingemann RO，Verbraak FD，Blank LE，et al. Orbital irradiation for Graves'ophthalmopathy：is it safe? A long-term follow-up study. Ophthalmology. 2004；111：1557-62.

［62］Perros P，Weightman DR，Crombie AL，Kendall-Taylor P. Azathioprine in the treatment of thyroid-associated ophthalmopathy. Acta Endocrinol. 1990；122：8-12.

［63］Antonelli A，Saracino A，Alberti B，Canapicchi R，Cartei F，Lepri A，et al. High-dose intravenous immunoglobulin treatment in Graves'ophthalmopathy. Acta Endocrinol. 1992；126（1）：13-23.

［64］Stiebel-Kalish H，Robenshtok E，Hasanreisoglu M，Ezrachi D，Shimon I，Leibovici L. Treatment modalities for Graves'ophthalmopathy：systematic review and meta analysis. J Clin Endocrinol Metab. 2009；94：2708-16.

［65］Paridaens D，van den Bosch WA，van der Loos TL，Krenning EP，van Hagen PM. The effect of etanercept on Graves'ophthalmopathy：a pilot study. Eye. 2005；19：1286-9.

［66］Salvi M，Vannucchi G，Beck-Peccoz P. Potential utility of rituximab for Graves'orbitopathy. J Clin Endocrinol Metab. 2013；98：4291-9.

［67］Marcocci C，Kahaly GJ，Krassas GE，Bartalena L，Prummel M，Stahl M，et al. Selenium and the course of mild Graves'orbitopathy. N Engl J Med. 2011；364：1920-31.

第 20 章
Graves 眼病患者眶减压术和术前评估

Preoperative Assessment and Orbital Decompression Surgery in Patients with Graves' Ophthalmopathy

James A. Garrity　著

滕晓春　译

　　Graves 眼病（Graves' ophthalmopathy，GO）患者做出任何类型的外科眶减压术的决定都应慎重。在实习生的培训指导中，哪些 GO 患者不应该接受外科手术治疗是最困难的决定之一。有经验的外科医生通常会考虑以下因素，例如：疾病的自然史、体格检查中的发现、患者对治疗效果的期望、患者的年龄、是否伴有合并症（如糖尿病）、GO 之前的治疗效果（如糖皮质激素冲击或眼眶放射治疗）、疾病的发展速度、吸烟史、患者能否充分认识手术对生活质量的影响（结果和副作用），以及是否非手术治疗是一个更好的选择等。临床医生不仅要确定手术是否对患者有益，还要决定手术何时进行。

　　很显然，正确的治疗是建立在正确的诊断之上的。首先 GO 诊断要正确。GO 是一个临床诊断，没有任何一个单独的临床表现或一项实验室检查能诊断 GO[1]。对于有甲状腺功能亢进症的病史、伴有双侧眼球突出、胫前黏液性水肿的患者，诊断 GO 往往没有困难。但是对于仅有单侧眼球突出（或双侧眼球突出明显不对称）和没有甲状腺功能异常病史的患者而言，GO 的诊断还是非常困难的。此外我们还遇到过硬脑膜颈动脉海绵窦瘘、眼外肌淋巴瘤、蝶翼脑膜瘤、外生型视神经鞘脑膜瘤、眼眶肌炎、乳腺癌伴有眼外肌转移、IgG4 相关的眼外肌疾病患者，这些疾病也需与 GO

J.A. Garrity, M.D. (✉)
Department of Ophthalmology, Mayo Clinic,
200 SW First St., Rochester, MN 55905, USA
e-mail: garrity.james@mayo.edu

© Springer Science+Business Media New York 2015
R.S. Bahn (ed.), *Graves' Disease*, DOI 10.1007/978-1-4939-2534-6_20

相鉴别。

　　患者女，65 岁，被诊断为硬脑膜颈动脉海绵窦瘘和桥本甲状腺炎，伴有单侧眼眶病变。其他表现包括可闻及的血管杂音，失明数日［甲状腺相关眼病视神经病变（dysthyroid optic neuropathy，DON）是不常见的］，眼球突出，外展功能障碍，螺旋形的结膜血管直达角膜缘，下直肌和内直肌呈典型的梭型肥大，更重要的是还有同侧眼上静脉扩张。视野检查显示：上位近中心区视野缺损（DON 是不常见的）。随后的脑血管造影证实了硬脑膜颈动脉海绵窦瘘，患者的瘘管关闭后，所有眼部症状和体征迅速消失。

　　两种类型的脑膜瘤也需与 GO 鉴别。患者，女，42 岁。桥本甲状腺炎，伴有单侧眼球突出，内直肌后部肥大，眼眶顶端的视神经在造影剂注射后明显强化，外凝视时黑矇（DON 是不常见的）。之后的检查证实该患为外生型视神经鞘脑膜瘤。另一位患者是一位 65 岁的甲状腺功能正常的男性，眼球突出伴下眼睑退缩。既往的眶部成像显示：蝶骨大翼出现不明显的骨质增生、眼下直肌和外直肌肥大/浸润。相邻的眶部脂肪也浸润到脑膜瘤周围。

　　我们也遇到过两例眼外肌黏膜相关淋巴样组织淋巴瘤和一例 IgG4 相关眶病患者。患者，男，70 岁。既往没有甲状腺功能障碍病史，由于眼眶充血，长期应用类固醇激素治疗。他还患有外斜视（GO 不常见的症状，往往会让临床医生想到是否患有重症肌无力），眶部成像显示眼外肌肥大和眼外直肌上有明显结节，肌肉活检显示为黏膜相关淋巴样组织淋巴瘤。患者，女，68 岁，既往有桥本甲状腺炎病史，曾在其他医院行眶减压手术，本次再次出现眼球突出。眼外肌和相邻眼眶软组织活检证实为黏膜相关淋巴样组织淋巴瘤。最后一位患者是一个 38 岁的男性，没有甲状腺功能障碍的病史，因为过度的眼球突出经历了眶减压术，本次再次出现眼球突出，但有不成比例的眼外直肌增大和眶下神经增粗。眼外直肌活检提示为 IgG4 相关疾病[2]。

　　GO 眼科部分的检查包括测量视力、色觉、瞳孔功能；检查有无眼睑水肿/眼睑红斑；是否有眼裂增宽和眼睑闭合不全；眼睑退缩；球结膜水肿、泪阜水肿、结膜充血；测定突眼度；测量原始和阅读时以及不同注视位置时的眼位偏差；在 6 个主要位置记录单眼运动，裂隙灯检查是否患有暴露性角膜炎和上部的边缘区域角膜结膜炎；最后检查眼底是否有视盘水肿或脉络膜褶皱。视野检查并不是常规检查项目，但如果出现不明原因的失明，瞳孔反射障碍，获得性的色觉障碍，或视盘水肿，则需要进行视野检查。眼底成像也不是 GO 的常规检查项目，但若是伴有非对称的眼眶病，或者拟进行眶减压术患者，则可以进行眼底成像。眼眶 MRI 成像意义不大。眼眶计算机断层扫描不仅价格便宜，还可以显示骨骼的改变。由于眶部脂肪和其他眼眶结构在成像中的先天性对比特点，造影剂并不常规使用，并且碘造影剂会影响针对甲状腺的治疗。减压术前的眼眶 CT 扫描不但有利于 GO 的诊断，而且还提供了鼻旁窦的解剖细节，了解腭筛缝的骨承受力，腭筛缝是在筛窦切除术后脑脊液漏的区域（图 20.1a，b）。图 20.1c 是一位慢性鼻窦炎患者的眶 CT 成像，很多年前认为鼻窦炎是减压术的禁忌证，因为减压术打开了与鼻窦的通道。但近来的研究却认为，鼻窦炎患者施行减压术并不会导致眼眶蜂窝织炎，相反对潜在的鼻窦炎是有治疗效果的。

　　GO 的许多症状和体征可以归因于眼眶骨组织的体积固定和 GO 球后组织肿胀的差异。大部分年轻患者（一般小于 40 岁），主要表现为球后脂肪组织的增加，而老年患

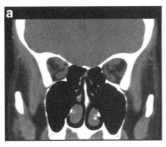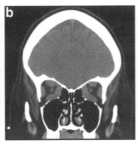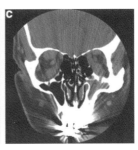

图 20.1　（**a**）眶部冠状位 CT 显示筛窦顶部很薄，尤其是左侧。这个患者在施行眶减压筛窦切除术时有脑脊液漏风险。（**b**）眶部冠状位 CT 显示筛窦顶部很厚。这个患者在施行眶减压筛窦切除术时脑脊液漏风险小。（**c**）眶部冠状位 CT 显示上颌窦发育不全（左侧甚于右侧），慢性左侧上颌窦炎，筛窦顶部薄

者和那些甲亢症状严重的患者，主要表现为选择性的眼外肌增粗。事实上，大多数患者两者都有，那些甲亢症状严重的患者往往有更严重的眼外肌增粗。GO 的患者中，65％可以自发缓解，22％没有改变，13％逐步恶化[3]。通过对 120 名 GO 患者的流行病学研究，我们发现，只有 20％的患者需要手术，6％需要用口服类固醇或眶部放射治疗。绝大多数（74％）的患者通过使用润滑眼药水、戴墨镜、进行冷敷、采用头高脚低睡觉方式等辅助措施就足够了[4]。不同患者，根据眼睑、眼部肌肉或眼眶情况的不同，其治疗的方法各异。总体而言，GO 治疗目的是减少球后的组织肿胀（理论上与糖皮质激素或眼眶放疗有关）或增加眼部骨容积（实施眶减压术）。本章主要讨论眶减压术，同时也简要介绍眼眶脂肪减压。

在 GO 的手术治疗中，医生们普遍认为手术应该分期进行。由于之前的手术会影响之后的手术，手术顺序首先是眶减压术，其次是治疗斜视手术，最后是眼睑手术。根据进眶方式，眼眶骨减压术分为经窦的、经侧位的、经额/冠状位的、经结膜的、经泪阜的、内窥镜经鼻的，以及骨内侧和外侧壁的平衡术式。根据被切除的骨壁数目，分为 1 块骨壁、2 块骨壁、3 块骨壁或者 4 块骨壁术式。一项试验研究显示，切除骨壁，眶内压力减少；切除眶周组织，眼球突出明显改善[5]。试验和临床研究表明随着眶壁减压手术的次数增多，眼球突出的程度越来越小[6]（表 20.1）。不同的外科医生或不同医院所青睐的手术方式各不相同，目前大多数眼眶减压术式要么是两壁减压术（经窦，内窥镜经鼻，经泪阜），要么是经鼻内侧（内窥镜）加上外侧减压术。对于球结膜水肿或眼睑水肿严重的患者，经泪阜的方法或通过经下穹隆松解下眼睑皮瓣的方法很具有挑战性，这也是为什么外科医生愿意选择经窦方法的原因，因为技术上更容易。

每一种术式都要考虑到缓解症状和手术副作用之间的平衡。我们青睐对双侧眼球病变的患者选用经窦的方法，因为这种术式不留手术瘢痕，手术时间短，住院天数少（24h 出院），而且有利于经眶后治疗视神经病变且手术并发症少。对于单侧眼球病变，我们愿意选择经鼻内窥镜方法（约占 15％），因为出现眶下神经感觉减退、复视和眼眶向下移位率较低。但如果存在鼻中隔偏曲，这种方法的手术时间会延长。对于少数需要再次进行减压术的患者，我们也进行经冠状位的方法作为"补救"治疗[7]。

表 20.1 减压术去除骨壁数量与眼球突出缓解程度的关系[6]

减压术去除骨壁的数量	眼球突出缓解程度
1（内侧壁）	0～4mm
2（外侧壁＋下壁或下壁＋内侧壁或内侧壁＋外侧壁）	3～6mm
3（内侧壁＋外侧壁＋下壁）	6～10mm
4（所有 4 个壁）	10～17mm
脂肪减压（无骨壁减压）	平均 5.9mm[16]
外侧壁＋脂肪减压	平均 1.8mm[21]
	平均 3.4mm[19]

　　眶减压术的适应证尚不明确。我们观察的 428 名严重 GO 实施经窦减压术的患者中，217 名患者（51%）有视神经病变。其他的适应证还包括严重的眶部炎症/充血（27%）、眼球过度突出（13%）、眼球破坏性突出（导致容貌改变的严重情况）（8%），以及皮质类固醇的副作用（1%）[8]。过度眼球突出没有一个绝对的眼球突出测量值。例如，一个发病前突眼度为 10mm、现在为 18mm 的患者，和一个发病前突眼度为 25mm、现在为 28mm 的患者相比，可能眼部症状更严重。眼部症状结合突眼度是"暴露性角膜炎"最好的衡量标准。在我们目前的临床实践中，这些适应证及其比例一直以来非常稳定。

　　就手术时机而言，我们认为，眼球过度突出造成的角膜溃疡是施行眶减压手术的唯一急症。评估角膜溃疡患者首先要看眼睑退缩的程度和眼球突出对角膜的影响。眼睑退缩和轻微的眼球突出的患者可以进行眼睑手术治疗。那些伴有严重眼球突出的患者需要行眶减压术。

　　视神经病变和眼球半脱位需要紧急（不是急性）的眶部减压术。以下症状预示视神经病变：视力减退（包括近处和远处）、视野缺失（通常涉及下视野，很少涉及上视野）和色觉缺失（在 10% 具有先天性色盲的正常男性中，仅有一个人失去视神经功能）。视物模糊是很常见的症状，特别是在暴露性角膜炎的 GO 患者中更为常见。视神经病变症状通常在每天临睡前、长时间视物后、泪液膜蒸发增多等情况下变得更为严重。通常，眨眼和补滴人工泪眼可改善视物模糊，但由视神经病变造成的视物模糊用上述两种办法都是不奏效的。单侧或不对称性视神经病变的最重要的标志是单侧瞳孔反射传入障碍。20% 的患者（我们的病例）通常会出现视盘充血/肿胀，但在急性发病的患者，其视盘可以是正常的，长期的视神经病变后视盘可能会变得苍白。尽管糖皮质激素和球后放射治疗也可以治疗视神经病变，但眶减压术是最迅速和最可靠的疗法[8-9]。我们以前认为 GO 导致的视神经病变需要紧急治疗，然而基于我们对 215 例病例的观察[10]，我们现在认为，几周内再开始治疗视神经病变也是可以接受的。许多患者的随访结果已经证明：即使有数月的视神经病变病史，经窦眶减压术后，治疗效果同样是很好的。

　　过度的眼球突出伴随过度的眼睑退缩时，易发生眼球半脱位。这对于患者来说是可怕且痛苦的，但可以通过眼眶减压术和（或）眼睑手术进行治疗。眶减压术通过增加眼眶容量从根本上解决过度的眼球突出，然而眼睑手术（通常是外侧眼睑缝合术）

只是减小了眼睑缝隙，使眼球不大可能半脱位。眼球半脱位可以通过影响视神经或者视神经血管导致失明。眶减压术不必紧急施行的适应证包括：严重的眼眶充血，破坏性眼球突出（眼球突出引起的容貌改变），减少在眼外肌手术之前过度的眼球突出，减少眼球突出相关的暴露性角膜炎，类固醇不耐受和疼痛。我们看到在实施眶减压术后的几小时内眼眶充血症状明显改善，说明静脉充血可能是 GO 眶部充血的主要原因。对于一些患者而言，炎症可能是其眶部充血的原因之一，其中许多患者需要类固醇激素治疗。然而鉴别是真正的眶部炎症还是眶部充血的确很难，值得注意的是，我们患者的 10％（12/116）仍然需要进一步治疗眼眶减压术后的眶部"充血"[8]。

在我们看来，眶减压术前 GO 不必一定处于"非活动状态"。事实上，几乎所有临床活动度指标（眼睑水肿/红斑、球结膜水肿、眼球充血，泪阜水肿和眼球疼痛（静止和眼球运动）都会在眶减压术后得到改善甚至完全缓解[11]。这可能证明了眼眶压力增大和眶内静脉回流障碍在眶部疾病（由许多疾病活动度参数所反映的）发病机制中的作用。我们强烈建议在破坏性眼球突出考虑行眶部"脂肪"减压或者眶部骨减压术之前要等到疾病处于非活动状态（我们在这种情形下偏向于选择外侧壁骨减压术合并眶下部脂肪去除）。

在实践中我们使用了 1 个壁的减压术（外侧壁＋脂肪去除），各种 2 个壁的减压术[经窦的（上颌窦-筛窦），内窥镜（上颌窦-筛窦），内外侧壁平衡术（内侧壁通过内窥镜经筛窦的）＋外侧壁经额的（顶壁＋外侧壁）]，以及 3 个壁减压术（通过内窥镜经上颌窦-筛窦＋外侧壁）。术式的选择主要与患者临床查体的特点和外科医生的选择有关。我们医院大多数选择的术式是：双侧经窦减压术。我们大部分的患者都有相对对称的眼部疾病，双侧病变手术操作时间约 90min，术后没有可见的外部瘢痕，患者在医院里住一个晚上。我们在对 428 例经窦减压术患者进行的回顾性研究中发现，有超过 90％的人维持/恢复了 20/20 视力，并且平均减少眼球突出程度 4.7mm。在副作用方面，我们注意到减压术前没有复视的患者中 64％（74/116 例）手术后出现复视。92％（268/300 例）行斜视治疗手术的患者术后复视消失或者复视症状可以通过佩戴棱镜得以纠正。所有手术患者都存在暂时性的眶下神经感觉减退，但 5％（23/428）的患者发生了永久的眶下神经感觉减退。9％（38 例）患者有医源性睑内翻，但通过下眼睑收缩肌松弛术可以解决这个问题。3.5％（15/428）患者出现了脑脊液漏，但术前对这类高危患者的识别显著降低了脑脊液漏的发生率（图 20.1）。在过去的 20 年里有 2 例发生了脑脊液漏（一共大约 700 例实施减压术患者）。15 例患者使用了超过 6 个月的口服糖皮质激素治疗，其中 13 例进行了再次减压术，主要是因为他们出现了持续的视神经病变。术后鼻窦炎是一种不常见的并发症，若是出现了术后鼻窦炎，其原因主要是减压术导致了鼻窦窗的阻塞；此时重新打开鼻窦窗可以治疗该病。

眶部骨减压术"失败"后（例如首次减压术后出现了持续或恶化的眼部症状/体征），至少有 4 个治疗选择：观察、类固醇（口服或经静脉输注）、眶部放射治疗或再次减压术。对于有持续视神经病变或严重眶部充血的患者，我们往往选择经额的眶部减压术。历史上 Naffziger 式式仅仅使眼眶顶壁减压[12]，而我们的经额式式也是一个硬膜外的式式，而且这种式式也使眼眶外侧壁减压[13]。目前我们施行眶部双侧减压术大约需要 4～5h 的手术时间，患者在重症监护治疗室观察一个晚上，出院前在普通病房观察 1～2 天。在 10 例持久性视神经病变患者的经额手术中，70％的患者视力改善，

80%的患者视野盲点减少。这组患者没有出现并发症[7]。对于伴有持续眼球过度突出和球结膜水肿患者，首次减压术失败后，本手术可以作为一个有效的"补救"措施。

有些 GO 患者，非活动性，伴有破坏性眼球突出，没有其他眼部症状/体征，既想手术，又想避免任何潜在的副作用（尤其是复视或眶下神经感觉减退），我们还可以进行两种术式：一种是脂肪减压术，一种是外侧壁减压术＋下眶颞侧脂肪减压术。

对于在术前成像中发现眶部有明显的脂肪增多的患者，眶部脂肪减压术最有效；对于只有眼外肌肥大的患者，眶部脂肪减压术效果最差。Liao 和 Huang 发现突眼度下降的幅度与脂肪去除量之间成正比例的关系[14]，但眶内太多的脂肪可以去除吗？或者说，破坏太多的肌间隔隔板是否会造成问题[15]，尤其是在与眼球（或者骨外膜）上部颞侧四分之一象限粘连的部位？或者什么情况下实施脂肪减压术的同时应该包括一些骨质减压？脂肪减压手术的一个主要问题是避免复视，Richter 和其同事在对 1635 例经历眶部脂肪减压患者的回顾性研究中发现，有 29%（127/440）的患者出现了暂时性的（持续 6 个月）的复视，89/440（20%）患者在 6 个月后接受了斜视手术，突眼度平均减少了 5.9mm，脂肪平均减少了 $6.3cm^3$[16]。Kazim 等也报告了他们有关于脂肪减压的良好经验，5 名被挑选的 GO 患者均伴有眶部脂肪增多和视神经病变，而且类固醇或眶部放疗均失败[17]。围绕眶部脂肪减压的一个问题是脂肪减压是否应该频繁进行。一篇述评指出，这个手术并不适合所有人，它有副作用[18]。脂肪减压是最有争议的一个手术。另一种术式可能是外侧壁减压术联合眼球下部颞侧脂肪隔间的减压术。整个外侧壁从眼眶上壁到下壁逐渐变薄，从眶顶点到眶边缘逐渐变薄。这种术式眶边缘没有像某些外侧壁减压术一样被移除，眼球下部颞侧四分之一象限的眶脂肪量可以减少到 $1.5\sim3cm^3$ 之间。我们的技术与 Ben Simon 和其同事报告的技术类似[19]。他们对 116 名患者（201 个眼眶）的系列研究结果是 GO 的突眼度平均减少了 3.4mm，并且没有并发症，新发复视率是 2.6%。

GO 对患者生活质量有很大的影响，它既影响外貌又影响视觉功能[20]。我们第一次提出这样一个观点：GO 的眶减压术看起来似乎是一种过于积极的治疗[21]，但对于有眶减压术适应证的患者而言，眶减压术会给 GO 患者、患者的家庭和医疗服务人员带来很大的益处。

参考文献

[1] Bartley GB, Gorman CA. Diagnostic criteria for Graves' ophthalmopathy. Am J Ophthalmol. 1995；119：792-5.

[2] Castillo F, Garrity JA, Kravitz DJ. Intractable graves ophthalmopathy? JAMA Ophthalmol. 2013；131：269-70.

[3] Perros P, Kendall-Taylor P. Natural history of thyroid eye disease. Thyroid. 1998；8：423-5.

[4] Bartley GB, Fatourechi V, Kadrmas EF, Jacobsen SJ, Ilstrup DM, Garrity JA, et al. The treatment of Graves' ophthalmopathy in an incidence cohort. Am J Ophthalmol. 1996；121：200-6.

[5] Stanley RJ, McCaffrey TV, Offord KP, DeSanto LW. Superior and transantral orbital decompression procedures. Arch Otolaryngol Head Neck Surg. 1989；115：369-73.

[6] Kennerdell JS, Maroon JC, Buerger GF. Comprehensive surgical management of proptosis dysthyroid orbitopathy. Orbit. 1987；6：153-79.

[7] Fatourechi V, Bartley GB, Garrity JA, Bergstralh EJ, Ebersold MJ, Gorman CA. Transfrontal orbital decompression after failure of transantral decompression in optic neuropathy of Graves' disease.

Mayo Clin Proc. 1993；68；552-5.

［8］ Garrity JA，Fatourechi V，Bergstralh EJ，Bartley GB，Beatty CW，DeSanto LW，et al. Results of transantral orbital decompression in 428 patients with severe Graves' ophthalmopathy. Am J Ophthalmol. 1993；116；533-47.

［9］ Carter KD，Frueh BR，Hessburg TP，Musch DC. Long-term efficacy of orbital decompression for compressive optic neuropathy of Graves' eye disease. Ophthalmology. 1991；98；1435-42.

［10］ Soares-Welch CV，Fatourechi V，Bartley GB，Beatty CW，Gorman CA，Bahn RS，et al. Optic neuropathy of Graves' disease；Results of transantral orbital decompression and long-term follow-up in 215 patients. Am J Ophthalmol. 2003；136；433-41.

［11］ Mourits MP，Prummel MF，Wiersinga WM，Koornneef L. Clinical activity score as a guide in the management of patients with Graves' ophthalmopathy. Clin Endocrinol. 1997；47；9-14.

［12］ Naffziger HC. Progressive exophthalmos following thyroidectomy；its pathology and treatment. Ann Surg. 1931；94；582-6.

［13］ MacCarty CS，Kenefick TP，McConahey WM，Kearns TP. Ophthalmopathy of Graves' disease treated by removal of roof，lateral walls，and lateral sphenoid ridge；review of 46 cases. Mayo Clin Proc. 1970；45；488-93.

［14］ Liao SL，Huang SW. Correlation of retrobulbar volume change with resected orbital fat volume and proptosis reduction after fatty decompression for Graves ophthalmopathy. Am J Ophthalmol. 2011；151；465-9.

［15］ Koornneef L. Orbital septa；anatomy and function. Ophthalmology. 1979；86；876-80.

［16］ Richter DF，Stoff A，Olivari N. Transpalpebral decompression of endocrine ophthalmopathy by intraorbital fat removal (Olivari technique)；Experience and progression after more than 3000 operations over 20 years. Plast Reconstr Surg. 2007；120；109-23.

［17］ Kazim M，Trokel SL，Acaroglu G，Elliott A. Reversal of dysthyroid optic neuropathy following orbital fat decompression. Br J Ophthalmol. 2000；84；600-5.

［18］ Garrity JA. Orbital lipectomy (fat decompression) for thyroid eye disease；an operation for everyone? Am J Ophthalmol. 2011；151；399-400.

［19］ Ben Simon GJ，Wang L，McCann JD，Goldberg RA. Primary-gaze diplopia in patients with thyroid-related orbitopathy undergoing deep lateral orbital decompression with intraconal fat debulking；a retrospective analysis of treatment outcome. Thyroid. 2004；14 (5)；379-83.

［20］ Wiersinga WM. Quality of life in Graves' orbitopathy. Best Pract Res Clin Endocrinol Metab. 2012；26 (3)；359-70.

［21］ Trokel S，Kazim M，Moore S. Orbital fat removal. Decompression for Graves orbitopathy. Ophthalmology. 1993；100；674-82.

第 21 章
Graves 眼病眼外肌功能障碍的外科治疗

Surgical Management of Extraocular Muscle Dysfunction in Patients with GO

Anja Eckstein，Joachim Esser　著
张　含　译

Graves 眼病眼外肌功能障碍发病机制

Graves 眼病（Graves' orbitopathy，GO）患者的眼外肌发生纤维化导致其弹性下降，引起眼外肌运动功能障碍[1]。吸烟者和高龄患者更易发病[2]。眼外肌受累的频度并不一致：下直肌最常受累，内直肌次之。双眼发病常不对称，故单眼肌受累常见。

下直肌纤维化会引起眼球上转受限，双眼均上转受限时可相互协调，双眼受累严重程度不同则引起双眼复视。眼球上转受限明显的患者会出现代偿头位（下颏上抬），较小的垂直斜视角因此得以代偿，如果引起斜视则表现为伴有外旋的垂直斜视（向上注视时斜视角最大）。

内直肌纤维化会引起眼球外展受限，双眼常同时受累而引起水平斜视，部分患者出现代偿头位（头面侧转）。眶内壁减压术后也会出现这种水平斜视，原因是眼外肌嵌入筛窦导致内直肌移位。内直肌移位与外展受限直接相关[3]。

旋转性斜视主要发生在眶壁减压[4]或者大量下直肌短缩术后（表现为内旋性斜视）[5-6]，伴有 A 征的内旋性斜视经常发生在眶内、下壁减压术后，原因是眼球向下移位导致上斜肌张力增加[7-10]。

A. Eckstein, M.D. (✉) • J. Esser
Department of Ophthalmology, University Eye Hospital,
Hufelandstrasse 55, Essen 45122, Germany
e-mail: anja.eckstein@uk-essen.de; joachim.esser@uni-due.de

© Springer Science+Business Media New York 2015
R.S. Bahn (ed.), *Graves' Disease*, DOI 10.1007/978-1-4939-2534-6_21

眼外肌功能障碍的手术指征

复视和代偿头位是眼外肌功能障碍最常见的手术适应证，某些上睑退缩的 GO 患者，虽然双眼上转受限可以不伴有代偿头位，同样也是下直肌后徙的手术适应证。另外，眼外肌功能障碍可以导致注视相关性眼压升高，如果患者出现眼压升高导致的视神经损害则需接受眼外肌后徙术降低眼压[11]。

术前和术后评估

眼外肌手术应在 GO 病情稳定期进行，至少应在术前 6 个月开始进行术前评估，通过多次检查确定斜视角，必要时需进行磁共振（MR）检查确定受累的眼外肌，术中首先应该行牵拉试验进一步确认纤维化眼外肌的运动障碍。

常规术前检查包括：

- 视力
- 单眼眼球偏移
- 斜视角，必要时需检查九方向注视和旋转性斜视
- 裸眼和佩戴棱镜的双眼单视视野
- 代偿头位

实际操作时需要注意以下几个方面：斜视角应该在轻症眼注视时测量；在基本眼位进行三棱镜交替遮盖试验；使用 Maddox 或 Harms tangent 屏测量九方向注视斜视角和旋转性斜视角；如果斜视在水平位和垂直位，佩戴棱镜无法完全矫正或者拟行斜肌手术时需进行旋转斜视角的测量。

手术后需要测量在基本眼位和阅读状态的斜视角，检查双眼单视视野，其中双眼单视视野可以作为患者工作生活能力的评价和残疾等级评定的依据。

手术的基本概念

GO 眼外肌手术的根本目的是恢复双眼的对称运动，基本概念是将运动受限的眼外肌后徙，因此手术的第一步是采用牵拉试验确认纤维化眼外肌的运动障碍。眼外肌后徙量的确定有两种方法，即 Duction Correction 和 Deviation Correction：前者是通过术中检查眼外肌的被动与主动运动确定手术量[12]，后者是根据术前基本眼位斜视角、通过计算确定手术量。关于两种手术方案孰优孰劣并无定论[13-14]，经验丰富的术者认为前者手术成功率更高，而后者更适合初学者[15]，也有人认为术前斜视角是术后达到双眼对称运动的基础[16]，采用后者有助于提高手术成功率[13,17]。

Duction Correction 技术在表面麻醉下进行，需要患者配合：将受累眼外肌自眼球

壁分离，嘱患者保持基本眼位，然后将肌肉后徙，在无张力的情况下重新固定于巩膜壁[12.18]。

眼外肌的后徙量受到其与眼球的接触弧长度的限制，GO患者中最常受累的下直肌接触弧（9mm）与其他肌肉相比（如内直肌接触弧6.3mm）更长[19]，故可设计较大的后徙量。超量后徙可以引起肌肉收缩方向眼球转动障碍，除非在某些特殊情况，如下直肌和上直肌同时出现纤维化，一般不考虑采用。如果术前斜视角大，要求后徙量超过接触弧的长度时，则需要联合手术，如联合植入物肌腱延长术，同侧或对侧的拮抗肌手术。

随着眼外肌后徙，拮抗肌的肌力会逐渐增加，这使得手术效果在术后1～2个月逐渐显现，因此可调节缝线技术在GO眼外肌手术中难以应用[20-21]。

限制性斜视的手术设计应该避免眼外肌短缩，一般认为短缩的眼外肌会使限制性斜视加重，造成注视障碍以及双眼单视视野进一步缩小。

眶减压术后的眼外肌手术需遵循特殊原则，具体将在其他章节讲述。

典型情形及手术方案

最常见的情形：单眼上转受限伴下斜视

单眼上转受限导致下斜视是GO眼外肌功能障碍最常见的情形。单眼上转受限或双眼上转受限程度不同可以导致垂直斜视，并伴有复视，较轻的患者仅在基本眼位和上视时出现复视。患者为了能够阅读，经常伴有代偿头位（下颌上抬）。术前应遮挡患眼观察代偿头位是否消失，如果不能纠正，则认为代偿头位是由双眼上转障碍、为减轻复视症状所致，应考虑采取双侧下斜肌后徙的手术方案（双眼不等距离后徙）。

在GO眼外肌功能障碍的斜视手术中，下直肌后徙2mm可减少2.0°斜视角[13]，这一量效关系高于共同性斜视手术，原因是GO患者眼外肌张力高、弹性低[22]，见表21.1和21.2。考虑到眼球接触弧，小于15°～17.5°[30～35棱镜度（pdpt）]的斜视角

表 21.1　GO患者眼外肌后徙的量效关系：
在基本眼位斜视角度每毫米后徙的减少量（非眶壁减压术后）

后徙	在基本眼位斜视角度每毫米后徙的减少量	参考文献
下直肌	1.9～2.1	[21，23-25]
单侧内直肌	1.6～1.7	[13，21，26]
双侧内直肌	1.5～1.6	[13，21，26-27]
上直肌	1.5（首次手术）	[28]
	1.4（对称下直肌后徙后再手术）	
下斜肌	0.5	[29]
下直肌联合内直肌	2.1或>1.8	[26]

表 21.2　GO 患者眼外肌后徙的量效关系:
在基本眼位斜视角度每毫米后徙的减少量 (眶壁减压术后)

后徙	在基本眼位斜视角度每毫米后徙的减少量	参考文献
下直肌	2.0	[30]
单侧内直肌	1.2~1.3	[30-31]
双侧内直肌	1.1~1.3	[30]
肌腱延长术	2.0	[30，32]
下直肌	0.9~1.0	
内直肌		

可进行单条下直肌后徙, 后徙量不应超过 7mm, 防止术后患者向下视注视时出现复视。患者术后第一天往往出现欠矫, 原因是短时间内上直肌收缩能力尚未达到最大, 另外, 大多数患者融合功能正常, 甚至在垂直方向融合能力增强。术后 2~3 个月效果稳定。

GO 眼外肌功能障碍手术的基本目的是恢复患者在基本眼位和向下注视时的双眼单视, 术后有些患者在向上注视时复视不能完全解决, 而这对日常生活影响不大, 可以观察。

有些患者垂直斜视角很小, 术后容易出现过矫, 这时要考虑同时进行对侧眼拮抗肌 (另一只眼的下斜肌) 的手术[29]。正如下直肌的过矫会使患者在向下注视时出现复视, 下斜肌的过矫会引起向上注视时的复视, 尽管上视复视对日常生活影响较小。

有些患者斜视角很大, 同时单眼高度偏斜, 处理困难, 手术方案可以考虑使用植入物 (异体巩膜、牛心包膜, 即 Tutopatch®)、对侧上直肌后徙或联合切除术, 其中首选后徙术联合植入物, 植入物能够起到保护接触弧的作用 (见图 21.1)[32]。

眼外肌切除可以降低眼球活动度, 术后患者的双眼单视野可能会更小, 尤其在向下注视时产生复视, 故 GO 眼外肌功能障碍的手术中应避免眼外肌切除。

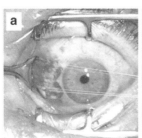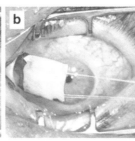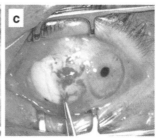

图 21.1 (见书后彩图)　GO 患者, 既往因甲状腺相关视神经病变接受平衡眶壁减压术, 外展受限, 内斜视角较大 (27.5°/55pdpt), 采用 Tutopatch® 植入行肌腱延长术。外展受限较轻的一侧接受内直肌后徙 6mm、受限严重一侧接受内直肌后徙 4mm 联合肌腱延长术 (Tutopatch 9 × 12mm), 采用不可吸收缝线将植入物固定于原肌肉附着点后 4mm 的巩膜处, 以使植入物不透过球结膜。a. 在内直肌附着点预置不可吸收缝合线, 内直肌附着于眼球, 眼球只能偏离中线外展 5°~10°; b. 将植入物缝合于内直肌。c. 外直肌与眼球分离, 眼球能够完全外展, 将植入物的游离端缝合于巩膜适当的位置

双眼上转受限

GO下直肌功能障碍导致双眼上转严重受限的患者会出现下颌上抬，这种头位并非仅为代偿复视，遮盖一眼后头位不消失，此为双眼下直肌后徙的手术指征。术中注意双眼下直肌后徙量不应超过6mm；下直肌后徙量过大会引起其他下转肌（即上斜肌）的代偿，上斜肌还有令眼球外转的功能，患者向下注视时会出现眼球外转和内旋，导致A型斜视[8-9]。这种旋转性内斜视和A型斜视的风险随后徙量增加而增加，但罕见于单侧下直肌后徙术后，尤其多见于眶减压术后的双侧下直肌后徙手术[5]，可通过斜直肌减弱手术进行矫正[6-7,10,33]。

眶壁减压术后的垂直和旋转性斜视

眶下壁和内壁减压术后眼球向下轻度位移，对下直肌后徙的量效关系没有影响[3]，然而位移却对上斜肌功能影响显著，可导致下直肌后徙术后旋转性斜视和A型斜视出现的风险增加[8-9]，旋转拮抗肌（下直肌）的后徙会放大这种效应，对这些患者必须谨慎制订手术方案[7-9]（见上文）。

外展不足和内斜视

与下直肌后徙术类似，内直肌后徙量与术后斜视角减少之间亦具有良好的线性相关：单侧内直肌后徙1mm将纠正1.7°斜视角，双侧内直肌后徙术中，后徙1mm矫正1.5°斜视角（见表21.1）。内直肌眼球接触弧为6mm，单侧内直肌后徙最大能矫正10°（20pdpt）内的斜视，双侧内直肌后徙最大能矫正20°（40pdpt）内的斜视。与下直肌后徙相比，GO患者内直肌后徙术的目的是增加眼球外展和恢复对称的眼球运动，故在实施双眼手术时应根据每只眼的偏离程度确定手术量，如果双眼外展受限程度不同则双眼内直肌后徙量将不同[21]。未经眶壁减压术的GO患者斜视角几乎不会超过40pdpt。与下直肌的情况类似，大斜视角手术将考虑植入物和外直肌切除。

眶壁减压术后的内斜视角

在GO患者中，眶壁减压术用于扩大眼眶容积、减少眼球突程度以及降低眶内压，同时将影响眼外肌的功能。眶内壁减压术对于增加眼眶容量效果最佳，由于经眶内侧壁至筛窦的减压术减容量最大，所以对内直肌功能影响最大。三壁减压术的磁共振成像显示内直肌离心性移位（远离眶轴）[3]，位移量越大，术后出现水平斜视的可能性越大，应在术前向患者交代。术后复视发生概率与手术方式及术前眼球是否存在运动障碍有关：眶外侧壁减压术后在基本眼位出现新发复视的风险很低，为0%～7%[34-36]，而眶内侧壁减压术则使这种风险增加。对于眶内外侧壁的平衡减压术，如果患者术前没有眼球运动障碍，术后出现复视的风险在4%～12%之间；在术前既有眼球运动障碍的患者（向外注视复视），术后基本眼位复视的风险提高到25%～41%[37-38]。眶内下壁减压术后出现复视的风险较高，为 $50\%\sim70\%$[39-40]，术前既存甲状腺相关眼病视神经病变（DON）者，术后复视发生风险最高。

眶壁减压术后的眼外肌位移改变了其杠杆作用，降低了内直肌后徙的量效关系[30]，其量效系数较未接受眶壁减压术的患者要低[30,41]，故术后效果预测困难，此类患者进行复视矫正难度更大[42]。

鉴于此类患者手术的量效系数较低（表 21.2），手术可以矫正的最大内斜视角度约 $14\sim17°$（$28\sim35$pdpt）。大的内斜视角难以处理，Mocan 等报道了眶壁减压术后患者采用后徙联合调解缝线仍然欠矫的病例[31]。如无需下直肌手术，此时则可考虑行外直肌短缩术；亦可行 Tutopatch® 植入[30]，见图 21.1。鉴于手术效果预测困难，故推荐采用分次手术。另外，同时进行下直肌和内直肌后徙可获得最大量效关系，不建议双眼同时手术。

眼球上转联合外展障碍

与眶壁减压术后的情况相同，下直肌联合内直肌后徙术将产生协同效果，特别是下直肌后徙的量效关系将增加[26]（见表 21.1），但将变得不好预测。较小的垂直斜视角在内直肌后徙术后往往消失，故如果内斜视角大于垂直斜视角，应先矫正内斜视，观察术后垂直斜视的变化，而如果垂直斜视角大于内斜视角，可以同时进行内直肌和下直肌后徙术，但应注意量效关系的变化。对于垂直或水平方向存在小斜视角则推荐分次手术，先矫正较大斜视角的一方（不是先水平方向就是先垂直方向）；而对于垂直和水平方向斜视角均较大，处理难度很大。既往未接受眶壁减压术的患者行下直肌联合内直肌后徙成功率较高（见图 21.2a～e），但仍应告知患者术后效果的不确定性和对侧眼实施二次手术的可能。

眼外肌功能障碍对眼睑形态的影响

垂直眼外肌手术影响眼睑的形态，故应先进行，而水平斜视矫正可以同眼睑手术同时进行。

提上睑肌和上直肌同受动眼神经束支配，当下直肌纤维化导致眼球向上注视受限，患者上视时会出现上睑退缩，下直肌后徙术后上睑退缩会得到缓解。

同样，下睑也会出现相似的情况：在角膜缘后 15mm，下直肌的筋膜囊与下睑缩肌融合，下直肌后徙会导致肌肉融合部位向后移位引起下睑退缩。因此，在下直肌后徙前应先将肌肉融合部位分离[43]，也有学者将肌肉融合部前移缝合以预防下睑退缩[8-9]。Meyer 等描述了一种下睑缩肌松解术以预防下直肌后徙后的下睑退缩[44]，如果下睑退缩已经出现，需进行下睑延长术[45]。

眼外肌手术对眼压的影响

在眼外肌纤维化严重的 GO 患者中会出现眼压上升，并在受限运动方向达到高值，受累眼外肌后徙术后，眼压将会下降[11]。在日常生活中主要为向下注视，而这时眼压值通常正常，因此这种高眼压对 GO 患者影响较小。但如果患者同时患有青光眼，当出现双眼上转严重受限时应当考虑进行下直肌后徙术降低眼压。

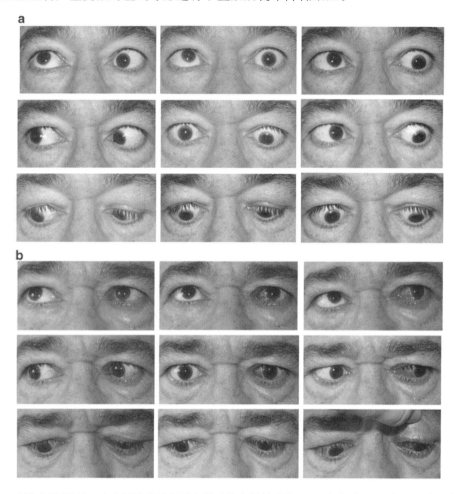

图 21.2（见书后彩图） 内直肌后徙联合下直肌后徙病例的术前（**a**）和术后（**b**）表现：在基本眼位采用棱镜遮盖测量的斜视角（＋9°，＋VD15°/18 PD 内斜视和 30PD 垂直斜视——左眼下斜视）略小于采用 Harms Wall 的测量值（＋12°，＋VD22°和外旋 10°，见图 **c**）。患者既往未接受眶壁减压术。因为斜视角度较大，所以同时行内斜视和垂直斜视矫正，以期达到最大效果。术中内直肌后徙 5mm（量效关系 1.8°/mm）、下直肌后徙 6.5mm（量效关系 2.1°/mm），下直肌筋膜囊与下睑缩肌融合端剥离。术后第一天，患者表现为＋VD 3°/6PD 的欠矫，手术效果在术后 6 周逐渐增强并稳定。术后 6 周，**d** 显示 Harms Wall 测量值结果，患者只有极度上视时出现残余复视（图 **e**，双眼单视视野）

手术成功率

术后大多数患者的双眼单视野范围明显扩大，手术效果在术后 4～8 周逐渐显现并稳定。术前呈松弛状态的拮抗肌在术后肌张力逐渐恢复，防止眼球向眼外肌后徙方向转动。因此，斜视角在术后最初的 1 个月内减小最显著。

在既往没有接受过眶壁减压术的患者，1～2 次手术后约有 90％可实现基本眼位的

c

-	+VD24°	+12°	+VD12°	+10°	+VD11°
Ex 12°		Ex 16°		Ex 16°	
+7°	+VD 23°	+12°	+VD 22°	+11°	+VD18°
Ex 5°		Ex 10°		Ex 18°	
12°	+VD20°	+11°	+VD 20°	+12°	+VD 12°
Ex 3°		Ex 9°		Ex 18°	

右眼注视　（左）　　　左眼注视（右）

d

-1,5	+VD2,5°	+0,5°	+VD2,5°	-1°	+VD2°
Ex 5°		Ex 5°		Ex 6°	
-	+VD1°	-0,5°	+VD1°	+0,5°	+VD1°
-		Ex 1°		Ex 2°	
-	-	-1°	-	-	-
-		Ex 1°		Ex 1°	

右眼注视　（左）　　　左眼注视（右）

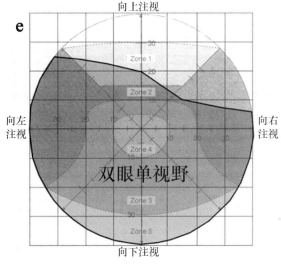

e

向上注视

向左注视　　双眼单视野　　向右注视

向下注视

图 21.2 （续）

双眼单视，而向上注视（下直肌纤维化患者）及向外注视（内直肌纤维化）时可能仍然存在复视。经过手术大部分患者能够重新驾车，但并不适合从事某些特殊职业，如飞行员、出租车司机等。

　　在矫正由下直肌病变导致的垂直斜视时，术者可以做到欠矫，原因是向下注视时的双眼单视在日常生活中更为重要；相反，在罕见的上直肌纤维化病例中，术者应做到过矫，以求术后向下注视时获得较好的双眼单视，这些患者的预后通常较差。

并发症

　　常见的并发症是下直肌下滑移位，即使再次手术修正预后仍然不佳，这时应该考虑进行对称下直肌后徙。过矫的原因还包括对侧眼下直肌的纤维化、调解缝线（肌肉未缝至巩膜处但在第二天做了调整）等，后者的原因可能是术中对肌肉的调整改变了肌肉的张力。

　　大量后徙有时会导致干眼，严重者可接受羊膜移植。

参考文献

［1］Bahn RS. Graves' ophthalmopathy. N Engl J Med. 2010；362（8）：726-38.

［2］Wiersinga WM，Bartalena L. Epidemiology and prevention of Graves' ophthalmopathy. Thyroid. 2002；12（10）：855-60.

［3］Abramoff MD，Kalmann R，et al. Rectus extraocular muscle paths and decompression surgery for Graves orbitopathy：mechanism of motility disturbances. Invest Ophthalmol Vis Sci. 2002；43（2）：300-7.

［4］Serafino M，Fogagnolo P，et al. Torsional diplopia after orbital decompression and strabismus surgery. Eur J Ophthalmol. 2010；20（2）：437-41.

［5］Jellema HM，Saeed P，et al. Bilateral inferior rectus muscle recession in patients with graves orbitopathy：is it effective? Ophthal Plast Reconstr Surg. 2012；28（4）：268-72.

［6］Fischer M，Esser J et al. （2014）Cyclotorsion after bilateral inferior rectus recessions and results of consecutive superior oblique recessions in Grave's orbitopathy. Proceedings of the 17th Meeting of Bielschowsky Society.

［7］Garrity JA，Saggau DD，et al. Torsional diplopia after transantral orbital decompression and extraocular muscle surgery associated with Graves' orbitopathy. Am J Ophthalmol. 1992；113（4）：363-73.

［8］Kushner BJ. A surgical procedure to minimize lower-eyelid retraction with inferior rectus recession. Arch Ophthalmol. 1992；110（7）：1011-4.

［9］Kushner BJ. Torsional diplopia after transantral orbital decompression and extraocular muscle surgery associated with Graves' orbitopathy. Am J Ophthalmol. 1992；114（2）：239-40.

［10］Thacker NM，Velez FG，et al. Superior oblique muscle involvement in thyroid ophthalmopathy. J AAPOS. 2005；9（2）：174-8.

［11］Gomi CF，Yates B，et al. Effect on intraocular pressure of extraocular muscle surgery for thyroid-associated ophthalmopathy. Am J Ophthalmol. 2007；144（5）：654-7.

［12］Kalpadakis P，Rudolph G，et al. Muscle surgery in patients with Graves' disease using topical anesthesia. Ophthalmology. 2004；111（8）：1563-8.

［13］Esser J，Eckstein A. Ocular muscle and eyelid surgery in thyroid-associated orbitopathy. Exp Clin Endocrinol Diabetes. 1999；107 Suppl 5：S214-21.

［14］Eckstein A，Schittkowski M，et al. Surgical treatment of Graves' ophthalmopathy. Best Pract Res Clin Endocrinol Metab. 2012；26（3）：339-58.

［15］Nguyen VT，Park DJ，et al. Correction of restricted extraocular muscle motility in surgical management of strabismus in graves' ophthalmopathy. Ophthalmology. 2002；109（2）：384-8.

［16］Prendiville P，Chopra M，et al. The role of restricted motility in determining outcomes for vertical strabismus surgery in Graves' ophthalmology. Ophthalmology. 2000；107（3）：545-9.

［17］Thomas SM，Cruz OA. Comparison of two different surgical techniques for the treatment of strabismus in dysthyroid ophthalmopathy. J AAPOS. 2007；11（3）：258-61.

［18］Boergen KP. Surgical repair of motility impairment in Graves' orbitopathy. Dev Ophthalmol. 1989；20：159-68.

［19］Boeder P. The cooperation of extraocular muscles. Am J Ophthalmol. 1961；51：496.

［20］Mourits MP，Koorneef L，et al. Extraocular muscle surgery for Graves' ophthalmopathy：does prior treatment influence surgical outcome? Br J Ophthalmol. 1990；74（8）：481-3.

［21］Esser J. Endocrine orbitopathy. Interventions on the external eye muscles. Ophthalmologe. 1994；91（1）：3-19.

［22］Simonsz HJ，Kommerell G. Increased muscle tension and reduced elasticity of affected muscles in recent-onset Graves' disease caused primarily by active muscle contraction. Doc Ophthalmol. 1989；

72 (3-4): 215-24.

[23] Esser J. Ergebnisse der Einmuskelchirurgie bei Endokriner Orbitopathie. Z Prakt Augenheilk. 1993; 14: 280-92.

[24] Krzizok T, Efinger K, Kaufmann H. Dosierbarkeit von Augenmuskeloperationen bei endokriner Orbitopathie. Z Prakt Augenheilk. 1993; 14: 273-9.

[25] Schittkowski M, Fichter N, et al. Strabismus surgery in Grave 's disease-dose-effect relationships and functional results. Klin Monatsbl Augenheilkd. 2004; 221 (11): 941-7.

[26] Eckstein A, Schulz S, et al. Is combined surgical correction of horizontal and vertical squint of value in graves' ophthalmopathy? Klin Monatsbl Augenheilkd. 2004; 221 (9): 769-75.

[27] Lyons CJ, Rootman J. Strabismus in Graves' Orbitopathy. Pediatric Endocrinol Rev. 2010; 7 Suppl 2: 217-9.

[28] Eckstein A, Stechmann D et al. (2014). Results of primary and secondary superior recessions in Grave's orbitopathy. Proceedings of the 17th Meeting of Bielschowsky Society.

[29] Eckstein A, Esser J (2013) Inferior Oblique Recession in Grave's Orbitopathy. Abstract AAPOS-SNEC Joint Meeting 2013.

[30] Eckstein A, Weiermüller C, et al. Forms of strabismus and eye muscle surgery after orbital decompression. Z Prakt Augenheilk. 2011; 32: 335-44.

[31] Mocan MC, Ament C, et al. The characteristics and surgical outcomes of medial rectus recessions in Graves' ophthalmopathy. J Pediatr Ophthalmol Strabismus. 2007; 44 (2): 93-100. quiz 118-109.

[32] Esser J, Schittkowski M, et al. Graves' Orbitopathy: Inferior Rectus Tendon Elongation for Large Vertical Squint Angles that cannot be Corrected by Simple Muscle Recession. Klin Monatsbl Augenheilkd. 2011; 228 (10): 880-6.

[33] Holmes JM, Hatt SR, et al. Identifying masked superior oblique involvement in thyroid eye disease to avoid postoperative A-pattern exotropia and intorsion. J AAPOS. 2012; 16 (3): 280-5.

[34] Baldeschi L, MacAndie K, et al. The removal of the deep lateral wall in orbital decompression: its contribution to exophthalmos reduction and influence on consecutive diplopia. Am J Ophthalmol. 2005; 140 (4): 642-7.

[35] Ben Simon GJ, Syed HM, et al. Strabismus after deep lateral wall orbital decompression in thyroid-related orbitopathy patients using automated hess screen. Ophthalmology. 2006; 113 (6): 1050-5.

[36] Sellari-Franceschini S, Lenzi R, et al. Lateral wall orbital decompression in Graves' orbitopathy. Int J Oral Maxillofac Surg. 2010; 39 (1): 16-20.

[37] Goldberg RA, Perry JD, et al. Strabismus after balanced medial plus lateral wall versus lateral wall only orbital decompression for dysthyroid orbitopathy. Ophthal Plast Reconstr Surg. 2000; 16 (4): 271-7.

[38] Rocchi R, Lenzi R, et al. Rehabilitative orbital decompression for Graves' orbitopathy: risk factors influencing the new onset of diplopia in primary gaze, outcome, and patients' satisfaction. Thyroid. 2012; 22 (11): 1170-5.

[39] Garrity JA, Fatourechi V, et al. Results of transantral orbital decompression in 428 patients with severe Graves' ophthalmopathy. Am J Ophthalmol. 1993; 116 (5): 533-47.

[40] Michel O, Oberlander N, et al. Follow-up of transnasal orbital decompression in severe Graves' ophthalmopathy. Ophthalmology. 2001; 108 (2): 400-4.

[41] Dal Canto AJ, Crowe S, et al. Intraoperative relaxed muscle positioning technique for strabismus repair in thyroid eye disease. Ophthalmology. 2006; 113 (12): 2324-30.

[42] Ruttum MS. Effect of prior orbital decompression on outcome of strabismus surgery in patients with thyroid ophthalmopathy. J AAPOS. 2000; 4 (2): 102-5.

[43] Liao SL, Shih MJ, et al. A procedure to minimize lower lid retraction during large inferior rectus recession in graves ophthalmopathy. Am J Ophthalmol. 2006; 141 (2): 340-5.

[44] Meyer DR, Simon JW, et al. Primary infratarsal lower eyelid retractor lysis to prevent eyelid retraction after inferior rectus muscle recession. Am J Ophthalmol. 1996; 122 (3): 331-9.

[45] Eckstein A, Esser J. A temporal tarsorrhaphy increases the effect of lower lid lengthening in patients with Graves' orbitopathy. Klin Monbl Augenheilkd. 2011; 228 (10): 887-91.

第 22 章
Graves 眼病患者的生活质量

Quality of Life in Graves' Ophthalmopathy

Elizabeth A. Bradley，Molly L. Fuller　著

关海霞　译

Graves 眼病的临床影响

诊治甲状腺眼病的临床医生有责任同时关注患者的生理和心理问题。格雷夫斯病（Graves' disease，GD）很少危及生命，Graves 眼病（GO）也很少危及视力，所以 GO 治疗的首要重心是将疾病对眼部的负面影响最小化。在一些通过治疗使患者症状和体征得到缓解、视力和社会功能得到改善的成功病例中，患者的生活质量得到直接而显著的提高。因此，医护人员应该在疾病的各阶段评估每位患者的健康相关生活质量（health-related quality of life，HRQL），并根据 HRQL 的变化协助指导下一步治疗。

GO 是成人眼球突出和眼睑退缩最常见的原因，也是成年期发病的斜视的常见原因。另据报道，GO 患者的症状包括容貌改变、眼痛、复视和视力丧失等。这些变化会造成患者社会心理功能、情绪和工作能力的显著改变，影响个性和经济等方面的表现。GO 的某些症状是一过性的，在自然病程中可以自发缓解，此时保守治疗即可以缓解症状；而有些症状可能是永久性的，需要患者调用各种应对机制和适应方法来寻求一种"新常态"。疾病病程对患者生活的改变程度非常个体化，而且根据定义，也具有主观性。HRQL 是一个包含了生理、心理和社会问题等多种因素的概念，受到个人认知、人际关系和适应能力的影响[1]。因此，评估 GO 对 HRQL 影响的唯一方法就是询问患者。

E.A. Bradley, M.D. (⊠) • M.L. Fuller, M.D., Ph.D.
Department of Ophthalmology, Mayo Clinic College of Medicine, Mayo Clinic,
200 First St. SW, Rochester, MN 55905, USA
e-mail: Bradley.elizabeth@mayo.edu; Fuller.molly@mayo.edu

© Springer Science+Business Media New York 2015
R.S. Bahn (ed.), *Graves' Disease*, DOI 10.1007/978-1-4939-2534-6_22

在整个疾病过程中，内科和外科治疗手段都有助于 GO 的治疗，但遗憾的是，某些治疗手段的副作用或风险可能对 HRQL 产生负面影响，而另一些治疗则对改善 HRQL 无明显效果。例如，糖皮质激素能够减轻 GO 的炎症充血症状，但是类固醇的副作用（包括体重增加、骨质疏松、血糖升高、高血压、情绪改变、青光眼、白内障等）常常抵消了这类药物的功效。此外，糖皮质激素对于 GO 的纤维化改变（如眼球运动障碍和眼睑退缩）无疗效[2]。GO 的外科治疗包括眶减压术、斜视手术和眼睑退缩修复手术。眼眶减压术最常见的后遗症是复视，这在术前没有复视的患者中发生率高达 64%[3]。虽然大多数手术源性复视最终可以通过自发缓解、斜视手术、戴棱镜眼镜恢复单视，但是术后斜视的高发仍冲淡了眼科医生对减压手术的热情。另外，虽然眶减压术降低了眼球突出度，眼睑延长术缩小了睑裂、减少了眼球暴露，从而改善了外貌，但手术不一定能使患者恢复其患病前的外貌。Bartley 等对 120 例诊断为甲状腺相关眼病的患者进行了长达 17 年的随访，调查发现他们中有 60% 认为自己的外貌与患病前不同，52% 认为自己的长相不正常，38% 的人对自己的眼睛外观不满意。另外，近 1/3 的患者存在眼部不适的症状，其中大多数与眼睛干涩相关[4]。显然，GO 是一种慢性疾病，并且影响到患者余生的 HRQL。

由于 GO 表现为一组复杂的症状和体征，治疗手段又带有显著的潜在副作用，所以单一手段不能评估疾病严重程度和疗效。虽然我们已经有一些用于评估 GO 临床表现的客观指标，但是这些指标不能全面地评估疾病和相关治疗对 HRQL 的影响。而且，生活质量评估也可以预测治疗费用和疗效，这种预测能力独立于临床指标和实验室检查等客观数据[5]。因此，评测 HRQL 的变化，可以为 GO 内科或外科治疗的评估提供一个重要的考量终点。这使得临床医生和患者为了实现可接受的结局而拥有了共同的治疗目标和期望。

疾病严重程度的指标

历史上，临床医生更喜欢那些能提供客观测量的疾病评估工具。考虑到甲状腺眼病临床表现的复杂性，多种综合评估方法已被整合到临床实践中。至今为止，已有很多指标用于评价 GO 的严重程度，包括临床活动性评分（clinical assessment score, CAS)[6]、NOSPECS 评分[7]及 Gorman 复视评分[8]。尽管 NOSPECS 有助于记录 GO 的临床特点，但它是一个复合指标，包括了对疾病严重程度的主观和客观评测指标，其中的主观指标结果受观察者间差异的影响，可能存在误差。此外，如果患者在某个重要方面（如视神经损伤）有所恶化，而在另一个略不重要的方面（如眼睑肿胀）有所改善，会被报告为评分无变化。与之类似，CAS 评分也不考虑每个单一症状的严重程度，而都作为相同的权重进行简单的加减。这些评分标准的局限性促使世界甲状腺协会（World Thyroid Associations）的委员会做出推荐：应当摒弃这些评分标准；赞成对 GO 多种不同表现分别进行客观评估[9]。

对 GO 进行充分临床评估的重要障碍在于，几项最困扰患者的临床特征（包括外貌改变、复视和疼痛症状）很难被施以客观评估。此外，客观检测手段与生活质量之间没有很好的相关性[10]。例如，眼外肌对称性的改善与复视症状的缓解不相关。在GO 患者中，复视是一种双峰症状，即在某种/某方位凝视下或有或无。程度较小的眼球偏斜可能会与程度较大的视觉偏差产生相同的症状。与之类似，GO 患者眼睑退缩导致睑裂增宽和闭合不全，可以进一步引起眼睛干涩、眼中异物感、流泪和视力下降等症状；眼睑的位置可以通过眼睑延长术获得改善，但是遗留的眼睑闭合不全或眼球暴露仍然可以引起同等严重程度的症状。因此，这表明一项干预措施可以缓解但不能完全消除症状，可能并非是具有临床意义的研究结果。最后，因为视神经病变导致的视力受损在 GO 中相对罕见，对视神经功能的评估（如视觉敏感性、色觉和视野检测）在 GO 的应用相对较少。由于认识到在监测甲状腺相关眼病和评估治疗效果的过程中需要患者的自我报告结果，世界甲状腺学会发表声明，建议"观察者，在客观检测手段之外……应该收集患者对眼部情况的自我评估。这些评估……应该包括外貌评价、视敏度、眼部不适感和复视"[9]。

HRQL 评估工具概述

随着评估疾病本身和疾病治疗方法对 HRQL 影响的重要性逐渐被认识，测量HRQL 的工具也得以发展。最近设计并实施的 HRQL 测量工具包括普适量表、疾病特殊量表和视觉特殊量表。普适量表包括健康调查简表（medical outcomes short form，SF-36）[11] 和疾病影响调查表（sickness impact profile，SIP）[12]。虽然通过普适量表可以比较不同疾病的 HRQL，但多项随机对照临床试验证明，其检测临床治疗影响的效能逊色于疾病特殊量表[13-14]。因此，在临床试验中评估治疗性干预措施的影响时，疾病特殊量表更为适用[15]。全美眼科学会已经认识到"患者的生活质量是评估视力健康的一个重要方面"[16]，并支持开发全美眼科学会视觉功能问卷（national eye institute-visual function questionnaire，NEI-VFQ）。开发出的 NEI-VFQ 用于评估常见眼科疾病（包括白内障、年龄相关性黄斑变性、原发性开角型青光眼、糖尿病性视网膜病、巨细胞病毒视网膜炎和低视力）的症状学效应[17]。很多团队已应用 VFQ 评估 GO 患者的HRQL。总之，现有的所有量表各有优缺点，临床实践中应依据患者的需求和医护人员的目标合理选用。

总体健康

健康调查简表（MOS-36，也称为 SF-36）是评估甲状腺疾病和甲状腺相关眼病患者 HRQL 的常用量表。调查包括 8 个维度：生理功能、躯体疼痛、因身体健康问题导致的角色限制、因私人或情绪问题导致的角色限制、精神健康、社会功能、精力/疲劳和总体健康[11]。综合调查问卷评分后可以创建心理健康总评和生理健康总评。为了此量表在临床应用中更便利，医生也会经常使用其简易形式，如 SF-24 和 SF-12 量表。

为了确定 GD 患者的甲亢治疗方案是否会影响其长期的 HRQL，进行了由 172 例瑞典患者参与的 SF-36 量表调查。与不患有甲状腺疾病的对照群体相比，各种甲状腺功能亢进（简称甲亢）治疗组［甲状腺切除术、抗甲状腺药物或放射性碘（RAI）］的患者均存在生活质量下降；不同甲亢治疗方法之间比较，患者生活质量的影响未见差异。年轻患者比老年患者更可能出现眼部症状，但仅有 13%～15% 的年轻患者受此困扰，而老年人中受困扰者的比例为 20%～38%[18]。作者们不能确定是否有慢性眼部症状者的生活质量更低，因此他们又进行了一项研究来探讨不同的 GD 治疗方式是否引起 GO 发病率的变化并改变了 HRQL。这项研究共招募了 308 例接受 RAI 治疗或抗甲状腺药物治疗的患者，并随访了 4 年。RAI 治疗组中 53 例患者新发 GO，而抗甲状腺药物治疗组只有 23 例患者新发 GO，二者间有显著的统计学差异；但是，两个治疗组间的 SF-36 量表 QOL 评分没有差别。然而，将患者分为 GO 组和非 GO 组进行比较时，GO 组患者的 QOL 明显降低。最后，GO 患者的身体康复先于他们的心理康复[19]。患者的客观临床眼科检查与 SF-36 的得分不相关，这再次说明 HRQL 的评估需要单独进行，且独立于客观的临床检查之外。

在阿姆斯特丹，Gerding 公布了一项在 70 例甲状腺功能正常伴不同程度 GO 患者中进行的研究，该研究使用了 SF-24 量表和 SIP 的 3 个分量表，其中 SIP 评估了 12 个类别的 136 个条目[12,20]。GO 患者在 SF-24 的 6 个分量表中得分较低，其中生理功能的分值比对照人群低 28 分。GO 患者的 SIP 评分也低于对照组。与其他疾病患者相比，GO 患者的 QOL 评分比糖尿病、肺气肿和心力衰竭者更低。QOL 评分与临床严重程度或 GO 症状的持续时间不相关。

近期在德国完成了一项类似的研究，这项研究应用 SF-36 量表对 102 例不同严重程度的甲状腺相关眼病患者进行评估。病例组患者得分显著低于对照组，尤其在精力/疲劳、社会功能、精神健康、总体健康和躯体疼痛方面。通过医院焦虑抑郁量表定量的高度焦虑或抑郁与较低的 SF-36 得分相关。研究结果再次显示，SF-36 得分与眼病的病程和临床严重程度不相关[21]。为了分析糖皮质激素对 GO 的治疗作用，此研究组使用 SF-36 量表随访了 70 名甲状腺功能正常但伴有未经治疗、处在疾病活动期的重度眼病患者。与口服糖皮质激素的患者相比，接受静脉注射糖皮质激素治疗者的 SF-36 得分改善得更多。治疗前，静脉注射激素组和口服激素组分别有 9% 和 11% 的患者报告 QOL 好或很好，治疗后两组患者的这一比例分别提高到 80% 和 54%[22]。

与此相反，一项波兰的研究纳入了 29 例甲状腺功能正常的 GO 患者，旨在探讨静脉注射糖皮质激素联合眶部放射治疗是否可以提高 GO 患者的生活质量。患者接受甲泼尼龙治疗，每次 1g、共 6 次，在第 2 次和第 4 次治疗期间接受眶部放射治疗。研究结果显示，GO 患者接受治疗前，SF-36 的全部 8 个分量表得分均低于对照人群。虽然治疗可改善疾病的客观临床特征，但 QOL 评分升高仅表现于 SF-36 的 3 个分量表上，即生理功能、躯体疼痛和活力（精力/疲劳）[23]。

有些学者也将情绪评估纳入他们的研究，专门观察 GO 诊治对情绪的影响。Lee 等同时使用 Beck 抑郁量表和 SF-36 量表，对 49 例不同严重程度的韩裔 GO 患者做评估，其中 4 例患者为威胁视力的 GO。抑郁评分较低的患者其 SF-36 的得分也较低，并且与较高的临床活动性评分相关。此外，Gorman 复视评分较高或威胁视力的 GO 患者在 SF-36 的生理健康总评中得分较低[24]。Farid 等招募了 48 例甲状腺功能正常且并未服用情绪调节药物的 GO 患者进行情绪状态调查。这是一项 65 个条目、5 分赋值 Likert

量表的调查。入组的患者被划分为临床严重程度高和临床严重程度低两组，并分成眼球突出为主和眼球活动障碍为主两个亚组。结果表明：临床严重程度高的 GO 患者有较高程度的心理困扰；与疾病导致的功能缺陷相比，疾病导致的容貌毁损与情绪困扰有更强的相关性，换句话说，突眼比复视更令人痛苦[25]。

视觉特殊量表

鉴于 GO 是一种影响视觉系统的疾病，因此与普适健康量表相比，评估视觉健康的 HRQL 测量量表可能会更敏感，并与 GO 的临床特征更相关。利用 NEI-VFQ，已分析了很多改变视觉功能的疾病对 HRQL 的影响。与 GO 不同，其他影响视觉功能的疾病不会导致容貌毁损，且与眼部不适和双眼复视关系不大。相反，视力下降是其他眼病的主要特征，也是研发 NEI-VFQ 的针对点，但这个特征在 GO 中却很罕见。最初的 VFQ 是一份包含 51 个条目的调查问卷，12 个视觉相关的分量表总计分值 0～100 分[17]。如今，VFQ 已被简化为 25 个问题的版本，其有效性和可靠性已在多种眼科疾病中得到证实。Bradley 等测试了 VFQ-25 是否能充分评估 GO 患者的 HRQL，因为 NEI-VFQ 不能评估与双眼视功能和躯体形象相关的几个重要问题。该研究连续纳入 30 例 GO 患者进行了 VFQ-25 调查，然后邀请他们在访视中提供反馈意见。受访者表现出中度 HRQL 受损，受损最严重的是心理健康量表［得分 50 分（括号中为得分，下同）］和角色困难量表（50），受损程度最低的是色视觉量表（100）和社会功能量表（88）。综合评分整体中位数是 69，但是复视患者评分（61）低于不伴复视者（90）。有趣的是，伴复视者和不伴复视者的角色困难量表评分并无差异，但伴复视者的驾驶和周边视力得分都显著降低。研究中观察到社会功能量表得分较高，提示该量表不能有效捕捉 GO 患者对于外貌和社交场合中自我意识的忧虑，而这些对许多 GO 患者非常重要。事实上，在提供反馈意见的访视中，10 例患者表示此次评估未能充分考虑外貌改变。患者推荐需纳入考虑范围的其他问题包括疼痛相关的项目、流泪、眼部刺激症状和沮丧、恐惧、自我意识等心理问题[26]。近期，中文版 VFQ-25 被用来评估甲状腺相关眼病视神经病变（DON）患者的 HRQL。患有中重度甲状腺相关眼病的患者分为两组，其中一组包括 23 名罹患 DON 的患者，另一组包括 13 名未患 DON 的患者。DON 患者在 VFQ-25 中的得分明显低于另一组，总分数分别为 54 分和 77 分。与既往研究结果类似，角色受限及心理健康是最易受影响的分量表，而复视和突眼与任何分量表均无关联，大多数分量表的得分与由 CAS 和 NOSPECS 定量的 GO 活动度和严重程度中度相关[27]。

疾病特殊量表

判定 GO 患者 HRQL 变化最特异（可能也是最敏感）的方法是应用疾病特殊量表。很多评估 GO 治疗的研究中，已经包括了对患者眼部健康认知的简单测量。在一项对比口服泼尼松和眶部放射治疗效果的临床试验中，研究者要求患者对自身眼部状况进行评分（1～10 分），并将这种评估方式称为"主观眼部评分"。尽管主要研究终点（NOSPECS 评分改善）显示有近半患者对其中某一种治疗方法有反应，但主观眼部评分的好转却不明显[7]。后续的眶部放射治疗的安慰剂对照试验表明，眶部放射治疗可改善眼球活动度，但是主观眼部评分并无改变[28]。

梅奥诊所开展的若干研究曾试图采用简单的 3 分或 5 分量表来量化患者对 GO 及其治疗的主观忧虑。在一组 428 例基于功能适应证而行眶部减压术的 GO 患者中，研究者进行了随访问卷调查，结果显示患者对外貌非常关注，仅有 21% 的患者对自己的容貌非常满意，32.5% 的患者感觉满意，35.6% 的患者认为尚可接受，10.9% 的患者不满意或者非常不满意[3]。接下来的研究中，研究者对 34 例因容貌损毁而行眶部减压术的患者进行了调查，29 例患者完成了随访问卷，其中有 37.9% 的患者对自身容貌非常满意，31.0% 的患者表示满意，31.0% 的患者表示可接受[29]。尽管这种形式的评估可能启发临床医生重视患者的情绪问题，但它仅阐述了单一的临床问题，而且仅间接反映了生活质量，因此仍迫切需要一套完善的 HRQL 评估工具。

为了开发可以在 GD 纵向病程中评估患者的调查问卷，一个瑞典团队采用一份三部分量表对 149 名甲亢患者进行了调查。第一部分包括 8 个生活相关问题，时间跨度从疾病发生到开始进行甲亢治疗；第二部分设置了 25 个问题，考量患者在起始治疗后的自身体验；第三部分包括与眼病有关的 5 个问题。研究中，患者接受甲状腺切除术、RAI 或抗甲状腺药物治疗，并随访 4 年。93% 的患者于疾病发病时入组，其中 63% 报告治疗几乎未对其工作能力造成影响，但是另 19% 却至少 1 个月不能工作。三个组别之间相比，治疗对经济学的影响或患者的 HRQL 并无显著差异[30]。

Watt 等召集了治疗甲状腺疾病的 13 名医生、2 名护士和 80 名罹患甲状腺疾病的患者（其中 17 名患者患眼病），对调查中的问题与生活质量的相关性进行评判。对于 15 个被认为最可能影响甲状腺相关生活质量（QOL）的项目，患者和临床医护团队的答案重叠率不到一半。医护人员认为疾病相关症状（如眼病患者的眼部不适）与 QOL 关系最大，然而患者认为神经紧张和情感忧虑等心理问题对 QOL 最为重要[31]。以上结果突显了制订 HRQL 评估工具时患者参与的重要性，同时再次验证了客观指标可能与 QOL 得分不尽相关。

有关医患共同参与的重要性的研究受到了食品和药物管理局的重视。21 世纪初期，国际生活质量研究学会、国际药物经济学与结果研究协会、药品制造商协会健康结果委员会和欧洲生活质量评估监管部门联合成立了特别工作组，统一了评测患者反馈结果的标准，其中也包括对 HRQL 的评测。他们在正式报告中写道，"获取数据有多个潜在来源……，即患者、医生、看护人员等。每个来源……均可能提供关于疾病和疗效的独特的、有价值的观点。举例来说，患者可能关注自身健康的变化；家人则不仅仅要面对疾病对患者的影响，还需顾及疾病对家庭生活的影响；医生及研究者则从临床的角度看待疾病及其治疗。"[32]因此，更多正式的 HRQL 评估工具被研发出来，力图对患者临床层面和社会心理层面的问题都进行广泛的评估。

Graves 眼病的生活质量（GO-QOL）评估量表为荷兰语版本，共包括 16 个问题、2 个分量表（视觉功能量表和外貌量表），每个分量表各含 8 个问题[33]。此量表的研发结合了两方面内容，一是既往使用的 HRQL 量表，二是 24 例 GO 患者对于疾病特殊

HRQL 量表需纳入的内容所发表的自由意见。量表的分值范围为 0～100 分。在初步研究中，70 例甲状腺功能正常的眼病患者的平均视觉功能量表得分为 54.7 分，平均外貌量表得分为 60.1 分。重测信度和内部一致性研究均显示，这是一份适用于荷兰人群的可靠测评量表[34]。视觉功能量表的得分与 SF-24 和 SIP 量表结果相关，其得分较低与年龄增大和眼球运动障碍程度更严重相关。外貌量表的得分与精神健康密切相关，而且女性在这个方面更易受到困扰。意外的是，研究显示眼球突出与外貌量表的得分没有关联。几年后，同一研究组对 163 例接受糖皮质激素或眶部放射治疗的正常甲状腺功能 GO 患者进行了长期随访，中位随访时间为 11.7 年。超过半数的患者有复视症状和眼球突出度大于 20mm，存在复视症状的患者量表得分较低。与接受泼尼松治疗的患者相比，接受眶放射治疗的患者的得分平均低 3～15 分。患者组的总得分比健康对照组低，但是却高于新诊断的 GO 患者（视觉功能量表得分高出 23.5 分，外貌量表得分高出 17.1 分）[35]。

GO-GOL 量表已被译为 6 种语言，并在德国、澳大利亚、中国台湾、韩国等世界多地广泛使用[36-39]（英文版本可于 http：//www.eugogo.eu/_downloads/clincial_evaluation/GO_QOL_EN.pdf 免费获取）。当考虑在国际范围使用该 HRQL 评估量表时，应当了解几个事项：第一，GO-QOL 量表有涉及单车骑行和户外徒步的问题，对于来自这类运动并不流行的地区的 GO 患者，这些问题就不再适用。例如，在澳大利亚版本的 GO-QOL 量表中，有关单车骑行的问题被替换为关于工作效率和参与家庭活动能力的问题。第二，该量表的有效性仅在荷兰语版本中进行过验证。第三，该量表未包括评估眼部疼痛的分量表。第四，视觉功能和外貌分量表得分与疾病的严重性缺乏强相关性[33]。认识到上述问题的情况下，已经有许多研究采用了这种 GO-QOL 量表来评价GO 患者的 HRQL 和 GO 的治疗效果。在韩国，应用该量表得到的 QOL 总分是 67.8分，视觉功能分量表得分为 73.7 分，外貌分量表得分 61.9 分。与最初的研究结果不同的是，韩国研究发现 GO-QOL 得分与 NOSPECS 和 CAS 的临床评估分数相关。此外，视觉功能量表得分较低与眼外肌受累程度重有关，外貌量表得分较低与突眼和软组织受累程度重相关[39]。德国学者对 310 例 GO 患者进行了 GO-QOL 评估，并且根据临床严重度进行了分组。结果显示：中重度 GO 组的得分较轻度 GO 组得分低，疾病活动组得分低于非活动组，危及视力或复视的患者得分低[36]。在接受心理治疗的患者中，外貌量表分值较低。GO-QOL 量表的最大局限性在于"天花板效应"，即研究者设定15％的应答者选择最高分，但是结果却有 27％的患者在视觉功能分量表、19％的患者在外貌分量表中选择最高分，两份分量表的综合评分平均为 72.5 和 71.3。这些分数高于其他国家中类似研究的结果，可能造成 GO-QOL 量表在伴有较轻程度眼病或 HRQL轻度改变的德国患者中，评估敏感性受限。澳大利亚版本的 GO-QOL 在应用前进行了一些调整，GO 患者经测试后，得到视觉功能分量表 59 分、外貌分量表 54.5 分的结果。此外，当被问及咨询和教育是否有用时，只有 1/4 患者认为是有益的、充分的，这个结果突显出改善护理质量的必要性[37]。在中国台湾，271 例 GO 患者接受了 GO-QOL 评估，结果与澳大利亚的研究近似，视觉功能分量表得分为 58 分，外貌分量表得分为 54 分。这两项得分均与疾病的临床严重程度相关，而且视觉功能量表分值在活动性疾病患者中较低，外貌量表分值在伴有复视的患者中较低[38]。与此不同的是，韩国的研究发现与外貌量表得分相关的是突眼而非复视[39]。

　　由于我们有能力对患者的 HRQL 进行监测，所以就能够评估治疗方法对疾病进程的影响。要想执行规范的调查、正确解读结果，临床医生需要了解得分上的哪些改变意味着患者的 HRQL 获得了有临床意义的改善。Terwee 等纳入了 164 例处于不同 GO 治疗阶段（从眶放射治疗到眼睑手术）的患者。他们当中，在 QOL 上有中等至很大程度的主观改善者，其 GO-QOL 的视觉功能分量表和外貌分量表得分分别平均提高 5 分和 8 分。HRQL 变化的客观评分和主观报告之间，仅呈现中等程度的相关性[40]。

　　Bartalena 等在一项随机、双盲临床试验中使用 GO-QOL 量表，以确定不同剂量的甲泼尼龙静脉注射对受试者临床体征和患者体验的影响。研究比较了三种糖皮质激素治疗剂量（为期 12 周的静脉注射疗法），共纳入 159 例活动性中到重度 GO 患者。在甲泼尼龙高剂量组和中剂量组中，患者的 CAS 的评分有所提高；在高剂量组中，患者的眼外肌运动也有所改善，但这一改善是暂时的。当把起始治疗 24 周后的 GO-QOL 评分汇总分析时，结果显示不同糖皮质激素剂量组之间，GO-QOL 得分无明显差异[41]。补硒治疗轻度 GO 的效果也是通过 GO-QOL 量表来评估的。给予 GO 患者口服硒制剂、己酮可可碱或者安慰剂，每天 2 次、共 6 个月，接受硒治疗的 53 例患者中，视觉功能量表得分增高者占 62%，外貌量表得分增高者占 75%，而安慰剂或己酮可可碱治疗组患者的 QOL 无显著变化[42]。

　　手术结果对 HRQL 的影响也被关注和研究，尤其是考虑到手术治疗往往导致更高的花费，因此需要证据证明增加的花费能够换得患者生活质量的改善。2008 年，欧洲 GO 协作组出版了一篇关于眶减压术疗效的多中心研究报告。11 个国家的 139 例甲状腺功能正常的非活动期 GO 患者，因眼球突出影响容貌而接受了眶减压术。总计涉及 18 种不同的手术方式，其中眼眶二壁减压术 132 例、眼眶三壁减压术 112 例，术后患者眼球突出度平均减少 5mm。眶减压术前的外貌分量表得分介于 17.7～55.1 分，术后该分值平均增加了 20.5 分。不同手术方式组间的外貌分量表得分没有差异，经眼睑和内镜术式和其他术式相比，仅平均 1.8 分的差距。眶减压术后视觉功能分量表得分降低，特别是冠状入路眶减压术，该术式可导致最高的新发复视发生率[43]。与此相反，Fichter 等分析了单一手术方式——将眶外侧壁和脂肪整体切除的效果，他们发现术后 GO-QOL 的两个分量表的得分均较术前提高。这项研究纳入了 18 例患者的 30 例眼眶减压术，在术后半年时，患者 GO-QOL 的视觉功能分量表和外貌分量表得分由 34.1 分和 26.1 分，分别增加到 69.0 分和 50.1 分。视觉功能分量表得分的提高与眼球突出度和垂直睑裂的缩小相关。研究对象中有 2 例甲状腺相关眼病视神经病变的患者，他们的视觉功能分量表得分由 14.3 分和 18.8 分，分别增加至 64.3 分和 93.8 分[44]。

　　鉴于 GO-QOL 量表在美国尚未经验证，加上前面提到的该量表的局限性，美国甲状腺眼病患者的生活质量研究领域仍处于空白。为了填补这项空白，Yeatts 博士进行了一项周密研究，以求制订一份美式英语问卷来评估影响 GO 患者 QOL 的多种因素[45]。他创建了包括有 105 个问题的调查表，这些问题改编自其他相关的、经过验证的评估工具——针对总体健康和心理健康的 SF-12 量表、针对自我感受和社会功能的皮肤病专用 QOL 问卷、针对总体视觉功能的 VFQ-51 量表，以及针对疾病特异性视觉功能的 Graves 眼病评测表。在对 203 位 GO 患者进行问卷调查后，Yeatts 博士报告了此调查问卷有良好的有效性，在生理健康和心理健康、自我形象、睡眠、社会功能以及工作能力等方面，GO 患者的得分均低于对照组。用来评估复视、干眼、视物模糊等症状的单项得分也与疾病的严重程度相关。此外，此调查问卷中，与视觉相关生活质量紧密相关的一些视觉功能问题被设计为视觉辨认型问题，例如在挤满东西的架子上找到某物或者在某个房间中辨认出某人。在这方面上，Yeatts 博士的调查问卷与 GO-QOL 量表不同，后者被设计为阅读或驾车相关问题，而这些活动与整体的视觉 GO-QOL 并没有密切关联。显然，一份 105 个问题的调查问卷很难落实到日常临床实践中，因此，为了更贴近临床实际，Yeatts 博士又创建了一份仅含 9 个问题的调查问卷，并将其命名为 "Graves 眼病生活质量量表（GO-QLS）"，它有表面效度，且临床相关性良好。

为了提高临床效率，一个来自英属哥伦比亚的研究组创建立了一种仅有 3 个问题的评估工具——TED-QOL 量表。他们从整体生活质量、外貌和视觉功能角度提出这 3 个问题，并要求患者对每一个问题用 0 分到 10 分进行评分。调查显示：该量表与 GO-QOL 和 GO-QLS 量表有良好的相关性，并且有良好的测量-重测信度；患者认为该量表条理清晰并能轻松地完成调查。这个评估工具的主要优势在于患者负担低，因此完成率高、时间耗费低，平均仅 1.6 分钟就能完成调查。和之前量表类似，TED-QOL 量表的得分与 GO 的临床表现严重程度也仅为中度相关[46]。

定性研究

确定 GO 对患者个体影响的最后一种方法是定性研究，即不追求将患者个体的生活组分定量化。定性方法是医生的合理直觉，基于这种方法，医生可在日常接诊中识别出多数的患者症状。虽然我们可能很难将定性研究规范和安排到一个有限的时间窗，但定性评估能够提供有力数据来反映 GO 患者正在面对的问题。

Estcourt 等对 25 例患有甲状腺眼病的英国患者进行了访谈，并将访谈的主要话题提炼为三大主题。首先是身份转变，其形成源自于容貌变化、角色功能作用调整和眼病所致的能力受限；其次是新应对机制的形成和发展，包括情感淡漠、回避社会和自我否定；再有是患者明显表现出对医疗机构的愤怒、心灰意冷和失望，这是由于他们的诊断、治疗方案或病程不确定，又进一步造成他们与医护人员的沟通困难[47]。这些证据很好地表明：医疗机构需要提高与患者沟通的质量，并要清楚了解到患者当前的想法，因为他们的想法往往与医护人员心中所想不尽相同。

另一项研究纳入了 250 例德国 GO 患者，着眼于患者工作能力下降的程度和接受心理治疗的情况，以求进一步阐明造成 HRQL 下降的心理和经济应激因素。近半数的患者抱怨因症状导致了日常活动的明显受限，36% 的患者因病假离岗，28% 的患者丧失工作能力，5% 的患者选择了提前退休。疾病和眼球运动障碍的严重程度与病假的时长和丧失工作能力的可能性相关。此外，有 21% 的患者正在接受心理治疗，他们更可能请病假离岗或者丧失工作能力。有趣的是，尽管严重突眼的患者和有眼球运动障碍的患者都更可能接受心理治疗，但眼球突出与工作能力受限并不相关[48]。这项研究的作者们接着又探讨了 GO 患者的经济负担问题。在纳入分析的 215 例 GO 患者中，22% 的患者仅是暂时性丧失工作能力，5.6% 的患者则是永久地失去了工作能力。GO 患者休病假的平均时长为全国平均水平的两倍（GO 患者每年 22.3 天，普通人群每年 11.6

天），而且，病假的长度与疾病严重程度相关。一项多因素分析发现复视是导致丧失工作能力的首要预测因素[49]。

结　论

　　GO 是一种复杂的疾病，给深受其苦的患者们造成诸多影响。当医学界致力于深入了解疾病机制和改进治疗方法时，却留下患者们独自与看似无穷无尽的生理和心理问题做斗争。作为医疗工作者，我们有责任采取一切可能的方法，来找到这些生理和心理问题并向患者提供帮助。我们在本章中综述的 HRQL 调查问卷在临床实践中终会有一席之地。目前尚没有衡量 GO 对 HRQL 影响的理想工具，我们能够改善患者 QOL 的唯一途径是询问我们如何能帮到他们，并像询问眼痛或复视一样重视询问患者的 QOL。使 HRQL 评估成为临床实践常规的路还很漫长，我们要给患者发言权，要让他们更好地参与自身疾病的诊治过程。

参考文献

[1] Ponto KA, Kahaly GJ. Quality of life in patients suffering from thyroid orbitopathy. Pediatr Endocrinol Rev. 2010; 7 Suppl 2: 245-9 [Review].

[2] Prummel MF, Mourits MP, Berghout A, Krenning EP, van der Gaag R, Koornneef L, et al. Prednisone and cyclosporine in the treatment of severe Graves' ophthalmopathy. N Engl J Med. 1989; 321 (20): 1353-9. Clinical Trial Comparative Study Randomized Controlled Trial Research Support, Non-U. S. Gov't.

[3] Garrity JA, Fatourechi V, Bergstralh EJ, Bartley GB, Beatty CW, DeSanto LW, et al. Results of transantral orbital decompression in 428 patients with severe Graves' ophthalmopathy. Am J Ophthalmol. 1993; 116 (5): 533-47. Research Support, Non-U. S. Gov't Research Support, U. S. Gov't, P. H. S.

[4] Bartley GB, Fatourechi V, Kadrmas EF, Jacobsen SJ, Ilstrup DM, Garrity JA, et al. Long-term follow-up of Graves ophthalmopathy in an incidence cohort. Ophthalmology. 1996; 103 (6): 958-62. Research Support, Non-U. S. Gov't Research Support, U. S. Gov't, P. H. S.

[5] Bradley EA, Bradley D, Bartley GB. Evaluating health-related quality of life in ophthalmic disease: practical considerations. Arch Ophthalmol. 2006; 124 (1): 121-2. Comment Editorial Research Support, N. I. H., Extramural Research Support, Non-U. S. Gov't.

[6] Mourits MP, Koornneef L, Wiersinga WM, Prummel MF, Berghout A, van der Gaag R. Clinical criteria for the assessment of disease activity in Graves' ophthalmopathy: a novel approach. Br J Ophthalmol. 1989; 73 (8): 639-44.

[7] Prummel MF, Mourits MP, Blank L, Berghout A, Koornneef L, Wiersinga WM. Randomized double-blind trial of prednisone versus radiotherapy in Graves' ophthalmopathy. Lancet. 1993; 342 (8877): 949-54. Clinical Trial Comparative Study Randomized Controlled Trial.

[8] Bahn RS, Gorman CA. Choice of therapy and criteria for assessing treatment outcome in thyroid-associated ophthalmopathy. Endocrinol Metab Clin North Am. 1987; 16 (2): 391-407. Review.

[9] Classification of eye changes of Graves' disease. Thyroid 1992 Fall; 2 (3): 235-6.

[10] Prummel MF, Terwee CB, Gerding MN, Baldeschi L, Mourits MP, Blank L, et al. A randomized controlled trial of orbital radiotherapy versus sham irradiation in patients with mild Graves' ophthalmopathy. J Clin Endocrinol Metab. 2004; 89 (1): 15-20. Clinical Trial Randomized Controlled Trial Research Support, Non-U. S. Gov't.

［11］ Ware Jr JE, Sherbourne CD. The MOS 36-item short-form health survey (SF-36). I. Conceptual framework and item selection. Med Care. 1992; 30 (6): 473-83. Research Support, Non-U. S. Gov't Research Support, U. S. Gov't, P. H. S.

［12］ Bergner M, Bobbitt RA, Carter WB, Gilson BS. The Sickness Impact Profile: development and final revision of a health status measure. Med Care. 1981; 19 (8): 787-805. Research Support, U. S. Gov't, P. H. S.

［13］ Tandon PK, Stander H, Schwarz Jr RP. Analysis of quality of life data from a randomized, placebo-controlled heart-failure trial. J Clin Epidemiol. 1989; 42 (10): 955-62. Clinical Trial Randomized Controlled Trial.

［14］ Goldstein RS, Gort EH, Stubbing D, Avendano MA, Guyatt GH. Randomised controlled trial of respiratory rehabilitation. Lancet. 1994; 344 (8934): 1394-7. Clinical Trial Randomized Controlled Trial Research Support, Non-U. S. Gov't.

［15］ Testa MA, Simonson DC. Assessment of quality-of-life outcomes. N Engl J Med. 1996; 334 (13): 835-40.

［16］ Quality of life assessment in the collaborative ocular melanoma study: design and methods. COMS-QOLS Report No. 1. COMS Quality of Life Study Group. Ophthalmic Epidemiol. ［Research Support, U. S. Gov't, P. H. S.］ 1999 6 (1): 5-17.

［17］ Mangione CM, Lee PP, Pitts J, Gutierrez P, Berry S, Hays RD. Psychometric properties of the National Eye Institute Visual Function Questionnaire (NEI-VFQ). NEI-VFQ Field Test Investigators. Arch Ophthalmol. 1998; 116 (11): 1496-504. Multicenter Study Research Support, Non-U. S. Gov't Research Support, U. S. Gov't, P. H. S.

［18］ Abraham-Nordling M, Torring O, Hamberger B, Lundell G, Tallstedt L, Calissendorff J, et al. Graves' disease: a long-term quality-of-life follow up of patients randomized to treatment with antithyroid drugs, radioiodine, or surgery. Thyroid. 2005; 15 (11): 1279-86. Randomized Controlled Trial Research Support, Non-U. S. Gov't.

［19］ Abraham-Nordling M, Wallin G, Traisk F, Berg G, Calissendorff J, Hallengren B, et al. Thyroid-associated ophthalmopathy: quality of life follow-up of patients randomized to treatment with antithyroid drugs or radioiodine. Eur J Endocrinol. 2010; 163 (4): 651-7. Multicenter Study Randomized Controlled Trial.

［20］ Gerding MN, Terwee CB, Dekker FW, Koornneef L, Prummel MF, Wiersinga WM. Quality of life in patients with Graves' ophthalmopathy is markedly decreased: measurement by the medical outcomes study instrument. Thyroid. 1997; 7 (6): 885-9. Comparative Study Research Support, Non-U. S. Gov't.

［21］ Kahaly GJ, Hardt J, Petrak F, Egle UT. Psychosocial factors in subjects with thyroid-associated ophthalmopathy. Thyroid. 2002; 12 (3): 237-9.

［22］ Kahaly GJ, Pitz S, Hommel G, Dittmar M. Randomized, single blind trial of intravenous versus oral steroid monotherapy in Graves' orbitopathy. J Clin Endocrinol Metab. 2005; 90 (9): 5234-40. Clinical Trial Randomized Controlled Trial.

［23］ Kulig G, Andrysiak-Mamos E, Sowinska-Przepiera E, Kulig J, Karakiewicz B, Brodowski J, et al. Quality of life assessment in patients with Graves' disease and progressive infiltrative ophthalmopathy during combined treatment with methylprednisolone and orbital radiotherapy. Endokrynol Pol. 2009; 60 (3): 158-65.

［24］ Lee H, Roh HS, Yoon JS, Lee SY. Assessment of quality of life and depression in Korean patients with Graves' ophthalmopathy. Korean J Ophthalmol. 2010; 24 (2): 65-72. Research Support, Non-U. S. Gov't.

［25］ Farid M, Roch-Levecq AC, Levi L, Brody BL, Granet DB, Kikkawa DO. Psychological disturbance in graves ophthalmopathy. Arch Ophthalmol. 2005; 123 (4): 491-6.

［26］ Bradley EA, Sloan JA, Novotny PJ, Garrity JA, Woog JJ, West SK. Evaluation of the National Eye Institute visual function questionnaire in Graves' ophthalmopathy. Ophthalmology. 2006; 113 (8): 1450-4. Evaluation Studies Research Support, N. I. H., Extramural Research Support, Non-U. S. Gov't.

［27］ Du Y, Ye H, Li K, Xiao X, Chen R, He JF, et al. Vision-related quality of life tends to be more severely impaired in patients with dysthyroid optic neuropathy. Curr Eye Res. 2014；39（5）：532-6. Research Support，Non-U．S．Gov't.

[28] Mourits MP，van Kempen-Harteveld ML，Garcia MBG，Koppeschaar HPF，Tick L，Terwee CB. Radiotherapy for Graves' orbitopathy：randomised placebo-controlled study. Lancet. 2000；355（9214）：1505-9.

[29] Fatourechi V，Garrity JA，Bartley GB，Bergstralh EJ，DeSanto LW，Gorman CA. Graves ophthalmopathy. Results of transantral orbital decompression performed primarily for cosmetic indications. Ophthalmology. 1994；101（5）：938-42.

[30] Ljunggren JG，Torring O，Wallin G，Taube A，Tallstedt L，Hamberger B，et al. Quality of life aspects and costs in treatment of Graves' hyperthyroidism with antithyroid drugs，surgery，or radioiodine：results from a prospective，randomized study. Thyroid. 1998；8（8）：653-9. Clinical Trial Comparative Study Randomized Controlled Trial Research Support，Non-U．S．Gov't.

[31] Watt T，Hegedus L，Rasmussen AK，Groenvold M，Bonnema SJ，Bjorner JB，et al. Which domains of thyroid-related quality of life are most relevant? Patients and clinicians provide complementary perspectives. Thyroid. 2007；17（7）：647-54. Research Support，Non-U．S．Gov't.

[32] Acquadro C，Berzon R，Dubois D，Leidy NK，Marquis P，Revicki D，et al. Incorporating the patient's perspective into drug development and communication：an ad hoc task force report of the Patient-Reported Outcomes（PRO）Harmonization Group meeting at the Food and Drug Administration，February 16，2001. Value Health. 2003；6（5）：522-31. Research Support，Non-U．S．Gov't.

[33] Terwee CB，Gerding MN，Dekker FW，Prummel MF，Wiersinga WM. Development of a disease specific quality of life questionnaire for patients with Graves' ophthalmopathy：the GO-QOL. Br J Ophthalmol. 1998；82（7）：773-9. Research Support，Non-U．S．Gov't.

[34] Terwee CB，Gerding MN，Dekker FW，Prummel MF，van der Pol JP，Wiersinga WM. Testretest reliability of the GO-QOL：a disease-specific quality of life questionnaire for patients with Graves' ophthalmopathy. J Clin Epidemiol. 1999；52（9）：875-84. Comparative Study Research Support，Non-U．S．Gov't.

[35] Terwee C，Wakelkamp I，Tan S，Dekker F，Prummel MF，Wiersinga W. Long-term effects of Graves' ophthalmopathy on health-related quality of life. Eur J Endocrinol. 2002；146（6）：751-7.

[36] Ponto KA，Hommel G，Pitz S，Elflein H，Pfeiffer N，Kahaly GJ. Quality of life in a german graves orbitopathy population. Am J Ophthalmol. 2011；152（3）：483-90 e1. Comparative Study Validation Studies.

[37] Park JJ，Sullivan TJ，Mortimer RH，Wagenaar M，Perry-Keene DA. Assessing quality of life in Australian patients with Graves' ophthalmopathy. Br J Ophthalmol. 2004；88（1）：75-8.

[38] Lin IC，Lee CC，Liao SL. Assessing quality of life in Taiwanese patients with Graves' ophthalmopathy. J Formos Med Assoc. 2014；13.

[39] Choi YJ，Lim HT，Lee SJ，Lee SY，Yoon JS. Assessing Graves' ophthalmopathy-specific quality of life in Korean patients. Eye（Lond）. 2012；26（4）：544-51.

[40] Terwee CB，Dekker FW，Mourits MP，Gerding MN，Baldeschi L，Kalmann R，et al. Interpretation and validity of changes in scores on the Graves' ophthalmopathy quality of life questionnaire（GO-QOL）after different treatments. Clin Endocrinol（Oxf）. 2001；54（3）：391-8. Validation Studies.

[41] Bartalena L，Krassas GE，Wiersinga W，Marcocci C，Salvi M，Daumerie C，et al. Efficacy and safety of three different cumulative doses of intravenous methylprednisolone for moderate to severe and active Graves' orbitopathy. J Clin Endocrinol Metab. 2012；97（12）：4454-63. Multicenter Study Randomized Controlled Trial.

[42] Marcocci C，Kahaly GJ，Krassas GE，Bartalena L，Prummel M，Stahl M，et al. Selenium and the course of mild Graves' orbitopathy. N Engl J Med. 2011；364（20）：1920-31. Multicenter Study Randomized Controlled Trial Research Support，Non-U．S．Gov't.

[43] Mourits MP，Bijl H，Altea MA，Baldeschi L，Boboridis K，Curro N，et al. Outcome of orbital decompression for disfiguring proptosis in patients with Graves' orbitopathy using various surgical

procedures. Br J Ophthalmol. 2009; 93 (11); 1518-23. Comparative Study Evaluation Studies Multicenter Study.

[44] Fichter N, Krentz H, Guthoff RF. Functional and esthetic outcome after bony lateral wall decompression with orbital rim removal and additional fat resection in graves' orbitopathy with regard to the configuration of the lateral canthal region. Orbit. 2013; 32 (4); 239-46.

[45] Yeatts RP. Quality of life in patients with Graves ophthalmopathy. Trans Am Ophthalmol Soc. 2005; 103; 368-411. Research Support, Non-U. S. Gov't.

[46] Fayers T, Dolman PJ. Validity and reliability of the TED-QOL; a new three-item questionnaire to assess quality of life in thyroid eye disease. Br J Ophthalmol. 2011; 95 (12); 1670-4. Validation Studies.

[47] Estcourt S, Vaidya B, Quinn A, Shepherd M. The impact of thyroid eye disease upon patients' wellbeing; a qualitative analysis. Clin Endocrinol (Oxf). 2008; 68 (4); 635-9. Research Support, Non-U. S. Gov't.

[48] Ponto KA, Pitz S, Pfeiffer N, Hommel G, Weber MM, Kahaly GJ. Quality of life and occupational disability in endocrine orbitopathy. Dtsch Arztebl Int. 2009; 106 (17); 283-9. Research Support, Non-U. S. Gov't.

[49] Ponto KA, Merkesdal S, Hommel G, Pitz S, Pfeiffer N, Kahaly GJ. Public health relevance of Graves' orbitopathy. J Clin Endocrinol Metab. 2013; 98 (1); 145-52. Evaluation Studies.

第 23 章
格雷夫斯病和 Graves 眼病的未来治疗

Future Therapy for Graves' Disease and Ophthalmopathy

Mario Salvi，Guia Vannucchi　著
关海霞　译

前　言

　　对于同时伴有 Graves 眼病（Graves' orbitopathy，GO）的格雷夫斯病（Graves' disease，GD），治疗的目标之一是尽快使甲状腺功能恢复正常。目前针对甲状腺功能亢进症（简称甲亢）的治疗包括：以抗甲状腺药物作为起始治疗手段，继以应用手术或放射性碘对甲状腺进行确切的清除（译者注：美国现状）。由于该疾病的发病机制尚不清楚，故而 GD 仍缺乏病因治疗。选择 GD 的治疗方案时，需要考虑多重因素：患者的年龄、甲状腺的体积、是否患有 GO，以及 GO 的活动性及严重程度。若想实现持久的甲状腺功能正常，往往需要通过放射性碘或手术等确定性治疗手段。近期的证据表明，当 GD 患者进行放射性碘治疗时，无论其是否已存在 GO，只要有发展为 GO 的危险因素，就应鼓励预防性给予小剂量糖皮质激素治疗[1-3]。另一方面，迄今为止，尚无甲状腺切除（译者注：指全/近全切除）术后既往 GO 复发或新发 GO 风险增高的相关报道。

　　稳定的正常甲状腺功能状态可使轻度 GO 自发好转[4-5]，也可能利于中重度 GO 对其适用的免疫抑制治疗有最佳的反应。正常的甲状腺功能也是 GO 非活动期进行康复性外科手术的必要条件。

M. Salvi, M.D. (✉) • G. Vannucchi, M.D., Ph.D.
Graves' Orbitopathy Center, Endocrinology Unit, Fondazione Cà Granda,
Department of Clinical and Community Sciences, University of Milan,
Via Sforza, 35, Milan 20122, Italy
e-mail: mario@mariosalvinet.it; guiava@libero.it

© Springer Science+Business Media New York 2015
R.S. Bahn (ed.), *Graves' Disease*, DOI 10.1007/978-1-4939-2534-6_23

糖皮质激素

对于中重度 GO 的治疗，主要是在疾病的活动期进行免疫抑制治疗。迄今为止，糖皮质激素仍是免疫抑制的主要代表性药物。然而，糖皮质激素的疗效存在很大的个体差异，甚至可能出现治疗失败或药物毒性反应。有报道称，口服糖皮质激素（泼尼松）的患者中，多达 60% 表现出显著的疗效[6-7]。但是，口服制剂与激素的长期副作用更相关，这些副作用包括肝毒性、库欣综合征、骨质疏松症、青光眼和糖尿病等。更近期的研究表明，与口服泼尼松相比，多次静脉注射甲泼尼龙（MP）更有效（治疗有效率可达 70%~80%）[8]且更安全。尽管如此，这种治疗方式仍有可能导致严重的心血管疾病和肝脏疾病的发生，因此近年来甲泼尼龙冲击的累积剂量减少至不超过 8g[9]。该剂量被认为是安全的，但是仍需要严密监测肝功能、肝炎病毒标志物、血糖和血压等指标。最近，EUGOGO[10]的一项多中心临床试验表明，静脉注射 MP 的有效方案和剂量是：每周 830mg，连续用药 6 周后，继以每周 415mg，再持续 6 周，直至累积剂量达到 7.47g。这种治疗方案尽管和稍高的毒性相关，但与低剂量方案相比，它有短期的、暂时的优势。因此，建议在较为严重的 GO 患者中使用此方案；而在多数中度 GO 患者中，可采用中间剂量的糖皮质激素治疗。静脉注射 MP 治疗的局限性在于，20%~30% 的患者对治疗反应欠佳或根本无反应，而且 10%~20% 的患者出现停药后病情反复[9]。

靶向治疗

在过去的 10 年里，基于对 GO 的发病机制有了更多认识，学者们致力于寻找一些新型的治疗方法。最近，有的学者提议在 GO 中，直接针对引起眼眶组织体积增大的眶组织重构进行靶向治疗，而非干预眼眶中发生的免疫反应。而免疫抑制治疗则是以 GO 炎症活动期的主要参与成分（因子）为靶点。这些参与因子可能是表达于炎症靶器官的抗原，即成纤维细胞的促甲状腺激素受体（TSH-R）和胰岛素样生长因子-1 受体（IGF-1R），可能是参与疾病进展不同阶段的细胞因子和其他体液因子，也可能是免疫效应细胞，即 B 细胞和 T 细胞（图 23.1、图 23.2 和图 23.3）。

非免疫抑制治疗的靶点

众所周知，在 GO 中，脂肪形成和透明质酸过度生成是导致眼眶组织体积增大的两个主要机制，它们是由 TSH-R 和 IGF-1R 信号传导通路所驱动[11-12]（图 23.1）。最近，Zhang 及其同事利用体外培养的眶成纤维细胞和眶脂肪组织模型，模拟了 GO 的病理特点，并且成功地通过阻断 PI3K/mTORC 1 信号通路级联反应而抑制了脂肪形成和透明质酸过度生成[13]。特别需要指出，这些学者通过使用 PI3K1A、PI3K1B 和

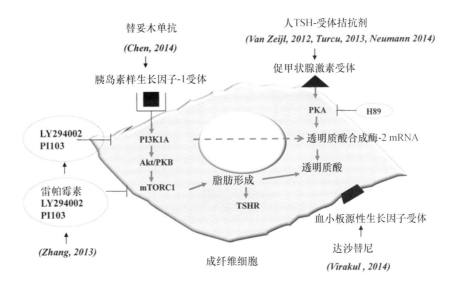

图 23.1　针对眶成纤维细胞的非免疫抑制治疗和免疫抑制治疗的潜在靶点。TSH-R：促甲状腺激素受体；IGF-1R：胰岛素样生长因子-1 受体

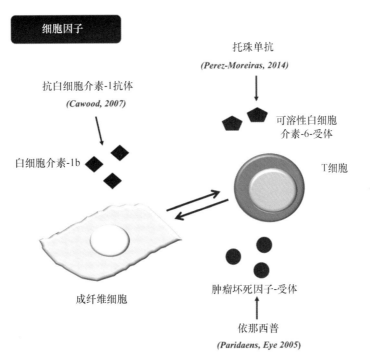

图 23.2　作用于 Graves 眼病炎症阶段细胞因子的单克隆抗体

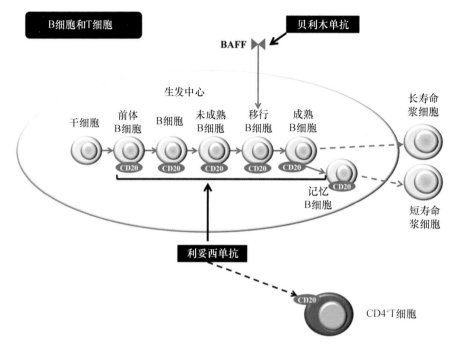

图 23.3 B 细胞成熟的不同阶段以及 T 细胞上的 CD20 表达。BAFF：B 细胞刺激因子

mTORC1 的抑制剂，论证了 mTORC1 是脂肪形成的关键因子，而 PI3K1A 对透明质酸生成更为重要。PI3K/mTOR 信号通路调控着许多基本的生物反应，如细胞增殖、存活、迁移、葡萄糖代谢和营养素感知等[14-15]。在过去的十年间，靶向 PI3K/mTOR 信号通路来改善癌症控制已成为非常有前景的热点研究领域。但是，第一代 PI3K/mTOR 信号通路抑制剂，如渥曼青霉素、LY294002、西罗莫司（雷帕霉素）及其衍生物，在一些实验中表现出不良的副作用和低特异性[16-18]。鉴于此，已开发出第二代 PI3K/mTOR 信号通路抑制剂，它们的特异性和药理性质均获得改善，目前正在难治性癌症患者中进行临床试验[19-21]。

另一可能的新型治疗靶点是血小板源性生长因子（PDGF）受体，特别是 PDGF-BB 亚型。最近发现 GO 患者的眶组织中 PDGF-BB 亚型的表达增加[22]。PDGF-BB 能够明显激活眶成纤维细胞增殖和产生促炎性细胞因子（如 CCL-2、IL-6、IL-8）和透明质酸[22]，因而成为非常引人瞩目的 GO 治疗靶点。近期证实：两个小分子酪氨酸激酶抑制剂——甲磺酸伊马替尼和尼罗替尼——可以阻止 PDGF 介导的 PDGF-R 自身磷酸化，阻止 GO 患者眶成纤维细胞的 PDGF 信号传导通路[22]，从而阻断 PDGF-BB 亚型和 PDGF-AB 亚型介导的眶成纤维细胞增殖以及透明质酸和细胞因子生成[22-24]。由于上述两种药物存在严重的副作用[25]，又开发出另一种不同结构的酪氨酸激酶抑制剂达沙替尼，目前该药已获批作为慢性髓样白血病的二线治疗。有证据显示，在系统性硬化病的患者中，达沙替尼可以减少皮肤成纤维细胞合成的细胞外基质成分纤维连接蛋白和胶原蛋白[26]；不久前，它又被发现可以抑制活动性 GO 的眶组织中透明质酸合成酶-2（HAS-2）、CCL-2、IL-6 和 IL-8 mRNA 水平。由此可见，达沙替尼或与其类似的化合物有望成为新的 GO 治疗方法[27]。

以 TSH-R 和 IGF-1R 受体为靶点

过去几年里，通过化学方法合成了一些被称为小 TSH 分子的 TSH 类似物。这些低分子量的化合物可大量生产，并且，由于它们经由胃肠道吸收，因此可以口服。这些分子的作用效果，已在甲状腺细胞和眶成纤维细胞上进行过测试，所以它们可被用作 TSH-R 的生物探针，或是用于治疗 GD 和 GO（图 23.1）。迄今为止，共开发了三类小分子：①TSH-R 激动剂（激活受体的配体）；②中性拮抗剂（抑制受体被激动剂激活的配体）；③反向激动剂（既抑制由激动剂激动的受体活性，也抑制受体基础或固有活性的配体）[28]。

在原代培养的人甲状腺细胞中，TSH-R 激动剂增加了甲状腺球蛋白（Tg）、甲状腺过氧化物酶（TPO）、钠/碘协同转运蛋白（NIS）和 2 型脱碘酶的 mRNA 表达水平；更重要的是，经过胃食管灌入由胃肠道吸收后，TSH-R 激动剂提高了小鼠血清甲状腺素水平和甲状腺组织对放射碘的摄取[29]。TSH-R 拮抗剂与 TSH-R 跨膜区域结合，通过别构的形式阻止受体激活所需的构象变化，而不干扰 TSH 或 TSAb 与之的结合[30]。反向 TSH-R 激动剂在没有任何激动剂原代培养的人甲状腺细胞中，减少了 TPO、TSH-R、Tg 和 NIS 的 mRNA 表达[31]，这就支持了反向激动剂可被用于抑制人体中非 TSH 依赖的信号传导的假说。TSH-R 类似物、拮抗剂和 TSH-R 反向激动剂代表了 GD 和 GO 的一组新兴类别的治疗药物。

通过改变 TSH-R 激动剂 NCGC00161870 的化学结构[32]，开发出一系列 TSH-R 拮抗剂。这些受体拮抗剂中，NCGC00242595 是中性拮抗剂，而 NCGC00161856 和 NCGC00229600 是反向激动剂。后者在细胞模型和原代培养的人甲状腺细胞中，能够抑制由 GD 患者血清中 TSAb 刺激的 TSH-R 信号传导通路的激活[33]。最近，有研究称在小鼠体外试验中，新化合物 NCGC00242364（ANTAG3）可通过抑制 TSH-R 激活而有效地抑制甲状腺组织被刺激[34]。我们有理由推测，在最可能实现疾病缓解的 GD 患者、甲状腺危象患者或者需要快速控制甲状腺毒症的患者中，这些化合物具有潜在的应用价值[35]。

TSH-R 拮抗剂也同样可能成为治疗 GO 的新方法，因为它可以在甲状腺眶成纤维细胞中抑制 TSH-R 的激活。近期的研究证实，TSH-R 的自身抗体 M22 能够刺激 GO 的眶成纤维细胞产生 cAMP，而这种刺激作用可被 TSH-R 小分子拮抗剂所抑制[36]。利用未分化的眶成纤维细胞和分化为脂肪细胞的眶成纤维细胞，对 NCGC00229600 和 Org-274179-0 进行了测试。结果发现：在人类 TSH-R 过表达的细胞模型（HEK-EM293）和原代培养的人甲状腺细胞中，NCGC00229600 既可以抑制固有的 cAMP 合成，也可以抑制 GD-IgG 或 TSH 刺激的 cAMP 合成[33]，同时还可以抑制眼眶透明质酸的合成和积聚[37]。在表达人类 TSH-R 的中华仓鼠卵巢（CHO）细胞系中，Org-274179-0 能够剂量依赖性地抑制由人重组 TSH 所诱导产生的 cAMP[38]，并抑制分化的人类眶成纤维细胞合成 cAMP。不久前又提出，一种新型化合物 ANTAG3 是有应用潜力的小 TSH 分子，因为它在表达 TSH-R 的非甲状腺组织（包括眶成纤维细胞/前脂肪细胞和脂肪细胞）中，表现出抑制 TSH-R 信号转导的能力[34]。

现已证明，IGF-1R 和 TSH-R 在 GO 中共表达于眶成纤维细胞[39]；阻断 IGF-1 受体能够减弱 TSH 依赖型信号传导[40]。替妥木单抗（RV 001，R1507）是一种特异的纯人类单克隆抗体，它与 IGF-1R 的细胞外亚单位结构域结合，现已成为几种实体瘤和淋巴瘤的治疗药物[41]。前不久，Chen 及其同事的研究显示：替妥木单抗能够减少纤维细胞上 TSH-R 和 IGF-1R 的表达，或是减弱 TSH 依赖性的 IL-6、IL-8 表达和 Akt 磷酸化[42]。目前，美国和欧洲正在进行替妥木单抗治疗中重度 GO 的 II 期多中心、安慰剂对照的随机临床试验。

细胞因子

眼眶组织中免疫反应的发生，可能有赖于常驻型免疫细胞或募集而来的骨髓细胞所表达和释放的细胞因子。研究表明，在 GO 的活动期，促炎性的 Th1 源性细胞因子（如 IL-6 和 IL-1）和 IFN-γ 诱导的趋化因子（如 CXCL10）的生成占据优势。Th2 源性细胞因子（如 IL-4、IL-5 和 IL-10）则更可能与 GO 的非活动期相关（见图 23.2）。

肿瘤坏死因子-α（TNF-α）是自然产生的细胞因子，在炎症和免疫反应中起到举足轻重的作用。对自身免疫致病过程的逐步认识，驱动了针对特异性炎症介质的生物制剂的研发。最先被研发出来的一类药物是 TNF 抑制剂（依那西普、英夫利普单抗、阿达木单抗、赛妥珠单抗）。随后，针对不同免疫通路的其他分子也获得批准，包括 IL-6 受体拮抗剂托珠单抗和 IL-1 抑制剂阿那白滞素。

依那西普是重组二聚体融合蛋白，由人类 75kD TNF 受体的可溶性胞外配体结合段的两个分子与人免疫球蛋白 G1 的 Fc 段连接而成。它与 TNF 和淋巴毒素-α 相结合，并且阻断 TNF 与细胞表面受体的相互反应，因此可防止 TNF 介导的炎性细胞反应，并调节 TNF 诱导或调控的其他分子效应[43]。基于 TNF 在 GO 发病机制中发挥作用的种种证据[44]，2005 年 Paridaens 等[45] 在一项初步研究中，应用依那西普对 10 例活动性中至重度 GO 患者进行了治疗，结果显示其中 6 例的软组织征获得了临床改善。但是，研究者无法排除这种临床改善源于疾病的自然病程，也不能说明这种治疗在疗效和副作用等方面比静脉注射 MP 治疗更具优势。

活动性 GO 的另一条重要的代表性通路是 IL-6/sIL-6 受体系统。实际上，在活动性 GO 患者中，其血清 sIL-6 受体水平升高[46]。托珠单抗是重组的人源化单克隆抗体，作用表现为 IL-6 受体拮抗剂，与可溶性的膜表达 IL-6 受体选择性、竞争性地结合，因此可阻断 IL-6 信号转导。一些研究提示，在早期或病程较久的类风湿关节炎患者（包括用标准疗法难以治愈的患者）中，静脉注射托珠单抗会改善疾病活动性、关节结构损伤和（或）HR-QOL。最近，一项托珠单抗治疗静脉注射 MP 难治性 GO 患者的研究也取得了令人振奋的结果[47]：纳入研究的 18 例 GO 患者接受托珠单抗治疗后，所有患者的 CAS 评分均有改善，13 例眼球突出度减低，15 例眼球活动障碍改善。1 例伴有压迫性视神经病的患者也出现病情好转而未进行眶减压术。这些初步的阳性结果需要进一步的临床试验验证。

在 Cawood 等的研究中[48]，应用 GO 的体外模型，已经观察到香烟提取物和 IL-1 对脂肪形成有协同作用。在细胞因子介导的局限性眼眶炎症反应存在的情况下，吸烟可能导致患者 GO 发病频率和严重程度增加，前述的协同作用是出现这种现象的可能解释。同一研究中，Cawood 等还使用已用于类风湿关节炎（RA）治疗的 IL-1 拮抗剂，阻断了 IL-1 对 GO 模型中脂肪形成的刺激效应，且阻断了香烟提取物的协同效应。尽管该研究结果尚未被治疗性试验进一步验证，但其对于 GO 治疗手段的研发，仍有重要的提示意义。

B 细胞清除

利妥昔单抗

利妥昔单抗（RTX）目前被超适应证地用于多种自身免疫疾病的治疗，但实际上，其获批的临床适应证仅有类风湿关节炎（RA）和抗中性粒细胞胞浆抗体（ANCA）相关性血管炎。尽管 B 细胞清除治疗的成功，大大提高了该疗法在多种自身免疫疾病中的价值，但与此同时，利妥昔单抗在特定的疾病状态下效果迥异，仍有许多疑问尚未解决。总体上，在单剂 RTX 治疗 2 天后，血液和初级淋巴器官中 95％ 以上的成熟 B 细胞可被清除，但我们还不清楚，RTX 的疗效是依赖于全部 B 细胞的清除，还是仅一部分 B 细胞的清除，或是某种特异性 B 细胞亚群的靶向清除[49]。RTX 清除 B 细胞可对 B 细胞功能造成全方位的广谱影响。

对抗体产生的影响

尽管 T 细胞依赖性免疫反应可能发生于淋巴滤泡以外的部位，但生发中心依然是经典免疫反应带来高亲和力抗体产生的功能性部位[50]。B 细胞发生抗原特异性增殖后，进入到生发中心微环境内，在这里它们使自身的抗原受体多样化，并生成长寿命记忆 B 细胞池[51]，转变为骨髓中的长寿命浆细胞，以负责生成血清中的抗体和维持正常水平[52]（图 23.3）。最近的研究表明，生发中心由暗区和亮区组成。在暗区，B 细胞的增殖来自于自身抗原和提呈给淋巴滤泡辅助性 T 细胞的 MHC Ⅱ类分子二者间的相互作用（经典的生发中心自身免疫）；在明区，克隆扩增后的 B 细胞自身反应性克隆被结合到滤泡树突细胞的不相关选择性抗原所激活（旁观者生发中心自身免疫）[53]。因此，进入到生发中心的 B 细胞不断地参与增殖和选择的循环，在亮区时，B 细胞和树突细胞紧密接触，并将抗原提呈给辅助性 T 细胞[54]。生发中心中，B 细胞和 T 细胞的相互作用依赖于刺激 B 细胞增殖和选择的抗原的有效性，这对 B 细胞清除疗法有潜在的重要意义。RTX 可能无法完全清除生发中心的 B 细胞，或者可能只影响源自生发中心，甚至是滤泡外淋巴样结构中不同通路的某些特异性 B 细胞克隆，因此，RTX 也许并不能影响到 B 细胞和 T 细胞的相互作用，对致病性特异性自身抗体也几乎无治疗作用[55]。自身抗体可能是通过直接结合特异性受体（如 GD 中甲状腺细胞膜上的 TSHR），或者是通过在组织中形成免疫复合物导致局部激活补体反应并诱发炎症[56]。尽管在实验模型中，没有直接证据表明自身抗体单独启动自身免疫性疾病，但众所周知它们与疾病和病程相关变化有关，提示自身抗体参与了疾病的发病机制。

抗原提呈与细胞因子合成

在免疫反应启动的过程中[57-58]，以及细胞因子和趋化因子（包括 GM-CSF，IL-10，IL-4，IL-6，淋巴毒素-α，TGF-β 和 IFN-γ[59-60]）的产生过程中，B 细胞也是重要的抗原呈递细胞。RTX 治疗后，细胞因子水平降低，这可能源于 B 细胞清除间接影响了 CD4[+] T 细胞分化为 Th1 和 Th2 细胞亚型，并可能使疾病进展获得改善。这一结果已见于 RTX 治疗后的原发性干燥综合征患者[61]。

对 T 细胞的影响

最近，在使用 RTX 治疗的类风湿关节炎患者中，出乎意料地观察到其 T 细胞（尤其是 CD4[+] T 细胞）被清除[62]（图 23.3）。与 B 细胞相比，T 细胞的外周清除发生较晚，但同样可持续 6 个月之久。有趣的是，研究显示与 B 细胞清除相比，T 细胞清除与患者有较好的临床反应更相关，提示 T 细胞计数可能有助于监测患者对 RTX 的治疗反应。这项数据还提示，RTX 可能通过清除 B 细胞，导致 B 细胞释放的促进 T 细胞的细胞因子和趋化因子减少，从而也对自身反应性 T 细胞的清除发挥了间接作用。此外，还有报道称，RTX 靶向作用于低水平表达 CD20 的 T 细胞，而这类细胞在类风湿关节炎患者的外周血 CD3[+] T 细胞中，所占比例高达 5％[63]。这些近期的研究成果就 RTX 影响自身免疫性疾病直接致病反应的可能机制，提出了新的假说。

调节性 B 细胞

产生 IL-10 的 B 细胞亚群，被称为调节性 B 细胞（B regs）或 B10 细胞[64]，它在抑制自身免疫疾病和炎症疾病中扮演着重要的角色。IL-10 能够引起 Th1 和 Th2 细胞因子极化受抑制，并且抑制单核细胞和巨噬细胞抗原递呈以及产生促炎细胞因子[65]。清除 B 细胞时，B10 细胞会被一同清除，其产生的 IL-10 也随之下降，而 IL-10 可以抑制 T 细胞介导的炎症反应，因此 B 细胞清除可能导致一些自身免疫疾病出现病情恶化。事实上，已经有报道称 RTX 可以加重溃疡性结肠炎[66-67]，诱发银屑病发生[68]，上述两种疾病都是 Th1 介导的自身免疫性疾病。

药代动力学和剂量

在 B 细胞淋巴瘤患者中进行的药代动力学和药效动力研究已经表明，血清 RTX 浓度通常与药物反应正相关，并与肿瘤体积呈负相关[69]。现有报道的药物半衰期差别（11～105h），可能源于肿瘤负荷不同，以及重复 RTX 治疗后 B 细胞上 CD20 的表达发生改变[70]。在类风湿关节炎患者中，使用两剂 RTX 后（每剂 1000mg，共计 2000mg，多数自身免疫性疾病采用该剂量），药物的半衰期可长达 20 天[71]。目前尚缺乏直接阐明 RTX 最佳剂量/效应关系的研究。最近一项对类风湿关节炎中进行的随机临床试验的 meta 分析表明，应用两剂 1000mg 与两剂 500mg（两剂之间间隔 2 周）相比，其主要临床终点没有显著性差异[72]。采用低剂量 RTX 治疗时，首剂用药后输液反应的发生率也有所下降。在慢性疾病中应用低剂量的 RTX，最终可带来治疗花费的显著降低，使更多临床中心和患者能够承受[70]。

副作用

输液相关反应是 RTX 最常被报道的副作用[73]。10％～30％的患者在首次用药时可能发生输液反应，并且反应可能会很严重，但是，该反应是可逆的。发生输液反应的基础机制是巨噬细胞、单核细胞、淋巴细胞和自然杀伤细胞释放促炎细胞因子。补体级联反应的激活可能导致发热、寒战和皮疹[74]。有意思的是，在补体激活过程中，具有过敏毒素样功能的小片段（C3a 和 C5a）协助向炎症部位募集效应细胞，并且与局部浸润的巨噬细胞相结合，增强抗体依赖的细胞介导的细胞毒性作用（ADCC）[75]。

感染是 RTX 的主要副作用之一。这是由于再次给予 RTX 后，人体内免疫球蛋白水平降低所致。最近，一项纳入 191 例多系统受累自身免疫疾病患者的大型回顾性研究中，探讨了联合应用免疫抑制剂——激素、环磷酰胺和 RTX 后，低丙种球蛋白血症的发生率、严重程度和并发症情况[76]。研究结果表明：尽管 RTX 治疗引起免疫球蛋白 G 水平相对较低，但是患者中发生的严重感染与大剂量激素相关，并非与低丙种球蛋白血症相关。另一项研究中，总结了超过 3000 例类风湿关节炎患者的资料，结果显示：应用 RTX 加甲氨蝶呤与应用安慰剂加甲氨蝶呤相比，严重感染的发生率无明显差异[77]。这些大型研究提供的数据一致表明了 RTX 治疗的安全性，至少在类风湿关节炎中，或许在一些可采用低治疗剂量的自身免疫性疾病中，RTX 是一种安全的治疗方法。

已有罕见病例报道称，在使用 RTX 的患者中，特别是在使用 RTX 治疗系统性红斑狼疮（SLE）的患者中，出现进展性多病灶脑白质病（PML）。这里要再次指出很重要的一点，即这些罕见病例既往均使用过其他免疫抑制治疗，包括环磷酰胺、硫唑嘌呤，甚至是糖皮质激素（口服泼尼松或静脉注射糖皮质激素）[78]。值得注意的是，超过40％的 PML 病例被报道发生于仅最低程度抑制免疫的 SLE 患者身上，似乎 SLE 本身便可能是 PML 的易患因素[79]。

其他间接针对 B 细胞的单克隆抗体

阿塞西普是人类 IgG Fc 段和 BAFF/APRIL 受体 TACI 的融合蛋白。以 BAFF 或者 APRIL 为靶点可以导致 B 细胞的祖细胞被清除（图 23.3），但记忆性 B 细胞不被清除；因此，对致病原的体液免疫和记忆应答不会受损。贝利木单抗是靶向针对 BAFF 的单克隆抗体，已被尝试用于治疗 RA 和 SLE。在 SLE 患者中，与安慰剂相比，该药表现出对 B 细胞和免疫球蛋白水平有明确的生物学效应，并且使患者有中度临床获益[80-81]；但在 RA 患者中，该药带来的临床获益仅比安慰剂略增多[82]。已有研究显示，在桥本甲状腺炎患者[83]以及伴和不伴 GO 的 GD 患者[84]中，可检测到其血清 BAFF 水平增加，这表明抗 BAFF 治疗可能成为 GD 的一种治疗选择。

GD 和 GO 的 B 细胞清除治疗

RTX 在 GD 中的作用

一项对照[85]、两项非对照临床试验研究了 RTX 对 GD 中甲状腺功能亢进（甲亢）的影响[86-87]，但是，这些试验纳入的样本量很有限，而且纳入考虑的临床参数也不一致。另外，这些初步研究采用的 RTX 治疗方案和剂量也不尽相同，从每次 $375mg/m^2$、共 4 次用药至每次 1000mg、间隔 2 周用药一次、共 2 次用药不等。El Fassi[85] 等对 20 例新诊断甲亢患者进行治疗，其中 10 人应用甲巯咪唑（MMI）和 RTX 联合治疗，另外 10 人仅应用 MMI 单药治疗，直至患者的甲状腺功能恢复正常。随访一年期之内，MMI 单药治疗的患者全部复发，而联合用两种药物治疗的 10 例患者中仅 6 例复发。未复发者的血清 TRAb 水平持续处于低值状态，这被认为预示着 RTX 治疗后甲亢可得到持续缓解。研究未检测外周血 B 细胞情况，因此既不能说明血清 TRAb 的变化与 RTX 清除 B 细胞有关，也不能说明其与 B 细胞重返外周血相关[84]。在后续研究中，El Fassi 等[88] 提出，应用 RTX 治疗 GD 可能对患者的疾病缓解有益，因为 RTX 主要作用于自身反应性短寿命的、合成 TSAb 的浆细胞，导致 RTX 对 TRAb 中的 TSAb 亚群有鲜明的影响[89]。

Heemstra 等[87] 治疗了 13 例复发性 GD 患者，其中 3 例（23%）伴有轻度 GO。10 例患者甲亢期间还同时使用了 MMI 治疗。13 例患者中有 4 例于 RTX 治疗 26 周后复发甲亢，而另外 9 例在中位时间为 18 个月的随访期内甲状腺功能稳定在正常水平。甲状腺功能持续正常的 GD 患者其 RTX 治疗前 TRAb 水平相对较低，这与 El Fassi 等的研究结果类似[85]。目前尚不清楚为什么 RTX 对甲亢更严重和血清 TRAb 水平较高、最终需要放射性碘来治疗的 GD 患者无效。在 Salvi 等的研究中[86]，9 例患者在 RTX 治疗后甲状腺功能均未获得改善，都需要服用 MMI 来维持甲状腺功能正常。值得一提的是，有 1 例患者中断 MMI 治疗（7～8 天）后，甲亢迅速复发并伴有血清 TRAb 快速升高，而与此同时，其外周血仍处于 RTX 治疗后 B 细胞被完全清除的状态[85]。不久前，Vannucchi[90] 等未能观察到 RTX 对血清 TSAb 的特异性作用。该研究中，无论是甲状腺功能亢进的 GD 患者还是甲状腺功能正常的 GD 患者，血清 TSAb 水平均在 RTX 治疗后无变化，但其波动的模式与血清 TRAb 相同。要想阐明 RTX 对 TSH-R 自身抗体的影响，还需要更多的研究；只有通过更大样本量的前瞻性对照研究，才能更确切地解读 RTX 在 GD 甲亢缓解中的潜在作用。

RTX 应用于 GO：剂量与疗效

自首次报道应用 RTX 成功治疗 1 例中重度 GO 之后[91]，几项 RTX 治疗 GO 的非对照研究相继见诸文献，共涉及 43 例患者的资料。此外，最近刚刚完成了两项在中重度 GO 患者中进行的随机对照试验——其中之一比较了 RTX 和安慰剂的疗效[92]，另一项则比较了 RTX 和激素类药物的疗效[93]。目前这两项研究仅公布了初步结果，而最终结论性结果的出台还需假以时日。

用于治疗 GO 的 RTX 给药方案多种多样，而且，缺乏随机对照试验和剂量确定研究，这让我们无法回答治疗活动性 GO 的最佳剂量究竟是多少。一些研究者强调，采用比目前治疗自身免疫性风湿性疾病的推荐剂量低的 RTX，仍可能在 GO 中有疗效，但是，迄今为止无任何试验在研究结局中阐述药物的剂量。在多数开放性研究[84,94-95]和一些病例报告[91,96]中显示，RTX 治疗 RA 或其他自身免疫性疾病的标准用药方案即每次 1000mg、每隔 2 周用药一次、共 2 次，对 GO 也同样有效。RTX 用于淋巴瘤和淋巴肿瘤的标准 RTX 剂量即 375mg/m²，已被成功应用于上文提到的一项针对 GD 患者的随机对照试验[85]。Salvi 等[97]报道，有 2 例患者仅仅应用 100mg RTX 后，因出现了一过性细胞因子释放反应而停药，但这一极低剂量的 RTX 治疗仍可完全清除外周血 B 细胞；值得一提的是，在药物副作用自发缓解后，尽管应用的 RTX 剂量比在系统性自身免疫性疾病中应用的标准剂量低 20 倍，患者的 GO 仍在用药后几周内获得了临床改善和 GO 活动性改善。不久前，Mitchell 等[95]使用 RTX 治疗了 9 例糖皮质激素难治性 GO，9 例患者中有 5 例（55%）存在甲状腺相关眼病视神经病变（dysthyroid optic neuropathy，DON）的相关体征。以实现外周血 B 细胞清除为目标，9 例患者中 2 例接受了 RTX 足量治疗即每次 1000mg、共 2 次，6 例患者的治疗剂量仅为每次 500mg、共 2 次，1 例患者应用了每次 500mg、共 3 次。事实上，这种根据监测外周血 B 细胞清除来滴定 RTX 剂量的用药方案，已被一些学者们建议应用于自身免疫性肾脏疾病中[98]。Mitchell 等的治疗结果提示，所有活动性 GO 患者的眼部病变均得到了改善，9 例患者中有 4 例（44.4%）在首次 RTX 静脉用药后发生了轻微副反应；伴有 DON 体征的 5 例患者中，治疗也改善了其 NOSPECS 评分。

在较早期的报告中[85,91]，RTX 主要应用于标准静脉注射 MP 治疗后疗效不佳的活动性 GO。RTX 用药后，可使 CAS 评分显著降低（<3 分），并令眼球活动性得到改善；RTX 用药后 4～6 周即可显效，而且在没有任何其他治疗的情况下，疾病的改善仍可持续。随后，RTX 被作为一线药物，试用于未经糖皮质激素治疗的 GO 患者。在 Salvi 等完成的开放性研究中[86]，9 例活动性 GO 患者接受了 RTX 治疗，在随访结束时，这些患者的平均 CAS 评分显著降低（从 4.7 降至 1.8），同时眼球突出、眼肌活动性、软组织炎症表现等均有明显改善。已有的数据显示，应用糖皮质激素治疗活动性 GO 后，显效者中 10%～20% 会出现病情复发[10]；而 RTX 治疗后，未见 GO 活动性发生反复。Khanna 等[94]在 6 例糖皮质激素无效的活动性重度 GO 患者中，采用了糖皮质激素和 RTX 联合治疗。RTX（每次 1000mg，共 2 次）对患者 GO 病情的活动度和严重程度均有快速、持久的治疗效果。治疗后 8 周，患者的 CAS 评分显著降低；治疗后 6 个月时，CAS 仍保持在低分值；但是，在眼外肌活动性和眼球突出方面，患者均未得到改善。研究纳入的这 6 例患者中，4 例存在视神经病变，他们在 RTX 治疗后 4 周之内，视敏度获得明显改善，并在治疗 8 周时恢复到发病前的视敏度值。糖皮质激素减量至停药后，GO 的病情未发生反复。Silkiss 等[99]应采用 RTX 每次 1000mg、间隔 2 周用药一次、共 2 次的方案，治疗了 12 例活动性 GO 患者。治疗后 16 周时，CAS 评分的平均值降低，Dolman 和 Rootman（VISA 分类）改良版甲状腺相关眼病评分（TAOS）[100]的平均值也降低，显示疾病不再处于活动期。对这些患者随访至 52 周时，

没有看到病情反复或副作用发生的迹象。

　　与上述研究结果相反，一篇文献报道了 1 例应用 RTX 治疗失败的案例，该 GO 患者对 RTX 治疗无反应并随后进展为急性 DON[101]。Stan 等在他们随机对照试验的初步结果中，也发现了 2 个类似的病例[92]。分析其中的原因，不排除这几例患者在接受 RTX 治疗时，就已经存在亚临床 DON，应用 RTX 治疗后，细胞因子释放引起的眶部水肿可能增加了眶内组织充血和视神经受压。另一方面，RTX 已成功治疗了另外 10 例 DON 患者[94-95,100]，使其视力得以改善。

　　上述结果需要更大型的研究加以确认。在那之前，我们建议在严重 GO 患者、特别是那些长病程 GO 或亚临床 DON 患者中，谨慎应用 RTX。

　　两项应用 RTX 治疗 GO 的随机临床试验已经完成，并在近期公布了其初步结果。Salvi 等[93]在活动性中重度 GO 患者中比较了 RTX 和静脉注射 MP 的效果，并以 CAS 评分的降低作为试验的主要终点。RTX 治疗组中，无论采用 RTX 1000mg 2 次还是 500mg 1 次方案，治疗后 24 周时，患者的 CAS 评分均有显著降低；接受 RTX 治疗者，100% 病情有所改善，而静脉注射 MP 治疗组中，病情改善的患者比例为 69%（$P <$ 0.001）。接受 RTX 治疗的患者中，无一例出现病情反复，而接受静脉注射 MP 的患者中有 5 例出现病情反复。该试验的次要终点［全眼分数（total eye score，TES）、眼球运动和生活质量］数据，将被用来评估与糖皮质激素相比，RTX 可否作为一种改善病情的疗法。Stan 及其同事[92]开展的临床试验中，则以安慰剂作为对照，结果并未发现 RTX 能够有效治疗活动性 GO。该试验共纳入研究对象 21 例，其中 2 例在 RTX 治疗后病情进展并发生视神经病变。上述两项临床试验结果的最终发表，将有助于我们比较两者之间病例纳入标准的区别，例如疾病病程、活动度，以及其他一些可能导致研究结果差异的因素。我们期望能有更多、更大规模的随机对照试验，以证实 RTX 确实有改善 GO 病情的潜在作用，并提供 RTX 优于糖皮质激素标准疗法的确凿证据。

参考文献

[1] Träisk F，Tallstedt L，Abraham-Nordling M，Andersson T，Berg G，Calissendorff J，Hallengren B，Hedner P，Lantz M，Nyström E，Ponjavic V，Taube A，Törring O，Wallin G，Asman P，Lundell G. Thyroid Study Group of TT 96. Thyroid-associated ophthalmopathy after treatment for Graves'hyperthyroidism with antithyroid drugs or iodine-131. J Clin Endocrinol Metab. 2009；94（10）：3700-7. doi：10. 1210/jc. 2009-0747.

[2] Lai A，Sassi L，Compri E，Marino F，Sivelli P，Piantanida E，Tanda ML，Bartalena L. Lower dose prednisone prevents radioiodine-associated exacerbation of initially mild or absent graves' orbitopathy：a retrospective cohort study. J Clin Endocrinol Metab. 2010；95（3）：1333-7. doi：10. 1210/jc. 2009-2130.

[3] Vannucchi G，Campi I，Covelli D，Dazzi D，Currò N，Simonetta S，Ratiglia R，Beck-Peccoz P，Salvi M. Graves' orbitopathy activation after radioactive iodine therapy with and without steroid prophylaxis. J Clin Endocrinol Metab. 2009；94（9）：3381-6. doi：10. 1210/jc. 2009-0506.

[4] Perros P，Crombie AL，Kendall-Taylor P. Natural history of thyroid associated ophthalmopathy. Clin Endocrinol (Oxf). 1995；42（1）：45-50.

[5] Tanda ML，Piantanida E，Liparulo L，Veronesi G，Lai A，Sassi L，Pariani N，Gallo D，Azzolini C，Ferrario M，Bartalena L. Prevalence and natural history of Graves' orbitopathy in a large series of patients with newly diagnosed graves' hyperthyroidism seen at a single center. J Clin Endocrinol Metab. 2013；98（4）：1443-9. doi：10. 1210/jc. 2012-3873.

［6］ Marcocci C，Bartalena L，Tanda ML，Manetti L，Dell'Unto E，Rocchi R，Barbesino G，Mazzi B，Bartolomei MP，Lepri P，Cartei F，Nardi M，Pinchera A. Comparison of the effectiveness and tolerability of intravenous or oral glucocorticoids associated with orbital radiotherapy in the management of severe Graves' ophthalmopathy：results of a prospective，single-blind，randomized study. J Clin Endocrinol Metab. 2001；86；3562-7.

［7］ Kahaly GJ，Pitz S，Hommel G，Dittmar M. Randomized，single-blind trial of intravenous versus oral steroid monotherapy in Graves' orbitopathy. J Clin Endocrinol Metab. 2005；90；5234-40.

［8］ Kahaly GJ，Shimony O，Gellman YN，Lytton SD，Eshkar-Sebban L，Rosenblum N，Refaeli E，Kassem S，Ilany J，Naor D. Regulatory T-cells in Graves' orbitopathy：baseline findings and immunomodulation by anti-T lymphocyte globulin. J Clin Endocrinol Metab. 2011；96；422-9.

［9］ Zang S，Ponto KA，Kahaly GJ. Clinical review：Intravenous glucocorticoids for Graves' orbitopathy：efficacy and morbidity. J Clin Endocrinol Metab. 2011；96（2）；320-32. doi：10. 1210/jc. 2010-1962.

［10］ Bartalena L，Krassas GE，Wiersinga W，Marcocci C，Salvi M，Daumerie C，Bournaud C，Stahl M，Sassi L，Veronesi G，Azzolini C，Boboridis KG，Mourits MP，Soeters MR，Baldeschi L，Nardi M，Currò N，Boschi A，Bernard M，von Arx G，European Group on Graves' Orbitopathy. European Group on Graves' Orbitopathy Efficacy and safety of three different cumulative doses of intravenous methylprednisolone for moderate to severe and active Graves' orbitopathy. J Clin Endocrinol Metab. 2012；97；4454-63.

［11］ Kumar S，Nadeem S，Stan MN，Coenen M，Bahn RS. A stimulatory TSH receptor antibody enhances adipogenesis via phosphoinositide 3-kinase activation in orbital preadipocytes from patients with Graves' ophthalmopathy. J Mol Endocrinol. 2011；46（3）；155-63. doi：10. 1530/JME-11-0006.

［12］ Kumar S，Iyer S，Bauer H，Coenen M，Bahn RS. A stimulatory thyrotropin receptor antibody enhances hyaluronic acid synthesis in graves' orbital fibroblasts：inhibition by an IGF-I receptor blocking antibody. J Clin Endocrinol Metab. 2012；97（5）；1681-7. doi：10. 1210/jc. 2011-2890.

［13］ Zhang L，Grennan-Jones F，Draman MS，Lane C，Morris D，Dayan CM，Tee AR，Ludgate M. Possible targets for nonimmunosuppressive therapy of graves' orbitopathy. J Clin Endocrinol Metab. 2014；99（7）；E1183-90. doi：10. 1210/jc. 2013-4182.

［14］ Vanhaesebroeck B，Guillermet-Guibert J，Graupera M，Bilanges B. The emerging mechanisms of isoform-specific PI3K signaling. Nat Rev Mol Cell Biol. 2010；11；329-41.

［15］ Wullschleger S，Loewith R，Hall MN. TOR signaling in growth and metabolism. Cell. 2006；124；471-84.

［16］ Markman B，Dienstmann R，Tabernero J. Targeting the PI3K/Akt/mTOR pathway-beyond rapalogs. Oncotarget. 2010；1（7）；530-43.

［17］ Prevo R，Deutsch E，Sampson O，Diplexcito J，Cengel K，Harper J，O'Neill P，McKenna WG，Patel S，Bernhard EJ. Class I PI3 kinase inhibition by the pyridinylfuranopyrimidine inhibitor PI-103 enhances tumor radiosensitivity. Cancer Res. 2008；68（14）；5915-23.

［18］ Wan X，Harkavy B，Shen N，Grohar P，Helman LJ. Rapamycin induces feedback activation of Akt signaling through an IGF-1R-dependent mechanism. Oncogene. 2006；26（13）；1932-40.

［19］ Fan QW，Knight ZA，Goldenberg DD，Yu W，Mostov KE，Stokoe D，Shokat KM，Weiss WA. A dual PI3 kinase/mTOR inhibitor reveals emergent efficacy in glioma. Cancer Cell. 2006；9（5）；341-9.

［20］ Kurtz J-E，Ray-Coquard I. PI3 kinase inhibitors in the clinic：an update. Anticancer Res. 2012；32（7）；2463-70.

［21］ Potiron VA，Abderrahmani R，Giang E，Chiavassa S，Di Tomaso E，Maira SM，Paris F，Supiot S. Radiosensitization of prostate cancer cells by the dual PI3K/mTOR inhibitor BEZ235 under normoxic and hypoxic conditions. Radiother Oncol. 2013；106（1）；138-46.

［22］ van Steensel L，Paridaens D，Schrijver B，Dingjan GM，van Daele PL，van Hagen PM，van den Bosch WA，Drexhage HA，Hooijkaas H，Dik WA. Imatinib mesylate and AMN107 inhibit PDGF-signaling in orbital fibroblasts：a potential treatment for Graves'ophthalmopathy. Invest Ophthalmol Vis Sci. 2009；50（7）；3091-8. doi：10. 1167/iovs. 08-2443.

［23］ van Steensel L，Paridaens D，Dingjan GM，van Daele PL，van Hagen PM，Kuijpers RW，van den Bosch WA，Drexhage HA，Hooijkaas H，Dik WA．Platelet-derived growth factor-BB：a stimulus for cytokine production by orbital fibroblasts in Graves'ophthalmopathy．Invest Ophthalmol Vis Sci．2010；51（2）：1002-7．doi：10．1167/iovs．09-4338．

［24］ van Steensel L，Paridaens D，van Meurs M，van Hagen PM，van den Bosch WA，Kuijpers RW，Drexhage HA，Hooijkaas H，Dik WA．Orbit-infiltrating mast cells，monocytes，and macrophages produce PDGF isoforms that orchestrate orbital fibroblast activation in Graves ophthalmopathy．J Clin Endocrinol Metab．2012；97（3）：E400-8．doi：10．1210/jc．2011-2697．

［25］ Kim TD，Rea D，Schwarz M，Grille P，Nicolini FE，Rosti G，Levato L，Giles FJ，Dombret H，Mirault T，Labussière H，Lindhorst R，Haverkamp W，Buschmann I，Dörken B，le Coutre PD．Peripheral artery occlusive disease in chronic phase chronic myeloid leukemia patients treated with nilotinib or imatinib．Leukemia．2013；27（6）：1316-21．doi：10．1038/leu．2013．70．

［26］ Akhmetshina A，Dees C，Pileckyte M，Maurer B，Axmann R，Jüngel A，Zwerina J，Gay S，Schett G，Distler O，Distler JH．Dual inhibition of c-abl and PDGF receptor signaling by dasatinib and nilotinib for the treatment of dermal fibrosis．FASEB J．2008；22（7）：2214-22．doi：10．1096/fj．07-105627．

［27］ Virakul S，Dalm VA，Paridaens D，van den Bosch WA，Hirankarn N，van Hagen PM，Dik WA．The tyrosine kinase inhibitor dasatinib effectively blocks PDGF-induced orbital fibroblast activation．Graefes Arch Clin Exp Ophthalmol．2014；252（7）：1101-9．doi：10．1007/s00417-014-2674-7．

［28］ Gershengorn MC，Neumann S．Update in TSH receptor agonists and antagonists．J Clin Endocrinol Metab．2012；97（12）：4287-92．doi：10．1210/jc．2012-3080．

［29］ Neumann S，Huang W，Titus S，Krause G，Kleinau G，Alberobello AT，Zheng W，Southall NT，Inglese J，Austin CP，Celi FS，Gavrilova O，Thomas CJ，Raaka BM，Gershengorn MC．Small-molecule agonists for the thyrotropin receptor stimulate thyroid function in human thyrocytes and mice．Proc Natl Acad Sci U S A．2009；106（30）：12471-6．doi：10．1073/pnas．0904506106．

［30］ Neumann S，Kleinau G，Costanzi S，Moore S，Jiang JK，Raaka BM，Thomas CJ，Krause G，Gershengorn MC．A low-molecular-weight antagonist for the human thyrotropin receptor with therapeutic potential for hyperthyroidism．Endocrinology．2008；149（12）：5945-50．doi：10．1210/en．2008-0836．

［31］ Neumann S，Huang W，Eliseeva E，Titus S，Thomas CJ，Gershengorn MC．A small molecule inverse agonist for the human thyroid-stimulating hormone receptor．Endocrinology．2010；151（7）：3454-9．doi：10．1210/en．2010-0199．

［32］ Kleinau G，Haas AK，Neumann S，Worth CL，Hoyer I，Furkert J，Rutz C，Gershengorn MC，Schülein R，Krause G．Signaling-sensitive amino acids surround the allosteric ligand binding site of the thyrotropin receptor．FASEB J．2010；24（7）：2347-54．doi：10．1096/fj．09-149146．

［33］ Neumann S，Eliseeva E，McCoy JG，Napolitano G，Giuliani C，Monaco F，Huang W，Gershengorn MC．A new small-molecule antagonist inhibits Graves'disease antibody activation of the TSH receptor．J Clin Endocrinol Metab．2011；96（2）：548-54．doi：10．1210/jc．2010-1935．

［34］ Neumann S，Nir EA，Eliseeva E，Huang W，Marugan J，Xiao J，Dulcey AE，Gershengorn MC．A selective TSH receptor antagonist inhibits stimulation of thyroid function in female mice．Endocrinology．2014；155（1）：310-4．doi：10．1210/en．2013-1835．

［35］ Emerson CH．When will thyrotropin receptor antagonists and inverse thyrotropin receptor agonists become available for clinical use？Thyroid．2011；21（8）：817-9．doi：10．1089/thy．2011．2108．ed．

［36］ Turcu AF，Kumar S，Neumann S，Coenen M，Iyer S，Chiriboga P，Gershengorn MC，Bahn RS．A small molecule antagonist inhibits thyrotropin receptor antibody-induced orbital fibroblast functions involved in the pathogenesis of Graves ophthalmopathy．J Clin Endocrinol Metab．2013；98（5）：2153-9．doi：10．1210/jc．2013-1149．

［37］ Neumann S，Pope A，Geras-Raaka E，Raaka BM，Bahn RS，Gershengorn MC．A drug-like antagonist inhibits thyrotropin receptor-mediated stimulation of cAMP production in Graves orbital fibroblasts．Thyroid．2012；22（8）：839-43．doi：10．1089/thy．2011．0520．

[38] van Zeijl CJ, van Koppen CJ, Surovtseva OV, de Gooyer ME, Plate R, Conti P, Karstens WJ, Timmers M, Saeed P, Wiersinga WM, Miltenburg AM, Fliers E, Boelen A. Complete inhibition of rhTSH-, Graves'disease IgG-, and M22-induced cAMP production in differentiated orbital fibroblasts by a low-molecular-weight TSHR antagonist. J Clin Endocrinol Metab. 2012; 97 (5): E781-5. doi: 10. 1210/jc. 2011-2931.

[39] Smith TJ. Is IGF-I receptor a target for autoantibody generation in Graves'disease? J Clin Endocrinol Metab. 2013; 98 (2): 515-8. doi: 10. 1210/jc. 2013-1004.

[40] Tsui S, Naik V, Hoa N, Hwang CJ, Afifiyan NF, Sinha Hikim A, Gianoukakis AG, Douglas RS, Smith TJ. Evidence for an association between thyroid-stimulating hormone and insulinlike growth factor 1 receptors: a tale of two antigens implicated in Graves'disease. J Immunol. 2008; 181 (6): 4397-405.

[41] Huang HJ, Angelo LS, Rodon J, Sun M, Kuenkele KP, Parsons HA, Trent JC, Kurzrock R. R1507, an anti-insulin-like growth factor-1 receptor (IGF-1R) antibody, and EWS/FLI-1 siRNA in Ewing's sarcoma: convergence at the IGF/IGFR/Akt axis. PLoS One. 2011; 6 (10): e26060. doi: 10. 1371/journal. pone. 0026060.

[42] Chen H, Mester T, Raychaudhuri N, Kauh CY, Gupta S, Smith TJ, Douglas RS. Teprotumumab, an IGF-1R blocking monoclonal antibody inhibits TSH and IGF-1 action in fibrocytes. J Clin Endocrinol Metab. 2014; 99 (9): E1635-40. jc20141580.

[43] Scott LJ. Etanercept: a review of its use in autoimmune inflammatory diseases. Drugs. 2014; 18.

[44] Bahn RS. Graves'ophthalmopathy. N Engl J Med. 2010; 362 (8): 726-38. doi: 10. 1056/NEJMra0905750.

[45] Paridaens D, van den Bosch WA, van der Loos TL, Krenning EP, van Hagen PM. The effect of etanercept on Graves'ophthalmopathy: a pilot study. Eye (Lond). 2005; 19 (12): 1286-9.

[46] Salvi M, Girasole G, Pedrazzoni M, Passeri M, Giuliani N, Minelli R, Braverman LE, Roti E. Increased serum concentrations of interleukin-6 (IL-6) and soluble IL-6 receptor in patients with Graves'disease. J Clin Endocrinol Metab. 1996; 81 (8): 2976-9.

[47] Pérez-Moreiras JV, Alvarez-López A, Gópez EC. Treatment of active corticosteroid-resistant graves'orbitopathy. Ophthal Plast Reconstr Surg. 2014; 30 (2): 162-7. doi: 10. 1097/IOP. 0000000000000037.

[48] Cawood TJ, Moriarty P, O'Farrelly C, O'Shea D. Smoking and thyroid-associated ophthalmopathy: a novel explanation of the biological link. J Clin Endocrinol Metab. 2007; 92 (1): 59-64.

[49] Dörner T, Lipsky PE. B cells: depletion or functional modulation in rheumatic diseases. Curr Opin Rheumatol. 2014; 26 (2): 228-36.

[50] Daridon C, Loddenkemper C, Spieckermann S, Kühl AA, Salama A, Burmester GR, Lipsky PE, Dörner T. Splenic proliferative lymphoid nodules distinct from germinal centers are sites of autoantigen stimulation in immune thrombocytopenia. Blood. 2012; 120 (25): 5021-31.

[51] Takahashi Y, Dutta PR, Cerasoli DM, Kelsoe G. In situ studies of the primary immune response to (4-hydroxy-3-nitrophenyl) acetyl. V. Affinity maturation develops in two stages of clonal selection. J Exp Med. 1998; 187: 885-95.

[52] DiLillo DJ, Hamaguchi Y, Ueda Y, Yang K, Uchida J, Haas KM, Kelsoe G, Tedder TF. Maintenance of long-lived plasma cells and serological memory despite mature and memory B cell depletion during CD20 immunotherapy in mice. J Immunol. 2008; 180: 361-71.

[53] Dörner T, Giesecke C, Lipsky PE. Mechanisms of B cell autoimmunity in SLE. Arthritis Res Ther. 2011; 13 (5): 243.

[54] Victora GD, Nussenzweig MC. Germinal centers. Annu Rev Immunol. 2012; 30: 429-57.

[55] Gong Q, Ou Q, Ye S, Lee WP, Cornelius J, Diehl L, Lin WY, Hu Z, Lu Y, Chen Y, Wu Y, Meng YG, Gribling P, Lin Z, Nguyen K, Tran T, Zhang Y, Rosen H, Martin F, Chan AC. Importance of cellular microenvironment and circulatory dynamics in B cell immunotherapy. J Immunol. 2005; 174 (2): 817-26.

[56] Abbas AK, Lichtman AH, Pober JS. (eds) B cell activation and antibody production. In: Cellular and Molecular Immunology, W. B. Saunders Co.; Philadelphia, 1991; pp. 186-203.

[57] Kurt-Jones EA, Liano D, HayGlass KA, Benacerraf B, Sy MS, Abbas AK. The role of antigen-

presenting B cells in T cell priming in vivo. Studies of B cell-deficient mice. J Immunol. 1988；140：3773-8.

[58] Constant S，Schweitzer N，West J，Ranney P，Bottomly K. B lymphocytes can be competent antigen-presenting cells for priming CD4$^+$ T cells to protein antigens in vivo. J Immunol. 1995；155：734-3741.

[59] Pistoia V. Production of cytokines by human B cells in health and disease. Immunol Today. 1997；18：343-50.

[60] Harris DP，Haynes L，Sayles PC，Duso DK，Eaton SM，Lepak NM，Johnson LL，Swain SL，Lund FE. Reciprocal regulation of polarized cytokine production by effector B and T cells. Nat Immunol. 2000；1 (6)：475-82.

[61] Meijer JM，Meiners PM，Vissink A，Spijkervet FK，Abdulahad W，Kamminga N，Brouwer E，Kallenberg CG，Bootsma H. Effectiveness of rituximab treatment in primary Sjögren's syndrome：a randomized，double-blind，placebo-controlled trial. Arthritis Rheum. 2010；62 (4)：960-8.

[62] Mélet J，Mulleman D，Goupille P，Ribourtout B，Watier H，Thibault G. Rituximab-induced T cell depletion in patients with rheumatoid arthritis：association with clinical response. Arthritis Rheum. 2013；65 (11)：2783-90.

[63] Eggleton P，Bremer E. Direct and indirect rituximab-induced T-cell depletion：Comment on the article by Mélet et al. Arthritis Rheum. 2014. doi：10. 1002/art. 38347.

[64] Fillatreau S，Sweenie CH，McGeachy MJ，Gray D，Anderton SM. B cells regulate autoimmunity by provision of IL-10. Nat Immunol. 2002；3：944-50.

[65] Asadullah K，Sterry W，Volk HD. Interleukin-10 therapy-review of a new approach. Pharmacol Rev. 2003；55：241-69.

[66] Goetz M，Atreya R，Ghalibafian M，Galle PR，Neurath MF. Exacerbation of ulcerative colitis after rituximab salvage therapy. Inflamm Bowel Dis. 2007；13：1365-8.

[67] El Fassi D，Nielsen CH，Kjeldsen J，Clemmensen O，Hegedüs L. Ulcerative colitis following B lymphocyte depletion with rituximab in a patient with Graves'disease. Gut. 2008；57：714-5.

[68] Dass S，Vital EM，Emery P. Development of psoriasis after B cell depletion with rituximab. Arthritis Rheum. 2007；56：2715-8.

[69] Cartron G，Trappe RU，Solal-Céligny P，Hallek M. Interindividual variability of response to rituximab：from biological origins to individualized therapies. Clin Cancer Res. 2011；17：19-30.

[70] Pescovitz MD. Rituximab，an anti-CD20 monoclonal antibody：history and mechanism of action. Am J Transplant. 2006；6：859-66.

[71] Edwards JC，Leandro MJ，Cambridge G. B lymphocyte depletion therapy with rituximab in rheumatoid arthritis. Rheum Dis Clin North Am. 2004；30：393-403.

[72] Bredemeier M，de Oliveira FK，Rocha CM. Low-versus high dose rituximab for rheumatoid arthritis：a systematic review and meta-analysis. Arthritis Care Res (Hoboken). 2014；66 (2)：228-35.

[73] Descotes J. Immunotoxicity of monoclonal antibodies. MAbs. 2009；1：104-11.

[74] van der Kolk LE，Grillo-López AJ，Baars JW，Hack CE，van Oers MH. Complement activation plays a key role in the side-effects of rituximab treatment. Br J Haematol. 2001；115：807-11.

[75] Boross P，Jansen JH，de Haij S，Beurskens FJ，van der Poel CE，Bevaart L，Nederend M，Golay J，van de Winkel JG，Parren PW，Leusen JH. The in vivo mechanism of action of CD20 monoclonal antibodies depends on local tumor burden. Haematologica. 2011；96：1822-30.

[76] Marco H，Smith RM，Jones RB，Guerry MJ，Catapano F，Burns S，Chaudhry AN，Smith KG，Jayne DR. The effect of rituximab therapy on immunoglobulin levels in patients with multisystem autoimmune disease. BMC Musculoskelet Disord. 2014；15：178.

[77] van Vollenhoven RF，Emery P，Bingham 3rd CO，Keystone EC，Fleischmann RM，Furst DE，Tyson N，Collinson N，Lehane PB. Long-term safety of rituximab in rheumatoid arthritis：9. 5-year follow-up of the global clinical trial programme with a focus on adverse events of interest in RA patients. Ann Rheum Dis. 2013；72：1496-502.

[78] Food and Drug Administration (2006) FDA Public Health Advisory：life-threatening brain infection in patients with systemic lupus erythematosus after Rituxan (rituximab) treatment. http://

www. fda. gov/cder/drug/

[79] Molloy ES, Calabrese LH. Progressive multifocal leukoencephalopathy in patients with rheumatic diseases: are patients with systemic lupus erythematosus at particular risk? Autoimmun Rev. 2008; 8: 144-6.

[80] Wallace DJ, Lisse J, Stohl W, McKay J, Boling E, Merrill JT. Belimumab (BmAb) reduces SLE disease activity and demonstrates durable bioactivity at 76 weeks. Arthritis Rheum. 2006; 54 Suppl 9: S790.

[81] Furie R, Stohl W, Ginzler EM, Becker M, Mishra N, Chatham W, Merrill JT, Weinstein A, McCune WJ, Zhong J, Cai W, Freimuth W. Belimumab Study Group. Biologic activity and safety of belimumab, a neutralizing anti-B-lymphocyte stimulator (BLyS) monoclonal antibody: a phase I trial in patients with systemic lupus erythematosus. Arthritis Res Ther. 2008; 10: R109.

[82] Mackay F, Groom JR, Tangye SG. An important role for B-cell activation factor and B cells in the pathogenesis of Sjogren's syndrome. Curr Opin Rheumatol. 2007; 19: 406-13.

[83] Fabris M, Grimaldi F, Villalta D, Picierno A, Fabro C, Bolzan M, De Vita S, Tonutti E. BLyS and April serum levels in patients with autoimmune thyroid diseases. Autoimmun Rev. 2010; 9 (3): 165-9.

[84] Vannucchi G, Covelli D, Currò N, Dazzi D, Maffini A, Campi I, Bonara P, Guastella C, Pignataro L, Ratiglia R, Beck-Peccoz P, Salvi M. Serum BAFF concentrations in patients with Graves' disease and orbitopathy before and after immunosuppressive therapy. J Clin Endocrinol Metab. 2012; 97 (5): E755-9.

[85] El Fassi D, Nielsen CH, Bonnema SJ, Hasselbalch HC, Hegedüs L. B lymphocyte depletion with the monoclonal antibody Rituximab in Graves' disease. A controlled pilot study. J Clin Endocrinol Metab. 2007; 92: 1769-72.

[86] Salvi M, Vannucchi G, Campi I, Currò N, Dazzi D, Simonetta S, Bonara P, Rossi S, Sina C, Guastella C, Ratiglia R, Beck-Peccoz P. Treatment of Graves' disease and associated ophthalmopathy with the anti-CD20 monoclonal antibody rituximab: an open study. Eur J Endocrinol. 2007; 156: 33-40.

[87] Heemstra KA, Toes RE, Sepers J, Pereira AM, Corssmit EP, Huizinga TW, Romijn JA, Smit JW. Rituximab in relapsing Graves' disease, a phase II study. Eur J Endocrinol. 2008; 159: 609-15.

[88] El Fassi D, Banga JP, Gilbert JA, Padoa C, Hegedüs L, Nielsen CH. Treatment of Graves' disease with rituximab specifically reduces the production of thyroid stimulating autoantibodies. Clin Immunol. 2009; 130: 252-8.

[89] Huang H, Benoist C, Mathis D. Rituximab specifically depletes short-lived autoreactive plasma cells in a mouse model of inflammatory arthritis. Proc Natl Acad Sci U S A. 2010; 107: 4658-63.

[90] Vannucchi G, Campi I, Bonomi M, Covelli D, Dazzi D, Currò N, Simonetta S, Bonara P, Persani L, Guastella C, Wall J, Beck-Peccoz P, Salvi M. Rituximab treatment in patients with active Graves' orbitopathy: effects on proinflammatory and humoral immune reactions. Clin Exp Immunol. 2010; 31.

[91] Salvi M, Vannucchi G, Campi I, Rossi S, Bonara P, Sbrozzi F, Guastella C, Avignone S, Pirola G, Ratiglia R, Beck-Peccoz P. Efficacy of rituximab treatment for thyroid-associated ophthalmopathy as a result of intraorbital B-cell depletion in one patient unresponsive to steroid immunosuppression. Eur J Endocrinol. 2006; 154: 511-7.

[92] Stan MN, Garrity JA, Bradley EA, Woog JJ, Bahn MM, Brennan MD, Bryant SC, Achenbach SJ, Bahn RS. Randomized double-blind placebo-controlled trial of rituximab for treatment of Graves' ophthalmopathy. 83rd Annual Meeting of the American Thyroid Association, San Juan, Puerto Rico, October 16-20th, 2013 (Abs #3)

[93] Salvi M, Vannucchi G, Campi I, Covelli D, Currò N, Dazzi D, Avignone S, Sina C, Beck-Peccoz P. Double blind randomized controlled study of rituximab and intravenous steroid treatment in Graves' orbitopathy (GO): analysis of the primary endpoint at 24 weeks. 37th Annual meeting of the European Thyroid Association, Leiden, The Netherlands, September 7-11th, 2013 (Abs).

[94] Khanna D, Chong KK, Afifiyan NF, Hwang CJ, Lee DK, Garneau HC, Goldberg RA, Darwin

CH, Smith TJ, Douglas RS. Rituximab treatment of patients with severe, corticosteroidresistant thyroid-associated ophthalmopathy. Ophthalmology. 2010; 117: 133-9.

[95] Mitchell AL, Gan EH, Morris M, Johnson K, Neoh C, Dickinson AJ, Perros P, Pearce SH. The effect of B cell depletion therapy on anti-TSH receptor antibodies and clinical outcome in glucocorticoid refractory Graves' orbitopathy. Clin Endocrinol (Oxf). 2013; 79: 437-42.

[96] Madaschi S, Rossini A, Formenti I, Lampasona V, Bianchi Marzoli S, Cammarata G, Politi L, Martinelli V, Bazzigaluppi E, Scavini M, Bosi E, Lanzi R. Treatment of thyroid-associated orbitopathy with rituximab-a novel therapy for an old disease: case report and literature review. Endocr Pract. 2010; 16: 677-85.

[97] Salvi M, Vannucchi G, Currò N, Introna M, Rossi S, Bonara P, Covelli D, Dazzi D, Guastella C, Pignataro L, Ratiglia R, Golay J, Beck-Peccoz P. A small dose of rituximab may be sufficient to treat Graves' orbitopathy: new insights into the mechanism of action. Arch Ophthalmol. 2012; 130: 122-4.

[98] Cravedi P, Ruggenenti P, Sghirlanzoni MC, Remuzzi G. Titrating rituximab to circulating B cells to optimize lymphocytolytic therapy in idiopathic membranous nephropathy. Clin J Am Soc Nephrol. 2007; 2: 932-7.

[99] Silkiss RZ, Reier A, Coleman M, Lauer S. Rituximab for thyroid eye disease. Ophthal Plast Reconstr Surg. 2010; 26: 310-4.

[100] Salvi M, Vannucchi G, Campi I, Currò N, Simonetta S, Covelli D, Pignataro L, Guastella C, Rossi S, Bonara P, Dazzi D, Ratiglia R, Beck-Peccoz P. Rituximab treatment in a patient with severe thyroid-associated ophthalmopathy: effects on orbital lymphocytic infiltrates. Clin Immunol. 2009; 131: 360-5.

[101] Krassas GE, Stafilidou A, Boboridis KG. Failure of rituximab treatment in a case of severe thyroid ophthalmopathy unresponsive to steroids. Clin Endocrinol. 2010; 72: 853-5.

索　引

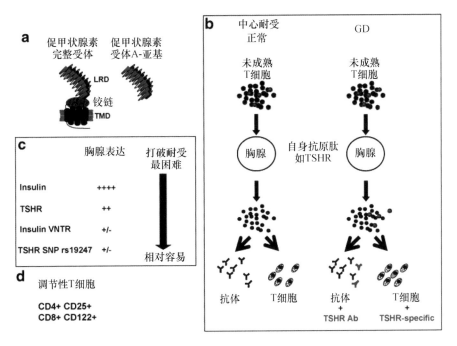

彩图 2.1

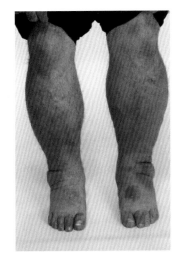

彩图 4.1

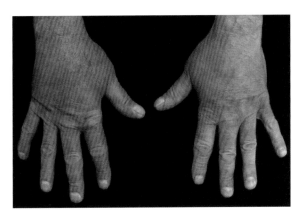

彩图 4.2

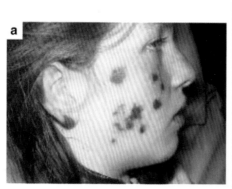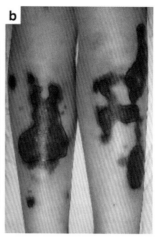

彩图 6.2

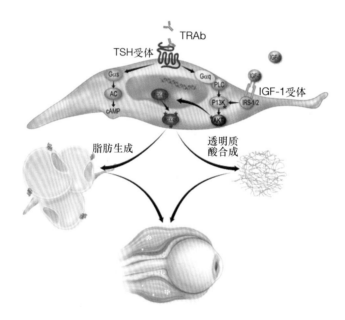

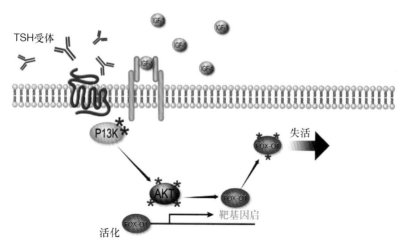

彩图 13.1

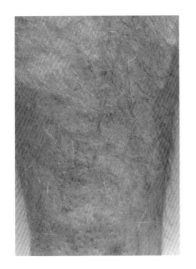

彩图 15.1

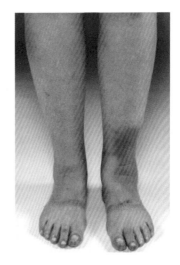

彩图 15.2

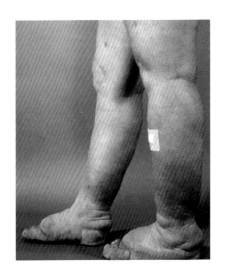

彩图 15.3

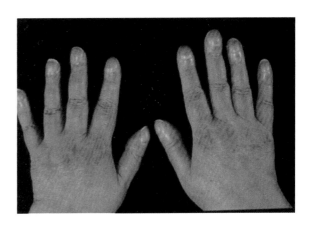

彩图 15.4

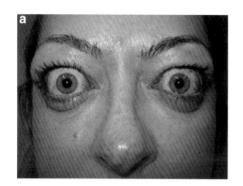

彩图 17.1

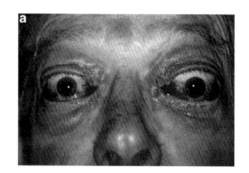

彩图 17.2

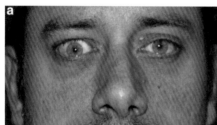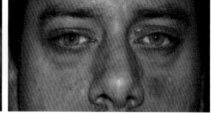

彩图 17.4

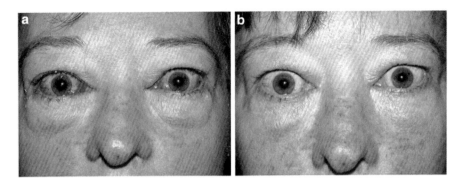

彩图 17.6

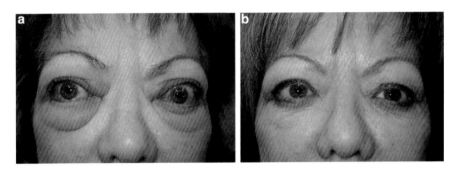

彩图 17.7

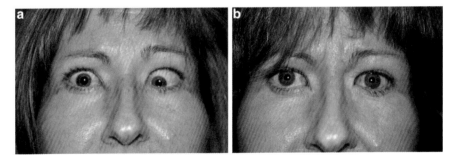

彩图 17.8

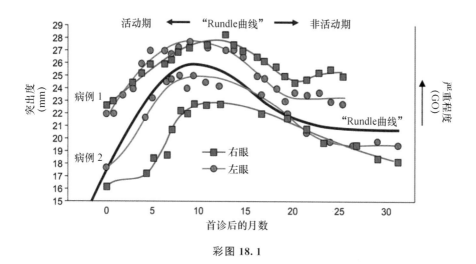

彩图 18.1

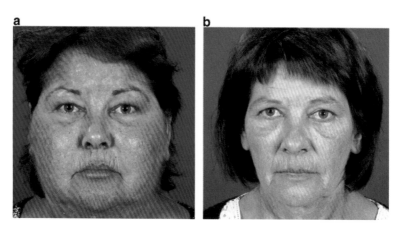

彩图 19.2

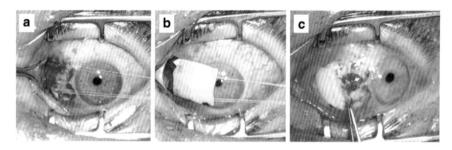

彩图 21.1

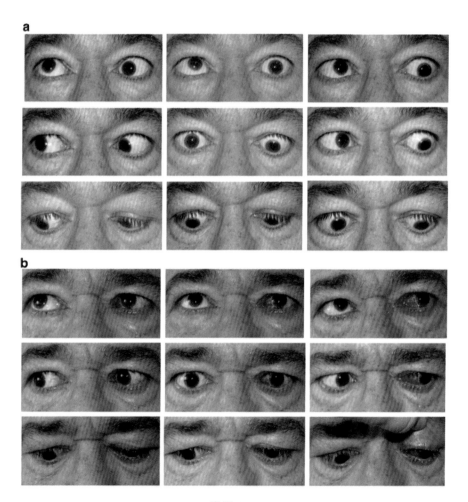

彩图 21.2

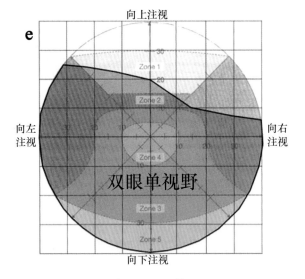

彩图 21.2（续）